国家卫生健康委员会"十四五"规划教材

全国高等学校教材
供卫生管理及相关专业用

卫生应急管理

Public Health Emergency Management

第 **2** 版

主 编　吴群红　杨维中
副主编　孙 菊　许 磊　李瑞锋

编 委　（以姓氏笔画为序）

王春平　（山东第二医科大学）　　　吴群红　（哈尔滨医科大学）
宁 宁　（哈尔滨医科大学）　　　　张永忠　（天津大学）
许 磊　（清华大学）　　　　　　　张海波　（南京大学）
孙 菊　（武汉大学）　　　　　　　陈 虹　（中国疾病预防控制中心）
李 军　（首都医科大学）　　　　　金 辉　（东南大学）
李芳健　（广州医科大学）　　　　　郝艳华　（哈尔滨医科大学）
李晶华　（吉林大学）　　　　　　　黄旸木　（北京大学）
李瑞锋　（北京中医药大学）　　　　韩昕昕　（南方科技大学）
杨维中　（北京协和医学院）

编写秘书

宁 宁（兼）

人民卫生出版社
·北 京·

图书在版编目（CIP）数据

卫生应急管理 / 吴群红，杨维中主编. -- 2 版. --
北京：人民卫生出版社，2025. 6. --（全国高等学校卫
生管理专业第三轮规划教材）. -- ISBN 978-7-117
-37785-0

I. R199.2

中国国家版本馆 CIP 数据核字第 20257WS647 号

| 人卫智网 | www.ipmph.com | 医学教育、学术、考试、健康，购书智慧智能综合服务平台 |
| 人卫官网 | www.pmph.com | 人卫官方资讯发布平台 |

卫生应急管理
Weisheng Yingji Guanli
第 2 版

主　　编：吴群红　杨维中
出版发行：人民卫生出版社（中继线 010-59780011）
地　　址：北京市朝阳区潘家园南里 19 号
邮　　编：100021
E - mail：pmph @ pmph.com
购书热线：010-59787592　010-59787584　010-65264830
印　　刷：三河市宏达印刷有限公司
经　　销：新华书店
开　　本：850×1168　1/16　印张：21
字　　数：592 千字
版　　次：2013 年 8 月第 1 版　　2025 年 6 月第 2 版
印　　次：2025 年 7 月第 1 次印刷
标准书号：ISBN 978-7-117-37785-0
定　　价：82.00 元

打击盗版举报电话：010-59787491　E-mail：WQ @ pmph.com
质量问题联系电话：010-59787234　E-mail：zhiliang @ pmph.com
数字融合服务电话：4001118166　E-mail：zengzhi @ pmph.com

全国高等学校卫生管理专业
第三轮规划教材修订说明

我国卫生管理专业创办于 1985 年，第一本卫生管理专业教材出版于 1987 年，时至今日已有 36 年的时间。随着卫生管理事业的快速发展，卫生管理专业人才队伍逐步壮大，在教育部、国家卫生健康委员会的领导和支持下，教材从无到有、从少到多、从有到精。2002 年，人民卫生出版社成立了第一届卫生管理专业教材专家委员会。2005 年出版了第一轮卫生管理专业规划教材，其中单独编写教材 10 种，与其他专业共用教材 5 种。2011 年，人民卫生出版社成立了第二届卫生管理专业教材评审委员会。2015 年出版了第二轮卫生管理专业规划教材，共 30 种，其中管理基础课程教材7 种，专业课程教材 17 种，选择性课程教材 6 种。这套教材出版以来，为我国卫生管理人才的培养，以及医疗卫生管理事业教育教学的科学化、规范化管理作出了重要贡献，受到广大师生和卫生专业人员的广泛认可。

为了推动我国卫生管理专业的发展和学科建设，更好地适应和满足我国卫生管理高素质复合型人才培养，以及贯彻 2020 年国务院办公厅发布《关于加快医学教育创新发展的指导意见》对加快高水平公共卫生人才培养体系建设，提高公共卫生教育在高等教育体系中的定位要求，认真贯彻执行《高等学校教材管理办法》，从 2016年 7 月开始，人民卫生出版社决定组织全国高等学校卫生管理专业规划教材第三轮修订编写工作，成立了第三届卫生管理专业教材评审委员会，并进行了修订调研。2021 年 7 月，第三轮教材评审委员会和人民卫生出版社共同组织召开了全国高等学校卫生管理专业第三轮规划教材修订论证会和评审委员会，拟定了本轮规划教材品种 23 本的名称。2021 年 10 月，在武汉市召开了第三轮规划教材主编人会议，正式开启了整套教材的编写工作。

本套教材的编写，遵循"科学规范、继承发展、突出专业、培育精品"的基本要求，在修订编写过程中主要体现以下原则和特点。

1. 贯彻落实党的二十大精神，加强教材建设和管理　二十大报告明确指出，人才是第一资源，教育是国之大计、党之大计，要全面贯彻党的教育方针、建设高质量教育体系、办好人民满意的教育，落脚点就是教材建设。在健康中国战略背景下，卫生管理专业有了新要求、新使命，加强教材建设和管理，突出中国卫生事业改革的成就与特色，总结中国卫生改革的理念和实践经验，正当其时。

2. 凸显专业特色，体现创新性和实用性 本套教材紧扣本科卫生管理教育培养目标和专业认证标准；立足于为我国卫生管理实践服务，紧密结合工作实际；坚持辩证唯物主义，用评判性思维，构建凸显卫生管理专业特色的专业知识体系，渗透卫生管理专业精神。第三轮教材在对经典理论和内容进行传承的基础上进行创新，提炼中国卫生改革与实践中普遍性规律。同时，总结经典案例，通过案例进行教学，强调综合实践，通过卫生管理实验或卫生管理实训等，将卫生管理抽象的知识，通过卫生管理综合实训或实验模拟课程进行串联，提高卫生管理专业课程的实用性。以岗位胜任力为目标，培养卫生领域一线人才。

3. 课程思政融入教材思政 育人的根本在于立德，立德树人是教育的根本任务。专业课程和专业教材与思想政治理论教育相融合，践行教育为党育人、为国育才的责任担当。通过对我国卫生管理专业发展的介绍，总结展示我国近年来的卫生管理工作成功经验，引导学生坚定文化自信，激发学习动力，促进学生以德为先、知行合一、敢于实践、全面发展，培养担当民族复兴大任的时代新人。

4. 坚持教材编写原则 坚持贯彻落实人民卫生出版社在规划教材编写中通过实践传承的"三基、五性、三特定"的编写原则："三基"即基础理论、基本知识、基本技能；"五性"即思想性、科学性、先进性、启发性、适用性；"三特定"即特定的对象、特定的要求、特定的限制。在前两轮教材的基础上，为满足新形势发展和学科建设的需要，与实践紧密结合，本轮教材对教材品种、教材数量进行了整合优化，增加了《中国卫生发展史》《卫生管理实训教程》。

5. 打造立体化新形态的数字多媒体教材 为进一步推进教育数字化、适应新媒体教学改革与教材建设的新要求，本轮教材采用纸质教材与数字资源一体化设计的"融合教材"编写出版模式，增加了多元化数字资源，着力提升教材纸数内容深度结合、丰富教学互动资源，充分发挥融合教材的特色与优势，整体适于移动阅读与学习。

第三轮卫生管理专业规划教材系列将于2023年秋季陆续出版发行，配套数字内容也将同步上线，供全国院校教学选用。

希望广大院校师生在使用过程中多提宝贵意见，为不断提高教材质量，促进教材建设发展，为我国卫生管理及相关专业人才培养作出新贡献。

全国高等学校卫生管理专业
第三届教材评审委员会名单

顾　　问　李　斌

主 任 委 员　梁万年　张　亮

副主任委员　孟庆跃　胡　志　王雪凝　陈　文

委　　员　（按姓氏笔画排序）

马安宁　王小合　王长青　王耀刚　毛　瑛
毛宗福　申俊龙　代　涛　冯占春　朱双龙
邬　洁　李士雪　李国红　吴群红　张瑞华
张毓辉　张鹭鹭　陈秋霖　周尚成　黄奕祥
程　峰　程　薇　傅　卫　潘　杰

秘　　书　姚　强　张　燕

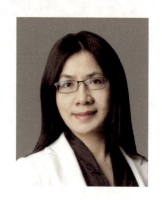

吴群红

女，1962 年 12 月生于黑龙江省。哈尔滨医科大学星联杰出教授，博士研究生导师，教育部"长江学者"特聘教授，国家级教学名师，享受国务院政府特殊津贴，中国社会科学院兼职博士研究生导师及澳大利亚 Latrobe 大学客座教授。现任中国医学救援协会公共卫生分会会长；中国应急管理学会公共卫生应急工作委员会副主任委员、中华预防医学会卫生事业管理分会副主任委员及卫生应急分会副主任委员等。兼任《中国卫生经济》、《中国卫生政策研究》、《中国公共卫生》、*Global Health* 等杂志副主编及编委。国家级教学团队、黑龙江省重点学科及省领军人才梯队带头人。

长期从事卫生应急管理、卫生政策及医保制度等系列课题研究，先后主持科技部 863 计划、国家自然科学基金重点项目、国际合作研究项目及面上项目、国家社会科学基金重点项目，国家卫生计生委公益性行业科研专项等课题 40 余项。荣获国家级教学成果奖二等奖，省部级教学成果奖和科技成果奖一等奖、二等奖 12 项。主编、副主编国家级规划教材及专著 21 部。发表论文 400 余篇，其中 SCI 论文 165 篇。先后负责 10 余项国家级及省级一流本科课程。获得全国优秀科技工作者、卫生部有突出贡献中青年专家及美国 CMB 杰出教授奖等荣誉。

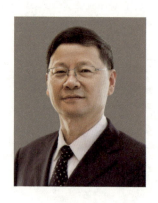

杨维中

男，1954 年 12 月生于四川省。现任中国医学科学院学部委员、北京协和医学院群医学及公共卫生学院执行院长，北京协和医学院特聘教授、博士研究生导师，全球华人公共卫生协会秘书长、健康中国行动专家咨询委员会委员、国家免疫规划专家咨询委员会委员、中华预防医学会副会长。

从事公共卫生与预防医学、卫生应急教学工作 30 余年。聚焦传染病防控与卫生应急领域，主持完成了国家科技重大专项、国家卫生计生委公益性行业科研专项、中国医学科学院医学与健康科技创新工程项目等多个科研课题。以第一或通信作者在《中华流行病学杂志》、《中华预防医学杂志》以及 *The New England Journal of Medicine*、*The Lancet* 等期刊发表论文 150 余篇。主编《卫生应急管理》（国家级规划教材）、《中国卫生应急十年（2003—2013）》、《中国公共卫生与预防医学学科史》等。主审《突发事件卫生应急培训教材：传染病突发事件处置》。获 11 项省部级及以上科技奖励，其中国家科学技术进步奖特等奖（2017 年）和国家科学技术进步奖一等奖（2014 年）各一项。作为主要完成人荣获中国 2021 年度重要医学进展奖。

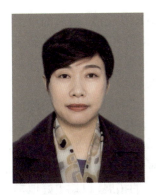

女，1971 年 10 月生于江苏省，博士，教授，博士研究生导师。现任武汉大学政治与公共管理学院公共事业管理系主任，武汉大学健康研究院副院长。兼任湖北省政协社会和法制委员会应用型智库专家、湖北省民政服务标准化技术委员会委员、中国医疗保健国际交流促进会健康保障研究分会常务理事、湖北省公共管理研究会常务理事等。

从事卫生事业管理学科的教学和研究工作 20 余年，研究领域聚焦医疗保障、卫生经济、健康治理，近年来主持国家社会科学基金、教育部人文社会科学基金、国家医疗保障局等资助项目 30 余项。

孙 菊

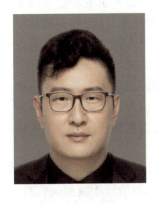

男，1983 年 8 月生于河南省，清华大学万科公共卫生与健康学院副教授，博士研究生导师，挪威奥斯陆大学生物系生态与进化整合研究中心研究员。国际动物科学学会会员，中华预防医学会媒介生物学及控制分会委员，*Integrative Zoology* 青年编委，*Biology-Basel* 客座编辑，*China CDC Weekly* 青年编委。

从事重大传染病的数理统计模型、人兽共患病传播机制与防控、卫生应急与风险评估的研究、教学与实践工作 10 余年。主持和参与国家级项目 10 项，国际项目 1 项。多次参与国际与国内鼠疫疫情评估与应急工作。近 5 年发表 SCI 论文 30 余篇，在《美国科学院院刊》（PNAS）、《英国皇家学会会刊 B》（PRSB）以第一作者发表多篇鼠疫研究相关文章。

许 磊

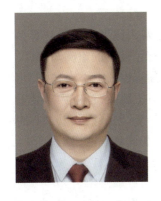

男，1978 年 6 月生于内蒙古，教授，博士研究生导师，北京中医药大学管理学院院长，中华中医药学会人文与管理科学分会主任委员，中华预防医学会卫生事业管理分会常务委员，中国卫生经济学会理事。北京中医药大学国家一流本科专业公共事业管理专业负责人。国家中医药综合改革示范区建设专家咨询委员会专家。

从事教学工作 16 年。主持国家级、省部级课题多项，涉及中医药政策与管理、基层医疗卫生改革等领域。主编、副主编学术专著 5 部。发表国内外学术论文及《光明日报》等媒体文章多篇。获得北京市第十七届哲学社会科学优秀成果奖二等奖 1 项。

李瑞锋

前　言

人类已步入高风险的现代社会，2003年的严重急性呼吸综合征（SARS）疫情、随后的甲型H1N1流感、西非埃博拉出血热、中东呼吸综合征（MERS）疫情，特别是2020年席卷全球的新冠疫情大流行的冲击和全球应对实践，推动了中国和世界对公共卫生应急管理理论和实践研究重要性认识的进一步深化，也为卫生应急管理教材的修订更新提供了重要契机。

公共卫生应急管理在产生之初，主要关注如何高效处置与管理"应急态"，并最大限度消除危机暴发的后果和影响。然而，事件暴发后的被动应对往往成本巨大，这推动着人们重视"常态"期的风险管理，并日益关注在公共卫生"常态"和突发事件"应急态"之间建立科学高效的"衔接与转换态"。本书在第1版《卫生应急管理》教材的基础上，积极吸收公共卫生应急领域国内外最新理论与实践研究成果，新版教材在卫生应急管理理论、实践和技能等方面做了新的拓展，以期更好地丰富和推动公共卫生应急管理学科理论知识体系的建设与发展。为方便叙述，本书在各章相应概念叙述中用"卫生应急"这一简化概念来统一代指突发公共卫生事件应急与公共卫生应急的概念。

本书逻辑架构体现为理论模块、实践模块和技能模块。理论模块包括公共卫生应急管理学科的基本概念和学科基础理论，以及风险管理、沟通管理、卫生应急要素管理、过程和关键环节管理、应急体系结构、功能与规制管理及应急体系现代化管理等学科专业理论。实践模块重点围绕突发公共卫生事件的预防与准备管理、响应与处置、恢复与重建、卫生应急管理评估、卫生应急治理与协同创新、大数据与信息技术在卫生应急中的应用等内容展开，帮助学习者实现从理论到实践的转化。此外，为补齐技能短板，本书新增技能模块，包括卫生应急管理研究的常用方法、卫生应急能力评估、风险管理技术、风险沟通技术、预案编制技术、桌面演练技术以及卫生应急处置技术等。

本书将我国应对各类突发公共卫生事件的案例纳入教材，特别将我国抗击新型冠状病毒感染疫情中的创新治理实践、智慧卫生应急探索以及参与全球卫生应急合作与治理实践编入教材，通过实践案例与思政教育的多维融入，提升教材的理论与实践结合性以及思想和价值引领性。

本书可作为卫生管理、预防医学、公共事业管理、卫生监督等专业的本科和研究生教材，此外，还可以作为各级各类卫生管理和专业技术人员岗位培训教材以及相关决策者、管理者和研究者的参考用书。

本书在编写过程中得到国家卫生健康委、中国疾病预防控制中心以及人民卫生出版社等多家单位的支持。编委们多次齐聚北京和哈尔滨，对本书的大纲和定稿进行了反复的审阅与修订，付出了艰苦的劳动。特别感谢哈尔滨医科大学刘欢与毕雪晶、中国疾病预防控制中心涂文校、北京协和医院冷志伟、世界卫生组织总部突发公共卫生事件规划战略规划司王续檀、南京大学聂玉伦参与相关章节的审校工作，谨此对所有关心、支持和帮助本书编写的专家、同事们致以衷心的感谢。受我们的学识所限，本书难免存在不妥和错误之处，希望广大同仁和读者批评指正。

吴群红　杨维中
2024年6月于哈尔滨

目　　录

第一章 卫生应急管理概述

20 世纪以来，各种突发事件逐步呈现频发态势，人类已经进入一个高风险的现代社会。2003 年的 SARS 疫情、美国"9·11"事件以及随后的炭疽生物恐怖事件，MERS、H7N9 禽流感、甲型 H1N1 流感、西非埃博拉出血热等系列疫情的暴发，特别是 2020 年席卷全球的新冠肺炎疫情大流行等一系列突发公共卫生事件，引起了中国乃至世界对病毒可能给人类健康安全与整体生存带来的威胁、破坏及严峻挑战的高度重视，深化了各国学者对突发公共卫生事件应对理论研究、实践探索以及经验总结迫切性与必要性的认识，多方协作不断推动、发展与完善卫生应急管理学科相应理论和知识体系。

本章在深入解析突发事件相关概念基础上，系统分析了公共卫生、公共卫生应急、公共卫生体系和卫生应急体系的概念内涵、特点和功能，全面比较了公共卫生体系、卫生应急体系、卫生应急管理体系之间的关系，深度探讨了卫生应急管理学的主要内容和任务，解析其核心知识体系、理论体系架构和研究方法体系。

第一节 突发公共卫生事件相关概念

一、突发事件的概念及分类

（一）突发事件

突发事件（emergency）是指突然发生、造成或可能造成严重社会危害，需要采取应急处置措施予以应对的自然灾害、事故灾难、公共卫生事件和社会安全事件。

突发事件的发生、发展速度很快，具有突发性、公共威胁性和紧迫性等特征，它往往是各种风险隐患、问题和矛盾长期得不到有效治理，不断聚集并积累到一定程度以后突然暴发而形成的。突发事件往往会对公众的健康、生命、财产安全造成威胁，干扰社会正常生产、生活秩序，甚至影响到社会的稳定和安全。因此，对突发事件的高效应对和管理受到世界各国的高度重视和关注。

（二）突发事件的分类

根据突发事件发生的原因、机理、过程、性质和危害，《中华人民共和国突发事件应对法》（以下简称《突发事件应对法》）将其分为以下四类。

1. **自然灾害** 由自然因素直接导致的灾害，如地震、飓风等。

2. **事故灾难** 由人们无视规则的行为所致，主要包括工矿、商贸等企业的各类安全事故等。

3. **公共卫生事件** 由自然因素和人为因素共同所致，主要包括传染病疫情、群体性不明原因疾病、群体性中毒、食品安全事故、药品安全事件、动物疫情，以及其他严重影响公众生命安全与身体健康的事件。

4. **社会安全事件** 由一定的社会问题诱发，主要包括恐怖袭击事件、民族宗教事件、经济安全事件、涉外突发事件和群体性事件等。

二、危机的概念

危机（crisis）是具有潜在和现实威胁，给执政者的核心价值和目标带来威胁，给社会组织、系统的运行及正常生活秩序造成重大影响并危及公众生命、财产以及环境安全的一种紧急事件或紧急状态。它是一个具有高度不确定性和紧迫性，需要在有限的时间、信息、资源等条件下作出快速决策和行动的事件或情境。

危机是由自然、社会、人为因素等多种内部、外部因素诱导的，是处于转机与恶化之间的一种极不稳定的紧急状态。危机事件及其产生的破坏力往往会超出政府和社会常态的管理能力，要求政府和社会采取特殊的措施加以应对，而应对的结果如何则取决于危机事件本身与社会组织应对者之间的动态博弈结果，具有不确定性。

三、灾难的概念

灾难（disaster）是一种能导致社区秩序和功能严重损害，引发大面积人员伤亡，造成物质、经济和环境损失，并超出社区现有承受能力的突发性、破坏性的形势或事件。虽然世界各国对灾难的定义各不相同，但对灾难共有特征的概括如下：突发性和不可预知性；造成人员、物质、经济和环境损失；超过社区自身应对能力，需要借助外力的支持和援助。

四、突发事件、危机、灾难三者的区别与联系

（一）三者的区别

突发事件、危机、灾难的概念常常被交叉使用或相互替代，主要是因为三者之间边界模糊、相互依存又相互转化。突发事件主要强调事件发生的突然性和紧迫性，具有演变成危机和灾难的可能性和现实性。危机更侧重强调事件危害的严重性和规模性及其现实性和可能性，是一种高度不稳定状态下的紧急情境，具有"危"与"机"之间转换的可能性。而灾难则是指损害已经发生并成为现实，是出现恶劣结果的危机。如能及时、有效地处理突发事件，控制其危害，突发事件则不会发展为危机和灾难。由于人们的干预不力而导致突发事件危害的严重性和规模性达到了一定程度，突发事件便演化成为危机和灾难事件。所以，突发事件通常是危机和灾难酝酿的母体，事件危害的严重程度和规模性是突发事件是否转变为危机和灾难的必要条件。

（二）三者的联系

突发事件、危机和灾难的共同之处是，它们都源于各种风险事件，并由于未能及时发现和控制风险而导致危害事件的发生。当各种危害突然发生时，我们往往称其为突发事件，根据其演变阶段、波及范围及危害程度，人们又将其称为危机或灾难。

突发事件和危机都具有突发性、紧迫性的特点，如处理不当，就可能从潜在危机转化成现实危机。因此，它们又具有可能性和现实危害性的特点。灾难则是指已经发生的对人们生命财产、环境和秩序等造成重大损害并超出社区自身应对能力的事件。它往往是突发事件和危机事件演变的结果。灾难往往源于突发事件，但突发事件并不必然演化成危机和灾难，突发事件造成危害程度的大小取决于人们应对突发事件的及时性和应对的效果。因此，突发事件、危机、灾难三种状态之间往往相互重叠和包含，并在一定条件下相互转换。在实际工作中，三个词经常被相互替代使用。

五、突发公共卫生事件的概念、分类、分级与特点

（一）突发公共卫生事件的概念

突发公共卫生事件（public health emergency）是指突然发生，造成或者可能造成社会公众身心健康严重损害的重大传染病、群体性不明原因疾病、重大食物与职业中毒和其他严重影响公众身心健康的事件。如自然灾害、事故灾难、社会安全事件等诱发和衍生的对人群生命和健康造成威胁和影响的事件。世界各国根据其面临的主要健康威胁的不同，对突发公共卫生事件的定义和关注点也会有所不同，如美国重视生物恐怖、核攻击和化学武器袭击等事件。

（二）突发公共卫生事件的分类

突发公共卫生事件的分类按发生原因可分为以下八类，见表1-1。

表1-1　突发公共卫生事件按发生原因分类

按发生原因分类	具体内容
生物病原体所致疾病	主要指传染病（包括人兽共患传染病）、寄生虫病、地方病区域性流行、暴发流行或出现死亡；预防接种或预防服药后出现群体性异常反应；群体性医院感染等
有毒有害因素污染造成的群体中毒	这类公共卫生事件是由污染所致，如水体污染、大气污染等，波及范围极广
食物中毒事件	是指人摄入含有生物性、化学性有毒有害物质后，或把有毒有害物质当作食物摄入后，所出现的非传染性的急性或亚急性疾病，属于食源性疾病的范畴
自然灾害	由于地震、火山爆发、泥石流、台风、洪水等灾害的突然袭击造成的人员伤亡。同时还会带来严重的包括社会心理问题在内的诸多公共卫生问题，并引发多种疾病，特别是传染性疾病的发生和流行
职业中毒	由危险化学品、有毒气体、有害粉尘等职业暴露因素造成的人数众多或者伤亡较重的中毒事件
意外事故引起的伤亡	煤矿瓦斯爆炸、飞机坠毁、空袭等重大安全事故。该类事件由于没有事前准备和预兆，往往会造成巨大的人员伤亡和经济损失
不明原因引起的群体发病或死亡	该类事件的原因不明，公众缺乏相应的防护和治疗知识。同时，日常也没有针对该类事件的特定的监测预警系统，使得该类事件常常造成严重的后果。此外，由于原因不明，该类事件在控制上也有很大的难度
三恐事件	指生物、化学、核辐射恐怖袭击事件

（三）突发公共卫生事件的分级

突发公共卫生事件按照性质、严重程度、可控性和影响范围，可分为四级：Ⅰ级（特别重大）、Ⅱ级（重大）、Ⅲ级（较大）和Ⅳ级（一般），分别对应红色、橙色、黄色和蓝色预警。对突发公共卫生事件进行分级，目的是落实应急管理的责任和提高应急处置的效能。Ⅰ级由国务院负责组织处置，Ⅱ级由省级政府负责组织处置；Ⅲ级由市级政府负责组织处置；Ⅳ级由县级政府负责组织处置。（图1-1）

（四）突发公共卫生事件的特点

1. 危害性　突发公共卫生事件关系到人类的生存和发展，与人们的利益休戚相关。处理不当可以造成社会公众健康、生命财产的损害，导致社会恐慌的传播，甚至破坏社会正常生活和工作秩序，影响社会稳定，破坏经济建设，诱发一系列继发危机。

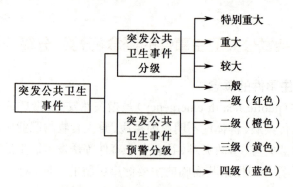

图1-1 突发公共卫生事件的分级

2. 突发性和紧迫性 突发公共卫生事件往往是突然发生、不易预测的,其发展变化的不确定性和瞬息万变的特点,迫切要求应对的及时性。紧迫性体现在应对者所面临的巨大时间和心理压力。一方面是快速决策的压力,突发公共卫生事件要求应对者必须在有限的时间、信息及决策支持条件下快速决策。由于事发突然、情况紧急、危害严重,如果不能在充满不确定性的条件下尽快决策,可能导致最有效的应对契机稍纵即逝。另一方面,在各种制度、体制、机制的束缚条件下,需要迅速调动人、财、物、信息资源,实现对各种资源的有效协调与整合。这种资源调动的紧迫性会给应对者带来巨大的压力。

3. 不确定性和复杂性 突发公共卫生事件的不确定性主要由以下几方面因素造成。首先,突发公共卫生事件本身的不确定性,其产生、发展、演变轨迹具有不确定性,受制于多重因素的影响和驱动。其次,信息本身带来不确定性。一方面,信息缺乏会加大决策的不确定性。另一方面,高强度的信息需求也会催生信息过量,使混乱而嘈杂的信息充斥于各种信息载体。缺乏有效的信息过滤手段导致决策者无所适从,加大决策难度。最后,借助于各种媒体产生的放大效应、公众迫切的诉求和压力以及应对者的认知、管理和应对能力的差异性等,均成为导致突发公共卫生事件演变轨迹和结局不确定的重要原因。

突发公共卫生事件的复杂性主要由以下几方面因素造成。首先,突发公共卫生事件成因的复杂性,可能由自然、人为等多种因素造成。其次,突发公共卫生事件后果的复杂性。在全球化背景下,各种因素相互依赖、交织和互动效应的存在,往往会导致事件借助于人类多重关联机制的作用引发多米诺骨牌效应,导致事件后果的复杂性和多样性。最后,事件本身及其连锁效应所诱发的多重复合危害,需要人们通过多部门的合作以及综合的应对策略和手段来处置。

4. 群体性和公共影响性 无论是传染病疫情的暴发还是食品安全事件的发生,都会给公众的生命和健康安全带来威胁,并引发一系列连锁危机。突发公共卫生事件的群体性和公共性往往会通过其造成的群体性危害、群体行为、群体事件、群体社会压力等方式表现出来。事件所引发的媒体和公众的聚焦,又会进一步将其提上政府和公众的议事日程,使之成为整个社会关注的重大公共问题。突发公共卫生事件影响和危害的广泛性,使得事件发展和演变过程以及处置过程具有明显的群体性和公共影响性特征。

5. 快速播散性和全球性 我们正处于一个复杂、充满不确定性、高度依存的社会系统中,这一系统具有集聚性、关联性、相互依存性等特征。突发公共卫生事件所具有的公共危机特性使其在现代高度信息化的社会中具备了极快的播散能力,其快速播散性体现在两个方面:一是事件信息和影响的快速传播,二是传染病疫情本身的快速传播性。信息化时代,媒体在突发公共卫生事件中扮演了一个日益独特的角色。媒体声音的缺失或是媒体对事件的过度报道,都会在很大程度上影响甚至左右人们对事实的判断,特别是互联网以及全球传播网络的无缝连接,会在一定程度上加剧突发公共卫生事件诱导的心理危机的跨地域、跨疆界传播。媒体对事件的反复、爆炸式报道,可以在一定程度上导致群体性恐慌、焦虑等情绪的全球传播。

此外,日益现代化的海、陆、空立体交通网络也加大了传染病在世界范围内快速传播的可能性。2009 年,起源于墨西哥的甲型 H1N1 流感疫情,在不到一年的时间里就快速播散到全球 200多个国家,造成全球数十万人的死亡,全球旅客量急跌 25%~30%,全球经济损失超过 2 万亿美元。新冠肺炎疫情全球大流行,不仅造成数以亿计的感染和数以百万计的死亡,更给全球的政治、经济及社会生活带来重大影响。

第二节　卫生应急相关概念与内涵

一、公共卫生的概念、内涵与特征

（一）公共卫生的概念

公共卫生是伴随人类与各种急、慢性疾病不断斗争而发展起来的一门学科。随着公共卫生实践的深化,人们开始对公共卫生的概念和内涵开展探讨和研究。1920 年美国耶鲁大学查尔斯·温斯洛（Charles Winslow）教授提出:"公共卫生是通过有组织的社会努力来预防疾病、延长寿命、促进健康的科学和艺术。"1988 年美国在《公共卫生的未来》研究报告中将公共卫生定义为:"一个社会为保障人人健康的各种条件所采取的集体行动,是通过评价、政策发展和保障措施预防疾病、延长人类寿命和促进人类身心健康的一门科学和艺术。"

中国自古就倡导"圣人不治已病治未病",强调预防的重要性;重视"天人合一",强调人的健康与自然、社会的和谐共生、互动、平衡关系。中医在漫长的医学实践过程中所倡导的系统观、辩证观、整体观、预防观、生命养护观对中国公共卫生思想的孕育和形成产生了重要影响。

中华人民共和国成立后,提出了预防为主、服务工农兵、卫生工作与群众运动相结合等体现公共卫生核心要素的系列卫生方针。特别是 SARS 疫情后,我国认真回顾了中华人民共和国成立以来公共卫生正反两方面的宝贵历史经验,提出公共卫生是组织社会共同努力,改善环境卫生条件,预防控制传染病和其他疾病流行,培养良好卫生习惯和文明生活方式,提供医疗服务,达到预防疾病、促进人民身体健康的目的。

伴随人口老龄化、疾病谱与医学模式的转变,特别是"健康融万策"及各国健康国家与健康国民战略等系列新理念的提出,多措并举推进公共健康已成为各国政府与社会的共识。这要求公共卫生相关概念和理论研究进一步拓展和深化,公共卫生被更多地赋予公共健康的内涵。

公共卫生（public health）又称公共健康,它是通过政府、社会和个人的主动健康行为、疾病防控治疗及健康改善与促进行动,推进全人群、全生命周期、全场所与环境的健康保护、促进与健康公平改善,实现从健康个体到健康群体,健康组织与健康社区,健康城乡到健康国家和健康星球等多层次目标的一门交叉科学、艺术和社会实践行动。

（二）公共卫生的核心特征

1. 公共性和价值导向性　公共卫生是以不断满足和提升全体公民健康福祉为目标的社会集体行动,因而具有强烈的公共价值需求和服务导向性。公共卫生不仅关注公众健康整体水平的提升,也关注消除健康的不公平性,是以保障健康价值和权利、促进公众健康为宗旨的政府公共事业。

2. 目标多维演进性　公共卫生的目标和工作重点是随着时代变迁而不断发展的,从最初重点关注传染病、寄生虫病的防控,逐步转移到慢性病防治以及不良生活行为方式管理,并延伸至对全人群、全生命周期健康水平和质量的提升。从关注对各种场所和不利健康环境、条件及健康危害因素的消除，逐步延伸为对促进健康个体与群体、健康组织、健康社区、健康城市、健康国家等多层次健康促进策略和目标的倡导，公共卫生目标的多维渐进演化反映了从"公共卫生"到"公共健康"的横向拓展与纵向深化的发展历程。

3. 干预工具、手段的综合性　伴随公共卫生实践的不断拓展，不仅需要预防医学、公共卫生及临床诊疗技术手段的运用，同样需要政策、法律等公共管理手段，以及传播学、社会学、行为心理学等综合手段的运用，才能更好地实现改变不良行为生活方式、重塑主动健康价值、降低疾病和健康风险、不断提升健康水平和质量等目标。

4. 主动性、预防性和多主体参与性　公共卫生始终秉持预防第一的理念，倡导通过构建"主动健康"的个体和社会系统，来扭转患病后才治疗的被动医学方式。重视通过政府主导、部门协同、全民参与的多主体行动，探索各种社会资源和力量挖掘、动员的新方式，以确保共建、共治、共享的公共卫生策略的真正落实。

5. 实践领域的拓展性　公共卫生行动领域伴随着人类公共卫生的实践而不断延伸和拓展。从最初主要局限在预防医学领域，关注对不良环境和卫生条件的改善及预防技术手段的运用，逐步拓展到快速工业化背景下大量职业场所与环境污染所致的重点疾病的预防与治疗，通过建立职业病院、传染病院、妇幼保健院等方式来实现重点人群疾病的临床专业化治疗。

随着公共卫生理念的发展，其关注目标人群也从重点人群逐步延伸到对全人群、全生命周期健康保护和促进的新使命和新任务，重视将众多公共卫生服务项目纳入多层次综合医疗系统，推进个体层面与群体层面的疾病防治融合。此外，随着健康国家及健康星球等理念的提出，公共卫生的实践领域已经逐步跳出医疗卫生系统的范畴，开始向构建健康城市、健康乡村、健康国家、健康星球等更广泛的社会系统和全球领域拓展。

6. 学科交叉性　公共健康风险的普遍性、健康影响因素的广泛性，决定了单纯用医疗和公共卫生手段的局限性，需要运用非医学的、影响面更广、约束力更强的公共政策、公共行政、法律制度等手段，才能确保对导致群体健康差异和不公平现象产生的社会结构因素、环境和条件的治理，因此迫切需要运用公共政策、公共管理等交叉学科的知识和技能。

然而，依赖政治和政策倡导仍难以解决千差万别的社区、社会组织、家庭及个人危险因素、行为和不良环境的治理问题。因此，亟待运用传播学、社会学、心理学、行为学、现代信息与智能科学等手段，实现每个社会主体和成员的积极参与，公共卫生逐渐迈入多学科交叉融合领域。

7. 实践发展与理论发展的双驱性　人们之所以把公共卫生与预防医学放在同一学科目录上，其中的一个重要原因在于：与理论体系较为完备的预防医学相比，公共卫生似乎更偏重行动和实践的研究和总结，尚未形成完善而体系化的、涵盖公共卫生学科核心概念体系、系统知识单元和模块、理论体系与方法体系等核心内容的完备的学科知识体系。

为了推动公共卫生学科体系的更快发展，对公共卫生实践规律和科学知识体系进行总结、提炼并上升到系统学科理论的重要性日益凸显。当前，在公共卫生实践不断探索与大发展的时代背景驱动下，深化公共卫生学科理论和知识体系探索，推进体现交叉学科特色的公共卫生学科体系和创新人才培养体系的需求也日趋迫切，实践发展与理论发展的双元驱动势必加速公共卫生学科知识体系的进一步完善。

（三）公共卫生的价值和作用

1. 通过系统的研究和社会实践行动，探索和创新有效的社会机制推动全社会对健康的广泛关注。

2. 通过改进并提升健康水平与健康公平、健康权利和健康价值等目标，不断推动和引导全社会将健康置于重点干预领域、重要政策议程和优先社会发展目标。

3. 通过对各种疾病和健康问题及影响因素的研究、诊断和评价，找出各类健康问题产生的复杂因果链，寻找靶向干预的技术、工具、方法；通过专业技术手段运用及政策开发，探索综合干预策略与实施路径。

4. 通过推动公共卫生的基础设施与资源投入，确保公共卫生体系核心功能及基本服务提供；通过系统的能力建设，确保公共卫生核心功能和目标的实现。

5. 通过有组织的专业系统和社会系统干预行动，不断创建能够保障公众健康的各种环境和条件，实现从健康的群体到多样化健康环境共同体的打造。

6. 通过广泛的社会动员与参与，实现对各种社会力量和资源的挖掘，通过共建、共治、共享，实现公共卫生从预防医学行动转换为政治行动和全社会的共同行动。

二、公共卫生应急的概念内涵

应急（emergency response）是指对正在发生和预测将要发生的突发事件所采取的防范、应对措施和活动。广义的应急是指需要立即采取某些超出正常工作程序的行动，以避免事故发生或减轻事故后果的状态。应急响应可产生以下结果：①通过人们的及时行动化解了危机，导致紧急事态缓解并恢复到常态；②未能出现缓解，仍处于紧急状态，表现为紧急事件；③未能有效逆转和控制紧急情势，事态呈现危机状态，如危机进一步深化，可导致灾难性事件。

公共卫生应急（public health emergency response，简称"卫生应急"）是指为预防、减轻、控制和消除公共卫生风险与突发事件可能造成的公众生命健康及社会危害而采取的应急预防准备和响应处置与管理活动总称。其内容不仅涵盖了突发公共卫生事件暴发后的卫生应急响应和处置行动以及常态情景下的公共卫生应急预防与准备活动，也包括为控制和消除其他突发公共事件继发的环境和健康损害而采取的紧急医学救援和卫生学处理等行动。为方便叙述，本书在各章相应概念叙述中将用"卫生应急"这一简化概念来统一代指突发公共卫生事件应急与公共卫生应急的概念。

卫生应急有狭义和广义之分。狭义的卫生应急主要是指突发公共卫生事件发生后，人们所采取的紧急响应、处置和控制行动。主要活动包括监测预警、应急行动准备与预案启动、风险评估、现场调查与传播阻断、快速响应与处置、卫生应急资源调配、紧急医疗救援、危机沟通、心理援助、恢复和重建、总结评估等活动。

而广义上的卫生应急不仅包含公共卫生事件暴发后的应急管理，而且包含常态情况下的风险隐患管理及应急准备体系和能力体系的建设管理。不仅包括突发公共卫生事件的应对管理，还包括对其他自然灾害、事故灾难、社会安全事件所引发的公共卫生和社会危害事件所采取的系统响应处置行动的管理。正是基于此拓展定义，本书用公共卫生应急管理来替代频繁提及的突发公共卫生事件应急管理，主要是为了突出公共卫生的常态和应急态都需要整合管理的重要性。

三、公共卫生体系的概念及构成

1. 公共卫生体系的概念、内涵　概括来讲，公共卫生体系是由所有预防、保护和促进公共健康的组织、资源、制度、服务与保障等要素组成的社会行动系统。它有狭义和广义之分。狭义的公共卫生体系主要是由卫生行政部门、专业公共卫生与医疗机构及相关专业组织组成的，以保护和改善公众健康水平和公平为目标而实施的疾病预防和控制、健康保护和促进的行动有机体。

而广义的公共卫生体系是以实现全人群、全生命周期、全环境的健康水平与公平为目标，由公共健康管理与治理组织体系、制度规范体系、资源提供体系、服务供给体系与保障体系有机集成的健康保护和促进行动统一体。它超越了传统卫生系统的行动范畴，强调协同卫生体系内部和外部的跨部门、跨领域、跨区域行动，是以公共健康共建共治共享为目标的健康管理与促进协同行动统一体。

2. 公共卫生体系内涵及构成要素的发展演化

（1）目标体系：发展目标正在经历从公共卫生体系到公共健康体系建设目标的转变与演化，其体系建设的目标正不断地向多维度、全场域的健康目标拓展与推进。

（2）功能体系：公共卫生从最初疾病预防、控制两大功能，逐步拓展到为实现上述目标而建立的"评价 - 政策开发 - 保障"三大核心功能领域，通过健康监测、调查和问题诊断与评价功能，找出健康干预重点领域；通过传播信息、公众教育、授权与社区动员，推进政策开发功能实现"健康融万策"；通过经费筹集与资源提供、法律制度落实、健康服务提供、能力提升与保障等系统结构与功能的持续改进与完善，确保公共卫生体系"目标 - 功能 - 任务 - 行动"的全链条衔接与落实。

（3）组织体系：公共卫生体系从最初满足公众卫生需求、提供预防与健康服务的狭义卫生行政和专业组织体系，逐步拓展到政府领导、部门分工、社会参与、全体民众共建共享的健康保护和促进组织与行动网络体系。

公共卫生体系越来越依赖各类跨部门领导和协调机制来夯实卫生系统内部和外部两大协同治理体系的建立。首先，致力于通过专业公共卫生组织体系内部网络组织的构建，将分散的疾病预防控制、卫生监督、妇幼保健、精神卫生、健康教育，以及爱国卫生、食品安全等机构进行组织和行动协同，通过医防融合推进医疗机构及公共卫生机构防治服务的协同与整合。

此外，通过系统内外健康组织网络的建立，推进各类专业组织、企业、社会团体的行动协同，实现健康风险防控、疾病预防与治疗、健康管理与治理等活动的开展。大力打造主动健康全环境支撑系统，推进主动健康的个体与主动健康社会行动的对接和联动。

（4）策略工具体系：公共卫生体系若想实现高质量发展，既离不开政策、战略和规划手段及专业预防手段，也离不开对公共卫生体系中人、财、物、信息技术资源的高效组织和创新管理手段；更需要在拓展流行病、环境与职业卫生等专业技术手段的基础上，借助科技、信息工具和人工智能手段的引入，不断推进公共卫生专业干预手段以及技术能力和手段的更新迭代与创新应用。

（5）资源保障体系：为实现常急结合、医防融合、公共卫生体系结构和功能的不断完善，需要政策与法律保障、制度机制保障、资金支持与资源保障、科技与信息技术以及基础设施保障等保障体系的建立与不断完善。

（6）动态自适应能力体系：公共卫生体系是具备"动静关联""常急融合与转换"特征的不断发展演化的动态系统。需要持续强化系统动态能力建设，以适应外部环境和条件的变化，实现将公共卫生体系建成具有超强韧性、自适应力、学习力和发展力的系统能力建设目标。此外需要打破不同状态下公共卫生功能体系的割裂，探索公共卫生体系在"常态""应急态"及"衔接与转换态"一体三态之间建立高效衔接、动态敏捷治理的有效机制。

四、卫生应急体系的概念、内涵与功能

（一）卫生应急体系的概念

卫生应急体系（public health emergency response system）是为实现突发公共卫生事件预防和控制而建立的由组织要素系统和制度规则系统相互关联构成的有机整体。其中组织要素系统包括组织管理系统、专业技术系统、人力资源与信息系统、资源支撑和保障等系统；而规则系统则

由法律、法规、制度、机制、规范、标准等构成。二者有机整合肩负着对卫生应急众多参与主体和机构进行领导与指挥、组织管理、筹资与资源提供、响应与服务、应急保障与体系规制等重要使命和职能。

其核心使命是对突发公共卫生事件以及其他重大突发事件所带来的生命健康威胁开展全过程的预防与准备、响应与处置、恢复与重建行动。因此，它既是靶向公共卫生灾害事件的系统化、专业化应对体系，又是整个社会应对全灾种灾害事件的大应急系统的重要组成部分。

（二）卫生应急体系的功能

1. 指挥与领导功能　通过战略规划、指挥领导、管理与治理等功能，实现对不同组织系统、资源提供系统、技术服务和保障支撑系统的有效领导、控制、管理与治理。

2. 组织管理功能　确保对各类行政、专业和社会等组织的高效调动与行动协同，统筹组织内外应急所需的人、财、物、信息、技术等资源，为实现组织和系统目标而开展步调一致的行动。

3. 筹资与资源提供功能　对卫生应急体系需要的人力资源、资金、技术、疫苗、药物及关键设备、设施等核心资源的筹集、生产、运输、储备、调配等进行规划、组织管理和资源提供等功能。

4. 响应与服务功能　对疫情暴发现场进行快速响应与应急处置，对高危和易感人群进行疫苗接种，为感染者提供临床救治，为卫生应急全过程提供各类服务。

5. 保障与支撑功能　涵盖对卫生应急体系有效运作起重要保障支撑的信息平台、人才队伍体系、政策规划、科学研究、技术工具等，确保体系各项功能和目标的实现。

6. 体系规制功能　通过制定并出台一系列卫生应急相关的法律、法规、制度、机制、预案、标准、规范等，实现对参与的各类组织、要素和系统进行有效的规制、管理与控制，发挥有效的引导、监督、规范与约束功能。

五、公共卫生体系与卫生应急体系的关系

1. 关系从属性　突发公共卫生事件防控一直是世界各国公共卫生体系建设的重要使命、职能和任务。因此，在很多国家的公共卫生系统发展过程中，卫生应急体系通常作为公共卫生的一个子体系和功能不断发展和强化，并构成公共卫生体系的重要组成部分。然而，随着新发传染病的不断出现及其破坏性和威胁的日益加大，建立强大的卫生应急体系越来越受到各国政府的重视。可以说，卫生应急体系是从公共卫生体系中孕育发展出的新生命，虽然日益发展壮大成相对独立的系统，但与母体有着千丝万缕的联系并成为其重要组成部分。

2. 体系差异性　由于突发公共卫生事件具有突发性、紧迫性、不确定性、公共聚焦性、快速传播性和后果严重性等多重特征，为了更好地应对各种重大突发公共卫生事件，很多国家将公共卫生体系建设纳入生物安全、健康安全、经济安全等重大国家安全战略体系中，并从国家总体战略层面进行组织与制度构架。

卫生应急体系需要靶向突发事件演化的关键特征、重点需求、关键能力短板和问题，制定专门的、具有鲜明应急特色的一系列法律、法规、制度与预案体系，围绕卫生应急全流程、关键处置链条建立起卫生应急监测与预警体系、应急准备体系、应急响应与处置体系，靶向卫生关键技术和能力需求打造专门的核心能力建设体系。卫生应急体系的建设目标、核心使命、制度架构、功能系统及能力目标呈现出独特性和差异性。

3. 相对独立性　卫生应急体系受到各国政府高度重视及不断强化建设的影响，从原来从属于公共卫生的一个子体系的定位中逐渐演化发展成一个较为系统和完善、相对独立的新体系，而这种变化也导致公共卫生体系与卫生应急体系的关系和边界模糊起来。卫生应急体系既要依附

于原有的公共卫生体系开展建设，又要聚焦卫生应急特有目标开展行动，从强化卫生应急相关政策、法律、制度及机制建设，到不断完善涵盖监测预警、指挥管理、应急响应和处置的系统建设。特别是新冠肺炎疫情后，成立了国家疾病预防控制局（简称国家疾控局），将进一步推进监测预警及应急准备与响应体系建设，全方位推进卫生应急核心能力建设目标的实现。

4. 组织职能交叉性　公共卫生体系的核心组织，既是践行公共卫生使命的核心主体，又是履行卫生应急职能的关键组织与专业支撑，属于一体双责。广义的公共卫生和卫生应急体系二者都强调多主体参与实现共建、共治、共享的目标，但二者在具体目标、功能设定等方面有所区别。

以推进公共健康为目标的广义公共卫生体系强调在健康中国战略与规划指引下，建立跨部门的领导协调机制和委员会，重视通过卫生行政部门及多部门协作机制的建立，调动专业组织、社会和民众的广泛参与，聚焦解决重点公共卫生与健康问题与挑战。

卫生应急体系则需要根据突发事件的分级确定应急响应层级和社会参与规模。例如，当疫情的影响局限和可控时，通常由公共卫生与医疗专业系统处置；一旦疫情需要启动一级响应，则需要在中央、国务院联防联控机制领导下，推进不同政府部门、专业机构与社会广泛参与，解决突发公共卫生事件的威胁并实现对公众健康安全的保护。无论何种应急情景，其中的核心处置任务都需要由现有公共卫生与医疗专业机构和队伍来完成。因此，两大体系存在众多的组织职能交叉，需要专业机构和队伍具有一专多能的专业素质和能力。尽管组织职能彼此交叉包含，但两大体系关注的目标、任务、干预策略和行动亦各有侧重。

5. 系统多态性　既往公共卫生与卫生应急系统在"常态"和"应急态"的核心目标和任务各有侧重。公共卫生体系侧重"常态"下急、慢性疾病与健康问题的预防与控制，卫生应急体系则侧重"应急态"各种突发公共卫生事件的高效应对和处置。然而"常态"与"应急态"二者之间容易存在断裂带，因而，需要打造"常急结合"和"常急转换"的第三态——"衔接与转换态"，通过搭建有效衔接公共卫生体系与卫生应急体系两大体系的动态"转换轴"，实现"常态"与"应急态"的有序衔接和平稳过渡（图1-2）。

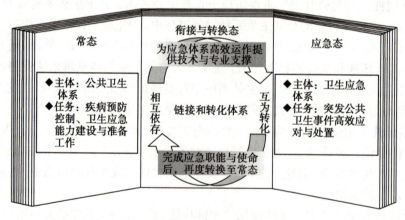

图1-2　卫生应急"常态""应急态""衔接与转换态"之间的关系

6. 体系关联性和整合性　公共卫生体系与卫生应急体系需要通过高效的"衔接与转换"机制与体系的探索和构建，实现二者的有机关联与整合。需要系统梳理全球（特别是中国）新冠肺炎疫情应对的经验和教训，探索推进公共卫生体系和卫生应急体系实现体系化关联和整合的有效机制。

为实现上述目标，需要探索推进二者全时态、动态衔接与转换体系建立的有效机制和路径。可围绕"常态""应急态""衔接与转换态"多模态下体系组织、功能、目标和关键要素及结构功能的深度解析，在明确"常态""应急态"两大体系各自重点建设任务的基础上，推进"常急结合"和"常急转换"之间的链接系统建设，实现两大体系全天候、全时态的无缝衔接。此外，需要通过公共卫生治理体系与卫生应急治理体系理论研究与实践研究的融合探索，推进共建、共治、共享导向的公共卫生大健康观与卫生应急大系统观建设的有效衔接和有机融合。

六、卫生应急体系与卫生应急管理体系的关系

卫生应急管理体系是对整个卫生应急体系实施组织领导、决策指挥、沟通协调、规制与激励等管理与治理功能的组织行动统一体，它主要通过管理决策、组织架构、制度规范、统筹协调等管理手段确保各项工作的有序开展。卫生应急管理体系构成了卫生应急体系重要且核心的部分，不仅决定了卫生应急体系的未来发展方向、目标和优先行动领域，而且是决定应急体系内众多资源要素能否有效协同和整合的关键。卫生应急体系的高效运作离不开强有力的卫生应急管理体系的领导、组织、管理和控制行动，否则众多主体参与的行动就容易陷入混乱和无序状态。

但仅有管理体系也是远远不够的，如果缺乏公共卫生与医疗救治专业组织的危机处置技术，缺乏病毒检测、疫苗接种、药物治疗等重要科技、服务和资源支撑，没有人才、信息技术、基础设备、设施的保障和支撑，卫生应急管理体系也会陷入"巧妇难为无米之炊"的困境。可以说，卫生应急管理体系是整个应急体系的大脑和指挥中枢，通过指挥、协调、管理和控制等功能，确保卫生应急体系中的组织服务系统、关键资源提供系统、应急保障系统在应急处置行动中高效协同和整合。

第三节　卫生应急管理的概念、内容与任务

一、卫生应急管理相关概念

卫生应急管理学（science of public health emergency management）是研究突发公共卫生事件的发生、发展、演变规律以及人类应对行动和管理策略的科学，是通过全周期、全方位的系统管理与治理行动以及相关理论、方法技能及综合策略探索，实现预防、消减和控制突发公共卫生事件危害和影响的一门学科。卫生应急管理学将人类不断深化的突发公共卫生事件管理和实践经验教训及创新行动加以深度、系统的探索性研究，并通过科学的研究范式和手段总结归纳，从而形成系统的卫生应急管理学科概念群、知识要素、单元、知识模块，并逐步形成体系化知识系统的渐进优化过程。

卫生应急管理（public health emergency management）是围绕突发公共卫生事件发展演化全生命周期所开展的全链条管理、应急准备、处置和能力建设行动，是通过一系列卫生应急政策、法律、法规、制度及机制建设及相应实施过程所需要资源、工具手段、组织和系统多层级、全链条管理与治理，实现突发公共卫生事件高效管控目标的一体化实践行动体系。

二、卫生应急管理基本内涵

1. "常态""应急态""衔接与转换态"管理的有机结合　卫生应急管理在产生之初，主要关注如何高效处置与管理"应急态"，并最大限度地消除危机暴发带来的各种后果和影响。然而，事件暴发后的被动应对往往成本巨大且效果不佳，人们开始越来越重视"常态"期各类风险隐患的管

理及应急准备体系和能力建设。新冠肺炎疫情全球大流行期间，由于病毒不断变异而导致的疫情反复冲击，使得各国决策者挣扎在防控措施的艰难决策中。很多经验和教训表明，亟待在"常态"和"应急态"之间建立科学高效的"衔接与转换态"，推进"常急结合"与"常急转换"制度与机制的探索完善。实现"常态""应急态""衔接与转换态"全时态无缝衔接和平稳过渡，从而最大限度减小衔接不畅带来的冲击和震荡。

2. 专业技术手段与管理手段的有机整合 突发公共卫生事件的有效处置离不开公共卫生和医疗救援等专业技术手段的应用。如疫情暴发时的大数据追踪、现场流行病学调查、隔离转运、现场消杀处置、心理干预以及临床医学救治等手段对疫情的控制起着至关重要的作用。然而，突发公共卫生事件的快速演变性和应对的复杂性，越来越需要动用管理手段，通过更好地规划、组织、决策、协调和资源调配来支撑一线专业人员的有效处置。

为防范突发公共卫生事件的重大威胁，人们越来越关注制订卫生应急的长远发展战略，重视卫生应急组织规划、体系构建、应急能力培训和资源储备等工作的开展。因此，卫生应急管理离不开专业技术人员以及管理人员的密切配合，应重视应急专业处置基础上的管理策略和手段的探索研究。

3. 多元主体参与的系统管理与治理行动 突发公共卫生事件应对呈现出日趋复杂性、系统性和跨部门性等特点，需要多元主体的参与。卫生应急的响应系统是由政府、专业组织、企业、媒体、公众等社会多元治理主体构成的一个动态、开放的系统，需要运用行政、法律、科技、管理、信息、舆论等多样化治理手段，推动一个动态、无序系统向有序系统的转变。强调通过多种管理与治理手段与工具的运用，推动多主体目标、资源要素、协同行动的整合。

4. 卫生应急管理实务与应急管理理论研究的有机结合 卫生应急管理具有鲜明的实践导向性。其核心是围绕卫生应急工作迫切的现实之需，开展风险识别、评估、预警、响应、处置、善后等专业技术应对工作。同时，还应重视卫生应急体系的规划、建设、决策、指挥、组织、领导等管理工作。而卫生应急管理学科的真正成熟与发展，则需要不断探索和研究卫生应急管理的理论与方法学体系，只有将卫生应急管理实务与理论研究二者有机结合起来，才能更快地推动卫生应急管理学科的发展。

三、卫生应急管理主体与客体

（一）卫生应急管理主体

卫生应急管理的主体主要指对卫生应急响应与处置行动施加作用和影响的管理者和参与者。在卫生应急管理过程中，主体往往是国家政府组织、专业机构组织、企业、非政府组织和社会公众。中国卫生应急的主体按照《突发公共卫生事件应急条例》的规定，既有国务院、国务院卫生行政主管部门和其他有关部门，也有省（自治区、直辖市）人民政府、县级以上地方人民政府卫生行政主管部门，疾病预防控制机构、医疗卫生机构以及其他相关的专业机构，还有中国人民解放军、武装警察部队及应急救援机构，以及企事业单位、社会组织与公众。各管理主体将依据突发公共卫生事件响应级别、事件严重性及规模大小、波及范围不同来履行各自的职责。

（二）卫生应急管理客体

卫生应急管理的客体指的是处置的对象，是指已经发生的或可能发生的各类突发公共卫生事件和各种风险隐患、脆弱性、问题及影响因素。根据对象所处的不同阶段和发展状况，可将卫生应急管理的对象分为以下两类。

1. 突发公共卫生事件 《突发公共卫生事件应急条例》规定：突发公共卫生事件包括重大传染病疫情、群体性不明原因疾病、重大食物和职业中毒以及其他严重影响公众健康的事件。此外，卫生应急还包含各类自然、人为事故灾难引发的次生灾害或大量人员伤亡事件，以及多种原因可能引发的疫情风险或事件的防范和医疗救援行动。

2. 各种风险隐患、薄弱环节、问题和影响因素 按照突发公共卫生事件的紧急程度，卫生应急管理又分"常态""应急态""衔接与转换态"的应急管理。其中，"常态"应急管理主要是对可能诱发突发事件的各种风险隐患、薄弱环节、问题及影响因素的管理。"应急态"重点关注对事件暴发后紧急响应处置的管理，最大限度防范和控制事件的连锁和放大效应。而"衔接与转换态"侧重突发事件演化周期不同阶段管理的有序衔接与转换机制，提升状态转换过程的柔性与弹性，确保响应全过程关键环节和处置链的紧密连接和环环相扣，打造韧性与网络动态协同能力体系，以最大限度减小突发公共卫生事件的危害和影响。

四、卫生应急管理基本内容

卫生应急管理学主要包括理论模块、实践模块和技能模块。第一模块是本学科的基础理论与研究方法部分，主要包括卫生应急管理学科的基本概念、特征、内容、任务等内容。其中不仅包括卫生应急过程管理、整体治理、危机决策与战略管理、连锁危机管理、权变管理与复杂系统管理等学科基础理论，还包括风险管理、沟通管理、心理行为与文化管理等卫生应急处置关键环节管理，以及卫生应急要素管理、应急体系构建与管理等学科专业理论和常用研究方法。

第二模块是卫生应急管理实务，重点围绕突发公共卫生事件的预防与准备、响应与处置、恢复与重建、卫生应急管理评估、卫生应急治理与协同创新、大数据与信息技术在卫生应急中的应用、国外应急体系建设与国际合作等重点卫生应急处置与管理实践展开，以帮助学习者更好地实现从卫生应急管理理论到实践的转化。此外，为补齐卫生应急管理课程普遍存在的技能教学短板，本教材新增了第三模块，主要包括卫生应急相关技能训练等内容，增加了从预案编制技术到卫生应急演练技术及卫生应急处置技术等内容。总体来讲，卫生应急管理学的核心内容包括以下几个方面。

（一）卫生应急管理理论、方法体系的探索与完善

从美国"9·11"事件、2003年的SARS到2020年的全球新冠肺炎疫情，对突发公共卫生事件的管理受到了各国政府和学者的高度重视，国内外不同学科领域学者的研究探索活动从多方面丰富和发展了卫生应急管理学理论框架。

卫生应急管理学理论体系从最初重点关注事件暴发后的应急响应处置与管理研究，逐步前伸到对突发公共卫生事件风险和隐患的识别、脆弱性诊断、能力评估和管理及研究，并不断深化对突发公共卫生事件发生、发展及演变规律的研究；卫生应急过程及关键环节管理；法律、制度、体制、机制设计及预案体系管理研究；此外，更加关注对整个卫生应急体系建设管理和治理能力的提升，包括卫生应急组织、系统构成要素管理，系统结构和功能完善、系统韧性与反脆弱能力、卫生应急协同治理及卫生应急现代化建设等创新内容的探索和研究。总之，不断丰富和完善卫生应急管理理论和方法学体系是卫生应急管理学科发展追求的永恒主题。

（二）突发公共卫生事件演化规律与综合防范策略研究

1. 突发公共卫生事件发生、发展、演变规律、特点及影响因素 卫生应急管理的重要客体之一是突发公共卫生事件，对其发展演化规律与应对策略的研究是推动卫生应急管理学科得以产生和发展的根本驱动力之一。突发公共卫生事件的产生和发展及其演变过程具有高度的不确定性、动态性和复杂性等特征，受制于多重内外因素的影响和推动而呈现出多样化的运行轨迹。如果控制不力，会导致危机的快速蔓延，并诱发连锁危机和社会危害。因此，卫生应急管理的重要

内容和任务之一是对突发公共卫生事件的发生、发展、演变轨迹、特征、发生机制及其影响因素进行研究。

2. 突发公共卫生事件传导、放大以及多米诺骨牌效应产生的机制研究 突发公共卫生事件演变轨迹除了受其自身固有规律的作用和影响外,还受到内外环境及其密切关联的各种因素的影响。突发公共卫生事件发生时,受多种因素以及各种耦合关联机制的影响,其演变往往呈现不同的运行轨迹并会诱发一系列新的连锁危机。因此,深入挖掘和探索触发、介导各种突发事件危机连锁反应形成的深层制度、体制、机制原因,特别关注那些孕育、发酵、推动突发事件形成级联放大效应的各种独特而关键的社会背景因素,是卫生应急管理学的重要研究内容之一。

3. 探索预防、控制突发公共卫生事件的有效策略、工具和手段 卫生应急管理只重视研究突发公共卫生事件本身的发生和演变规律是远远不够的,还应高度重视人类社会对突发公共卫生事件演变进程的各种干预活动及其作用效果的研究。只有将对突发公共卫生事件发生、发展、演变规律的研究与人类社会对其展开的各项干预行动研究有机结合起来,才能发现突发公共卫生事件发生突变和转化前的关键干预节点,探寻有效的干预策略和手段,这也是应急管理的重要目标之一。

(三)卫生应急要素、过程和关键环节管理

如何实现对突发公共卫生事件全过程、全方位的管理,是卫生应急管理理论研究的核心内涵。卫生应急的人、财、物、机构、信息、技术等要素管理是卫生应急管理工作有效开展的前提和基础。对突发公共卫生事件事前、事中、事后的全过程管理同样是卫生应急管理的核心研究内容。此外,不断拓展卫生应急关键环节管理的研究是提升整体应对能力的关键。

1. 卫生应急的要素管理 卫生应急的要素管理是指对支撑卫生应急工作有效运行的机构、人力、资金、物资、信息和技术等基本要素的管理,它是保障卫生应急组织系统顺利开展应急工作的前提和基础。此外,从系统层面,对构成突发公共卫生事件应对系统的结构、功能和系统构成要素进行管理也是卫生应急管理的重要内涵。通过探索和运用多样化的管理工具和手段,实现微观资源要素、中观组织机构要素和宏观系统要素多层级整合管理,构成卫生应急管理的核心基础。

2. 卫生应急的全过程管理 主要指对突发公共卫生事件的事前、事中、事后的计划、组织、指挥、协调、控制和资源配置等活动的管理,强调对卫生应急的全过程、全链条关键环节进行管理,重视通过战略与规划制定、组织实施、管理与治理等策略和手段的综合运用实现上述目标。

3. 卫生应急的关键环节管理 突发公共卫生事件的应对和处置过程是一个应对复杂巨系统的动态管理过程。全方位卫生应急管理原则无疑要求人们对卫生应急管理的全过程、所有活动和环节进行管理。然而,有限的时间和精力要求人们聚焦卫生应急管理实际中的关键环节和薄弱环节开展重点研究。

(四)卫生应急管理体系构建与管理

1. 卫生应急管理体系(public health emergency management system) 是对卫生应急体系实施领导与组织、沟通与协调、规制与激励、管理与治理功能的组织行动统一体,是由管理与治理组织、制度与规范、管理过程、管理策略、工具与机制手段等管理要素和行动过程构成的有机整体。2003 年 SARS 疫情后,中国探索和构建了以应急预案、应急管理体制、应急机制、应急管理法制(即"一案三制")为内核的卫生应急管理体系基本框架。

(1)应急预案管理体系(emergency plans management system):预案管理是卫生应急管理的一项基础性工作,它是针对可能发生的突发事件而预先制定的应急计划与应急行动方案。突发

公共卫生事件的高度不确定性、复杂性和动态演变性，给预案的指导与应用带来系列挑战。因此，亟待制定基于不同变化情景的应急预案，强化对各种重要演化情景及其所需特殊应对行动预案体系的制定和不断完善。

（2）应急管理体制（emergency management framework）：管理体制是管理机构设置及其隶属关系、职权划分，以及相应的组织、制度体系及其相互关系准则体系的总称。卫生应急管理体制主要由卫生应急的组织体系和制度体系构成。其中组织体系由政府、专业机构等多元主体组成；制度体系则划分和规定了不同应对组织在防范和处置突发公共卫生事件过程中的领导隶属关系、职能设置、管理权限和职责划分、各自利益及相互关系的准则。

（3）应急机制（emergency response mechanism）：是为有效防控突发公共卫生事件而建立的由组织、制度、资源等要素系统，围绕应急处置与管理行动而形成的相互关联、相互作用的制度化、规范化、流程化、工具化的卫生应急工作方式和操作方法体系。卫生应急机制可以有不同的分类方法，如按响应行动的属性（如管理类还是业务类），可分为组织管理机制和专业处置行动机制（图 1-3）。前者主要包括卫生应急的决策、组织、管理与监督评价机制等，后者主要包括监测预警、心理危机干预和医疗救援等应对机制。此外，卫生应急机制也可以按照应急响应与处置的关键环节进行分类并开展机制建设，如联防联控机制、资源储备与调拨机制、常急转换机制等。

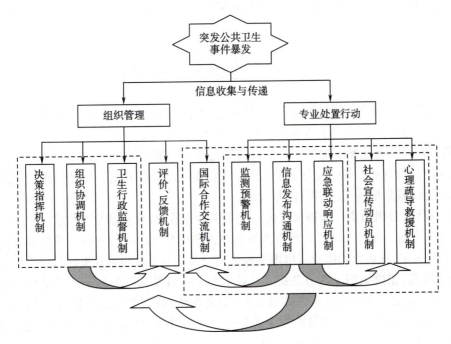

图 1-3　突发公共卫生事件应急机制

（4）应急法律制度体系（emergency legal system）：运作有效的卫生应急体系离不开卫生应急法律、制度体系的支撑。卫生应急法律、法规、制度、规范、标准等系列规制体系的建设是落实卫生应急战略与规划、引导体系建设方向、制约、规定和协调各行动主体行为和行动的根本保障。

2. 卫生应急组织功能系统的设计与完善

（1）卫生应急系统的组织构成：卫生应急系统是由各级政府和卫生行政等相关部门、疾病预防控制机构、卫生监督机构、医疗机构、非政府组织、社区组织等众多部门和组织机构参与构成的复杂应对系统。

（2）卫生应急系统的结构与功能设计：参与卫生应急响应和处置的众多组织，不是杂乱无章地堆砌在一起，而是通过特定的结构和功能设计，形成跨组织的、相互关联互动的功能系统，如卫生应急的指挥决策系统、监测预警系统、处置运作系统、资源保障系统等。

卫生应急系统的功能目标能否顺利实现取决于两个层面的关联性。首先，不同组织机构之间的关联性，即参与卫生应急的众多组织机构之间能否通过良好的制度、机制设计形成有效关联，构成具有独立功能的子系统，如监测预警系统、指挥系统和应急处置系统等。其次，具有不同功能的子系统能否借助于良好的结构和功能设计而相互衔接，从而形成各子功能系统的相互关联和有机整合，这是实现系统整体功能的关键。因此，卫生应急管理需要关注卫生应急体系的规则系统以及组织功能系统两部分的有机整合研究。

（五）卫生应急研究方法、关键技术的探索和应用

卫生应急管理重视吸收和借鉴预防医学、管理学、社会学、心理学、危机管理学、复杂系统科学、大数据与人工智能技术等学科的理论和研究方法，针对卫生应急管理实践中存在的各种问题展开研究，探索问题的原因和形成机制，用以支持卫生应急管理的循证决策和管理活动，并不断丰富和发展卫生应急管理的理论体系。在此基础上，不断探索和完善卫生应急管理研究的方法学体系。

同时，卫生应急管理是一门以实践为导向的学科，关注突发公共卫生事件的应对策略、处置流程、管理方法和工具等方面的研究。本教材尝试引入大数据与信息技术、卫生应急协同治理技术与方法、新媒体风险沟通与传播技术等内容。不断探索融合现代新兴技术，开发制度化、规范化、流程化卫生应急管理工具、方法和技术应用指南，无疑应成为卫生应急管理的一项重要内容。

五、卫生应急管理基本原则

在应急管理一般原则框架的基础上，卫生应急管理有其自身的要求和特有的原则，中国的突发公共卫生事件应急预案提出了四项基本原则，具体内容如下。

1. 预防为主，常备不懈　提高全社会对突发公共卫生事件的防范意识，落实各项防范措施，做好人员、技术、物资和设备的应急储备工作。对各类可能引发突发公共卫生事件的情况应及时进行分析、预警，做到早发现、早报告、早处理。

2. 统一领导，分级负责　根据突发公共卫生事件的范围、性质和危害程度，对突发公共卫生事件实行分级管理。各级人民政府负责突发公共卫生事件应急处理的统一领导和指挥，各有关部门按照预案规定，在各自的职责范围内做好突发公共卫生事件应急处理的有关工作。

3. 依法规范，措施果断　地方各级人民政府和卫生行政部门要按照相关法律、法规和规章的规定，完善突发公共卫生事件应急体系，建立健全系统、规范的突发公共卫生事件应急处理工作制度，对突发公共卫生事件和可能发生的公共卫生事件作出快速反应，及时、有效开展监测、报告和处理工作。

4. 依靠科学，加强合作　充分尊重和依靠科学，重视开展防范和处理突发公共卫生事件的科研和培训，为突发公共卫生事件应急处理提供科技保障。各有关部门和单位应通力合作、资源共享，有效应对突发公共卫生事件。广泛组织、动员公众参与突发公共卫生事件的应急处理。2023 年国家卫生健康委出台的《突发事件医疗应急工作管理办法（试行）》提出了"人民至上、生命至上、报告及时、快速处置、分级响应、平急结合"的原则。

六、卫生应急管理基本特点

（一）跨学科性

卫生应急管理学起初不是一个专门的研究领域，各国学者根据突发公共卫生事件发生、发

展、演变过程所展示的多维现象和特征，以及在应对过程中涉及的众多部门和领域，尝试从不同的角度来开展研究，如从决策科学、政治学、社会学、管理学、心理行为科学、法学、医学与公共卫生、信息科学等众多的学科领域和视角来研究它，从而逐步形成了卫生应急管理的多学科视角。

（二）动态不确定性、决策的非程序化特性

突发公共卫生事件具有不确定性，并且伴随着时间的推移不断发生变化。因此，要求卫生应急管理者运用权变管理和动态管理等手段对其进行管理。卫生应急管理的动态性与不确定性，使卫生应急管理具备了非程序化决策的特征。虽然卫生应急管理的目的是力图为管理者在危机情境下提供一整套可以参照执行的处理方案，但是突发公共卫生事件应对过程的变化多端性，要求管理者必须结合现实状况，具体情况具体分析，实现灵活创新和权变管理。卫生应急管理的权变管理要求人们既要善于建立规制，又要善于打破规制，根据不断变化的情况采取灵活多样的应对模式。

（三）主体多元性、系统性和协调性

应急管理过程的实质就是破坏力量与修复力量之间的抗衡、斗争过程，是一项复杂的系统工程，需要协调和调动多个部门以及多种资源，统一步调共同应对。对于卫生应急来说，需要不断夯实党政主导、部门分工、社会协同、全民参与的全社会协同机制，明确不同参与主体的任务与职责，通过跨部门、跨区域、跨领域协调机制与联防联控机制推进协同治理。

卫生应急管理所具有的主体多元性、事件的快速传播性及影响广泛性、卫生应急响应手段和策略运用的多样性，需要不断完善卫生应急的危机决策能力、动态适应能力、系统管理与治理能力，以确保统一领导、高效协调、协同行动目标的实现。

（四）"常态""应急态""衔接与转换态"管理的衔接性和整合性

卫生应急管理不仅要预防事前、事中、事后卫生应急不同阶段管理的割裂现象，而且要确保卫生应急"常态""应急态"全生命周期关键链条的有机衔接和高效转换。全球各国应对跌宕反复的新冠肺炎疫情的经验和教训表明，平稳顺畅的"常急结合和转换"的管理能力建设，可最大限度减少因转换准备不足而给各国疫情防控、经济和社会造成的冲击和震荡。

（五）理论与实践的相互依存与互促性

卫生应急管理产生于人类突发公共卫生事件应对的实践活动，最初关注的重点是解决应急管理实践过程中的各种迫切现实之需，探索如何在操作层面解决应急管理中面临的各种管理和技术问题。因此，应急管理一直具有很强的实践色彩和操作导向性。然而，随着卫生应急管理实践的不断深入，人们越来越意识到，卫生应急管理实践的进一步深入发展，离不开更高层次的理论指导。卫生应急管理实践丰富和发展了卫生应急管理理论，而理论的不断升华、发展，反过来也更好地指导了卫生应急管理实践。二者相互依存、彼此推动，不断促进了卫生应急管理学科的发展。

（六）科学、技术、管理立体支撑性

各种突发公共卫生事件的有效处置，首先离不开应急处置所必需的各项科学知识与专业技能；然而，突发公共卫生事件处置的日趋复杂性以及应对的有效性，同样也在很大程度上依赖应急管理的知识、技能、策略和手段，需要通过有效的决策、规划、领导、协调来调动和整合各方面的应对活动。因此，卫生应急管理从重专业技术、轻管理，转向技术与管理并重。然而，以解决问题和行动为导向的应急管理实务，同样需要借助于创新的科学发现及其迅速向关键应急技术、工具、方法的转化来实现关键技术的突破。科学、技术、管理的相互支撑和相互转化，不断提升着卫生应急管理的质量和能力水平。因此，成熟的卫生应急管理学科应是科学、技术、管理三位一体的有机结合体。

七、卫生应急管理主要任务

（一）研究突发公共卫生事件演化，完善过程管理和关键环节管理

突发公共卫生事件的孕育、发生、发展及其演变轨迹的未知性、不确定性及其可能造成的巨大破坏性，要求人们重视对其形成机理和演变规律的研究。对突发公共卫生事件应对过程进行有效管理，是世界各国关注的重点内容之一。此外，围绕应急管理过程中的关键环节及能力瓶颈进行重点研究，正受到越来越多国家的重视。近年来，世界各国纷纷强化应急风险管理、应急沟通管理、连锁危机管理等重点内容的研究。探索对卫生应急关键环节的有效管理，正逐步成为卫生应急理论和实践研究中的新热点。

（二）探索卫生应急系统组织结构、功能设计，推进从顶层设计到实施

突发公共卫生事件的有效应对需要一个复杂而庞大的组织系统，如何对不同组织系统的功能进行有效设计、衔接与整合，使其成为一个完整的应对系统，是确保卫生应急管理目标得以实现的重要组织保障。正如人体一样，它由众多器官和组织构成，只有确保不同的器官和组织通过有效的结构、功能衔接，才能形成人体中具备特定功能的多个子系统：呼吸系统、消化系统等。在此基础上，确保各子系统结构和功能的有机整合，才能保证人体组成一个完整的生命体。

参与突发公共卫生事件应对的众多组织构成了庞杂的突发公共卫生事件应对系统，必须十分重视对其组织系统及构成要素（人、财、物、信息、技术等）的有效管理。在此基础上，关注对整个卫生应急体系的顶层设计和战略规划研究，只有将卫生应急体系建设上升到维护国家公共健康安全的战略高度，才能从长远、前瞻的视角和战略高度，重视并切实推动对整个卫生应急系统结构与功能的不断优化与完善，才能确保不同应对组织通过有效的结构和功能的关联和整合，形成相互关联的多个功能子系统，如监测预警系统、指挥协调系统、响应处置系统、资源保障系统、信息与决策支持系统等。

（三）完善卫生应急管理的组织规制系统构建、管理与系统治理

中国的卫生应急管理体系是围绕"一案三制"的核心框架而构建的，它主要由体制、机制、法制和预案组成。体制解决的是主体及其职能、权限及管理规范问题；机制解决的是具体管理运行规程之间的有机互动和关联问题；法制解决的是强制性规则问题；预案则是预先制订的应对行动计划，规定不同应急反应主体应遵循的反应程序和反应规则等。围绕这一核心框架，不断完善组织规制系统的保障效力，实现其组织功能系统各项功能和目标。

此外，如何实现卫生应急管理体系、组织体系、信息技术与资源体系、规制体系以及保障体系等众多要素的有机协同，最终推动整个卫生应急体系的高效运转，离不开高效的卫生应急治理体系与治理能力的建设，它是保障卫生应急体系高质量发展的关键。

（四）丰富和发展卫生应急管理学理论体系

在对已有卫生应急管理理论进行系统总结的基础上，围绕卫生应急管理实践和学科发展需要，不断丰富和发展卫生应急管理学的核心概念体系、知识与理论体系，是卫生应急管理学科建设的重要使命和核心任务之一。卫生应急管理学科的理论体系不仅包含卫生应急管理的概念体系、研究对象、内容、任务等学科基本内涵理论与知识体系，还包括对卫生应急管理基础理论和方法学的探索和研究，还应密切跟踪、评价、归纳和总结国内外卫生应急创新管理实践活动，注重从卫生应急管理体系的系统、结构、要素、功能和关联分析等角度不断丰富和完善卫生应急管理学的理论支撑体系。

（五）探索卫生应急管理的基本研究方法

卫生应急管理具有跨学科性、系统性和综合性等特点，需要运用多学科视角和多种研究方法

来开展研究。因此,卫生应急管理需要在综合多学科研究方法(如流行病与统计学、管理学、心理学、社会学方法)的基础上,跟随卫生应急管理理论和实践活动的不断深入,探索和引入复杂系统科学、大数据与人工智能技术等新方法,满足卫生应急管理理论探索和实践研究的新需要,拓展反映应急管理特色的新工具体系和方法学体系。

(六)探索管理和专业技术、工具与方法

卫生应急管理学是一门实践导向性、复杂性和挑战性很强的实施性科学,它特别关注对应急响应和关键处置环节与关键技术的总结和提炼,并不断将其转化成实践中可操作和掌握的关键工具、方法和指南。因此,通过寻找对卫生应急管理和处置过程产生重要影响的关键及薄弱环节、能力瓶颈,开发能够有效提升卫生应急管理效果的各项管理和专业技术工具,是提升卫生应急管理和处置能力的重要手段之一。

突发公共卫生事件的有效应对需要强有力的技术支持系统,这一技术支持系统不仅包括现代高端的实验检测设备作为硬件技术支持,更包括专业的管理和专业技术人员作为软件支持。中国现阶段尚缺乏完备的技术支撑系统以及对技术支撑的制度化保障及支持网络。因此,需要针对卫生应急响应与处置中的能力和技术瓶颈,大力推动对卫生应急关键管理技术和专业技术的研究,不断开发和完善卫生应急管理过程的各项规范、流程、模板、手段、工具、方法。

(七)开展卫生应急管理研究,支持循证决策

卫生应急管理研究是推动人们对卫生应急管理现象、规律、问题、产生机制进行探索的重要手段,也是不断丰富和发展卫生应急管理学科内涵和理论体系所必备的基础和条件。此外,不断拓展的卫生应急管理实践活动和管理决策也迫切需要更多的实证支持。因此,紧密跟踪卫生应急管理实践的需要,开展各种卫生应急管理研究,完善相关理论和研究方法,不断提升循证决策质量是卫生应急管理学永恒的任务。

(八)推动卫生应急管理学科的创建及人才培养

高校在发展卫生应急管理理论知识体系、推动卫生应急管理学科创建、培养卫生应急管理专门人才等方面,发挥着不可替代的重要作用。卫生应急管理学科的创立,将使高校成为培养和输送卫生应急管理专门人才的重要基地,同时也为更新中国卫生应急队伍的专业、知识、技能结构,形成具有可持续性的卫生应急管理和专业人才储备奠定了重要基础。

推动卫生应急管理学科和专业的建立,也会为卫生应急管理研究的系统化、专门化、专业化提供技术和方法支撑,更快地推动应急管理研究成果的交流、传播和转化。上述活动的开展,反过来也会更快地推动卫生应急管理学科自身的完善与发展。因此,推动卫生应急管理学科的创立和人才培养理应成为卫生应急管理今后一段时间的重要任务。

第四节 卫生应急管理学的基本理论体系框架

卫生应急管理学理论体系构建是一个不断发展和完善的过程,最初主要以卫生应急的要素管理和过程管理为核心理论模块。然而,卫生应急管理学科快速发展的现实之需,迫切要求人们不断完善和总结卫生应急管理实践研究的成果,不断充实、丰富和发展卫生应急管理学核心理论体系。

卫生应急管理学是一门新兴学科。基于国内外卫生应急管理最新理论和实践研究成果,本书总结、提炼并构建了涵盖九大核心知识模块的卫生应急管理理论体系框架,具体的内容模块构成如图1-4所示。众所周知,任何一个学科知识和理论体系的创建都是一个不断孕育、生长、发展的过程,是伴随人类卫生应急理论和实践研究的深化而不断充实和完善的过程。完善的卫生应急管理学科理论体系应至少涵盖以下九大核心理论模块及知识单元。

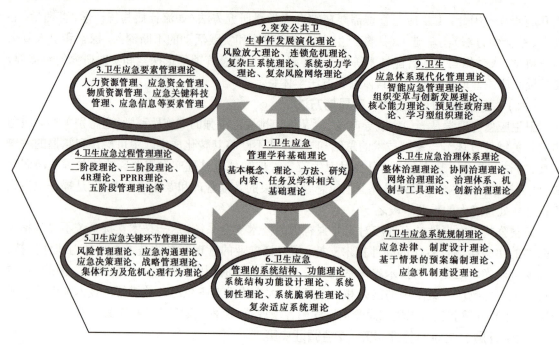

图1-4 卫生应急管理学理论体系构成框架

一、卫生应急管理学科基础理论

（一）学科基础理论

重点阐述作为一个新兴学科，卫生应急管理学所涵盖的基本知识单元、核心概念体系、内容和任务等学科基础理论。

（二）卫生应急管理学基础理论

包括与卫生应急管理特征及实践密切相关的基本理论：战略管理理论、危机决策理论、权变管理理论、协同管理理论、韧性治理理论以及学习型组织理论和能力建设理论等。

1. 卫生应急战略管理理论 现代社会中，日益频繁的突发公共卫生事件不断提示人们提升危机意识、构筑国家卫生应急战略的极端重要性与迫切性。越来越多的国家开始重视卫生应急的战略研究，并从国家安全视角推动卫生应急与健康安全战略制订及实施。因此，如何实现对卫生应急的战略管理将是一项任重而道远的艰巨任务。

卫生应急战略管理的重点应针对未来发展的主要挑战，瞄准卫生应急的长远发展方向，靶向卫生应急体系关键问题，通过跨部门协作并依据战略管理规程与步骤，制定统一协调整个国家的应急战略规划。此外，应通过完善的体制设计、制度安排、机制协调以及具体的实施方案和计划安排，确保战略计划与日常应急体系的建设与完善有机衔接。

2. 权变管理理论 "没有什么是绝对最好的东西，一切随条件而定。"权变管理理论认为并不存在一种适用于各种情况的普遍的管理原则和方法，管理只能依据各种具体的情况行事。权变管理要求管理者要善于根据不断变化的环境和条件制定各种危机应对策略。一方面，将卫生应急管理所汲取的管理经验和智慧通过组织策略、制度、规范的形式加以固化，形成组织共有的智慧传承。另一方面，根据不断变化的危机新形势和环境，修正不合时宜的危机应对策略和实施方案，实施管理和制度创新。突发公共卫生事件暴发的动态性、多变性及快速播散性等特性要求卫生应急管理者须能够科学、准确地预见危机的走势，审时度势、随机应变地应对危机，创新性地开展卫生应急管理活动。

3. 核心能力建设理论　世界各国都十分重视对突发公共卫生事件核心应对能力的评价和建设研究，通过评估行动的开展，不断发现应急反应系统的关键能力瓶颈和问题短板，出台卫生应急核心能力建设清单，制定不同级别的核心能力培训、演练和能力建设策略与具体实施计划，完善相应的人才激励政策和激励机制，不断提升组织应对突发公共卫生事件的核心能力。

4. 学习型组织理论　学习型组织是指应变力强、不断自我学习、充满活力与创造力、善于应变、创新、不断自我超越的组织。突发公共卫生事件的动态多样性、高度不确定性、复杂多变性以及危机所处环境的多元复杂性、动态多变性、混沌性等特点，使得突发事件的应对无法按照固定的模式。因此，学习型组织理论为卫生应急组织的可持续发展与创新提供了方法。研究和建立一种对危机应对不断反思、学习和成长的学习型组织和制度，保障组织危机知识学习的常态化，是危机管理的重要环节之一。

二、突发公共卫生事件发展演化理论

突发公共卫生事件的应对过程是一个错综复杂的过程，卫生应急管理不仅要关注突发公共卫生事件发生、发展、演变规律的研究，更要关注可能介导、传播、放大突发公共卫生事件实体危机的各种因素和关联机制，探索能够有效阻断、弱化危机连锁效应形成的关键手段和策略。

本书将在第二章第五节中，通过对蝴蝶效应与多米诺骨牌效应理论的重点介绍，强调在一个复杂、开放、动态演变的系统中，各系统内部和外部之间通过多种网络和联系机制形成了多重依存互动关系。危机暴发后，可以借助于业已存在的多重关系链条，引发多米诺骨牌效应。各种危机诱因和结果之间互为因果、彼此推波助澜，从而衍生出多个次生危害和更多的危机链条，形成相互交织、错综复杂的危机连锁网络。因此，卫生应急管理的一项重要任务之一，是运用复杂巨系统理论及复杂适应系统理论，探索介导、传播、放大突发事件的复杂连锁关系形成机制，寻找系统敏感点、潜隐联系和关联机制，探查综合应对策略。

三、卫生应急要素管理理论

卫生应急管理不仅需要从宏观视角关注卫生应急体系的架构设计及功能完善，同样要关注组织机构管理以及机构内部的人、财、物、信息、技术等要素管理，它们是确保卫生应急管理有效运转的重要基础条件。因此，不断探索和完善卫生应急管理过程中各种要素的管理理论、策略、工具和方法，是卫生应急管理亟待完善和发展的重要研究内容。具体内容详见第七章。

四、卫生应急过程管理理论

根据各种危机和突发事件发生、发展和演变过程以及人类应对的具体活动和流程，将突发公共卫生事件的应对过程划分为不同阶段来进行管理。当前学术界对危机管理过程的划分主要有以下几种理论：二阶段论、三阶段论、四阶段论、五阶段论和六阶段论（具体内容参见第二章第一节）。这种根据危机事件发展的不同阶段采取有效的预防和控制措施的管理过程，就是危机的过程管理。突发公共卫生事件的应急管理也由此划分为不同阶段进行管理。

五、卫生应急关键环节管理理论

（一）卫生应急风险管理

世界各国都高度重视风险管理，将其视为推进卫生应急管理"关口前移"、实现防患于未然的最重要环节和手段。本书将在第三章重点阐释卫生应急风险管理概念、理论和方法,围绕风险管理内容、流程及方法展开介绍。掌握各种风险识别、分析、评估、控制的技术和方法,是卫生应急管理者和专业技术人员应必备的技能。

(二)危机决策管理理论

突发公共卫生事件管理面临的最大挑战之一是如何在充满风险和不确定性的危机情势下进行决策,突发事件的动态性、多变性及快速传播性要求决策者尽快作出决策。紧迫且高度不确定性的形势、有限的时间和信息资源,使危机决策者面临两难困境。一方面,期望获得更多的信息来降低快速决策的不确定性和风险性;另一方面,等待又可能导致坐失危机控制的良机。因此,学习和掌握在不确定情境下危机决策的理论和方法至关重要。本书将在第二章第三节对危机决策理论和方法进行重点介绍,以帮助人们提升在不确定情境下的危机决策能力。

(三)卫生应急相关社会心理、行为与社会文化管理理论

突发公共卫生事件不仅会造成公众生命和健康的损害,也可能带来一系列异常社会心理、行为问题,并借助于恐慌情绪的传染、谣言的快速扩散所引发的放大效应,诱发公众产生一系列心理危机现象和异常行为。在突发公共卫生事件发生和演变的过程中,群体性恐慌、集体行为也会进一步介导和诱发比危机本身更大的社会危机甚至混乱现象。因此,在危机事件的处理过程中,应特别关注各种异常社会心理、行为与社会文化间的复杂关联机制,对可能影响和放大心理、行为、社会文化问题的影响和介导机制开展研究,探索异常社会心理、行为的综合干预策略和手段,这是卫生应急管理的重要内容之一。相关内容详见第五章。

(四)卫生应急沟通与传播理论

在突发公共卫生事件发生时,快速、有效、科学的卫生应急沟通是有效处理危机的重要策略之一。重视与疫情传播相伴而生的信息流行病及其危害,掌握危机期间卫生应急沟通内涵、特点和规律,更要深度学习和领会多层次卫生应急沟通框架中的不同信息需求及核心要素特征(图1-5)。

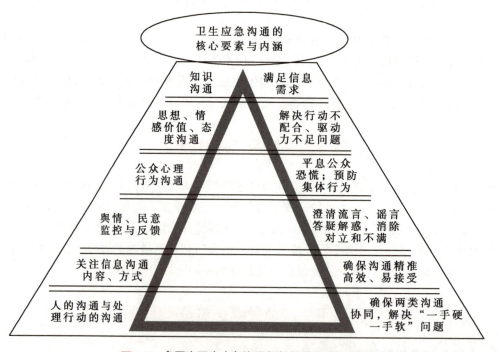

图1-5 多层次卫生应急沟通框架构成要素及内涵

在多层次卫生应急沟通框架中：第一个层次是疫情相关核心信息的沟通，重点满足公众对疫情危害、传染性、致病性及病死率等的迫切信息需求；第二个层次是人们思想、价值、情感、态度的沟通，重点解决公众遵从或抵制的行为动机问题；第三个层次是危机心理、行为沟通，最大限度消除公众恐慌流行及集体行为带来的灾难性后果；第四个层次是对舆情、民意的跟踪、监控与反馈的沟通，解决谣言、流言、信息流行病及各种信息乱象问题；第五个层次是关注信息内容和方式的沟通，解决供需信息梗阻、信息鸿沟及信息不匹配等问题；第六个层次是处置"硬沟通"和"软沟通"失衡所开展的沟通，重点解决只重视疫情处置报道中的事件沟通，但忽视对处置行动中"人的沟通"，从而导致卫生应急沟通出现"一手硬一手软"的问题。只有将应急沟通从单一、单层次信息沟通的局限性中解放出来，学习和掌握多层次卫生应急沟通理论框架的概念、内涵、理论、工具和方法，才能更好地推动全社会上下一致的协同行动。本书将在第四章对卫生应急沟通的概念、理论、策略、工具和方法及如何开展卫生应急沟通的系统管理进行重点介绍。

六、卫生应急管理的系统结构、功能理论

突发公共卫生事件应对系统是一个由人、财、物、信息、技术等资源构成的组织，以及由众多组织构成的功能子系统集成的、体现一定结构和功能的复杂系统。首先，不同的组织机构需要通过特定的结构、功能和制度规则设计而形成密切关联的功能子系统。其次，各功能子系统之间通过结构、功能和制度规则设计而相互关联，构成功能完整的突发公共卫生事件应对系统。各国突发公共卫生事件应对系统的结构和功能设计有所不同，但通常包括指挥协调、处置实施、资源支持与技术保障等子系统。卫生应急管理需要不断完善系统的结构和功能调整，确保各子系统的组织和功能整合，以实现卫生应急系统的整体目标。本书将在第八章重点介绍相关内容。

七、卫生应急系统规制理论

2003 年 SARS 疫情之后，中国政府着力推进以应急预案体系为核心，以卫生应急法制、体制、机制为支撑的应急管理体系。它是针对卫生应急系统内众多的组织机构而建立的制度、规则系统。通过宏观制度、体制框架构建，微观运行机制设计，以及预案操作规则体系的建立，规定不同组织机构在应急系统中的职能和管理权限，通过社会规则系统的建立，有效协调政府、企业、媒体、非政府组织、社会公众等众多参与者的活动和行动。内容详见第八章。

八、卫生应急治理体系理论

在高度依存的现代社会里，突发公共卫生事件所引发的危机可能借助于多种联系渠道和机制在很短的时间内形成快速传播。为了有效遏制危机的快速蔓延态势，如何在最短时间内迅速调动、协同政府和社会的行动，充分挖掘各方的资源和能量，形成以政府为主体、多方参与的高效的危机应对网络变得越来越重要。

因此，本书的一个重要拓展是将卫生应急治理与协同创新作为单独一章纳入。在概要总结卫生应急治理理论的基础上，阐述卫生应急治理体系概念、内涵、结构、功能，介绍中国和世界的治理创新实践，通过探索完善卫生应急治理理论体系，推进卫生应急治理体系和治理能力的现代化步伐。内容详见第十三章。

九、卫生应急体系现代化管理理论

（一）智慧卫生应急管理理论

20 世纪末，人类进入信息时代，伴随大数据、信息技术和人工智能技术的广泛应用与人类信息高速公路及新基建的迅猛发展，如何通过大数据与信息和人工智能技术的深度融合，不断提升卫生应急管理的数字化和智能化水平，并推进智慧卫生应急目标的实现，将成为衡量各国卫生应急管理现代化程度和水平的重要标志。正是基于对未来智慧卫生应急极端重要性的认识，本书专门增列了大数据与信息技术在卫生应急中应用的第十四章节，致力于通过大数据与信息技术相关概念、发展沿革及其在卫生应急领域应用的系统介绍，特别是通过其在传染病疫情防控、危机处置、智慧医疗以及卫生应急物资生产、调配和管理中的实践应用案例介绍，通过对大数据应用过程面临的问题挑战与经验教训的总结，探索未来借助智慧卫生应急手段不断推进卫生应急管理现代化的可行策略和实现路径。

（二）预见性政府理论

世界上很多国家的公共卫生投入都难以跳出"财神跟着瘟神走"的怪圈，突出表现为危机暴发后各国政府不计成本地大规模投入，而对于危机暴发前的风险隐患管理、风险防范和预防性处置与管理缺乏稳定的投入政策和投入机制，使得公共卫生投入缺乏长远性、战略性视野，呈现出短期性、应急性、滞后性等特征。这种救火队式被动管理将迫使整个社会花费巨大而高昂的危机处置成本，来填补连锁危机引爆后的巨额应对成本。

预见性政府管理理论要求卫生应急各级管理者必须具备未雨绸缪、见微知著的敏锐洞察力、风险感知力及在不确定情境下的决策力以及前瞻性视野与战略管理能力。强调预见性政府建设，就是要从根本上扭转危机背后的救火式政府管理模式，推进预见性、创新性管理模式，就是要重点强化应急准备体系建设，强化对各种重大公共卫生与疫情隐患的风险监测、预警等前瞻性管理投入机制和监督机制，提升决策者在未来波谲云诡、变幻莫测的复杂风险演化发展态势下的预见能力和战略管理能力。详见第九章。

（三）治理体系与治理能力现代化理论

高效运转的卫生应急管理体系须臾离不开卫生应急治理体系的鼎力支撑，不断推进的卫生应急现代化进程更需要借助于卫生应急治理体系和治理能力现代化的策略和手段来实现。因此，应面向未来公共卫生系统挑战，探讨从法治化、专业化、科学化、规范化、系统化、智能化等治理体系现代化目标维度，以及从复杂风险治理能力、依法治理能力、现代化技术应用能力、社会共治能力、专业决策能力与综合施治能力等核心治理能力视角，不断深化对卫生应急治理体系与能力现代化的概念内涵、核心理论、关键推进策略、实现目标与测量标准等内容的研究探索。通过创新实践案例来总结完善相应理论，并反过来指导具体治理改革实践。

（四）反脆弱性理论、韧性理论与动态网络协同能力理论

如何快速发现卫生应急响应与处置中的复杂系统风险和多维脆弱性，探讨构建具有超强韧性的卫生应急反脆弱性系统，是各国政府和社会重点关注的新领域。应当从系统风险防范和多维脆弱性整合分析视角，探索和构建具有超强韧性和反脆弱能力的卫生应急系统，具备见微知著、对潜在风险扰动具有敏锐的捕捉、判断与预测能力；对多态势演化危机具有动态网络快速协同能力、高效控制与治理能力；对超强危机冲击波具备快速缓冲力和吸纳力；对循环往复的冲击震荡具有持久韧性、抵御力、稳态恢复力与脆弱弥合力；不仅如此，一个能够有效抵御医疗浪涌冲击、具有超强韧性和反脆弱能力的卫生应急系统，还应具备反思学习力和快速成长与持续进化、网络协同动态感知力与成长力。因此，在卫生应急体系建设过程中，不断深

化对具有超强韧性、反脆弱能力及网络动态协同能力的卫生应急系统的理论和实践研究至关重要。

第五节 卫生应急管理研究常用方法

一、卫生应急管理研究概述

卫生应急管理的跨学科性、系统性、综合性、动态性和不确定性等多重特点，对卫生应急管理的研究也提出了挑战。卫生应急管理研究除包括一般管理学、社会学、心理学等研究方法之外，也越来越多地吸纳了复杂系统科学、统计学、计算机与信息科学、实施科学、大数据与人工智能科学等新理念和新方法，以满足不断拓展和深化的卫生应急管理研究需要，并不断丰富和发展卫生应急管理研究的方法学体系。

二、卫生应急管理研究基本方法

开展卫生应急管理研究是认识和解决卫生应急管理实践问题的重要途径和手段。由于卫生应急管理研究的对象和内容非常复杂，卫生应急管理研究方法呈现出非常鲜明的交叉学科特点。卫生应急管理研究方法须根据研究目标、对象和内容的不同而有针对性地选取。如运用战略研究和情景规划法等对卫生应急体系未来发展进行战略谋划、情景模拟和规划设计，运用复杂系统科学的分析法来研究突发公共卫生事件复杂系统的特征和演变规律等。本书还重点介绍了风险评估方法、不确定决策和危机决策的分析方法，以及预警、预测和情势分析方法等。针对卫生应急能力评估的系统性、多维性和复杂性等特点，本书介绍了综合指数法、TOPSIS法、模糊综合评价法等各种综合评价方法。

三、常用统计学、流行病学方法

对传染病、不明原因疾病以及各种中毒事件等引发的各类突发公共卫生事件的现况研究、病因研究、时空分布研究，突发公共卫生事件的发生、发展以及传播过程的研究，都离不开各类统计和流行病学的常用描述性研究、预测分析性研究、理论研究以及实验干预研究方法。由于此类研究方法在公共卫生与预防医学和卫生管理学的很多专业教材中都有详细的介绍，为了更突出体现卫生应急管理研究的特色研究方法，本书对常用统计和流行病学的相关方法只做概要介绍。

四、管理学、社会学、心理学研究方法

管理学的理论和方法构成了卫生应急管理研究的重要基础，因此，运用管理学的各种经典研究方法开展卫生应急管理研究，无疑是十分重要的。专题小组法、选题小组法、案例研究法等定性研究和社会学研究方法，是探求问题产生的深层制度、体制、原因分析不可或缺的方法。卫生应急管理决策分析研究同样需要借助于政策情境分析、制度分析等管理和政策学分析方法。

突发公共卫生事件常常会伴随出现各种各样的心理、行为问题，如公众恐慌、群体行为、公共关系危机等。因此，学习和掌握对各种异常心理行为产生原因和机制的分析方法，了解对各

种异常心理和行为的测量和研究方法,探索心理危机的有效干预策略和手段,对干预效果进行评价,亦是卫生应急管理研究的重要研究方法之一。

五、复杂系统科学与其他新兴研究方法

卫生应急系统是一个高度复杂的综合性系统,系统内包含众多子系统,系统运行具有复杂性、动态性及运行高成本性等特点。因此,一方面,可运用包括复杂网络模型、系统动力学模型等针对复杂系统的研究方法,剖析卫生应急复杂系统的网络结构特征,揭示系统内各子系统之间、系统内多元主体要素之间的交互作用机制,推进系统设计的不断完善。另一方面,可运用大数据、机器学习等信息与人工智能技术方法开展传染病传播预测、防控措施优化等领域的研究。此外,实施科学理论和方法的引入也将进一步推进卫生应急管理政策的实施。

第六节　卫生应急管理发展沿革及与其他学科的关系

一、应急管理产生、发展的背景

人类应急管理活动的历史源远流长。人类生存发展的历史就是一部遭受灾难、规避和应对灾难、争取生存和发展的历史,更是通过系统的、有组织的行动来主动应对和防范灾难的发展史。

早在 2000 多年前秦国制定的法律《秦律》中,就提出了中国公共卫生和防疫的最早法律条文。而为了预防频发的江河洪水灾害,中国早在 1202 年就制定了《河防令》这一专门的防洪法律,对洪灾防控组织机构与监督职责、人员调用、信息上报以及刑律处置等内容进行了规定。

在古代中国,人们喜欢利用占卜术对未来进行预测。商周时期的《周易》等一系列占卜和预测工具的出现,帮助人们开始对不确定事物的演化结局进行预测和判断,这在一定程度上体现了中国先民的风险意识、预测意识和不确定性管理意识。而大禹治水作为标志性事件,率先开启了中国应对自然灾害挑战的漫长应急管理实践。秦汉以后,中国逐步形成了机构化、专业化、制度化的灾害应急管理和救援体系。

进入 20 世纪 50 年代,核威胁催生了美国民防系统和管理机构的建立。到了 60 年代,频发的自然灾害进一步推动了美国应急管理体制的完善。从全球范围来看,各国的应急管理体系正是在应对一系列自然灾害的冲击,以及防范和化解各类自然与社会威胁的过程中逐步发展和完善起来的。应急管理理念的提出则是在 20 世纪 80 年代后,主要由西方的一些跨国公司率先提出。后来,应急管理逐步整合了风险管理、危机管理、政治学和传播学等学科的相关理论而逐步完善起来。从学科产生渊源来看,应急管理是从危机管理中发展而来的,二者的共同点是都关注某种不确定性,关注能够给组织造成严重后果的突发事件,并重视对各类突发事件的预防、处置措施和管理的研究。

与应急管理密切相关的公共危机管理的出现最早可以追溯到第一次世界大战以后,德国率先出现的恶性通货膨胀,以及随后包括美国在内的许多国家相继出现的严重的经济萧条,催生了危机管理的相关概念和理论的产生。

20 世纪 60 年代,危机管理作为一门学科被纳入决策学领域。起初危机管理主要关注政治制

度变迁、政权与政府的变更、政治冲突和战争等。进入 20 世纪 70 年代,危机管理研究达到高潮,危机管理的研究领域从政治领域向经济、社会领域拓展,从自然灾害管理向公共危机管理领域拓展,逐步形成了企业危机管理和公共危机管理两个相互独立又密切关联的学科分支。20 世纪 90 年代后,危机管理的研究出现了第二个高峰,从政治和外交领域拓展到了经济、公共卫生和社会安全等更多的领域。

总之,各种重大自然灾害的频发及其产生的巨大破坏性,全球化、现代化进程中各种技术灾难的日益凸显以及突发公共卫生事件的高发性和跨区域的快速传播性,各种传统、非传统安全事件的不断上升,推动了应急管理学科的快速发展。进入 20 世纪 90 年代,应急管理逐渐发展成为一门整合了企业管理、风险管理、公共关系、政治学、传播学、社会心理学等多学科理论和方法的独立学科。其核心是研究应急主体在遭遇各种突发事件后应采取的策略手段。应急管理的发展,也从最初的针对单一灾种的管理,逐步转向综合灾种的管理以及整合、一体化的应急管理阶段。

二、卫生应急管理的产生和发展

世界各国都把"9·11"事件看成是危机管理理论发展的一个新的转折点,随着美国炭疽恐慌、禽流感暴发等一系列突发公共卫生事件的发生,特别是传染病疫情的暴发以及全球范围内快速传播所带来的极度恐慌,以及事件对各国政治、经济、贸易等带来的巨大影响,世界各国越来越从国家安全的战略高度,重视突发公共卫生事件的研究。国外学者提出了公共卫生安全主义(securitisation of public health)的概念,提出应该从保障个人、国家、国际体系和全球安全的角度,大力提升公共卫生的重要性。此外,很多国家的政府和学者也开始重视将公共卫生安全纳入国家安全和全球健康安全体系的极端必要性,希望通过建立全球更紧密的合作伙伴关系,有效应对全球传染病大流行带来的各种挑战,打破传染病传播的恶性链条,维护人类社会的共同安全。受多方面因素的推动,国外对突发公共卫生事件的研究逐渐掀起高潮。

中国对卫生应急管理的系统研究源于 2003 年的 SARS 疫情,这场始于公共卫生事件但却引发了一系列连锁危机的传染病疫情,使中国政府和社会深刻认识到突发公共卫生事件管理的极端重要性,并全面启动了中国卫生应急体系建设工作。从 2003 年的《突发公共卫生事件应急条例》到 2006 年国务院正式下发的《国家突发公共事件总体应急预案》,以及 2007 年正式发布的《突发事件应对法》,中国启动了以"一案三制"为核心框架的卫生应急体系建设工作;提出了构建分类管理、分级负责、条块结合、属地为主的应急管理体制,以及构建统一指挥、反应灵敏、协调有序、运转高效的应急管理机制;此外,着重强化卫生应急管理组织体系以及技术支撑体系的建设工作。从国务院到各级卫生行政部门先后建立了应急管理办公室并成立了各级专家组织,建立了从国家到地方的各层次卫生应急专业技术处置小分队。此后,原卫生部应急办开始重点关注对基层应急管理组织体系和能力的建设工作,并着力加强基层应急队伍培训和能力建设,特别是卫生应急管理示范区以及应急演练、培训和能力评估等工作的大力开展,极大地推动了中国卫生应急体系的建设和应急能力的提升。

随着总体国家安全观概念的提出,中国政府日益强调统筹政治安全、社会安全、生物安全等,将科学防范和应对突发公共卫生事件和突发公共卫生风险上升到国家公共健康安全的新高度。2018 年 3 月,第十三届全国人民代表大会第一次会议批准组建国家卫生健康委员会和应急管理部,其中国家卫生健康委承担公共卫生应急管理职责,而应急管理部则主要负责自然灾害和事故灾难的应对。

突如其来的新冠肺炎疫情对中国卫生应急管理体系运行提出更高要求。2021 年 5 月,国家疾控局正式成立。其主要职责包括：组织拟订传染病预防控制及公共卫生监督的法律法规、领导监督疾病预防控制体系业务工作、规划指导疫情监测预警体系建设、传染病疫情应对等工作。国家疾控局的成立必将会加速弥补公共卫生应急管理体系中的短板，强化公共卫生应急能力建设，提升应对突发公共卫生事件的能力。

卫生应急管理法律体系建设是实现突发公共卫生事件规范化应对与依法治理的"压舱石"。2003 年的 SARS 疫情危机促使国家先后出台和修订了包括《突发公共卫生事件应急条例》《中华人民共和国传染病防治法》《重大动物疫情应急条例》等多部法律法规。近年来又先后制定、修订了《中华人民共和国国境卫生检疫法》《中华人民共和国疫苗管理法》等多部法律法规，出台了包括《关于加强卫生应急工作规范化建设的指导意见》《"十四五"国家应急体系规划》等一系列制度规定。新冠肺炎疫情的出现凸显出中国卫生应急管理法律体系建设仍须不断完善的必要性。围绕传染病防治、突发公共卫生事件应对等相关法律法规的制定、修订仍是下一阶段卫生应急法律体系建设与完善的重点。

SARS 疫情以后，中国学者掀起了卫生应急管理的研究热潮。国内暨南大学、河南理工大学、国家行政学院等先后成立了应急管理学院，招收本科和研究生。此外，国家自然科学基金委先后启动了非常规突发事件应急管理研究的面上项目、重点项目和重大研究计划项目。科技部和原卫生部也启动了卫生应急研究的 863 计划以及公益性行业科研专项经费。来自中国科学院、清华大学、中国疾病预防控制中心、北京大学、中南大学、哈尔滨医科大学等一大批国内科研学术机构的知名学者相继参与了卫生应急管理理论和实践的研究工作。

在原卫生部的推动和倡导下，先后成立了突发事件卫生应急专家咨询委员会以及中华预防医学会卫生应急分会。中国医学救援协会、中国应急管理学会等一系列国家级学会都相继增设了公共卫生或卫生应急的专委会或分会，不断搭建卫生应急学科建设发展和学术交流的平台。此外，在全国高等学校卫生管理专业第二届教材评审委员会以及人民卫生出版社的大力支持下，由吴群红、杨维中教授主编，国内十几所高校学者共同参与编写的首部《卫生应急管理》规划教材于 2013 年正式出版，极大地推进了卫生应急管理专业教育在高校的开展。2012 年，教育部支持有条件的高校依法自主设立应急管理相关专业。在新冠肺炎疫情暴发后，2020 年教育部正式批准设立应急管理二级学科，全方位启动应急管理专业本、硕、博多层次人才的培养。此次在历经新冠肺炎疫情全球大流行后再度编撰的《卫生应急管理》（第 2 版）规划教材，无疑将推进卫生应急管理理论、方法、工具和技能体系的进一步完善。

三、卫生应急管理与其他学科之间的关系

（一）风险管理

风险管理（risk management）是以风险为研究和管理对象，通过风险识别、风险评估、风险监测、风险沟通和风险控制等管理活动的开展，预防和减少各种风险源产生的一系列活动。

风险管理的主要研究对象是各种风险和隐患，它强调预防性和超前性管理，重视通过一系列风险识别、评估、组织脆弱性分析以及相应风险处置和管理活动的开展，减少、降低、消除各种风险发生的可能性及概率。卫生应急管理的对象不仅限于对可能诱发突发公共卫生事件的各种风险隐患的管理，更重视对已经发生的各类突发公共卫生事件的管理。从本质上来讲，风险管理体现了对危机发生前风险的前瞻性、系统性管理。而后者则高度重视对突发公共卫生危机事件的快速应对和管理行动，属于事后管理。

近年来，国内外学者越来越认识到，不应将"风险管理"与"应急管理"割裂开来，而应将二者有机地联系起来，实现卫生应急非常态管理与常态管理的有机整合。可以说，风险管理相关理论

与研究方法的引入，丰富了卫生应急管理的理论和方法学内容。

（二）应急管理

应急管理（emergency management）是在应对突发事件的过程中，为了降低突发事件的危害，达到优化决策的目的，基于对突发事件的原因、过程及后果进行的分析，有效集成社会各方面的相关资源，对突发事件进行有效预警、控制和处理的过程。卫生应急管理是应急管理学科体系的一个分支，它与应急管理有着相近似的概念、理论和学科体系框架。应急管理的研究对象相对较广，关注各类造成紧急态势和危机状态的事件，而卫生应急管理则以突发公共卫生事件为主要研究对象，虽然二者的基本理论有相似之处，但由于突发公共卫生事件发生、发展、演变过程和轨迹的特殊性，使得卫生应急管理需要将相关应急管理的一般理论与卫生应急管理的具体实践活动结合起来。因此，二者的具体研究对象、研究内容和任务各不相同。

（三）危机管理

危机管理（crisis management）是以危机为管理和研究对象，主要研究危机发生的根源、危机的生命周期及其演变规律、危机管理的组织、制度体系构建、信息和沟通管理等一系列内容。虽然卫生应急管理与危机管理研究的突发事件类型和侧重点有所不同，但二者都重点围绕突发事件发展生命周期的不同阶段开展研究。此外，二者所管理的具体事件和活动有所不同。卫生应急管理主要关注突发公共卫生事件的发生、发展、演变规律以及人类应对策略和管理活动的研究，而危机管理的对象和领域更为宽泛，包括政治、外交、经济等诸多领域。

危机管理重视"危"与"机"的相互转化，以及危机决策和管理的科学性、艺术性、动态性、权变性管理的研究。相比之下，卫生应急管理在产生和发展的相当长一段时间里，更偏重具体专业与管理实务的研究，因而具有很强的实践色彩。随着卫生应急管理学科体系的建立、理论和方法学的不断完善，其学科理论体系和方法体系势必更加完善。因此，卫生应急管理研究也会拓展和丰富危机管理的学科视角。

（四）卫生事业管理

卫生事业管理（health service administration）是研究卫生事业发展规律的科学，它研究卫生事业管理的理论和方法，研究卫生事业管理的计划、组织、管理和控制过程以及对整个卫生体制、系统、要素和措施的管理。卫生应急管理是卫生事业管理的一个重要内容和组成部分。卫生应急管理包括常态管理和非常态管理两大部分活动。其常态管理中的卫生应急制度、体制、机制管理是整个卫生体制和系统构建的一部分。因此，卫生应急管理也是卫生事业管理的重要研究范畴。卫生应急管理的非常态管理主要侧重突发公共卫生事件发生后的紧急应对、处置和管理活动。鉴于突发公共卫生事件波及面广、影响范围大，其有效应对往往需要通过跨部门的合作治理和协调机制来实现。因此，卫生应急管理研究主体与卫生事业管理有所区别，涉及政府的多个行政系统、部门、机构、社会团体以及公众。此外，卫生事业管理主要侧重于常态管理的研究，而卫生应急管理则更偏重应急、非常规情境下的处置和管理活动的研究。

本章小结

本章系统介绍了公共卫生与公共卫生体系的概念、内涵和构成。对突发事件相关核心概念进行了阐述和比较，重点介绍了突发公共卫生事件的概念、分类、分级与特点。阐述了公共卫生体系及卫生应急体系的概念、联系和区别。重点介绍了卫生应急管理学的概念、卫生应急管理的基本内涵、主要研究内容和任务。系统概括了涵盖九大理论模块的卫生应急管理理论框架体系。概要介绍了卫生应急管理研究的常用方法。此外，阐述了卫生应急管理的发展历程及其与其他相关学科的关系。

思考题

1. 简述突发事件、危机、灾难三者的联系与区别。
2. 简述突发公共卫生事件的概念、分类与特点。
3. 简述卫生应急管理的基本理论框架体系。
4. 2011年5月，德国暴发肠出血性大肠杆菌疫情，并迅速席卷欧洲多国，据世界卫生组织报道，截至2011年7月7日，共报告3 941感染病例，死亡48例。起初，德国卫生官员"确认"从西班牙进口的黄瓜可能是疫情的源头。各国随后纷纷发布黄瓜进口禁令，导致整个欧洲的蔬菜出口蒙受重大损失。其后，德国的专家学者、政府官员纷纷对媒体发布各种信息和见解，使得民众恐慌心理进一步加重。直至疫情暴发两个多月后，受污染的芽苗菜最终被确认是疫情的源头。请论述德国在此次疫情应对上存在的问题及其原因。

（吴群红）

第二章　卫生应急管理相关基础理论

从世界范围来看,重大传染病等突发公共卫生事件日益频发,尤其是 2020 年新冠肺炎疫情的暴发对各国应急管理能力都是一次重大考验,对全球健康治理体系和能力提出了严峻挑战。总结和提炼经典卫生应急管理理论,不断深化认识突发公共卫生事件的本质和规律,逐步构建起系统理论指导下的应急管理体系非常重要。本章将聚焦支撑卫生应急管理的基础性理论,重点介绍过程理论、整体治理理论、危机决策理论、公共卫生战略管理理论、连锁危机相关理论、权变管理理论与复杂适应系统理论。

第一节　卫生应急管理过程理论

一、概　述

过程管理理论是由过程管理学派创立的,其创始人为亨利·法约尔(Henri Fayol,1841—1925,法国),代表人物是哈罗德·孔茨(Harold Koontz,1908—1984,美国)。过程管理理论认为,管理就是在组织中通过别人或同别人一起完成工作的过程,其主要特点是将管理理论同管理人员所从事的工作联系起来。无论组织的性质、所处的环境有多么不同,管理人员所从事的管理职能却是相同的。管理活动的过程就是管理的职能逐步展开和实现的过程。

从突发公共卫生事件的"生命周期"入手,对其不同阶段的活动进行计划、组织、指挥、协调和控制的管理活动和过程称为卫生应急的过程管理。尽管卫生应急管理与危机管理的概念有所区别,但当前对卫生应急管理过程理论的研究主要借鉴危机管理的相关内容,并且不同危机事件经历的生命周期和阶段大致相同,故本节主要介绍危机管理过程理论。

二、各种过程理论简述

学术界对于危机管理过程理论的划分主要有以下几种:二阶段论、三阶段论、四阶段论、五阶段论和六阶段论。

(一)二阶段论

该理论由斯奈德(G.H.Snyder)和狄辛(P.Diesing)所创建。该理论将危机分为两个阶段:危机前阶段(pre-crisis)和危机阶段(crisis)。危机前阶段转变为危机阶段,在于跨越了危机门槛,即危机警戒线。

(二)三阶段论

该理论于 1972 年由时任美国国家公路交通安全管理局负责人 William Haddon 提出,Haddon 模型又称为"阶段 - 因素理论",是识别意外伤害危险因素及研究相应干预策略的一种有效方法,最初是用在交通伤害和预防上,后来经过三十多年的发展逐渐应用到更多的领域,尤其是突发事件的应对上。Haddon 模型将流行病学中的"作用物 - 宿主 - 环境"的概念与"三级预防"的观念相结合,具体来说,就是在不同阶段确定不同的伤害作用因素以及交互关系,进而确定全面而有针对性的预防措施。这一模型之所以能够得到广泛应用，是因为它将应急事件分解为事前、事中和事后三个阶段，针对每个阶段的影响因素提出具体的解决对策，使得应急事件的处理变得具体而易操作，对于深入分析应急事件、有针对性地化解公共危机具有重要的指导意义。

Haddon 模型（图 2-1）由三个横排和三个纵列组成，三个横排将应急事件划分为三个阶段：发生前、发生中和发生后；三个纵列表示影响应急事件的因子：宿主、致病因子/媒介因子、环境（自然环境和社会环境）。其中，宿主指的是人，致病因子是指超出人们控制程度的因素，环境即人和因子发生作用的地方。在这个模型中，整个应急事件的管理被当作一个连续的过程来处理，每一个因子都代表着预防、应对危机的策略。Haddon 认为灾害的发生取决于宿主、致病因子和环境三因素的相互平衡，三因素以平衡状态贯穿于事件的全过程，一旦平衡被打破灾害即发生。Haddon 模型的原则就是在各种危险因素的"源头"控制伤害的发生，将各类危险因素分为三个阶段分别列出，便于医护人员及监护人员根据各类因素实施相应的措施，将伤害的程度降至最低。

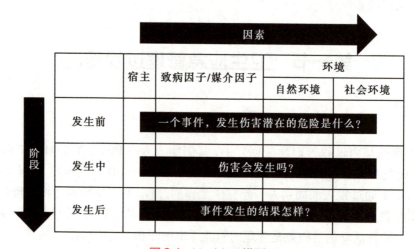

图 2-1 Haddon 模型

（三）四阶段论

在应急管理生命周期模型中，四阶段理论较为广泛流行，主要有 Fink 理论、PPRR 理论、MPRR 理论、"4R"理论，不同的研究人员根据各自的标准，提出了不同的四阶段论。

Fink 理论也被称为"F"理论。1986 年管理学者斯蒂文·芬克（Steven Fink）首次提出了以过程方法（processual approach）为基础的"危机生命周期"理论，将危机过程视为周期性的循环，根据危机因子从出现到处理结束的阶段将危机的生命周期划分为征兆期（prodromal）、暴发期（breakout or acute）、延续期（chronic）、痊愈期（resolution），各阶段都有不同的阶段特点，体现了危机的过程性。

PPRR 理论是危机管理应用较为广泛的理论，即由预防（prevention）、准备（preparation）、响应（response）、恢复（recovery）四个阶段组成的危机管理通用模式。

美国联邦应急管理局（Federal Emergency Management Agency，FEMA）对 PPRR 理论进行了修正，将危机发展过程分为减缓阶段（mitigation）、准备阶段（preparedness）、响应阶段（response）和恢复阶段（recovery），所以又称"MPRR 模式"。

罗伯特·希斯（Robert Heath）在其著作《危机管理》中进一步提出"4R"理论，将危机管理分为缩减（reduction）、预备（readiness）、响应（response）、恢复（recovery）四个阶段，包含了缩减风险、危机事前、事中、事后所有阶段的管理。此模型将危机的演进过程与管理政策结构化，划分出目前被认为最具操作性且得到最普遍使用的管理循环模型，具有较强的国际通行性。"4R"

危机管理理论对风险情境、相关利益者行动、预警机制、防控技术的运用，以及对风险过后的恢复举措分析等覆盖了风险到危机演化的整个周期，对于各种风险的管理与应对具有较强的适用性。

（四）五阶段论

该理论是由米托夫（Mitroff）和皮尔森（Pearson）（1994）提出的，各阶段介绍如下。

1. 信号侦测阶段（signal detection）　识别危机发生的预警信号。

2. 准备及预防阶段（preparation and prevention）　对可能发生的危机采取措施，尽量减少潜在损害。

3. 损失控制阶段（damage containment）　危机发生后努力使危机不影响组织其他部分或外部环境。

4. 恢复阶段（recovery）　尽快从危机的伤害中恢复过来，实现正常运转。

5. 学习阶段（learning）　组织成员回顾、审视所采取的危机管理措施并整理，使之成为今后的运行基础。

（五）六阶段论

美国学者奥古斯丁（N.R.Augustine）提出了"六阶段论"，将危机管理划分为危机的避免（avoid）、危机管理的准备（prepare）、危机确认（confirm）、危机控制（control）、危机的解决（resolve）、从危机中获利（gain），且对各个阶段提出了相应的应对策略。

1. 危机的避免　即预防危机发生。目的是通过对潜在危机的预测和预防措施的制定，最大限度地减少危机的发生。这一阶段，组织需要通过对环境的分析和风险评估，识别可能导致危机的因素，并制定相应的预防措施竭力减少风险。

2. 危机管理的准备　即在危机发生前做好充分准备。这一阶段，组织需要建立危机管理团队，明确各个成员的责任和职责，并制定详细的危机管理计划。例如应急响应流程、沟通渠道、资源调配等内容。此外，组织还需要进行模拟演练和培训，提高团队成员的应急响应能力。

3. 危机确认　即在危机发生时及时、准确地识别、确认危机，评估危机情况。这一阶段，危机管理团队需要及时收集和整理各种相关有效信息，确认危机已经发生，找出危机的根源，分析危机的性质、规模和影响范围，并快速评估危机的严重程度。尽快地识别危机是有效控制和解决危机的前提。通过准确地识别、确认和评估，组织可以更好地制定应对措施，避免危机进一步扩大。

4. 危机控制　即在危机发生后采取行动应对和控制危机。这一阶段，组织需要根据识别和评估的结果，确定控制工作的优先次序，制定应对策略并迅速采取行动，尽可能将危机造成的损失降到最低。应对措施可包括紧急撤离、设立临时指挥中心、启动危机通信系统等。此外，组织还需要及时评估和调整应对措施，确保其有效性和可持续性。

5. 危机的解决　即在危机得到控制后进行解决处理。根据危机发生的原因，组织需要评估危机造成的损失和影响，并制定恢复和重建计划，实施针对性强的危机解决对策。危机不等人，在这一阶段，速度至关重要。

6. 从危机中获利　即危机解决后的总结与改进。目的是通过总结经验教训，改进危机管理体系。这一阶段，组织需要对危机管理过程进行评估和分析，并提出改进意见和建议。通过总结和改进，组织可以从中获得经验，强化危机意识，不断提升危机管理的能力和水平，为未来的危机做好准备。

奥古斯丁"六阶段论"将危机管理过程更细致地分为六个阶段，每个阶段都有其独特的任务和目标，从预防到总结，通过有序地执行每个阶段的工作，组织可以更好地应对危机。相较于其他危机管理模型，"六阶段论"对危机管理过程有着更为全面、系统的指导。

三、不同阶段理论的比较分析

结合危机生命周期理论,将几种理论进行横向比较,可以得出以下几点结论。

1. 不论是何种危机管理理论,都是以时间序列为视角,紧扣危机发展的"生命"过程开展研究。

2. 各种理论对危机前的征兆期划分了相应的应对阶段,甚至细化为评估、预防和准备三个阶段,充分说明了危机前预防和准备的重要性。

3. 危机管理过程中的响应是危机管理最重要的组成部分。

4. 从危机中吸取经验教训以便迅速恢复和发展是危机管理的最终目的。

虽然不同的专家、学者对于危机管理阶段的具体划分存在不同,但其划分标准大体相同,没有实质性的区别。不论危机管理过程分为几个阶段,均是对危机事件的事前、事中和事后的全过程管理,三者相辅相成,缺一不可。

事前管理主要是建立健全预警机制及各种预案,预防、控制危机的发生和发展;事中管理是针对正在发生的危机进行处理,主要是识别事件的类型和性质,动用社会资源,控制事件的蔓延,减轻危机的损害并更好地从危机中恢复;事后管理是危机管理的总结和提高阶段,主要是在危机过后引导社会秩序回归正常,对管理过程进行评估,进行灾后重建,对管理系统进行优化和提升,使危机管理进入新一轮的良性循环。

四、四阶段论的管理思想

危机管理四阶段理论包含多个理论模型,由于 PPRR 理论应用较为广泛,因此,这里将重点围绕 PPRR 模型:预防(prevention)、准备(preparation)、响应(response)、恢复(recovery)展开介绍。

（一）预防阶段

预防阶段是整个危机管理过程的第一个阶段,目的是有效地预防和避免危机事件的发生。从某种程度上来说,危机预防比单纯的某一特定危机事件的解决更加重要,因为如果能够在危机发生之前就及时把危机的根源消除,就可以节省大量的人力、物力和财力。与危机过程中的其他阶段相比较而言,危机预防是一种既经济又简便的方法。但是,由于许多管理者将危机看作是日常工作中不可避免的现象,如何避免危机经常被管理者疏忽,甚至完全忽略,成为危机管理过程中最不受重视的一环。预防阶段应重点做好以下几方面。

1. 树立危机意识,做好防微杜渐、未雨绸缪的工作 骤发的危机往往会迅速打破社会的正常秩序,甚至使社会陷入困顿或绝境。然而,危机的出现是各种促发和推动因素不断积累和酝酿的结果。因此,应当在日常管理工作中注重危机意识的培养和强化,经常开展培训和演练,让危机意识深深扎根于常态思维之中,做好预防工作。

2. 建立预警监测系统,开展危机风险评估 仅有危机感却没有与之配套的危机预警监测系统,危机预防也只是纸上谈兵而已。在树立了危机意识之后,建立起危机预警系统,才能真正将危机预防落到实处。

通过构建实时动态的监测、分析、评判、预报的预警机制,分析环境潜在的危险因素和风险,对可能引起危机事件的诱因、征兆、隐患及其危险程度进行全面的判断和识别,为组织制定危机应对计划提供重要信息。早发现、早报告、早控制,是组织及早采取行动、消除危机的关键。通过危机评估,预先识别出潜在危机,并采取相关措施将潜在危机消灭于萌芽之际,这才是成本效益最高的方案,也是危机管理的最高境界。

（二）准备阶段

在危机发生之前做好准备，建立起功能完善、运转有效的卫生应急管理体系，可在危机暴发的第一时间内作出响应，最大限度地减少危机带来的损害。准备阶段应包括以下五大核心内容。

1. 科学的危机预警系统　通过建立起科学的危机预警系统，及时捕捉组织危机征兆，及时为各种危机提供切实有力的应对措施。

2. 完善的危机应对计划　也称为应急预案。完善的危机应对计划应当包括组织有可能面对的各种不同类别危机情境的系统应对方法，明确相关人员职责和操作细则，落实责任机制。一旦危机暴发，组织能根据应对计划立即作出反应，这是减少危机造成的严重后果的有效措施。

3. 定期的培训和演练　危机并非经常发生，所以大多数工作人员都缺乏危机应对经验。因此，亟须将危机管理素质教育和能力提升项目纳入日常工作管理计划，定期开展培训和演练，增强知识、技能储备，提高应对能力。

4. 充足的后勤保障　充足的物资保障是危机管理取得胜利的物质基础。在日常管理中就应当做好物资储备，实行统一调度，让危机管理无后顾之忧。

5. 畅通的沟通网络　需要与处理危机的有关单位建立合作网络，以便危机到来时能很好地合作。在常态管理中，通过互相沟通使其了解组织的基本情况，以及在危机中可以获得的帮助。

（三）响应阶段

对危机作出适时、恰当的响应是卫生应急管理中最重要的组成部分。危机一旦发生，组织必须在第一时间内作出响应。此时危机应对计划就开始发挥作用。在危机领导小组的统一领导和指挥下，下属的各机构或各部门按照事先规定的职责迅速行动起来，相互协调配合，对危机进行控制，最大限度地减少损失。

1. 确认危机　在紧急状态下，组织管理者通过多种渠道，获得及时、准确而必要的信息，确认危机类型、严重程度等基本情况，为进一步果断决策、采取行动、抢夺先机做准备。

2. 控制危机　一旦确认危机，组织就应当立即按照预先制定的危机应对计划开展工作，各个部门有条不紊地开展各项应对措施，并根据实际情况灵活变通、迅速调整，将计划付诸实施，防止危机扩大或扩散，造成更大、更广泛的危害。在危机控制中，应当特别注意以下几个要点。

（1）发挥领导者和专家的作用：在日益高发的危机面前，领导者的应急管理能力成为帮助组织成功渡过危机的重要因素。面对突如其来的突发公共事件，领导者应该成为"紧急规范"的首创者和实施者，通过率先采取正确的行动引导公众行为，使之往正确的方向发展，令公众同心协力、步伐一致，共同战胜危机。除了社会动员，领导者还应发挥专家决策咨询作用，推进不确定危机情境下的快速果断决策，充分发挥分析预测、快速反应、统一指挥、灵活变通过程中的领导作用。

（2）建立公开、权威、统一的信息沟通机制：与新闻媒体合作，建立公开、权威、统一的信息沟通机制，规范信息发布，向社会与公众传达事实真相与处理进程。沟通的速度、内容、方式、对象、时间以及地点都很重要。从领导者的角度出发，应对疫情信息来源和信息传播渠道进行管理，妥善利用新闻媒体力量维护社会秩序，充分发挥大众传媒引导公众情绪、鼓舞人心的功能。需要强调的是，危机信息管理应与封锁消息、隐瞒信息加以区分。组织只有以公开、坦诚的态度，积极主动地与媒体配合，及时向公众传达客观、准确的信息，才能获得公众的理解和信任，才有可能走出危机的阴霾。

（3）关注对公众心理恐慌、心理危机"传染性"的管理和控制：在危机刚刚出现的阶段，由于正确信息的匮乏，人们极容易被谣言和小道消息所误导，造成错误判断，产生不稳定情绪；个人恐慌情绪通过人际传播不断放大、扭曲,对社会群体的情绪产生极大的干扰,影响人们的理性判断能力,影响社会稳定。因此,在危机应对的过程中,与公众进行有效的沟通,进行科学、有效、快速、专业化的公众心理干预,通过新闻媒体消除各种谣言,并发布专业权威的可靠信息,是防范公众心理恐慌演化成为更大危机的重要策略之一。

(四)恢复阶段

危机过后,一方面,在采取有效措施弥补危机造成的损害、恢复组织形象的同时,及时开展危机评估,总结分析危机造成的影响、危机应对过程中的失当之处,提炼成功经验,完成评估报告。另一方面,明确危机事件发生之后组织工作的目标取向和政策导向。为此,组织需要很好地了解、确定和解决两个重要任务:第一,组织应以危机问题的解决为中心和契机,配套解决和控制与危机问题相关的、可能导致危机局势再度发生的各种社会问题,巩固危机管理的成果;第二,从危机中获益,即通过对危机发生原因、危机处理过程的细致分析,总结经验教训,提出组织在技术、管理、组织机构及运作程序上的改进意见,进行必要的组织改革。

应急管理的四个阶段——预防、准备、响应与恢复,构成了一个全周期、系统化的闭环管理体系。这四个环节既相对独立又紧密关联,形成"平战结合"的动态治理机制,共同提升社会应对突发事件的能力和韧性。在运行逻辑上,四个阶段呈现递进与循环的关系。预防阶段通过风险评估和社会动员消除隐患,为后续阶段奠定基础;准备阶段依托监测预警和演练培训,将预防成果转化为实战能力;响应阶段则在前两个阶段的铺垫下快速处置危机;最后的恢复阶段既是对事件的善后,又通过总结经验来反哺预防体系,从而形成改进循环。各环节的联动体现在三个方面:一是信息共享,如预防阶段的风险数据直接服务于准备阶段的监测预警;二是资源统筹,如响应阶段的救援力量来自准备阶段的专业培训;三是机制衔接,如恢复阶段的责任追究会推动预防阶段的管理优化。(表2-1)

表2-1 应急管理四阶段管理机制、具体行动与原则理念

基本阶段	应急管理机制	具体行动	原则理念
预防阶段	风险防范机制	风险评估	科学性
	动员机制	社会动员	时效性
	宣传教育培训机制	宣传教育	全面性
	社会管理机制	管理策略	科学性
准备阶段	监测机制	风险监测	预见性
	研判机制	组织研判	系统性
	预警机制	风险预警	技术性
	培训演练机制	专业培训与行动演习	全局性
响应阶段	快速评估机制	确认危机	灵活性
	决策指挥机制	隔离危机	协调性
	先期处置机制	处理危机	应急性
	公共沟通机制	消除危机	时效性
恢复阶段	调查评估机制	影响分析	全面性
	恢复重建机制	恢复策略	计划性
	救助补偿机制	恢复行动	专业性
	责任追究机制	经验总结	经验性

当前，许多组织都陷入了一个卫生应急管理的误区，那就是缺乏对卫生应急反应系统进行科学的绩效评价，不能对突发公共卫生事件应对过程中所出现的问题进行深入系统的总结，没有使惨痛的教训转变成应急组织长久的记忆，难以从突发事件应对中获得真正有效的经验。这样的卫生应急管理是不完整的，因此，为帮助组织成长，有必要加强卫生应急反应系统的绩效评价。

卫生应急管理的每一个阶段都与突发事件的生命周期紧密相连，每一阶段的工作重点都是根据突发事件在不同发展阶段的特征而制定的。各个阶段之间管理工作的连续性也体现了突发事件发展的动态性。对应急管理阶段的划分，不但有助于我们深刻理解和把握事件本身，更重要的是，有助于应急管理主体根据事件生命周期的不同特点，采取相应的应对策略，达到有效管理的目的。但是应当理性地认识到，由于突发公共卫生事件具有高度不确定性和危害性，应急管理也同样具备不确定性和非程序性。在大部分的应急管理实践中，并不一定完全按照理论的四步骤有序地进行，有可能跳过某一环节或某一环节反复进行。所以，这就对卫生管理者提出了更高的要求——根据实际情况灵活变通，作出客观、妥善的决策，采取恰当、有效的措施，勇于创新，大胆借鉴其他类型或行业的危机管理经验。总而言之，生搬硬套某一理论而不懂灵活变通无异于刻舟求剑，僵化的、纯理论的应急管理是行不通的，甚至会付出较大的代价。在实践过程中，应急管理的不同阶段可能存在一定程度的割裂问题，例如在预防和准备阶段并没有充分吸纳以往响应阶段的经验教训，导致再次出现应急准备体系建设资金和项目投入不足的问题。因此，在重视各阶段应急管理能力建设的同时，更要花费精力和时间认真研究如何更好地实现常态管理与应急管理的有机结合，实现两种状态的快速、高效、平稳转化。

第二节　整体治理理论

本教材第十三章将详细介绍卫生应急治理的基础理论，本章重点讨论利益相关者理论、制度性集体行动理论、智慧治理理论。

一、利益相关者理论

（一）定义

利益相关者理论（stakeholder theory）由美国经济学家 Freeman 提出，最早是指企业的经营管理者为综合平衡各个利益相关者的利益要求而进行的管理活动，后来被应用到不同领域。利益相关者是能够影响组织目标的实现，或者受到组织实现其目标过程影响的所有个体和群体。卫生应急管理中的利益相关者主要包括政府、医疗机构、社会公众、企业、媒体、科研机构、志愿组织等。在具体情境中利益相关者会不同程度地影响组织运行，并参与到组织管理过程中，因此，可以将其区分出不同类别，如"理念主体"和"行动主体"，"直接利益相关者"和"间接利益相关者"等。纵观利益相关者理论，其大致经历了从利益相关者的"影响"到"参与"，再到"共同治理"3个认识深化阶段。

（二）利益相关者理论在卫生应急管理中的应用

卫生应急管理过程中存在着相互影响的利益主体，各利益相关者具有不同的利益诉求和行为逻辑。利益相关者理论呈现出利益偏好的多样性，但未解决多个主体在公共问题上协商不一致的问题。尤其在突发公共卫生事件中，往往有高层治理权威的强力介入，这将使得不同利益主体之间的日常平衡被打破、原有规则体系被重置。因此，如何对卫生应急管理系统内各利益相关者组织关系进行再组织化，克服因个体理性选择导致集体非理性结果的合作困境，提高应急协同管理能力成为重点。针对突发公共卫生事件具有的传播速度快、涉及范围广等特点，在多利益主体共同参与的制度环境下,各主体所遵循的行为逻辑各不相同,其行为动机和出发点也各不相同,在实践中容易形成各自为战的局面。利益相关者之间的逻辑冲突或激励相容问题,会直接影响突发公共卫生事件应急处置的效率,形成制度性集体行动困境。

<h2 style="text-align:center;color:red">二、制度性集体行动理论</h2>

(一)定义

制度性集体行动(institutional collective action,ICA)理论是在奥尔森集体行动理论的基础上发展而来的,由美国佛罗里达州立大学教授 Richard C.Feiock 于 2004 年提出并正在发展中的理论,以应对碎片化公共部门治理过程中跨区域或多元目标的公共治理事务,为理解和研究当下日益增多的区域间府际协作困境提供了有效的理论指导。该理论是对基于个人层面的公共选择理论、基于组织层面的组织交易成本理论、基于社会层面的社会嵌入理论和基于政府层面的政策工具理论及地方公共经济理论的进一步集成、深化与升级。制度性集体行动理论为社会治理安排的集体行动困境提供了一个理论框架,其内涵是通过描绘影响府际协作的相关因素,阐述府际协作实践如何在互动中发生和演变。

制度性集体行动理论的核心在于探讨制度性集体行动的类型、产生条件,以及协同机制如何被选择的问题,这为有效解决利益相关者理论视角中微观动机与现实协作机制脱节的问题、进行制度性集体行动路径设计提供了很好的观察思路和理论视野。

(二)制度性集体行动理论在卫生应急管理中的应用

制度性集体行动困境有 3 个方面的表现,分别为横向、纵向和功能性困境。横向困境主要出现在同一层级利益相关者之间;纵向困境是指不同层级利益相关者追求统一目标时,上层组织过度介入或介入不足的问题;功能性困境则反映出特定环节或程序应对不足的问题。常规卫生应急制度框架下的"属地管理"模式,在应对新冠肺炎等重大疫情的"外溢性"和"流动性"时显得力不从心。因此,需要引入新的组织和制度资源打破行政区划界限,以限制疫情扩散范围为政策目标,让区域内各省、市、县(区)和乡镇从疫情防控整体需求出发,统一规划安排采取隔离防控等措施的启动时间、阶段、范围、具体措施和力度,做到价值协同、制度协同、信息协同和行动协同。协同机制能够减少利益相关者之间的摩擦和政策冲突,提高应急治理能力(图 2-2)。

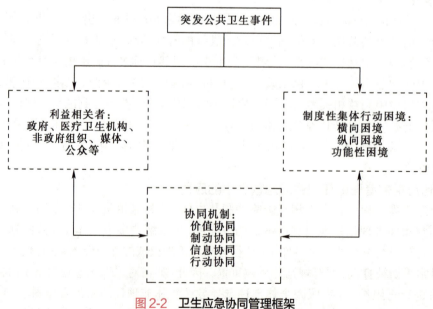

图 2-2 卫生应急协同管理框架

三、智慧治理理论

（一）定义

智慧治理理论伴随着新兴技术而产生，是社会控制结构从层级制向扁平化结构的转型，是政府治理模式从单中心管理向多中心协同治理的转型。智慧治理是指在治理过程中，包括政府、社会组织、企业和个人在内的社会治理主体不断提升掌握和运用智能化手段与技术的水平。智慧治理不同于以往自上而下的"管理"，而是强调社会多主体对公共事务的共同参与。作为一种治理理念和手段创新，智慧治理有助于提升治理效能。

（二）智慧治理理论在卫生应急管理中的应用

智慧治理的内容涵盖传统治理的方方面面，是对传统治理模式的拓展。事实上，新型治理模式正在从单向管理转向双向互动，从线下转向线上线下融合，从单纯的政府监管向更加注重社会协同治理转变。而智慧治理是治理转变的重要依托，该现象在卫生应急管理领域更为凸显。

智慧治理有助于在技术、管理、制度、思想等多层面助力国家卫生应急管理体系建设。智慧治理通过利用大数据、云计算、物联网、人工智能等信息技术，能够提供更精确的分析、更优质的服务、更有效的监督、更及时的反馈，进而更好地服务于卫生应急管理中的社会群体。

智慧治理有助于完善重大疫情防控救治体系。一是大数据、人工智能和云计算在传染病疫情信息公开、疫情监测与分析、病毒传播控制等方面起到了重要的作用，有助于建设智能化疫情防控救治体系。二是完善覆盖全国的传染病疫情报告、监测、预警信息网络系统，建立公共卫生云平台和疾病控制业务应用系统，以实现动态监测、快速预警和处置。三是借助科学技术，防控一线人员的工作可以更加便捷、高效、可靠。四是传染病疫情预防控制系统的智能化建设，有利于加强中国与其他国家或国际组织（如 WHO）的沟通合作，建立起全球范围内的突发公共卫生事件的应急响应机制。

智慧治理建设有助于健全应急物资保障体系。智慧治理有助于提升应急物资生产、调拨能力，能够确保物资采购供应精准可控。具有"不见面、零接触"特点的采购云平台的应用，使得信息发布、物资寻源、供需对接、物资调拨、物资储备等在"一张网"的保障下变得更加便捷、高效。

第三节　危机决策理论

一、危机决策的定义与特点

（一）危机决策的定义

决策包括平时常规状态下的程序化决策和危机时期非常规状态下的非程序化决策两个方面。危机的突发性、紧急性及其所造成的不确定后果，给决策者带来了高度紧张和压力。危机决策是一种非程序化决策。通俗地说，危机决策（crisis decision making）是指决策者在有限的时间、资源、人力等约束条件下，确定应对危机的具体行动方案的过程。即一旦出现预料之外的某种紧急情况，为了不错失良机而打破常规，省去决策中的某些"繁文缛节"，以尽快作出应急决策。

（二）危机决策的特点

危机决策与常规决策相比，具有四个方面的特点。

1. 决策目标动态权变　危机发生之前的事前决策主要目标是以预防为主，以常规决策和程序化决策为主。决策的问题一般都具有良好的结构，可以广泛征求大家的意见，充分发扬和体现民主决策。而一旦危机发生，危机决策的第一目标是控制危机的蔓延和事态的进一步恶化，这时决策者通常以经验和直觉决策为主。由于情况紧急，往往是将权威决策者的决定作为最后的决策结果。

2. 决策环境复杂多变　决策环境可分为组织外部环境、组织内部环境以及决策者的心理环境。首先，相对于常规的外部环境（如政治、经济、人口、生态等因素），危机决策的外部环境具有高度的不确定性，主要表现在状态的不确定性、主观认知的不确定性以及后果影响的不确定性。因此，决策变量具有一定的模糊性、随机性和未知性，要求决策者充分运用已有的经验知识作出决策。

其次，准确掌握内部环境信息（如组织所属的人员、物资以及各种潜力等因素），做好内部潜力评价和分析，是制定应急方案的基础。当危机发生后，需要抽调有经验的人员，调用相应的应急物资，利用一切社会力量。一般情况下，需要成立专门的指挥决策机构来协调组织内部的复杂关系，使整个组织能真正做到"万众一心，众志成城"。

最后，危机决策会给决策者的心理造成高度的紧张和压力，这种心理压力又在很大程度上影响着决策结果。危机决策往往考验决策者四个方面的能力，即危机意识、决策理念、危机应对的专业能力、危机决策状态下的心理素质。因此，若想在复杂多变的危机环境下作出准确的判断，平时组织模拟演练是非常重要的，它可以帮助决策者克服恐惧心理，使决策者临危不惧，能够镇定自若地应对和处置危机。

3. 决策信息有限　信息是危机决策的前提条件和核心要素，贯穿于整个危机决策的始终。危机决策实质上就是对信息的收集、处理和交流，并在此基础上加以实施的过程。决策信息有限主要表现为信息不完全、传递不及时以及不准确三个方面。

首先，信息不完全。无法及时收集到更加全面且可靠的信息，而且信息随着危机态势的发展而不断演变。例如某市一个大型批发市场的疫情就充分体现了信息不完全的典型特点，聚集性疫情的病毒源头早期难以确定，导致无法快速制定有效的防控策略。

其次，信息传递不及时。通常情况下，危机信息从危机现场传递给决策者时，需要经过一些中介环节，决策者对于信息的掌握可能出现迟滞。另外，提炼、加工进而得到有价值的信息需要花费一定时间，这在一定程度上也占用了决策者用于决策的思考时间。

最后，信息不准确。在危机状态下，各种信息都会涌现，在信息传递和反馈的过程中可能会出现信息失真，难以保证信息的准确性。信息的甄别、加工和处理能力也会影响对有限信息的高质量利用。

4. 决策步骤非程序化　按决策问题的性质，可将决策分为程序化决策与非程序化决策两种。程序化决策是指曾经经历过并且做过的决策，有正确的客观答案，可以使用简单的规则、策略、数学计算来解决。非程序化决策是指在新的、复杂的、没有确定结果的事件处理中，没有既定的程序可循，在各种可能的解决办法各有利弊的情况下，决策者作出决策选择的过程。危机决策是典型的非程序化决策，没有固定的决策模式可供遵循。因此，在进行危机决策时应该尽量简化决策步骤，抓住关键步骤和步骤中的关键环节，因势而定，善于依靠决策者和专家智囊的经验和智慧，作出判断和决策。

二、危机决策方法

危机决策涉及的未知、不确定因素较多，决策环境复杂，是一种典型的非结构化的决策问题，很难用一定的模型进行定量分析。现代社会背景下，在掌握所拥有的信息和资源的基础上，危机决策大都采用科学的处理方法、先进的信息处理技术和现代的管理手段，利用辅助决策支持系统、专家咨询系统对突发事件进行甄别、处理和动态评估各备选方案，从中选择最优方案付诸实施。常常采用快速决策分析、专家紧急咨询法等。

（一）快速决策分析

快速决策分析指决策者在时间和信息不充分的条件下迅速作出决策的分析方法。快速决策分析与其说是一项具体分析技术，不如说是一种方法论，它强调对决策问题的整体思考和结构化，循环运用思考（think）、分解（decompose）、简化（simplify）、具体论证（specify）和反思（re-think）五个步骤，不断深入决策问题的本质，得出符合实际的结果。一种常见、最简单的决策是决策者在以下两个方案间作出选择：一个方案可以获得比较明确、稳定的结果，称为确定性方案；另一个方案则有风险性，结果可能成功，也可能失败，称为不确定性方案。不确定性方案如果成功，可得到决策者所需的最好结果，如果失败则出现最差结果。确定性方案的结果位于二者之间，称为中间结果。但很多决策可能需要在多种方案的权衡比较中迅速作出决策。

（二）专家紧急咨询法

专家紧急咨询法是专家运用专业方面的知识和经验，进行综合分析与研究，作出决策的方法。重大传染病疫情往往都比较复杂，存在高度不确定性，故需要多学科专家的支持。例如，某重大疫情暴发后，病毒潜伏期的长度一次次突破，影响着具体防控策略的制定，需要专家根据专业知识进行研判并提供科学的建议，及时组织呼吸、感染、质控等多学科专家，成立专家组，形成指导方案，并发布疫情防控健康科普的专家共识。

采用专家咨询法进行决策的过程中，应注意两个问题：一方面，专家团队需要相对独立地开展工作，他们作为第三方的独立意见是十分宝贵的；另一方面，决策者不能放弃独立抉择的权力，不能完全由专家团队代替进行决策，需要加强对这些专家团队的领导和指导。

第四节　战略管理理论

一、战略管理的定义和原则

（一）战略管理的定义

战略管理（strategic management）是指对政府、社会和组织在一定时期内全局的、长远的发展方向、目标、任务和政策，以及资源调配作出的决策和管理艺术。其核心是制定战略和谋略，同时注重将战略转化成具体的、可操作的战术。

战略管理理论自提出以来，多运用于商业与企业管理中，近些年，战略管理理论在应急管理与国家治理方面发挥了重要的作用。战略管理的成功不仅取决于战略本身，更受制于战略执行过程，其特征在于政府整合各种资源实现既定的公共价值或战略目标。

与战略管理相关的一个概念是战略规划，在20世纪50年代第一次被提及，20世纪60至70年代被广泛应用于私人企业管理中，在私人部门战略计划和战略管理模式的示范性影响下，公共部门战略规划和战略管理途径也随后兴起，经过多年的发展，战略规划理论已颇具规模。战略规划理论具体到应急管理领域中是指针对灾害对象从萌芽、发生、发展到消亡的全生命周期的战略规划。实现卫生应急管理的最终目标需要制定阶段性的战略方针与战略规划，并按计划逐步实施。发达国家十分注重应急管理战略规划的建设，FEMA发布了《FEMA战略规划（2018—2022）》，加拿大联邦公共安全部发布了《加拿大应急管理战略规划：迈向韧性的2030年》。

目前全球处于突发公共卫生事件高发时期，并且在未来很长一段时间内，都将面临各种危机的强烈冲击。如何在尽可能短的时间内控制危机事态、减少危机损失，如何维护国家长远利益和政府公信力，对于各国政府都是一个亟待解决的重大问题。因此，卫生应急管理应具有战略思维，关注危机发生之前的风险隐患并有效控制，对卫生应急体系建设作出长远的规划和安排。应急管理逐步成为西方国家维护国家安全的战略着力点。2002年9月，美国政府发布的《国家安全战略报告》强调："反恐策略将逆境变成机遇。应急管理系统不仅能够更好地应对恐怖主义，还能应对所有危害。我们的医疗系统将得到加强，不仅处理生物恐怖，还要应对所有传染病和大规模伤亡危险。"

（二）战略管理的原则

1. 适应环境原则 环境在很大程度上可以影响目标和发展方向。战略的制定一定要注重所处的外部环境状态。不同外部环境背景下发生的突发公共卫生事件，应对战略存在差异。不同国家处理突发公共卫生事件的战略需要结合自身国情。

2. 全程管理原则 战略管理是一个过程，包括战略的制定、实施、控制与评价。在这个过程中，各个阶段是互为支持、互为补充的，忽略其中任何一个阶段，战略管理都不可能成功。

3. 整体最优原则 战略管理强调整体最优，而不是局部最优。战略管理不强调某一个局部或部门的重要性，而是通过制定宗旨、目标来协调各单位、各部门的活动，使其形成合力，达到整体最优。中国应对新冠肺炎疫情所采取的"一盘棋"战略，充分体现了整体最优原则。

4. 全员参与原则 战略管理具有全局性，涉及制定、实施、控制和修订的全过程，因此，战略管理绝不仅仅是领导和战略管理部门的责任，更需要全体人员的参与。

5. 反馈修正原则 战略管理涉及的时间跨度较大，一般在五年以上。战略的实施过程通常分为多个阶段，因此，应分步骤地实施整体战略。在战略实施过程中，环境因素可能会发生变化，只有不断地跟踪反馈方能保证战略的适应性。

二、战略管理的内容

（一）战略分析

重点分析所处的环境和形势，包括国内的环境、发展的形势、社会的需求，以及国际的环境和形势。例如，随着全球健康治理理念的提出，中国需提高国家健康治理能力，在分析各种环境和形势的基础上制定卫生应急管理战略。

（二）战略目标的制定

战略目标是在战略分析的基础上确定的，发挥战略引领作用。明确战略目标是战略管理的核心。卫生应急管理战略目标的制定非常重要，中国把生物安全纳入国家安全整体框架，这体现了生物安全已经上升到战略层面。

（三）战略路径的确定

围绕卫生应急管理战略目标，制定实现战略目标的具体路径，从组织体系建设、应急管理队伍建设、资源保障体系建设等多个方面，全方位多角度保障战略目标的实现。

（四）战略评估和调整

通过对战略进行评估来检验战略的有效性，并适时进行调整。可以从多个维度对卫生应急管理战略制定相应的标准，形成评估体系并定期开展评估，根据评估结果对战略进行适当调整。

第五节　连锁危机相关理论

一、蝴蝶效应理论

（一）基本概念

蝴蝶效应（butterfly effect）是混沌学理论中的一个概念，指在一个复杂动力系统中，初始条件下微小的变化能带动整个系统长期、巨大的连锁反应。蝴蝶效应在卫生应急管理中有广泛应用：

一个微小的事件，如果不及时地加以引导、调节和控制，会给社会带来非常大的危害，称为"龙卷风"或"风暴"；而正确指引后，经过一段时间的努力也将会产生轰动效应或称为"革命"。

（二）理论基础及内在机制

"蝴蝶效应"理论认为所处的一个大的复杂系统是指非线性系统且在临界性条件下呈现混沌现象或混沌性行为的系统。非线性系统的动力学方程中含有非线性项，它是非线性系统内部多因素交叉耦合作用机制的数学描述。正是由于这种"诸多因素的交叉耦合作用机制"，才导致复杂系统对初始条件极为敏感，微小的初始差异会演化出完全不同的轨迹和结果，并引发蝴蝶效应。

二、多米诺骨牌效应理论

（一）基本概念

多米诺骨牌效应是指在一个相互联系的系统中，一个很小的初始能量就可能产生一连串的连锁反应。多米诺骨牌效应告诉我们：一个最小的力量能够引起的或许只是察觉不到的渐变，但是它所引发的却可能是翻天覆地的变化。这有点类似于蝴蝶效应，但是比蝴蝶效应更注重过程的发展与变化。同时，多米诺骨牌效应的引起因素一般是已知的、蓄意的、可控的因素，发生过程有一定的规律，反应级数较小；而蝴蝶效应则一般是由未知的、突发的、不可控的因素引起的连锁反应，反应级数呈几何倍增，有多重可能和结果。

（二）理论基础及含义

多米诺骨牌效应常指一系列的连锁反应，即"牵一发而动全身"。这种效应的物理原理是：骨牌竖着时重心较高，倒下时重心下降，倒下过程中将其重力势能转化为动能，它倒在第二张牌上，这个动能就转移到第二张牌上，第二张牌将第一张牌转移来的动能和自己倒下过程中由本身具有的重力势能转化来的动能之和，再传到第三张牌上……所以每张牌倒下的时候，具有的动能都比前一块牌大，因此它们的速度一个比一个快，也就是说，它们依次推倒的能量一个比一个大。

（三）突发公共卫生事件的多米诺骨牌效应应用

危机发生之后并不会马上结束，而是会继续发展或恶化。在此过程中，危机会带来一系列的连锁反应使其影响范围不能完全为人力所控，并且可能继续产生危害。例如重大传染病疫情所产生的多米诺骨牌效应，对世界经济造成了广泛的影响，包括供应链中断、旅游业和餐饮业瘫痪、国际贸易额下降、金融市场动荡以及全球经济增长放缓等。

1. 生命健康受损　据世界卫生组织 2003 年度的卫生报告，全球共有 8 422 例 SARS 感染病例，其中 916 例死亡。新冠疫情在全球蔓延期间，截至 2023 年 5 月 18 日，已导致全球累计确诊病例超过 7.6 亿例，死亡病例超过 693 万例，对人们的生命健康造成极大威胁。

2. 经济发展放缓　全球金融市场出现动荡，新冠疫情在全球的蔓延和石油价格的闪崩，导致美国纽约股票市场在 2020 年 3 月出现 4 次熔断，道琼斯股价指数出现断崖式下跌，在美国股市崩盘的带动下，其他发达国家和发展中国家的股市也纷纷下跌。一些发达国家的利率已经是零利率或是负利率，虽然采用非常规的量化宽松甚至无限量量化宽松政策，以及高达 GDP 比例 10% 甚至 20% 的财政援助计划，但发达国家经济发展明显放缓。新兴市场和发展中经济体面临公共债务高筑和偿还能力削弱的风险，国际货币基金组织（International Monetary Fund，IMF）数据显示，综合疫情对政府收支的影响，中东、北非、阿富汗和巴基斯坦等地区面临严重的财政赤字，预计公共债务占 GDP 比例将高达 95%，限制了采取更多措施的政策空间。

3. 社会生活受限　除了巨大的医疗卫生投入和干预疾病流行所付出的巨大社会和经济成本外，重大传染病疫情还直接导致了正常社会生活秩序的中断以及人们生命质量和心理健康的损失。中国采取了有效的居家隔离等防控措施，公众的出行与跨省、跨境旅游等活动受到了不同程度的影响。

4. 国际秩序和全球治理面临挑战 应对疫情的全球主导力量、核心力量的缺失，可能导致全球治理领域"无极化"状态。后疫情时代，国际秩序和国际格局也将面临再调整与再安排。一方面，美国、英国、意大利等欧美国家因政府与民众重视程度不足，以及缺乏及时统一的抗疫措施，一度成为全球疫情"震中"。另一方面，拉丁美洲、非洲以及亚洲部分国家和地区确诊病例攀升，疫情持续蔓延。这些国家和地区医疗基础设施普遍相对薄弱，防疫形势日趋严峻。

第六节 权变管理理论与复杂适应系统理论

一、权变管理理论

（一）权变管理的概念

"权变"的意思就是权宜应变。权变管理理论（contingency theory of management）指在管理实践中根据组织所处的环境和内部条件的发展变化随机应变，针对不同的具体条件寻求最合适的管理模式、方案或方法，这一理论的核心是通过组织的各子系统内部和各子系统之间的相互联系，以及组织和它所处的环境之间的联系，来确定各种变数的关系类型和结构类型。权变管理理论认为，每个组织的内在要素和外在环境条件都各不相同，因而在管理活动中不存在普适的管理方法。成功管理的关键在于对组织内外状况的充分了解和有效的应变策略。

权变管理理论是 20 世纪 60 年代末 70 年代初在经验主义学派基础上进一步发展起来的管理理论，是西方组织管理学中以具体情况及具体对策的应变思想为基础而形成的一种管理理论。其代表人物有卢桑斯、费德勒、豪斯等人。进入 20 世纪 70 年代，权变管理理论在美国兴起，受到广泛的重视。权变管理理论的兴起有其深刻的历史背景。20 世纪 70 年代，美国经济动荡、政治骚动，石油危机引发的经济危机对西方社会产生了深远的影响，同时随着互联网的迅速发展，信息的传递和控制等变得变幻莫测，企业所处的环境高度不确定。但以往的管理理论，如科学管理理论、行为科学理论等，主要侧重于研究加强企业内部组织的管理，而且大多都在追求普遍适用的、最合理的模式与原则，而这些管理理论在企业或组织面临瞬息万变的外部环境时显得无能为力。正是在这种情况下，人们不再相信管理会有一种最好的行为方式，而是必须随机应变地处理管理问题，于是形成了一种管理取决于所处环境状况的理论，即权变管理理论。

在卫生应急管理中，突发事件的不确定性使得应对没有所谓的"标准模式"或"正确模式"，而是动态发展，依事态发展作出及时调整。权变管理理论要求我们，不但要善于权衡建立规章制度，而且要懂得在恰当的时机打破既有的平衡和规制，跟随不断变化的情况采取灵活多样的危机应对模式。最重要的一点，便是掌握好"破"与"立"的有效时机，学会在"恒"与"变"之中掌握动态权变的危机管理战术。权变是应对突发事件的必备手段。

（二）权变管理理论的主要内容

目前，有关权变管理理论的研究主要集中在组织理论、人性和领导科学三个方面。

1. 组织结构的权变管理理论 这类理论将组织看作一个开放系统，该系统是动态平衡的，并试图从系统的相互关系和动态活动中考察和建立一定条件下最佳组织结构的关系类型。例如，中国对疾控机构适时进行了调整，成立了国家疾控局。一个善于学习的组织，往往能够把握事件发展演化的契机，对事件的发生诱因、应对过程及其问题进行全面的剖析，认真总结经验教训，顺应卫生应急管理的新形势和新要求，在组织的应对战略、管理、组织机构和运作程序上进行改革。例如，新冠疫情伊始，举国之力抗击疫情，随着时间的推移，国家也逐渐将促进企业复产复工、维持经济稳定、消除国民舆论恐慌等多方面内容纳入关注重点，全方位保障疫情下的国家运转和国民生活。

2. 人性的权变管理理论　该理论认为人是复杂的，受多种内外因素的交互影响。人在劳动中的动机特性和劳动态度随其自身的心理需要和工作条件的变化而变化，不可能有统一的人性定论。其代表理论有莫尔斯和洛尔施的超 Y 理论。在突发事件的不同发展阶段，公众对于信息的需求是不同的，如在事件初期，民众关注的是事件的真实性、预防知识和措施等；在事件的暴发期，更多关注的是最新的动态发展、政府采取的应对措施等；在事件控制后，关注的是整个事件过程中的人和事以及科研进展。所以，组织应该随机应变，根据危机的不同发展阶段采取不同的手段、发布不同的信息，并且针对不同阶层的公众在沟通方式、信息内容方面的不同需求采取具有针对性的沟通措施。

3. 领导的权变管理理论　该理论认为领导是领导者、被领导者、环境条件和工作任务结构四个方面的因素交互作用的动态过程，不存在普遍适用的一般领导方式，好的领导应根据具体情况进行管理。这方面比较有代表性的是费德勒关于有效领导模式的研究和弗罗姆等人关于领导参与模式的研究。突发公共卫生事件的动态性、多变性及快速播散性等特性要求领导者具有灵活快速的应变能力。必须科学、准确地预见危机的走势，审时度势、随机应变地应对危机，抛开僵化的思维模式，创造性地制定危机应对策略。成功的管理者，应具有非常高超的领导艺术与管理艺术。他们一方面精于在充满变数的客观环境中寻求动态平衡，另一方面也善于根据不断变化的客观环境，因时、因地、因势、因机地制定各种危机应对策略。他们对"恒"与"变"原则有深刻的理解与运用，善于将高超的管理经验和智慧通过组织策略、制度、规范的形式加以固化，形成组织固有的智慧传承。同时，又善于根据不断变化的危机新形势和新环节，实施管理和制度创新，修正不合时宜的危机应对谋略和实施方案。在具体的卫生应急战略实施过程中，勇于打破各种旧的管理制度体系的束缚，抛弃各种僵化思想的条条框框，根据不断出现的新问题、危机和挑战，创造性地开展工作，因而成为卫生应急管理中以不变应万变、以变制变的领导者。

二、复杂适应系统理论

（一）复杂适应系统理论的基本思想

复杂适应系统（complex adaptive systems，CAS）理论由 Holland 于 1994 年正式提出，其基本思想是：系统中的个体（元素）被称为智能体，智能体是具有自身目的性与主动性，有活动能力和适应性的个体。智能体可以在持续不断地与环境以及其他实体的交互作用中"学习"和"积累经验"，并且根据学到的"经验"改变自身的结构和行为方式。正是这种主动性及智能体与环境的、与其他实体的相互作用，不断改变着他们自身，同时也改变着环境，这才是系统发展和进化的基本动因。整个系统的演变或进化，包括新层次的产生、分化和多样性的出现，新的聚合而成的、更大的主体的出现等，都是在此基础上派生出来的。

卫生应急管理作为一项复杂的系统工程，需要多个部门相互合作，在危机发生之后，政府必须充分调动一切可用资源和力量，统一指挥调度多个部门，形成一个自上而下的应急管理体系。

（二）复杂适应系统的主要特征

尽管在不同领域中存在着众多的复杂适应系统，并且每一个复杂适应系统都表现出各自独有的特征，但随着人们对复杂适应系统认识的不断深化，可以发现它们都有以下四个方面的特征。

1. 一定数量的智能体　对于一般的系统，可以按照系统内智能体的数目以及相互作用的强度分为简单系统、无组织复杂系统和有组织复杂系统。

2. 自适应性　这意味着系统内的元素或智能体的行为遵循一定的规则，根据"环境"和接收的信息来调整自身的状态和行为，并且智能体通常有能力根据各种信息调整规则，产生以前从未有过的新规则。通过智能体的相对低等智能行为，系统在整体上显现出更高层次、更加复杂、更加协调的有序性。在传染病的暴发流行中，易感染的个体全都是有主动性的个体，他们的行为方式对于事件的发展具有重要影响，同时也会随外界情况的变化产生适应性的改变。因此，加强对公民的卫生应急教育与培训，增强公民的卫生应急意识和应对能力，可以有效减少公民在危机中生命、健康、财产等各方面受到的影响和损失。

3. 局部信息　在复杂系统中，没有哪个智能体能够完全知道其他所有个体的状态和行为，每个智能体只可以从一个相对较小的集合中获取信息，处理"局部信息"，作出相应的决策，系统的整体行为是通过个体之间的相互竞争、协作等局部相互作用而涌现出来的。由于复杂适应系统中的个体只能获取局部信息，在这种状态下，组织如果不能迅速查明真相，无法及时公布客观、真实的信息，个体极容易被谣言所误导，造成错误判断，产生不稳定情绪；个体恐慌情绪通过人际传播会不断放大、歪曲，造成蝴蝶效应，对整个社会群体的情绪产生极大干扰，影响人们的理性判断能力，制造混乱，影响社会稳定。因此，在危机应对的过程中，与公众之间进行有效的危机沟通，进行科学、有效、快速、专业化的公众心理危机干预，通过新闻媒体及时消除各种谣言并发布专业权威的可靠信息，是防范公众心理恐慌演化成为更大危机的重要策略之一。

4. 多样性　系统中存在着多种不同的元素、行为模式和相互关系。系统的多样性可以应对各种可能情况，例如在危机发生后，组织充分调动一切可用的资源和力量，统一指挥调度多个部门，通过个体之间的相互协作等局部作用而涌现出多样性。

另外，复杂适应系统还具有涌现性、非线性、动态性等特征。基于复杂适应系统理论，在卫生应急管理过程中，应当重点关注多部门、多主体的统一协调调度，培养个体的应急意识和应对能力，加强政府与公众危机沟通的科学性和及时性，有效应对复杂系统的多样化问题。

本章小结

从世界范围来看，重大传染病等突发公共卫生事件日益频发，尤其是 2020 年新冠肺炎疫情的暴发对各国应急管理能力都是一次重大考验，对全球健康治理体系和能力提出了严峻挑战。总结和提炼经典卫生应急管理理论，不断深化对突发公共卫生事件的本质和规律的认识，逐步构建起系统理论指导下的应急管理体系非常重要。

本章聚焦卫生应急管理的基础性理论，重点介绍过程理论、整体治理理论、危机决策理论、公共卫生战略管理理论、连锁危机理论、权变管理理论与复杂适应系统理论。

思考题

1. 简述危机决策的特点、原则和方法。
2. 简述利益相关者理论在卫生应急管理中的应用。
3. 简述制度性集体行动理论、智慧治理理论二者之间的不同点与内在联系。
4. 试运用复杂适应系统理论解释新冠肺炎疫情期间媒体疫情报道方式与民众应对疫情心态的关系。
5. 试运用权变管理理论解释媒体公布确诊病例轨迹时隐藏确诊病例个人信息的行为。

（李瑞锋）

第三章　卫生应急中的风险管理理论与方法

人类社会的发展过程是一部同风险作斗争、预防风险、管理风险的历史。人们在与风险的长期抗争过程中,对风险的认识在不断地深化与发展,风险管理的理论与方法也在日渐丰富。一个国家预防与管理各种风险,特别是管理突发事件风险的能力,是衡量一个国家治理水平的重要标志。对风险的主动管理、前瞻性管理,是迎接未来社会挑战、实现对未来社会创新管理、构建预见式政府和社会、实现未雨绸缪战略管理的重要途径之一。

第一节　风险管理相关概念和理论

在人们认识风险的过程中,必然会思考面对风险时可能产生的损失,以及如何对其进行有效管理的问题。增强对风险及风险管理的认知,有助于人们更为积极主动地应对风险所带来的挑战。

一、风险的相关概念和特征

(一)风险的相关概念

目前,学术界对风险(risk)的概念尚无统一的定义,针对风险的学说主要包括三种,分别是风险客观说、风险主观说以及风险因素结合说。风险客观说认为,风险是客观存在的损失的不确定性,不以人的意志为转移,因此风险是可识别的,也是可控的。风险主观说强调风险的主观属性,认为人们在进行风险管理时,势必要加入自身的价值观与偏好,因此风险取决于人们的认知和判断。风险因素结合说着眼于风险产生的原因、结果与人类行为之间的复杂的互动关系,认为人类的行为是风险事件发生的主要原因之一。

风险的实质包括两个要素:可能性和不利后果,前者指风险发生的概率,后者指风险变为现实后,对保护目标和对象可能造成的影响、影响的数量和方式(图3-1)。可能性一般包括罕见、不大可能、有可能、非常可能和必然发生五个等级;不利后果包括有形和无形两个方面,即可能产生有形的客观损失(如人员伤亡、经济损失、环境影响等)和可能造成无形的不利影响(如对人群的心理影响、国际影响和声誉、国家形象和利益、社会舆论和稳定等)。损失的不确定性可以通过不利后果的可能性反映出来。综合以上观点,可认为风险是事件发生可能性及后果的组合。

通常,与风险相关的概念包括风险源、风险因素、风险事件和风险后果等。风险源是指具有导致风险产生的内在可能性的元素或元素的组合,风险源可以是有形的,也可以是无形的。比如流行病、电磁辐射、地震等。风险的构成要素包括风险因素、风险事件以及风险后果。风险因素是指促使某一特定风险事故发生或增加其发生的可能性或扩大其损失程度的原因和条件,包括有形风险因素和无形风险因素。比如恶劣天气、疾病、人的过失、疏忽等。风险事件即风险事故,是指风险可能成为现实,导致造成人身伤亡或财产损失的偶发事件,是酿成事故和造成损失的直接原因和条件。风险后果是指由于风险而造成的结果。风险可能会产生不止一种后果,这种后果可能是负面的,也可能是正面的。

		5 (中等的)	10 (高)	15 (重大的)	20 (重大的)	25 (重大的)
可能性	必然的 5	5 (中等的)	10 (高)	15 (重大的)	20 (重大的)	25 (重大的)
	非常可能的 4	4 (中等的)	8 (高)	12 (高)	16 (重大的)	20 (重大的)
	有可能的 3	3 (低)	6 (中等的)	9 (高)	12 (高)	15 (重大的)
	不大可能的 2	2 (低)	4 (中等的)	6 (中等的)	8 (高)	10 (高)
	罕见的 1	1 (低)	2 (低)	3 (低)	4 (中等的)	5 (中等的)
风险矩阵		1 较小的	2 中等的	3 严重的	4 较大的	5 极为严重的
				后果		

图 3-1　由风险两个要素（可能性和不利后果）形成的风险矩阵图

（二）风险的特征

风险的特征主要有以下几点。

1. 客观性　自然灾害、意外事故等风险是客观存在的，不以人的主观意志为转移，也不可能完全排除。

2. 不确定性　风险事件是否发生、何时何地发生以及发生的后果如何等，无法完全准确地预知，也就是说，风险在空间、时间和损失程度上具有不确定性。

3. 可测定性　虽然风险具有不确定性，但随着人类认知水平和管理能力的提高，人们发现风险事件的发生具有一定的规律性，因此可以运用概率论和数理统计等工具将风险发生的频率和损益的幅度描述出来，从统计规律上对风险加以量化，这种规律性为人们认识风险、评估风险、避免风险和管理风险提供了现实的可能性。

4. 损益性　风险不仅包括那些具有损失机会或不可能获得利益的纯粹风险，也包括既有可能获利也有可能损失的投机风险，如金融风险等。作为一种随机现象，风险具有发生和不发生两种可能，其后果或为损失或为收益，是一对矛盾。

5. 相对性　同一风险发生的概率和导致的后果对于不同的活动主体可能不同，对于不同时期的同一活动主体也可能不同。例如，在流行性感冒流行季节，一部分人群患上流行性感冒，但在同样的环境中，另一部分人群却没有感染流行性感冒。

6. 可变性　风险是在特定自然环境和社会环境下可能导致的损益，随着环境的改变，风险的种类、性质和损失程度都会发生改变。

（三）公共卫生风险

公共卫生风险是指对公众健康造成负面影响的相关事件的风险。这些事件可能是突发事件，如公共卫生事件、自然灾害和事故灾难等；也可能是非突发事件，如空气污染、噪声、辐射、化学品泄漏和行为与生活方式等。目前中国主要面临的公共卫生风险包括以下几种。

1. 气候等自然生态环境变化带来的风险　温室效应导致全球气温升高，增加了各种自然灾害发生的概率，给人类健康带来风险。

2. 经济社会发展和人口流动日益频繁带来的风险　全球经济的一体化发展，致使人员往来与物资流通更加广泛，增加了传染病远距离传播的风险。

3. 生态系统失衡、环境质量下降带来的风险　废气、废水、废渣和放射性物质等有害物质的过度排放，对生态环境造成污染的同时，带来各种直接和间接的健康损害，还可能引起生物体变异，甚至产生新的致病微生物，导致公共卫生风险增加。

4. 人与动物接触的频率和方式改变、动物间疫病所带来的风险　随着人与自然界中的宿主动物和媒介生物接触的频率和方式有所改变，一些原本在动物间传播的动物间疫病开始在人群间传播。

5. 生活习惯与生产生活方式不同带来的风险　中国民族众多，各民族人民生活方式不同，饮食习惯各异，部分地区居民延续着生食鱼类和海产品等习惯，容易造成疾病感染。另外，农村地区家禽、家畜散养非常普遍，人和家禽、家畜接触密切，容易导致人禽流感等疾病的发生。

（四）突发公共卫生事件风险

世界卫生组织《突发公共卫生事件快速风险评估》将突发公共卫生事件风险定义为对公众健康造成负面影响的突发（紧急）事件的风险。世界各国根据其面临的主要健康威胁的不同，对突发公共卫生事件风险的定义和关注点会有所不同，如美国重视生物恐怖、核攻击和化学武器袭击等事件的风险。

1. 突发公共卫生事件风险的范围和分类　按《突发公共卫生事件应急条例》中可能引发的突发公共卫生事件类型，可将突发公共卫生事件风险分为重大传染病疫情、群体性不明原因疾病、重大食物和职业中毒以及其他严重影响公众健康的事件风险，如各种自然灾害、事故灾难、社会安全事件等诱发和衍生的对人群生命和健康造成威胁、对环境和资源造成污染和破坏、可能对人类造成直接或间接健康威胁和长远影响的各种潜在风险事件。

按控制目标，可以分为可确定风险和不可确定风险两类风险。针对不同风险对象采取不同的预防控制方式，能够达到有效化解风险的目的。

2. 突发公共卫生事件风险的特征　突发公共卫生事件风险除了具有风险和公共卫生风险的一般特征外，还具有如下几方面特征。

（1）成因的多样性：烈性传染病、地震、洪涝等各种自然灾害均可导致突发公共卫生事件风险。2011 年 3 月 11 日日本东北部海域发生里氏 9.0 级大地震并引发海啸，不仅造成重大人员伤亡和财产损失，还造成日本福岛第一核电站 1~4 号机组发生核泄漏事故，灾害后果至今尚不能准确估计。环境污染、生态破坏、交通事故等，也可引发危及公众健康的风险和事件。此外，社会安全事件，如生物恐怖等是形成突发公共卫生事件风险的一个重要原因。由动物疫情、致病微生物、危险药品、食物中毒、职业危害等引起的公共卫生状况的恶化均可导致公共卫生风险的增加。

（2）分布的差异性：在南方与北方、城市和农村、不同地域或不同时间段中，突发公共卫生事件发生的类别都会存在差异。诸如不同季节的传染病发病率会有波动，南方和北方的传染病种类也不一样。此外，还有人群分布差异等。

（3）危害后果的隐蔽性和不可预见性：突发公共卫生事件的发生，往往有一个孕育过程，当达到一定条件时才会演变为事件，而在开始酝酿阶段，往往不为人们所关注。

二、风险管理的相关概念和发展历程

（一）风险管理的概念

国际标准化组织（International Organization for Standardization，ISO）将风险管理（risk management）定义为协调各项活动以指挥和控制一个组织去处理和应对风险的过程。具体来讲，就是发现、筛选和实施可用于降低风险水平的措施的过程。

（二）风险管理的特征

1. 对象具有特殊性和专门性　风险管理的对象包括可能引发突发事件、意外事故并造成损失的风险因素、风险源和损失，是专门针对某一风险的决策管理，管理的对象具有特殊性和专门性。

2. 范围具有广泛性　风险管理的范围包括人们可预测的范围与无法预期的领域,是同时涉及社会多个不同领域的管理。风险的复杂性和普遍性决定了风险管理的范围是十分广泛的,涉及多门学科。

3. 理论具有应用性　风险管理理论是对风险管理实践一般规律的概括和总结,可以指导具体风险事件的管理。

4. 管理具有全面性　风险管理包括对风险因素、风险源和损失不确定性的识别、衡量和决策的全面性管理。如果对风险的认识、处理缺乏全面性,只处理某一方面的风险隐患,而没有考虑其他方面的风险隐患,风险管理的决策就有可能失败。

(三)风险管理理论的发展历程

风险管理理论的发展历程可分为如下几个阶段。

1. 第一阶段——早期风险管理阶段　自古以来,人类就为了生存而产生了共同分享劳动果实、共同承担风险和责任等风险管理意识。伴随着工业革命的进程,生产力高度发展,社会财富快速积累,但生产事故频发,造成巨大的财产损失和人身伤亡,严重影响了企业的经营和发展,因此产生了企业风险管理的思想萌芽,许多管理者提出了"安全第一"的管理思想。1916 年,法国管理学家亨利·法约尔提出安全职能是企业经营六种职能(技术职能、营业职能、财务职能、安全职能、会计职能和管理职能)的基础和保证,是避免企业遭遇风险、维护财产和人身安全的保证。

2. 第二阶段——传统风险管理阶段　20 世纪 30 年代,世界经济陷入严重危机,面对社会财富遭受的巨大损失,人们开始反思如何采取科学有效的方法和措施来控制风险,减少风险事件带来的灾难性后果。美国许多大中型企业都在内部设立了保险部门,保险成为当时企业处理风险的主要方法。20 世纪 50 年代,风险管理这一学科在美国开始发展,并逐步形成了独立的理论体系,随着概率论和数理统计的运用,风险管理从经验管理走向科学管理。与此同时,有关风险管理的教育也在美国率先开展。20 世纪 70 年代后,风险管理理论和方法在全球广泛传播。

3. 第三阶段——现代风险管理阶段　20 世纪 80 年代末到 90 年代初,随着一系列金融动荡等事件的发生,人们意识到以零散的方式管理风险已经不能满足需要,必须根据风险组合的观点,从整个企业的角度进行风险管理。2004 年,《企业风险管理——整合框架》的出台,标志着风险管理进入了全面风险管理阶段。除企业之外,越来越多的非营利机构,包括政府、学校等也开始实施全面风险管理。风险管理已由单一风险管理走向综合风险管理,成为自然科学与社会科学、工程技术与管理科学等多学科、多领域交叉的前沿领域。

4. 第四阶段——全球风险治理阶段　进入 21 世纪以来,在全球环境变化、经济一体化背景下,恐怖主义、新发传染病等各种新型风险事件和危机不断涌现,常跨越某一国家或地区范围而成为全球问题,且呈现错综复杂、持续变化、连锁反应等特征。任何国家都不可能独善其身,唯有携手合作,加强全球重大突发事件的风险治理,方能减少风险事件给人类造成的灾难性后果。中国国家主席习近平在第 73 届世界卫生大会视频会议开幕式上,呼吁各国共同构建"人类卫生健康共同体",这是对全球携手应对突发疫情、拯救共同家园的重要宣示和倡议,也彰显出中国在应对全球突发公共卫生事件风险和危机治理上的责任和担当。

(四)风险管理的理论模型

1. 整体风险管理(total risk management, TRM)理论　从系统决策的角度出发,谋求在概率(probabilities)、价格(prices)和偏好(preference)三要素上达到风险管理的客观量计量与主体偏好的均衡最优,从而实现对风险的全面控制。其中概率评价了风险的可能性,价格决定风险对冲的成本,偏好决定主体应该承担多少风险和对冲多少风险。它要求风险管理主体不但能计量出风险的客观量,而且应该考虑风险承担主体对风险的偏好,以实现风险管理的最优均衡。

2. 全面风险管理——COSO 风险管理整合框架　全面风险管理框架包括风险管理的目标、要素及组织层级三个维度。目标包括四个方面：战略目标——高层次目标，与使命关联并支撑使命；经营目标——有效和高效地利用企业资源；报告目标——报告的可靠性；合规目标——符合法律法规的要求。要素涵盖八个方面，即内部环境、目标设定、风险识别、风险评估、风险对策、控制活动、信息和交流以及监控。组织层级包括整个企业、职能部门、业务单位和分支机构四层组织，各个层级都必须从以上八个方面进行风险管理。该框架适合各种类型的企业或机构的风险管理。

3. ISO 31000 风险管理框架　国际标准化组织于 2018 年 2 月更新发布 ISO 31000：2018《风险管理指南》，该指南定位于"任何组织、任何类型、全生命周期、任何活动"，在风险管理领域具有普适性。更新版的指南指出了"与组织所有活动的整合"是风险管理工作的第一要务，强化了领导层的职责和整合的重要性。该风险管理框架的核心是领导力和承诺，强调管理层和监督机构应确保风险管理融入组织所有活动，风险管理的有效性取决于能否将风险管理纳入组织治理和决策中。ISO 31000：2018《风险管理指南》提出八项原则：整合、结构化和全面性、定制化、包容性、动态、有效信息利用、人员和文化因素、持续改进。整个框架由"整合、设计、实施、评价、改进"五个步骤构成。ISO 31000：2018《风险管理指南》更加注重支撑一个开放的系统模型，以适应多样化的需求和环境。

三、卫生应急中的风险管理

由于突发公共卫生事件风险具有客观性与可测性，因此，可通过实施风险管理来控制、降低甚至消除突发公共卫生事件发生的风险。实施突发公共卫生事件风险管理的本质是降低损失概率或损失程度。

（一）卫生应急中的风险管理的相关概念及分类

1. 突发公共卫生事件风险管理的概念　突发公共卫生事件风险管理是指指导和控制组织去处理和应对突发公共卫生事件风险的协调活动。具体而言，就是通过风险识别与风险分析，及早发现导致传染病等突发公共卫生事件或重大公共卫生问题发生的因素，从而降低突发公共卫生事件以及重大公共卫生问题发生的概率；一旦发生突发公共卫生事件或其他重大公共卫生问题，及时进行风险评估，确定风险管控措施，将损失减少到最低限度，从而达到降低风险单位预期损失的目的。

2. 突发公共卫生事件风险管理的分类　突发公共卫生事件风险管理可根据风险源类别、风险管理开展的时间以及卫生应急管理工作的实际需要进行分类。

（1）根据风险源类别，可将突发公共卫生事件风险管理分为：①公共卫生事件的风险管理；②自然灾害的风险管理；③事故灾难的风险管理；④社会安全事件的风险管理；⑤其他影响公众健康事件的风险管理。

（2）根据风险管理开展的时间分类，可将风险管理分为事前风险管理、事中风险管理和事后风险管理。

（3）根据卫生应急管理工作的实际需要，以及突发公共卫生事件种类多样、事件频发、危害复杂严重等特点分类，可将风险管理分为日常风险管理和专题风险管理。日常风险管理主要是对常规收集的各类突发公共卫生事件相关信息进行分析，通过专家会商等方法对其进行过滤、筛检和分析，识别潜在的突发公共卫生事件或威胁，筛选出需要关注或应对的事件，并对其进行初步、快速的风险分析和评价。专题风险管理主要是针对国内外重要的突发公共卫生事件、大型活动、自然灾害和事故灾难等开展全面、深入的专项公共卫生风险评估。

（二）卫生应急中的风险管理框架

为了应对当前和新出现的公共卫生风险，世界卫生组织开发了突发公共卫生事件和灾害风险管理（health emergency and disaster risk management，Health EDRM）框架。该框架强调在预防、准备、动员、响应和恢复的全过程中评估、沟通和降低风险，增强社区、国家和卫生系统的韧性，提升卫生系统及其他部门的能力，减少所有类型的突发事件和灾害相关的健康风险和后果。Health EDRM 框架包括以下内容。

1. 政策、策略和法律　界定政府及相关部门在突发公共卫生事件和灾害风险管理中的结构、职责和作用，以及加强突发公共卫生事件和灾害风险管理的策略。

2. 计划和协调　强调有效地计划和实施突发公共卫生事件和灾害风险管理的协调机制。

3. 人力资源　包括各级突发公共卫生事件和灾害风险管理机构的人员配置、教育和培训规划，以及人员的职业卫生和安全。

4. 财政资源　突发公共卫生事件和灾害风险管理的各项活动实施、能力建设以及应急响应和恢复所需的可持续的资金支持。

5. 知识和信息管理　包括风险评估、监测、预警、信息管理、技术指南和研究。

6. 风险沟通　意识到"有效沟通"对卫生及相关部门、政府当局、媒体和公众的关键作用。

7. 卫生基础设施和物流　关注安全、可持续、有保障和有准备的卫生设施，关键基础设施（如水、电），物流和供应系统。

8. 卫生及相关服务　意识到卫生服务、突发公共卫生事件和灾害风险管理相关措施的广泛性。

9. 突发公共卫生事件和灾害风险管理的社区能力　注重加强当地卫生工作人员的能力，广泛开展"以社区为中心"的规划和行动。

10. 监控和评价　对突发公共卫生事件和灾害风险管理目标实现的进展情况进行监测，包括风险和能力的监测，评估相关策略、方案和活动的实施情况。

Health EDRM 框架改变了过去以突发事件应对为基础、救灾为核心的被动管理模式，转变为以风险为基础、脆弱性和能力为核心的主动管理模式。

（三）风险管理在卫生应急领域中的应用

目前，风险管理理论已被广泛引入公共卫生领域。在食品安全领域，欧盟建立了"欧盟食品和饲料类快速预警系统"，主要针对成员国内部由于食品不符合安全要求或标识不准确等原因引起的风险和可能带来的问题及时通报各成员国，从而使消费者避开风险。美国在食品风险预警及控制的各个环节都制定了相应的法规和制度，形成了一个强有力的食品风险管理体系。由美国食品与药物管理局负责具体事务，成立"健康危害评估专家组"负责对产品中存在的风险因素进行风险评估，依据评估结果评定产品级别。

在传染病防控方面，世界卫生组织、欧洲疾病预防控制中心（ECDC）等已率先引入风险管理理论，并取得了很好的成效。如世界卫生组织建立了突发急性传染病风险评估通报制度，在应对国际传染病疫情方面有重大意义；欧洲疾病预防控制中心制定了快速风险评估技术指导手册，提高了应对突发传染病疫情的效率。

在举办大型活动时，开展公共卫生风险评估与风险管理工作已得到国际上的普遍认可和重视。中国也从 2008 年北京第二十九届夏季奥林匹克运动会开始，引入风险评估理念，开展了大型活动的公共卫生风险管理活动，并在 2010 年广州亚运会及 2010 年上海世界博览会上相继开展了相应的风险管理工作和实践，成功完成了活动期间的卫生保障工作。在全球新冠肺炎疫情蔓延的大背景下，2022 年北京冬奥会的成功举办，充分证实了中国政府行之有效的防控措施和管理模式。

"有备未必无患，无备必有大患。"建立科学、规范、系统、动态的风险管理机制，及时制定有效的风险控制措施，切实做到预防与处置并重、评估与控制结合，是从更基础的层面进一步提升应急管理工作水平的必然要求。尽管风险管理理论在卫生工作中得到了一定的实践和应用，但如何将风险管理理论内化到卫生应急领域仍需要进一步的探讨和完善。

第二节　卫生应急中的风险管理内容和流程

风险管理过程是卫生应急管理的有机组成部分，嵌入在卫生应急体系的组织文化和实践当中，贯穿于卫生应急管理的全过程。实施风险管理过程需要建立风险管理体系，包括相关目标、组织结构、工作程序、资源配置、信息沟通机制以及相关的技术手段，使风险管理嵌入到卫生应急系统的各个层次和活动之中。

一、风险管理目标

只有确立明确的风险管理目标，才能积极主动地进行风险管理，对风险管理的绩效作出客观评价。卫生应急中的风险管理目标与其他领域的风险管理目标略有不同。

1. 在卫生领域实施风险管理的首要目的是预防和控制风险对人造成的危害，保护群众的健康和生命安全，出发点务必是以人为本。

2. 在考虑成本 - 效益的基础上，选择综合的风险管理措施，以最小的代价获得最大的效益。

3. 通过以风险评估和能力建设为核心的综合风险管理过程，增强卫生系统、社区和公众抵御突发公共卫生风险事件的能力。

4. 通过行动后审查以及灾后恢复，推动国家政策变革，增强政府风险管理能力，降低未来公共卫生风险事件的发生概率或减少损失。

二、风险管理组织

（一）风险管理组织的概念与设置

风险管理组织是指风险管理主体为实现风险管理目标而设置的内部管理层次和管理机构，主要包括风险管理组织结构、组织活动和相关规章制度。风险管理组织结构包括组织机构、管理体制和领导机构。

风险管理组织机构形态的设置受很多因素的影响。首先，风险的严重性和复杂程度能够影响风险管理组织机构形态的设置。一般来讲，风险越严重、越复杂，风险管理组织机构越需要健全完善，其地位也越重要。其次，风险主体的规模也能够影响风险管理组织机构形态的设置。一般风险主体的规模越大，风险管理的组织机构就越复杂。再次，风险主体管理层的态度能够影响风险管理组织机构形态的设置。风险主体管理层越有远见，越愿意投入人力和物力建设风险管理组织。最后，风险管理组织建设还受到一些外部因素（如政策和法令）的影响。

（二）卫生应急中的风险管理组织

对于卫生应急风险管理而言，一般认为，各级卫生行政部门是其主要的责任管理主体，其内设的应急管理部门作为直接协调与处置机构；各级疾病预防控制机构是突发公共卫生事件具体的技术管理与处置部门，内设的应急管理部门或卫生应急人员负责开展突发事件公共卫生风险评估与管理工作。根据风险管理原则与组织流程，制定相应的评估准则与工作制度，对所面临的风险进行综合的、全方位的管理。

面对复杂的突发公共卫生事件和灾害风险，需要建立全政府（whole-of-government）和全社会（whole-of-society）风险管理组织。在所有类型的灾害，包括疾病感染和暴发，以及预防和减少由自然、技术和社会灾害造成的健康风险的管理中，各级卫生部门都发挥着核心作用，而要履行这些责任，就必须与政府其他部门、其他社会组织、社会团体和社区密切合作。突发公共卫生事件和灾害风险管理需要全社会的参与，如专业机构（学术界、高校、教育和培训机构、研究机构等）、媒体（社交媒体、新媒体等）、企业（水、食品、电力、电信、保险企业等）、其他社会团体（技术人员、危险设施管理人员、救援团体等）（图3-2）。

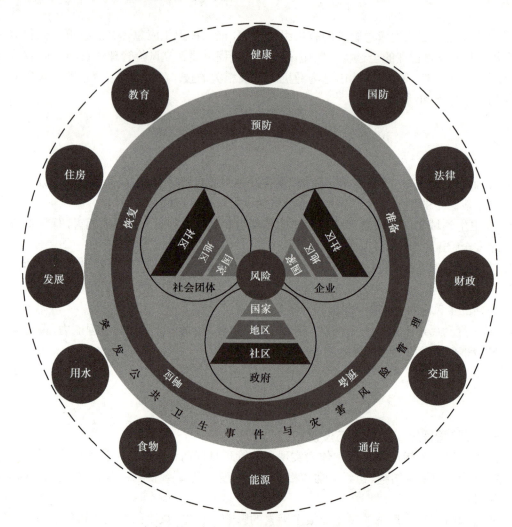

图3-2　突发公共卫生事件和灾害风险管理的"全社会"行动模式

三、风险管理内容

卫生应急中的风险管理主要包括以下内容。

1. 风险排查　对可能发生的公共卫生风险进行识别、评价，制订相应的风险管理方案，要求风险管理组织具备对疾病、风险和脆弱性进行综合监测的能力，具备对病原体和基因组检测、有效诊断的能力和实验室能力，以及科学的风险评估技术等。

2. 配置资源　为风险管理组织配置合适的资源。包括具备技能、经验和能力的人员，风险管理的技术、工具和过程，信息和知识管理系统，专业发展和培训，记录过程和程序等。

3. 合作监测　风险管理组织需要与卫生部门内外不同利益相关者进行合作，使风险管理相关数据与信息在疾病监测系统、不同部门、不同层级和应急周期之间交流共享，加强公共卫生情报能力,科学评估风险,改善决策证据。

4. 沟通协调　风险管理需要卫生系统与其他多个部门和系统挂钩,建立协调机制,将风险管理嵌入在防范、预警、应对和恢复等卫生应急周期的所有阶段,对风险、脆弱性和运作能力进行动态监测和评估,对识别出的风险进行处置。

5. 支持决策　风险管理组织要在实时最佳健康和科学证据的推动下,制定有效的全政府、全社会的风险管理方案,促使政府相关部门通过组织制度建设措施、自然规划措施、设计与工程措施、经济性措施和社会性措施等系统的管理过程减少或消除风险隐患和脆弱性。

6. 增强韧性　对现有卫生系统能力、风险和脆弱性进行全面评估,对现有技术和财政资源进行评估,增强卫生系统、社区和公众抵御突发公共卫生风险事件的韧性。

四、风险管理原则

卫生应急中的风险管理主要遵循以下原则:

1. 整合性原则　风险管理是卫生应急管理进程中不可分割的组成部分,嵌入卫生应急预防、准备、响应与恢复全过程之中,而不是独立于应急管理战略和管理决策的活动。

2. 信息支撑原则　风险管理过程应以及时、准确的信息为基础。卫生应急风险管理过程中应重视信息的收集,并对信息质量进行评价和验证。如在应对传染病疫情时,疫情信息的质量可直接关系到应对处置的效率。

3. 系统和结构化原则　系统、结构化的方法有助于风险管理效能的提升,尤其是在风险评估过程中,应从系统的整体性出发,在有限的人口学、流行病学、临床、病例等数据资源基础上,运用规范的步骤、准则和工具,将定量与定性的方法有效地结合起来,避免过多地采用以往经验来判断。

4. 多部门合作原则　突发公共卫生事件的风险管理不仅限于卫生系统内部,还涉及环境、公共安全、财政、交通、农业等多个领域,因此在开展风险管理时应与卫生系统外的各相关部门加强合作,及时进行信息交流和沟通,有助于保证风险管理的高效开展。

5. 以人为本和以社区为中心原则　社区处于防范、预防和应对突发公共卫生事件工作的中心,任何有效的突发公共卫生事件防范与应对措施都离不开社区的参与,应该与社区传递信息,建立信任,共同设计指导方针,共同制定优先行动,以加强社区的抵御力。

6. 动态管理和持续改进原则　风险管理是适应环境变化的动态过程,各步骤之间形成一个信息反馈的闭环。由于公共卫生风险是不断变化的,一些新的风险可能会出现,有些风险则可能消失。因此,应持续不断地对风险变化保持敏感并作出恰当反应,通过不断地自我检查和策略调整,使风险管理得到持续改进。

五、风险管理基本流程

根据风险的生命周期,可将风险管理划分为计划准备、风险评估和风险处置三个基本环节,这三个环节构成一个循环往复的过程。在风险管理流程中,风险沟通以及风险监控、审查和更新等工作伴随始终,由此形成一个完整的风险管理流程(图3-3)。

(一)风险沟通与咨询

风险沟通与咨询是促进风险管理工作优质、高效开展的活动之一。在风险管理初期制定沟通与咨询的各种计划,说明与风险本身有关的各种问题,如风险的类型、范围、时间和影响对象等。成功的风险管理依赖于与利益相关方(包括其他政府部门、医疗机构、药厂、媒体和公众等)的有效沟通与交流,找出风险管理所面临的风险和障碍。

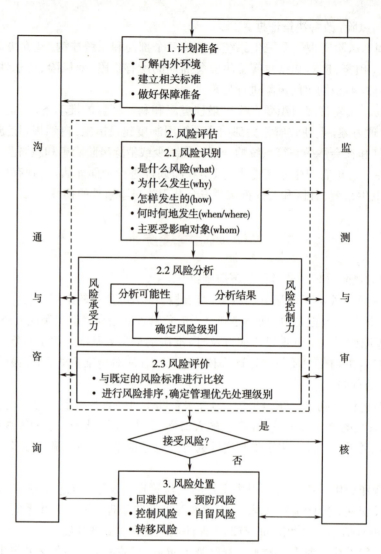

图 3-3 风险管理的基本流程

（二）计划准备

1. 制定风险管理计划 风险管理计划包括风险管理目标、风险管理组织架构、风险管理人员和所涉及的相关部门人员的职责、与其他部门的合作沟通机制以及向上级和有关部门报告的制度。

2. 界定风险标准 风险评价标准的制定将会帮助人们判断哪里需要开展风险处置。风险标准应与风险管理政策相一致，并根据实际情况不断加以审查和更新。定义风险标准时应考虑如下因素：所面临风险的性质、类型和可能发生的后果、发生的可能性、可接受性和容忍度等。

3. 风险管理的资源准备 应根据风险管理的目标和实际情况，为负责开展公共卫生风险管理的部门配置适当的资源。首先，建立风险管理的相关工作规章制度、技术方案以及方法和工具；其次，对负责风险管理的人员进行培训，邀请多领域的专家，组建风险管理专家咨询队伍；再次，完善风险信息和知识管理系统，整理历史相关数据；最后，健全风险监测系统，尽可能全面及时地获得风险信息。

4. 风险管理基础资料的准备 在进行正式的风险评估之前，应完成监测数据的初步分析，并收集整理相关的文献资料。如在开展传染病风险评估时，可能涉及的相关信息包括致病力、传播规律、人群脆弱性、公众关注程度、应急处置能力和可利用资源等；开展大型活动、自然灾害的风险评估时，还应针对议题本身的特点，收集相关自然环境、人群特征、卫生知识与行为、卫生相关背景信息等资料。

（三）风险评估

风险评估（risk assessment）是风险管理过程的核心部分，包括风险识别、风险分析和风险评价三个步骤。

1. 风险识别（risk identification）　一般也称为"风险辨识"，是指发现、承认和描述风险或不确定性事件的来源。

（1）风险识别的内容：风险识别包括对风险源、风险事件、风险因素及潜在后果的识别。主要回答下列问题：①可能存在的风险是什么（列举风险或可能出现的不利情况）；②引发这些风险的因素包括哪些（识别风险源、可能导致不利事件发生的原因、致病或致灾因子、薄弱环节和管理问题等）；③风险可能导致怎样的后果（可能造成的突发公共卫生事件和次生、衍生灾害，以及影响的对象和可能的影响方式等）；④进行脆弱性识别。

（2）风险识别程序

1）分析并列出所有可能出现的风险：日常风险评估是在分析各类相关监测信息的基础上，对传染性疾病、非传染性疾病、中毒、自然灾害和恐怖事件等进行风险识别，确定需要纳入评估的重要议题。对于重要突发公共卫生事件的专题风险评估，应重点整理、描述与事件有关的关键信息，如事件的背景、特征、原因、易感和高危人群、潜在后果、可用的防控措施及其有效性等。

2）确定风险控制点：根据事件发生生命周期，确定不同阶段应当采取的控制措施，然后对可能发生或已经发生的突发公共卫生事件不同阶段的控制措施进行效果评价，并对影响控制措施的相关因素提出改进建议。最后，确定事件或因素的风险等级，并提出防控建议。

如在甲型H1N1流感防控过程中，在未出现输入病例的阶段，采取以"围堵"为主要策略的防控措施，重点是口岸管理和发热病例的管理和追踪；当出现输入病例后，则实行以"缓疫"为主要策略的防控措施，采取阻断传播的相应措施，如隔离密切接触者；当输入病例出现本地传播时，实行以控制暴发为主的防控措施；当出现社区传播或出现流行时，减少重症和死亡则成为防控重点，采取的控制措施的范围、涉及的部门和可利用的资源等都要作出相应的调整。

2. 风险分析（risk analysis）　也称为"风险估计"，就是对"已经识别的风险"进行"后果和发生可能性"的分析。突发公共卫生事件风险分析是针对所识别出的风险因素，分析风险的发生可能性、影响程度和脆弱性，得出各自的风险水平，其目的是分离可接受的小风险和不能接受的大风险，为风险评价和处理提供数据。风险分析的过程包括发生可能性分析、影响程度分析以及脆弱性分析。

（1）发生可能性分析：根据识别的突发公共卫生事件风险，结合事件背景、各类监测信息、文献资料、历史事件及其危害等，对风险发生的可能性进行分析，按照发生可能性的大小，可分为极低、低、中等、高、极高五个等级，并可根据需要进行赋值。

（2）影响程度分析：从风险影响的地理范围、波及人口数、所造成的经济损失、对人群健康影响的严重性、对重要基础设施或生态环境系统的破坏程度、对社会稳定和政府公信力以及对公众心理压力的影响等方面加以分析。大型活动还应考虑风险是否影响活动的顺利举办及对于国际声誉的不良影响等。按照其影响程度的大小，可分为极低、低、中等、高、极高五个等级，并可根据需要进行赋值。

（3）脆弱性分析：脆弱性（vulnerability）是指一个群体、个人或组织暴露于或遭受灾害及其不利影响的可能性、易损性，以及对灾害的可承受性、适应性和可恢复性。对于突发公共卫生事件应对的脆弱性分析而言，主要是对风险承受能力和风险控制能力进行分析。其中，风险承受能力包括人群的风险承受能力（如易感性、心理承受力、公众公共卫生意识、自救互救能力等）及设施的风险承受能力（如公共卫生基础设施、生活饮用水类型、医疗机构收治能力等）；风险控制能力是指所有为避免或减少风险发生的可能性及潜在损失所采取的措施及手段（如诊断治疗手段、技术储备、预防性药物和疫苗、资源的可利用性、控制措施的有效性等）。可以按照脆弱性大小将其分为极低、低、中等、高、极高五个等级，并可根据需要进行赋值。

例如进行传染病类突发公共卫生事件发生的风险分析时，须综合考虑该传染病的临床和流行病学特点（致病力、传播力、毒力；季节性、地区性；传播途径、高危人群等）、人口学特征、人群易感性、对政府和公众的影响、人群对风险的承受能力和政府的应对能力等；对于意外伤害、中毒、恐怖事件等非传染病类突发公共卫生事件，须综合考虑事件的性质、危害的对象、波及范围、危害对健康作用的严重程度、社会影响、公众心理承受能力和政府的应对能力等。

3. 风险评价（risk evaluation） 风险评价是根据风险分析的结果与确定的风险评价准则进行比较，综合确定风险水平的等级及优先顺序，以判断特定的风险是否可接受或需要采取其他处置措施。

风险评价的结果为具有不同等级的风险列表。对于极易发生、潜在影响很大、脆弱性非常高的风险，划为极高水平风险；对于易发生、潜在影响大、脆弱性高的风险，划为高水平风险；对于不容易发生、潜在影响小、脆弱性低的风险，划为低水平风险；对于罕见、几乎无潜在影响和脆弱性的风险，划为极低水平风险；介于高水平和低水平之间的其他风险可划为中等水平风险。

（四）风险处置

风险处置是选择和实施风险处置方式的过程。实施的过程（图3-4）包括：①制定和选择风险处置方案；②计划和实施风险处置；③评估处置的有效性；④确定残余的风险是否可接受；⑤如果不能接受，采取进一步处置。

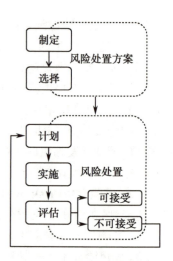

图3-4 风险处置流程

1. 选择最合适的风险处置方案 涉及实施此方案的潜在收益与实施成本以及由此带来的不利因素之间的权衡。应对方案通常包括：①避免风险：不启动或不继续实施有风险的活动；②承担风险或增加风险以追求机会；③去除风险源；④改变可能性；⑤改变后果；⑥分担风险（如通过合同购买保险）；⑦通过知情决策保留风险。选择风险处置的理由不能仅考虑成本，还要考虑组织的义务、自愿承诺和利益相关方的观点，根据组织的目标、风险标准和可用资源进行选择。

2. 准备和实施风险处置计划 风险处置计划应包括以下信息：①风险处置方案选择的合理性，包括预期收益；②计划批准责任人和实施责任人；③提议的行动；④所需的资源，包括意外开支；⑤绩效评估；⑥限制；⑦报告和监督；⑧开始和结束的时间。

（五）监控和审核

监控和审核作为风险管理过程的一部分，能支持风险管理系统持续地进行改善，保证风险管理方向的正确性，应当贯穿风险管理的全过程。随着风险的改变以及相应风险处置措施的实施，之前评估的风险可能会过时。因此，随着时间的推移，风险管理过程需要及时回顾和修正。对风险连续的监控与回顾可以保证新风险的监测和管理、风险处置计划的实现、管理者和风险影响者对情况的及时了解等。有关风险的定期监测信息可以帮助识别风险的发生趋势、可能遇到的麻烦及可能出现的其他变化。

（六）记录风险管理的过程

风险管理活动应当是可追踪的。对风险管理过程的相关活动和内容进行记录，可以为已开展的风险管理工作的审查和评价提供证据资料；同时，为今后面对类似风险的管理提供参考依据；为风险管理工作者提供丰富的学习和借鉴资源。

第三节　风险管理过程中涉及的主要方法

掌握风险管理过程所涉及的主要方法，有助于提高风险管理的效率和质量，便于风险管理工作的开展。本节主要针对风险识别、风险分析和风险评价中的常用方法进行简要阐述，并对快速风险评估方法进行介绍。

一、风险识别主要方法

为了更好地识别风险，风险管理主体往往需要先收集信息，获得具有普遍意义的风险管理资料，然后运用一系列的方法，分类、筛选信息，对风险源进行监测，以便及时、准确地识别风险。风险识别的方法很多，这些方法各具特色，又有自身的优势和不足，需要在实践中灵活运用。

1. 检查表法　检查表（check-list）是一种简单的风险识别技术，通过对危险源进行充分分析，将危险源分成若干个单元或者层次后，列出系列典型的需要考虑的危险因素，即风险清单。检查表通常根据过去的经验编制。检查表设计是否全面、是否包含了各方面因素，是其结果准确与否的关键。

检查表法的优缺点：优点是简单明了，有助于确保常见问题不会被遗漏，评价结果之间易于比较。缺点是只可以进行定性分析，且往往基于已观察到的情况，不利于发现以往没有被觉察到的问题。

2. 头脑风暴法　头脑风暴法又叫畅谈法、集思法，是专家根据评估的内容及相关信息，通过集体思考与讨论，结合自身的知识和经验，畅所欲言地发表独立见解的一种创造性思考的办法，常用来发现相关危害、风险、风险决策和应对办法。结构化假设技术（Structure What if Technology，SWIFT）是一种系统化的头脑风暴法，负责人根据检查表提出一系列假设问题（如果……会发生什么），来识别可能的风险事件，这些事件的原因、后果和相关的安全屏障，以及降低风险的方法。

头脑风暴法的优缺点：优点是快速并易于开展，激发想象力，有助于发现新的风险和全新的解决方案，能够让利益相关方参与其中并广泛沟通。缺点是相对松散，较难保证过程和结果的全面性；参与者可能由于缺乏必要的技术和知识，无法提出有效的建议；可能由于特殊状况导致持有重要观点的人保持沉默而其他人成为讨论的主角。

3. 屏障分析　大多数危险的活动都包含一个保护或防护装置措施（也称为屏障、控制、保护层等）来应对潜在危险的发生。危险往往也被认为是相应保障措施的失效。屏障的内涵非常丰富，可以是技术、业务和组织因素等组成的系统，单独或共同减少特定错误、危险或事故发生的可能性。

屏障分析的优缺点：优点是模型将注意力放在保障措施上而不是事件的风险上，有助于确保人们更好地关注风险控制，而不仅仅是简单地描述风险。缺点是每次分析只能针对一个因果对和一个情景，并不适用于很复杂的情景。

二、风险分析主要方法

根据评估过程中评价和赋值方法的不同，风险分析的方法可分为定量分析方法、定性分析方法以及定量与定性相结合的分析方法。目前，风险管理中比较常用的风险分析方法包括：头脑风暴法、专家会商法、专家咨询法、结构化或半结构化访谈、情景分析法、危险分析与关键控制点分析、结构化假设分析、蝴蝶结分析法、风险矩阵法、故障树分析、决策树分析、因果分析法和层次分析法等方法。下面介绍几种常用的风险分析方法。

(一)风险矩阵法

风险矩阵(risk matrix)是用于识别风险和对其进行优先排序的有效工具。风险矩阵技术的基础是采用结构性风险识别技术生成的风险清单,将风险发生可能性的高低以及风险发生后对目标的影响程度,作为两个维度绘制在同一平面上,对风险发生的可能性和影响程度进行定性或定量的分析。因其简便易用并关注风险发生概率与影响后果这两个核心要素,故成为公共风险分析领域运用最广泛最热门的工具。风险等级可按照公式"风险等级 = 风险概率 × 影响后果"计算。

1. 具体实施步骤

(1)组成专家小组:按照议题所需要的知识范围确定专家。专家人数的多少可根据预测课题的大小和涉及面的宽窄而定,一般不超过20人。

(2)组织专家对风险因素的发生概率按照一定的标准进行量化评分,计算平均得分。

(3)组织专家对风险因素的影响程度按照一定的标准进行量化评分,计算平均得分。

(4)将各风险因素的发生概率和影响程度的得分列入二维表矩阵进行计算,得出相应的风险等级(表3-1)。

表3-1 风险评估矩阵分类表

事故(事件)发生可能性	事故(事件)发生影响程度				
	极严重的(5)	严重的(4)	中等的(3)	低的(2)	极低的(1)
必然发生(5)	25	20	15	10	5
非常可能(4)	20	16	12	8	4
有可能(3)	15	12	9	6	3
不大可能(2)	10	8	6	4	2
罕见(1)	5	4	3	2	1

注:风险分值为1~25,其中 L—低危险度风险(1~3);M—中危险度风险(4~6);H—高危险度风险(8~12);E—极严重危险度风险(15~25)。

2. 矩阵法的优缺点　　矩阵法的优点是操作方便,可以量化风险,可同时对多种风险进行系统评估,比较不同风险的等级,便于决策者使用。缺点是矩阵法的通用性较差,很难清晰划分等级,要求被评估的风险因素相对确定,主观性强,导致不同人的分级差异,要求参与评估的专家对风险因素的了解程度较高,参与评估的人员必须达到一定的数量。

(二)决策流程图法

决策流程图法是根据逻辑推断原理,综合层次分析法、故障树方法、决策树模型等方法,将可能出现的问题、可能性大小、产生的后果、相关的解决方案等通过形象的结构图形展示出来,直观表达相关主要因素,并可以通过数理运算对各个环节的问题、可能性等决策相关问题进行量化表达。

决策流程图法有两种逻辑表达方式:一是当出现某种特定公共卫生相关因素,但尚未对公众造成风险后果时,从该因素的特征(如致病力、传播力等)入手,依次列出相应的影响因素和作用环节(如传播机制实现的程度、易感人群等),进而推断可能造成的危害及严重程度,同时,充分考虑人群和控制措施有效性等因素,最终测量出该因素造成的风险可能性、危害性和脆弱性,确定出风险等级。二是当出现某种特定事件时,从事件的特征(如危害严重性、影响程度等)入手,依次列出事件进一步发展的可能性以及危害的严重程度和影响因素,充分考虑人群脆弱性及其控制措施有效性等因素,最终测量出该事件的风险等级。以《国际卫生条例》的决策文件为例,以事件为主线,逐层推断事件的严重性和危险程度(图3-5)。

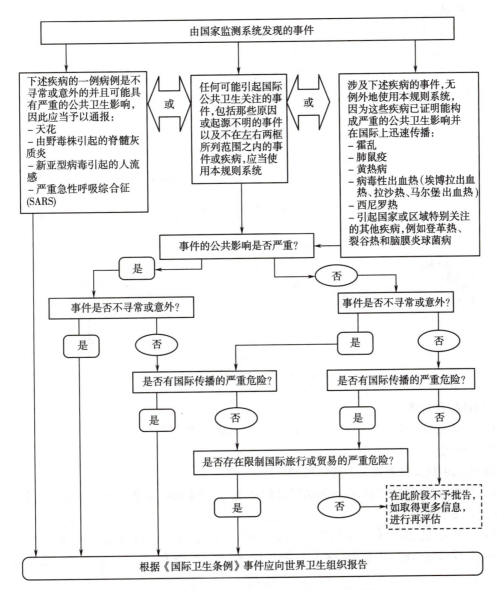

图3-5 《国际卫生条例》决策文件"决策流程图"

1. 具体操作步骤

(1)确定评估目标,可以是特定危险因素或特定事件。

(2)确定该因素或事件的最直接的影响因素(环节)。

(3)确定对直接影响因素发挥作用的直接或间接因素(环节),并逐步展开为多层结构。

(4)确定该事件或因素的控制能力和政府、公众的可接受性,充分考虑其他不确定因素对评估目标的影响。

(5)画出逻辑框架图。

(6)确定纳入框架图的因素或环节的测量资料及方法。

(7)依据逐层定量或定性的方法,确定每个层面的风险分值。

(8)确定最终的风险等级。

2. 决策流程图法的优缺点

决策流程图法的优点是表达直观,便于操作,逻辑性强,考虑全面,适用于快速评估和决策。缺点是层级较多,计算复杂,测量难度大,需要较强的专业能力和逻辑思维能力;由于不同地区间存在异质性,需要根据实际情况调整逻辑框架和影响因素的测量。

(三)蝴蝶结分析法

蝴蝶结分析(bow tie analysis)是一种简单的图解形式,用来描述并分析某个风险从原因到结果的路径。图 3-6 的左侧显示了事件的各种原因,以及可能预防风险的控制措施(屏障);右侧显示了事件的各种后果,以及可能有效控制风险结果升级的控制措施(屏障),从而形成了与事件相关风险的图示(图 3-6)。风险管理活动被视作过程,这些过程控制了意在防止风险原因或后果发展的屏障。

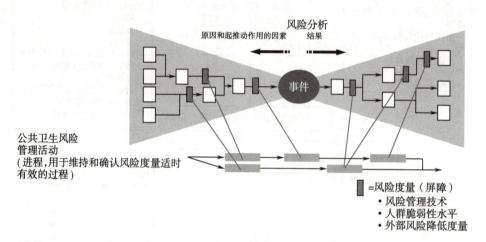

图 3-6　蝴蝶结分析法示例

1. 具体操作步骤

(1)识别需要分析的具体风险,并将其作为蝶形图的中心节点。

(2)列出造成结果的原因。

(3)识别由风险源到事故的传导机制。

(4)在蝶形图左侧的每个原因和结果之间画线,识别那些可能造成风险升级的因素,并将这些因素纳入图形中。

(5)如果某些因素可有效控制风险原因的升级,用条形框列出这些"控制措施"。

(6)在蝶形图右侧,识别风险不同的潜在后果,并以风险为中心,向各潜在结果处绘制出放射状线条。

(7)如果某些因素可有效控制风险结果的升级,用条形框列出这些"控制措施"。

(8)支持控制的管理职能应表示在蝶形图中,并与各自对应的控制措施相联系。

2. 蝴蝶结分析法的优缺点　蝴蝶结分析法的优点是可以清晰地表示问题,便于理解,使用时不需要较高的专业知识水平。缺点是无法描述当多种原因同时发生并产生结果时的情形,可能会过于简化复杂情况。

三、风险评价主要方法

风险评价的目的是在风险分析结果的基础上,判断哪些风险需要处理,以及哪些风险需要优先处理,从而为风险处理决策提供帮助。风险评价涉及对风险分析过程中所发现风险的等级进行比较,这些风险的等级是在充分考虑组织环境的情况下,根据所建立的风险标准而确定的。决策时应当充分考虑风险发生的环境,以及风险受众对风险的承受能力。常用的风险评价方法包括以下几种。

1. 风险度评价　风险度评价可以分为对风险事故发生频率的评价和风险事故造成损害程度的评价两类。风险度评价一般可以分为 1~10 级，级别越高，危险程度就越大。风险管理人员可以按照风险度评价的分值确定考察对象风险程度的大小。

2. 检查表评价　先将评价对象按重要性打分，对于重要的项目确定较高的分值，对于次要的项目确定较低的分值；再按照评价对象的每一检查项目的实际情况评定一个分数，必须当每一评价对象满足相应的条件时，才能得到这一项目的满分。当不满足条件时，按一定的标准得到低于满分的评定分，所有项目评定分的总和不超过 100 分。由此，根据评价对象的得分，评估风险因素的风险度和风险等级。

3. 优良可劣评价　根据以往风险管理经验和风险状况，对风险因素列出全部检查项目，并将每个检查项目分成优良可劣若干等级，由风险管理人员和操作人员共同确定检查单位的风险状况。

4. 单项评价　即风险管理单位列举符合风险管理的项目判断标准，凡具有 1 项或 1 项以上的项目符合标准者，就列为风险管理的重点。

5. 直方图评价　采用直方图直观反映数据分布情况，通过观察直方图形状判断风险单位是否存在异常状态，并通过比较直方图取值范围与参考标准，判断风险因素是否存在风险隐患。

四、ECDC 传染病快速风险评估方法

快速风险评估（rapid risk assessment，RRA）是指在具有潜在公共卫生风险事件发生的早期阶段进行的评估。通常在某一事件被确认为需要关注的潜在公共卫生问题的 24~48 小时内对其进行快速风险评估。快速风险评估的结果将决定是否需要做出应对，应对的紧迫性和级别，关键控制措施的设计和选择，以及是否涉及其他部门和事件的进一步管理。在快速风险评估过程中所采用的核心思想是：风险（risk）= 风险概率（probability）× 影响后果（impact），风险概率是指发生人群传播的可能性，影响后果是指疾病流行的严重程度。

ECDC 快速风险评估主要包括以下几个步骤。

1. 准备阶段：评估前准备　充分的准备和良好的计划对于确保潜在风险的有效发现、评估与管理至关重要，有了充分的事先准备就可以最大限度地利用有限的时间。在这一阶段主要是完成以下四个方面的准备：①开发相关技术方案和指南；②关键信息搜集来源准备；③建立专家库并及时维护和更新；④快速文献检索能力储备和培训。

2. 第一阶段：收集事件信息　对信息进行整理是重要的第一步，由此可决定风险评估需要进一步收集的疾病特定信息和证据。因此，要确保收集到尽可能详细的事件信息，尽可能从多学科的角度进行考虑，对事件信息进行总结，填入相应的信息表单。

3. 第二阶段：全面文献检索，系统收集（可能的）病原学信息　主要是通过检索最新文献（最好为近 5 年的），掌握所要评估疾病的基本情况和病原学信息。所收集的基本疾病信息应该包括：疾病发生情况、宿主、易感性、传染性、临床表现和结局、实验室检查与诊断、治疗与控制措施以及既往的暴发或流行情况等方面的信息。

4. 第三阶段：提炼相关证据　以结构化的表格，对事件背景、文献检索结果进行信息提炼。若发现存在知识上的不足，需要进一步的信息，应列出关键性问题，邀请公共卫生、微生物学、传染病学及相关专业的专家进行评估和咨询。如果可能的话，请专家对依照文献检索得出的结论进行评估。

5. 第四阶段：证据评价　证据的质量取决于信息或资料的可信度、来源和研究的设计与质量。在快速风险评估过程中，须逐项、如实地记录证据的质量，当证据质量较差时，风险评估结果的可信度就会较差，对证据质量存疑时，应适当调低证据质量水平。

根据获得相关信息的一致性、相关性及外部可靠性,证据的质量可分为三级:好、满意和不满意,具体见表3-2。

表3-2 证据质量评价分级示例

证据质量	信息/证据类型示例
好 (后续研究不太可能改变信息的可信度)	➢ 同行评议过的已发表的研究,其设计和方法减少了偏倚,如系统性综述、随机对照试验、使用了分析性流行病学方法的暴发报告 ➢ 权威教材 ➢ 专家组评估意见、专家专业知识或专家一致意见
满意 (后续研究可能会影响到信息的可信度,并且有可能改变评估结果)	➢ 没有经过同行评议的已发表的研究或报告 ➢ 观察性研究/监测报告/暴发调查报告 ➢ 个人(专家)观点
不满意 (后续研究非常有可能影响到信息的可信度,很有可能改变评估结果)	➢ 个案报告 ➢ 灰色文献 ➢ 个人(非专家)观点

6. 第五阶段:风险估计　在完成证据的质量评价后,就可以使用已整理的信息,按照风险测算工具对风险造成的危害进行估计。

常用的评估方法有两种:一种是将事件概率与影响后果结合在一起,用单一的风险测算工具得出一个总的风险水平,简称为综合法(图 3-7);另一种方法是分别评估概率与影响后果,简称为分别测算法。

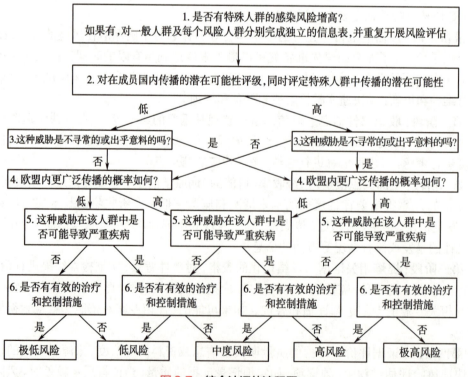

图3-7　综合法评估流程图

综合法的优点是十分简便，但是用分别测算法对概率和影响后果分别评估可避免过分简单，在遇到高发生率、低影响的疾病或低发生率、高影响的疾病时，可以提供更加准确的评估，然后再将各自的风险水平整合到风险矩阵中，得出总的风险水平。进行快速风险评估的人员可以根据事件发生的具体情形决定使用的方法。

在完成风险估计之后，应考虑决定风险的可信度水平，这取决于信息表中针对每个问题的证据质量（如好、满意、不满意）。风险的可信度应该按表3-3的样式记录。同时，需要注意的是，快速风险评估会随着因时间推移而出现的新的信息或事件而变化，因此应进行相应的更新。

表3-3　风险等级的可信度

证据质量	可信度
大部分"不满意"	不满意（只有很少的、质量差的证据，不确定性/不同专家之间的观点存在矛盾，先前无类似事件的经验）
大部分"满意"	满意（证据质量较好，包括仅在灰色文献中有一致性的结果；可靠的来源；由类比得到的假设；专家的共同意见或2个可靠专家的意见）
大部分为"好"	好（证据质量好，多个可靠的信息来源，已经证实，专家一致性意见，先前有类似事件的经验）

实际工作中进行风险评估时，可以根据实际情况，采用上述一种方法或多种方法相结合的方式。

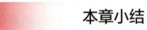

本章小结

本章系统介绍了卫生应急风险管理的相关概念和理论，以及风险管理的内容和基本流程，并介绍了风险管理过程中涉及的主要技术方法。重点介绍了风险、风险管理、突发公共卫生事件、风险评估等的概念和定义。阐述了风险和突发公共卫生事件风险的特征、风险管理理论的产生和发展、风险管理理论模型、卫生应急中的风险管理框架，以及风险管理在卫生应急领域中的应用。系统介绍了风险管理的目标、组织、内容和原则，以及风险管理过程。概要介绍了风险识别、风险分析和风险评价涉及的常用方法，并简要介绍了传染病快速风险评估方法。

思考题

1. 当前中国所面临的突发公共卫生事件风险有哪些？
2. 风险分析的内容是什么？
3. 简述风险管理的基本流程。
4. 什么是风险矩阵法，其实施步骤与优缺点是什么？
5. 假设你所在的学校将举办全校运动会，学校领导为了保障运动会期间学生的健康与安全，要求开展卫生应急风险管理工作。假如你是风险管理的主要负责人，简述你会如何开展相关工作，并将可能发生的风险列出清单，采用矩阵分析法，对识别的风险进行排序，提出风险管理建议。

（李晶华）

第四章 卫生应急沟通管理

卫生应急沟通是在卫生应急状态下，公共决策者、卫生领域专家、社会媒体、公众等多元主体关于风险事件发展变化、风险认知以及应急处置展开的信息互动共享过程。作为卫生应急管理的重要组成部分，有效的应急沟通是改变风险演化方向、减轻危机损失、提升公信力和社会凝聚力的重要手段。本章围绕卫生应急沟通的概念、理论、原则、形式、策略和管理几个方面进行重点阐述。

第一节 卫生应急沟通概述

一、卫生应急沟通概念

沟通（communication）一般用以描述组织、群体、个体间，通过不同方式，对各类信息、思想和情感进行传递、解码、接收、反馈、核实的过程。应急沟通，字面意思为紧急状态下的沟通，有时也被称为风险沟通（risk communication）、危机沟通（crisis communication）等，但三者所表达的内涵不尽相同。风险带有未知、模糊等色彩；危机带有已知、明晰等色彩，是较为客观的真实存在，强调事件发展的关键转折，涵盖危险及由危险带来的机遇；应急是指对突发事件的应对，具有较强的时效性与紧迫性。风险与危机之间存在隐性因果关系，二者的变化没有明确界限，是量变到质变的过程；危机与应急之间存在显性的因果关系，二者的变化具有明确的界限，突发事件发生后，应急状态接踵而至。因此，应急沟通与风险沟通、危机沟通联系密切但又有所区别。

风险沟通以风险为核心，是个体、群体及机构间交换信息和看法的相互作用过程。这一过程贯穿风险识别、评估、消减三个发展阶段，不仅直接传递与风险相关的信息，还传递对风险事件的意见以及相应的反应举措，多为"事前"管理中的沟通，强调"防患于未然"。危机沟通以危机为核心，是在危机状态下，组织及组织中的个体为防止危机恶化、减轻危机损失、保障组织从危机中有序恢复作出的沟通行为，侧重于对危机的调查、问责与改进，多为"事中""事后"管理中的沟通，强调"及时扑火"。应急沟通则兼顾二者，强调紧急状态下的风险沟通，贯穿事前、事中、事后全过程，覆盖突发事件的预防、监测、预警、响应、恢复、重建等环节，旨在避免风险转化为危机、防止危机进一步演化、减轻由突发事件导致的损害。应急沟通相较于风险沟通更强调沟通的时效性，相较于危机沟通更强调沟通的精确性。

在明晰上述概念的基础上，可将卫生应急沟通（public health emergency communication）定义为：应急管理者、公众、媒体为防止突发公共卫生事件发生、减轻其造成的危害并尽快恢复而进行的信息、思想、态度、价值、情感等内容的交换，消除歧义和误解，实现意义共享，以建立信任、达成共识、采取一致性行动的互动反馈的过程。

二、卫生应急沟通特点

（一）卫生应急沟通是不确定情景中的压力型沟通

卫生应急状态充满着不确定性、夹杂着混乱和无序，这使得沟通充满压力和复杂性，具体表现为：沟通渠道不畅或错位；信息不足引发谣言；组织与利益相关者既定的意义空间被打破，意义的真实性、准确性遭受挑战、亟须调整；受众受制于文化、价值规范的影响而滋生误读、错解。如新发传染病暴发前期，风险本身及其所带来的伤害是无法完全把握的，因此难以对突发事件的形成、发展和演变给出明确的判断，此时的应急沟通是在高度不确定的、复杂的情景下进行的，伴随重重压力。"不确定性"其实是一种"真实性"的体现，媒体发布突发事件相关的消息时，常常带有"不确定""未知源头""可能"等中性模糊词语，这恰恰是卫生应急沟通过程中的真实映像。

（二）卫生应急沟通是信息系统失衡状态下的共识型沟通

卫生应急状态下，常态沟通系统失衡，沟通中充斥着各种噪声和无法求证的信息碎片，卫生应急沟通是在此背景下修复沟通系统、传播有效信息、传递思想、情感、价值、观念、态度的共识型沟通。通过及时的沟通，向社会公众发布突发事件真实准确的信息以及所采取的应对措施，规避谣言的产生与传播，并在组织和利益相关者之间建立信任、达成共识。

（三）卫生应急沟通是全过程、多领域、多主体平等参与的互动型沟通

首先，卫生应急沟通贯穿突发公共卫生事件应急管理全过程，包括突发事件应急的准备阶段、应急响应阶段和恢复阶段，并且是一个连续的不间断的沟通过程，但在不同阶段中管理活动的重点不同。其次，卫生应急沟通涉及多个领域。卫生应急沟通不仅是知识信息的交换过程，也是思想、情感、价值、观念、态度的交换和传递过程；不仅要强调突发事件本身信息的沟通，也要强调对公众的心理行为的沟通，还要关注突发事件中的舆情引导、民意监测与反馈。最后，卫生应急状态下，与突发事件相关的信息，一方面通过公共部门用社会公众容易理解的语言自上而下传递给社会公众，以引导公众进行有效应对；另一方面通过社会公众的反应、情绪、建议等反馈自下而上传递给公共部门进行信息更新与决策调整。因此，卫生应急沟通本质上是一个多向互动、互通有无、向信息对称趋近的过程。

三、卫生应急沟通的目标与功能

（一）卫生应急沟通的目标

卫生应急沟通的最终目的是减少生命和财产损失，稳定人心，保护公共健康安全。在这一根本目的之下，卫生应急沟通有三个具体的目标，即信息共享、达成共识和协调行动。

1. 信息共享　信息沟通是应急管理的生命线，应急沟通的目标之一就是政府、媒体、公众及其他相关方之间的信息共享，确保各种信息的收集、传递、交流与反馈的及时性、准确性和对称性，具体包括上下级指挥信息的传递及反馈、组织间应急信息的共享、事件风险信息和应急处置信息及时准确的对外公布，以及对媒体和公众信息需求的及时回应等。

2. 达成共识　伴随着传播科技和通信技术的迅猛发展，"全媒体、大传播"格局初具雏形，实现了所有人的随时随地传播，打破了报纸、杂志、广播和电视四大传统媒体主导的相对单一的舆论场，形成了多元舆论场，包括国内传统媒体舆论、国内新媒体舆论、国外传统媒体舆论和国外新媒体舆论。这些舆论场彼此交织、相互渗透，共同构成了"多种声音"彼此竞争的舆论生态（图4-1），信息传递愈加便捷，交流愈加频繁、迅速。在危机状态下，尤其是在危机刚刚出现的阶段，由于正确信息的匮乏，各种噪声和无法求证的信息碎片充斥着舆论场，涉及个人健康安全的信息往往更容易引发公众热议，缺少信息的统一规范引导，人们极容易被谣言和小道消息所误导，造成错误判断，并在彼此竞争的舆论生态中被进一步放大、扭曲，对整个社会群体的情绪产生极大的干扰，影响人们的理性判断能力，从而制造混乱。

卫生应急沟通不仅传递事件本身的所有信息，还传递思想、情感和价值取向，以及公众对事件的回应与意见表达，汲取民意。通过沟通，应急决策能够反映社会公众的公共价值，以使所有主体间达成理解和共识，形成共克时艰的精神氛围，减少决策执行的摩擦和阻力。

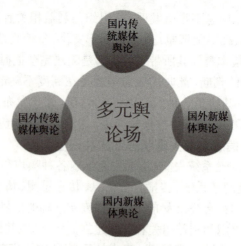

图 4-1　多元舆论生态图

3. 协调行动　通过应急沟通，突发事件的知识流、救援资金流、专业技术流、应急处置信息流等在上下沟通系统和横向纵向沟通系统中顺畅流动，使得应急管理所有参与方形成相互的支持、理解和合作，在危机应对中协调一致地行动。

（二）卫生应急沟通的功能

应急沟通作为突发公共卫生事件应急处置工作的重要组成部分，在应急处置全过程中发挥着重要作用。

1. 有效的卫生应急沟通可以防止危机发生或降低其发生概率　应急沟通的首要功能体现在预防准备上。并不是所有突发事件风险都会演变成危机，如果有健全完善的沟通机制、畅通的沟通渠道和灵活的沟通方式，潜在的重大公共健康威胁在很大程度上可以被监测和捕捉到，从而通过科学的风险评估作出预警。通过内部沟通，将提前设定的应急预案有效传播，以提升公共组织的应急能力，最大限度降低危机的发生概率；通过外部沟通，提高社会公众的健康风险防范意识，及时采取措施，提高防范能力，并获得社会和公众的理解和支持。此外，通过内外部沟通，形成共识，整合力量，迅速开展各种准备工作，阻断风险向危机转化的路径，将危机消灭在萌芽状态中。

2. 有效的卫生应急沟通可以减轻危机损失和不利社会影响　在突发事件发生后，有效的信息沟通可以使得公共组织尽早掌握信息，发现危机征兆，迅速启动应急预案，优化应急资源配置，尽可能阻止突发事件的进一步发展，降低其对公众健康的损害。同时，可以使得公共组织迅捷有力地向外发布卫生应急权威信息，帮助社会公众了解事件真实情况，获取预防、控制、应急处置的流程和方法，提高应对能力，并最大限度缩小疫情处置对正常经济、社会生活和秩序的干扰和影响。此外，决策是将信息转化为行为的过程，信息是决策的重要基础和前提条件，公共组织通过沟通听取社会反馈以获取新的信息，进而完善决策条件和依据，使得政策制定能够反映公共价值与公共利益，减少政策执行阻力，提高应急处置效率。此外，良好的卫生应急沟通能够有效防范由于沟通不畅、信息流行病肆虐而引发的公众恐慌流行和社会混乱所产生的各类次生灾害，更好地维护社会稳定与保障公众的健康安全。

3. 有效的卫生应急沟通可以提高组织公信力和社会凝聚力　公众对于公共组织的信任来源于公共组织可提供的安全感和责任感，卫生应急沟通中，公共组织所传递的关于危机状况和突发事件的真实情况、科学详尽的应对举措，就是安全感和责任感的具体表现方式。公共组织以坦诚沟通的方式与公众形成良性互动，能够充分表现出对公众生命安全的关注，可以优化公共组织的社会形象。同时，通过有效沟通，公众可以获取与公共组织同质同量的信息，避免社会信息失真与谣言现象。基于权威信息，公众不仅能够提高对风险、危机发展态势的自主研判能力，还能够提高在突发事件中的自救互救能力，进而提高社会整体的应对能力。

此外，卫生应急沟通不仅仅作用于某次危机或突发事件的应对，还通过历次应急沟通经验总结、观点讨论等提升整体应急管理的水平。与卫生行业相近的、其他与公众利益密切相关的行业，如教育、文化、科技等行业的应急沟通，也可从卫生应急沟通中得到经验借鉴。

第二节　卫生应急沟通理论模型

有关卫生应急沟通的理论研究，涵盖心理学、传播学、社会学、管理学等多个学科视角，可分为"效果研究""过程研究"等多个研究视角。其中在"效果研究"导向的相关理论中，以传播学视角理论较为常见，主要有说服研究理论、议程设置理论、多级传播理论。这一导向下的理论，为分析应急沟通如何缓解突发事件带来的损害、如何恢复正常的社会秩序等效果提供了理论基础。在"过程研究"导向的理论中，较为著名的有风险认知、心理噪声、负面特性主导、信任决定理论。这一导向下的理论为分析风险沟通中风险信息的传播过程、风险认知的形成与调整等问题提供了理论基础。

一、卫生应急沟通的传播学理论基础

（一）说服（persuasion）研究相关理论

1. 理论精要　传播的说服效果主要体现在认知、态度和行为的单一变化或综合改变上，可以概括为"知信行"理论。卡尔·霍夫兰引领的耶鲁说服研究以行为主义心理学为基础，以心理实验为方法，对态度和说服进行了集中研究，包括传播者、传播内容和受众三个部分。本部分根据与卫生应急沟通的相关性、可借鉴性等选择性介绍两个方面：谁是最合适的传播者？内容如何组织和表达得更有效？

（1）传播者的可信度：研究证明，传播者的可信度越高，其说服效果越好；可信度越低，说服效果越差。在构成可信度的众多因素中，权威的专业知识、诚实的人格魅力和不谋私利的超然态度是三个突出因素。

近年来有关传播信源的研究又发现了一些影响说服效果的新因素，包括性别、传播者和目标对象的相似性和表达方式等。结论显示：在其他条件相同的情况下，异性间的传播效果更好；如果受众觉得传播者与自己的相似性（身份、背景、阶层和地位等）越大，说服效果会越好；此外，如果传播者的表达不够熟练、结巴、生硬等，说服效果会降低，反之效果会较好。

（2）内容组织和表达：关于说服性传播的内容效果研究分为两部分：激发性诉求、信息的组织。前者主要研究恐惧诉求，后者分析信息的组织结构。

成功的恐惧诉求能够先引发人们紧张的情绪，然后通过提出防治办法消除受众的恐惧情绪，进而实现有效说服。其中，轻度的恐惧诉求最有效，中度和重度恐惧诉求虽然确实能够引发对象的兴趣和紧张感，但也会因为对象过于焦虑而产生干扰，降低了恐惧诉求的效果。目前，恐惧诉求作为说服传播技巧，在健康传播（如禁烟、艾滋病防治等）、环境保护、公共传播等领域运用广泛，产生了积极作用。

关于信息的组织和表达主要分析三个问题：正反两方面的信息是否都提示给对象？是否应该明示结论？两面提示先提示哪一面？对于正反两方面信息搭配的问题，研究发现：对于起初持反对意见的受众，正反两面提示的效果较好；对于起初持赞成意见的受众，单一正面信息提示效

果更佳。接受正反两面提示的群体在接受反面意见的宣传后,原有看法不太容易改变;只接受单一正面提示的群体在接受反面意见的宣传时,容易产生动摇。研究者将正反两面提示不容易受反面意见影响的现象称为免疫效果。关于是否明示结论的研究表明,当传播者明示结论时,受众产生了更多的意见改变;对智商较高的受众而言,将结论寓在材料中更有效。

2. 在卫生应急沟通中的应用 从上面介绍的研究内容来看,这些结论对于卫生应急沟通既有观念启迪作用,又有实践操作功效。

(1)提升卫生应急沟通主体的可信度:这可以从改善自身传播特质和借助第三方两个方面实现。改变自身传播特质可以从提高专业权威性、增加与沟通目标对象的相似性、塑造诚实形象、改进表达方式等方面着手,借助第三方则主要是依赖于没有直接利益关系而产生的客观中立性。在新的媒介环境下,在公共卫生危机情景中,信任成为至关重要的因素。公众首先要信任传播者,才有可能接受信息、倾听意见,进而调整行为。如果信任缺席,再精致的信息传播效果也会大打折扣。

(2)变"正面报道"为"正面效果":单一的正面报道和利好信息并不一定产生正面效果。总体而言,正反两面提示说服效果更佳,而且可以对反面信息形成免疫。因此,卫生应急沟通主体须摒弃传统的"正面报道"思维,以追求"正面效果"为导向。

(3)仔细研究目标对象:受众的智力水平、参与程度以及其所在的群体归属等都会对说服效果产生影响。因此,卫生应急沟通主体须准确锁定目标对象并对其特点进行分析,提高沟通的针对性。

(二)议程设置(agenda setting)理论

1. 理论精要 李普曼在《舆论学》中提出,媒体决定了公众对复杂现实世界的认知地图,公众舆论的反应并不是针对客观环境,而是针对媒体营造的"拟态环境"。议程设置理论是揭示媒体如何营造"拟态环境"并影响公众舆论和行为的理论,可以概括为媒体不仅"影响公众想什么",而且"影响公众怎么想"。"影响公众想什么"是指媒体可以告诉公众哪些客体(信息、话题、对象等)是重要的,"影响公众怎么想"是指媒体可以教会公众如何认识客体特征和属性,并将此固化为一种认知框架。二者共同影响人们对客体的意见、态度和行为。

既然媒体议程可以设置公众议程,那么又是谁设置了媒体议程呢?研究发现,信息来源、影响力大的媒体和新闻规范综合作用,最终塑造了媒体议程。在传统媒体时代,政府机构和官员、经济组织和企业家、公关机构及其从业人员是三类主要信息源;影响力大的权威媒体经常可以影响其他媒体议程,比如新华社、中央电视台和人民日报等重要媒体在重大事件的报道中会影响其他媒体议程;新闻采编流程、原则与规范也会对媒体议程产生影响,比如新闻价值决定了记者和编辑对多元客体进行筛选等。但在新媒体时代,由少数媒体机构垄断的局面发生了变化,网民可以通过新媒体来发布自己的观点和意见,甚至引起强烈回馈而成为议程设置的主体。很多舆情事件往往是从公众舆论空间发酵并形成公众议程,进一步推动媒体议程和政策议程的设置。

2. 在卫生应急沟通中的应用 根据上述关于议程设置理论要点的介绍,该理论的内在逻辑可以概括为:信息来源 - 媒体议程 - 公众议程。信息来源能够影响、干预媒体报道议程,媒体可以通过对客体和属性的选择报道塑造客体形象、影响公众舆论和行为,信息来源借助媒体桥梁实现了对公众议程的设置。

借助议程设置机制,卫生应急组织可以打造第一权威信息来源,主动设置媒体议程,进而净化公众舆论、树立良好形象。同时也要充分认识到,在互联网时代,传播过程在各方面均已产生巨变,议程设置既要保留传统的社会整合功能,又要能兼顾发挥更多主体的能动性,适应新媒体的传播态势。

（三）多级传播理论（ multi-step flow of communication theory ）

1. 理论精要　保罗·拉扎斯菲尔德（Paul Lazarsfeld）等人把人际网络中积极地向他人传递信息和产生影响的人称为意见领袖，把这种由大众媒体经意见领袖过滤再到个体的信息流动过程称为两级传播。两级传播是传播研究的经典，它提出了意见领袖的概念，发现了人际传播的影响力，目前已经逐渐发展为多级传播模式。

多级传播常常被用于扩散研究，即对社会进程中创新（新产品、新观念、新事物等）成果是怎样为人知晓并在社会系统中得到推广和运用的研究。所有这些研究都肯定了人际影响和意见领袖的作用。最关键的是意见领袖的寻找和确认。总体而言，意见领袖具有如下特征。

（1）意见领袖与其追随者基本属于同一阶层。正因为这种相似性和接近性，意见领袖的信息和建议才更有参考价值和影响力。

（2）一般而言，意见领袖只在某些特定领域上具有权威性。在现代社会，意见领袖一般只在一个或几个领域能够为他人提供有效信息和建议，而且这种权威性是相对的。此外，研究还发现，人们常常互为意见领袖。

（3）多数情况下，意见领袖是连接其所在群体与外界环境的桥梁。意见领袖通过媒体、人际交往和所处特殊地位获得独家信息，然后再通过人际网络向本群体内的追随者传播。

（4）意见领袖容易接近。除了权威性外，意见领袖主观上愿意与人交往，积极地向他人提供信息和建议。

（5）一般情况下，意见领袖的影响要大于大众传播的影响。这是因为人际关系不仅仅是人际传播和交流的网络，它还是社会压力的源泉，促使人们遵循群体规范；也是社会支持的源泉，促使个人保持群体价值观。

2. 在卫生应急沟通中的应用　新媒体进一步拓展了人际关系网络，催生了诸多草根意见领袖。卫生应急沟通主体需要在卫生应急沟通中重视人际网络的影响，与各类意见领袖缔结同盟。在卫生应急沟通领域存在多主体，但通常情况下，在突发公共卫生事件等紧急状况下，以下三类人员在沟通中往往能起到良好的桥梁纽带作用。

（1）医护人员：在卫生应急领域，医护人员是典型的意见领袖，包括医学专家和一线救护人员，院士和权威专家更容易成为意见领袖的代表。

（2）领域权威专家：在甲型 H1N1 流感危机中，一些领域权威专家更加关注公众心理、社会秩序和公共精神，进而对社会公众产生影响。

（3）网络意见领袖：少数患病网友撰写"隔离日记"，用文字、图片和视频等方式记录自己被隔离期间的经历和心情，得到了网友的广泛关注。这些撰写日记的网友发挥了网络意见领袖的作用。

鉴于医护人员、领域权威专家和网络意见领袖在卫生应急沟通过程中对舆论的引导力和影响力，政府及卫生专业系统须加强与这些意见领袖的合作，与之建立多元互动、协同倡导的关系，提升卫生应急沟通层次与效果。

二、系统性风险沟通理论

（一）风险认知模型（ risk perception model ）

1. 理论精要　个体对于风险的主观态度和判断即为风险认知，风险认知影响人们的情绪状态与行为选择，与风险沟通互相作用。个体风险认知的形成与变化受多因素影响，主要包括主观受众个人及其认知特征、客观风险本身特征、客观风险与主观认知交互作用三个方面的 15 种风险认知因素（表 4-1）。

表 4-1　风险认知因素

类别	因素	含义
主观受众个人及其认知特征	自愿性	当个体将风险事件知觉为被迫接受时，要比他们将风险事件知觉为自愿接受时，认为风险更大
	公正性	当个体将风险事件知觉为不公平时，要比他们将风险事件知觉为公正时，认为风险更难以接受
	利益	当个体将风险事件知觉为存在着不清晰的利益时，要比他们将风险事件知觉为具有明显益处时，认为风险更难以接受
	易理解性	当个体难以理解风险事件时，要比他们容易理解风险事件时，认为风险更难以接受
	恐惧性	那些可以引发害怕、恐惧或焦虑等情绪的风险，要比那些不能引发上述情绪体验的风险更难以接受
	对机构的信任	那些与缺乏信任度的机构或组织有关的风险，要比那些与可信的机构或组织有关的风险更难以接受
客观风险本身特征	可控性	当个体将风险事件知觉为受外界控制时，要比他们将风险事件知觉为受自己控制时，认为风险更难以接受
	可逆性	当个体认为风险事件有着不可逆转的灾难性后果，要比认为风险事件的灾难性后果是可以缓解的，其风险更难以接受
	不确定性	当个体认为风险事件难以确定时，要比科学可以解释该风险事件时，其风险更难以接受
	自然或人为风险	当个体认为风险事件是人为导致的，要比认为风险事件是天灾，其风险更难以接受
	潜在的伤害程度	那些在空间和时间上能够带来死亡、伤害和疾病的风险事件，要比那些只能带来随机和分散效应的风险事件更令人难以接受
客观风险与主观认知交互作用	熟悉性	当个体不熟悉风险事件时，要比他们熟悉风险事件时，认为风险更难以接受
	个人利害关系	当个体认为风险事件与自己有着直接关系时，要比认为风险事件对自己不具直接威胁时，其风险更难以接受
	伦理道德	当个体认为风险事件与日常伦理道德所不容时，要比认为风险事件与伦理道德没有冲突的时候，其风险更难以接受
	受害者特性	那些可以带来确定性死亡案例的风险事件，要比那些只能带来统计性死亡案例的风险事件更令人难以接受

风险沟通中，除了客观风险信息本身的生成与传播对于沟通结果具有重要作用，不同交流主体的风险认知差异与风险交流效果也存在直接关系。通常情况下，公共危机治理中，公共决策需要由专家协助公共部门进行制定与及时调整，即所谓的"智库"或"智囊团"支撑，公共部门与专家往往作为同一沟通主体与媒体、民众展开风险信息传播与沟通，而民众则往往作为信息接收方，对由公共部门和专家传递出的危机或风险信息进行认知、理解。

公共决策者与专家遵循科学共同体的基本研究范式判断风险的生成情况，依据科学因果关系研判如何进行风险干预；民众多基于个人主观直觉进行风险认知。两者之间往往存在风险认知差异。若不对这种认知差异进行干预，民众的风险认知更易形成偏差，使其在风险认知上处于非理性立场，甚至与公共决策者、专家形成对立，降低公共部门的公信力与科学信息的可信任度，不利于风险沟通。因此，在风险沟通中，客观风险事件相关信息需要被理性认知，主观风险认知需要被理性引导，为实现社会整体的风险理性认知，需要公共决策者吸纳专家的理性认知并用以引导民众认知，实现不同主体风险认知间的良性交互。

2. 在卫生应急沟通中的应用　卫生应急事件往往与个体的生命安全、健康息息相关，相较于其他公共危机事件更能引起民众的情绪波动，在不加干预的情况下更易引致负面情绪高峰。因此，卫生应急沟通中，公共决策者作为权威信息发布方，需要与各类专家缔结同盟，与之建立多元互动、协同倡导的关系，吸纳其科学认知与风险判断并传递至民众一方，以实现社会整体在卫生应急状态下的信息一致性、科学性，提升卫生应急沟通层次与效果。该理论的应用与传播学视角下的多级传播理论相似，均重视个体认知差异导致的风险沟通差异，以及意见领袖在沟通中发挥的重要作用。

（二）心理噪声模型（the mental noise model）

1. 理论精要　心理噪声模型聚焦于压力对个人信息接收、处理的影响，认为在紧急状态下个体会受到强烈的心理冲击，感知到某种形式或程度的威胁，同时产生更多的恐惧、焦虑、愤怒等负面情绪，进而在心理层面形成噪声背景。在这样的心理噪声影响下，个体的感知、认知等能力都会受到影响，对外部信息的接收、处理能力大打折扣，容易对风险信息的认知产生偏差，进而影响其风险判断与行为选择，使其在风险沟通中逐步走向非理性。

本质上，个体层面的心理噪声源于公众认知差异。公众在风险识别、沟通要求、风险偏好等方面具有个体特殊性，存在较强的心理噪声差异，这会使得人们对于风险事件的判断及情绪体验产生较大分化，不仅会增大风险沟通的难度，而且不利于风险共识的达成。此外，从众心理可能会助推个体的心理噪声一致高水平化，即消极情绪在社会交往中由更具悲观特质的个体传播，使得初始心理噪声较弱的个体在从众心理趋势下与大多数人产生情绪集合。经过不断地蔓延且不加外在干预的情况下，负面情绪甚至能够发展为社会情绪基调，阻碍风险沟通。

2. 在卫生应急沟通中的应用　在紧急状态下，负面情绪的生成和蔓延需要得到及时引导。

（1）通过社会心理与认知调研，了解民之所想、民之所忧、民之所需，在此基础上进行宏观调控以满足合理需求，尽可能对负面情绪进行有效疏导。

（2）基于风险认知差异及时调整社会情绪基调，借助理性认知主体的力量进行引导，尽可能客观、全面、充分地呈现风险事件本身及阻断举措，消解负面情绪。

（3）充分运用信息技术，扩大正面情绪的影响范围和影响程度，消解负面情绪，引导社会情绪向正面趋近。

（三）负面特征主导模型（the negative dominance model）

1. 理论精要　负面特征主导模型认为，在紧急状态或风险事件中，与风险相关的负面信息会更易受到公众关注。在风险事件相关的正面信息和负面信息同时存在时，这种主导性依据个体的负面偏好程度而呈现出两种状态。

（1）部分个体承认正面信息的存在，但会较多关注于负面信息。

（2）部分个体否认显性存在的正面信息，而对影响较弱的负面信息给予持续高度关注。

对于风险负面信息，个体往往会给予更大的权重、更久的关注、更深的记忆、更高的辨别，使得公众在信息加工和信息传递过程中的负面信息主导倾向更重，形成负面干扰性沟通障碍。

除了个体天然的对于负面信息的关注特征，风险的社会放大效应也表明，社会活动放大风险事件的后果常是出人意料的。这种风险放大现象多发生在个体间的信息接收、加工与传递过程中，但仅个人实际的社交网络难以提供放大路径。由此，互联网便为之提供更大的社交平台，使得风险事件负向信息能在极短时间内得到更多关注度、点击率、互动率及认可率，助推风险负向信息在社会公众间广泛传播。此外，主流媒体信息传播的客观性与科学性有别，大众媒体为了博取公众注意，更倾向于对主流媒体所未提及或未明确表述的信息进行加工处理，强化负面信息、削弱正面信息，干扰公众对风险事件的本质进行客观、真实的了解，使公众处于非理性状态，甚至激发部分谣言、语言暴力、道德绑架等舆论乱象，引发舆情次生危机，削弱政府公信力。

因此,在紧急状态或风险事件的沟通中,需要公共决策者从信息源头出发,减少信息空白,提高信息公开的权威性、精确性、透明性、科学性,对于负面信息的报道做到客观、真实、有度,同时强化正面信息的显露频率,避免"心理台风眼效应"。也需要公共决策者强化对大众媒体的监管,使之对风险信息进行客观、真实传播的同时,提高对正向信息的关注度与曝光度。

2. 在卫生应急沟通中的应用　　在突发公共卫生事件中,公众的风险认知结构内负向风险信息占有较大比重,关注点在于危害广度、危害深度等负面信息。

(1)危害广度:在疫情中,人们往往会关注确诊人数、波及地区、辐射领域等信息,当信息量较多时,个体会形成"处处危险"的负向心理认知。

(2)危害深度:相较于危害广度,深度更能反映风险所带来的伤害程度,人们往往会关注疫情导致的死亡人数、重症患者人数、后遗症等信息,当程度较深时,个体会形成"危险难渡"的负向心理认知。

负向信息的发布更能满足人们在危机或紧张状态下的自我防御需求,使之了解更多疫情动态与透明度。但人们承受负面信息的限度是有限的,倘若超过一定限度,违背人们的风险认知规律而进行信息轰炸,将会极不利于风险沟通的进行。尽管如此,也不可对负向信息避而不谈,单一的正面报道和利好信息并不一定产生正面效果。

因此,在疫情防控中,公共决策者及专家在公开真实的流行病调查信息的相关负面信息的同时,也应尽可能传递出与疫情防治相关的正面信息,如"病毒毒株已被迅速摸清""临床救治方案充分发挥效力"等,调整公众的信息接收内容与偏好,正反向信息结合,说服效果更佳。

(四)信任模型(trust model)

1. 理论精要　　信任是风险沟通的基础,在风险事件或紧急状态下,公共决策者、专家一方与公众一方的风险认知依据和水平存在差异甚至裂痕,致使风险沟通主体间的信任受到挑战。实践表明,个体的愤怒值和风险认知的结果受其对特定个体或组织的信任程度的显著影响,高信任度会降低个体的风险感知程度,进而降低社会不确定性。因此,建立风险沟通主体间的信任至关重要,其不仅包含个体层面的信任判断,而且包含公众层面的信任判断即公信力。

如何建立社会信任对于风险沟通具有重要意义,不仅需要公共决策者及专家对于已确定的风险相关信息高度透明化公开,还需要对于未知的、模糊的信息开诚布公,告知公众现存的疑惑是社会整体的而并非公众独有的疑惑,并表明攻坚克难的决心。同时,要充分借助社会系统中媒体的力量。社交媒介在信息沟通方面的专业性、及时性及社会关怀等特质,能够成为提升公信力的有力支撑。

2. 在卫生应急沟通中的应用　　在公共卫生危机事件中,尤其是突发公共卫生事件的前期,社会整体的专业知识具有局限性,科学技术也存在一定的不确定性,专家所掌握的风险信息也是有限的,公共决策者在决策时缺少精准的信息支撑。此外,不同个体间的信息具有不对称性,有关公共卫生事件的医学、传染病学等相关风险信息,则具有更高的专业性与垄断性,公众难以跨越技术门槛对其判断评价。此时,公众不仅得不到公共决策者公开的全面风险信息,而且难以对已接收的风险信息进行验证,公众对专家系统、公共决策系统的信任危机随之衍生。

为应对信任危机,公共决策者与专家群体不仅应把握风险的发展时间,及时攻坚克难破解更多卫生风险事件的未知问题,还需要将已探索的有效信息通过媒介传递给公众。如甲流发生初期,为满足公众的信息需求,原卫生部第一时间通过主流媒体公布疫情基本情况及防治进展,同时在官方网站和中国健康教育网上设置"H1N1流感防控"专栏,传播公共决策者有关疫情风险的研判处置信息的同时,收集公众的诉求与心声,并组织专家学者及公共决策者及时反馈、答疑解惑,实现社会风险信息的交互传递,不仅提升了社会整体信任水平,而且提高了疫情的防控处置效率。

第三节 卫生应急沟通的原则与形式

一、卫生应急沟通原则

卫生应急沟通原则作为指导应急沟通工作的基本思想,对应急沟通实践的开展具有重要作用。正确的沟通原则可提高沟通效率,指导突发公共卫生事件得到及时有效的处置。卫生应急沟通需要遵循以下几个方面的基本原则,并且将其贯穿于沟通工作的各个方面。

(一)提早准备

在突发公共卫生事件处置过程中,有效的沟通是政府、媒体等各类主体都要面临的挑战。因此要有强烈的突发事件危机意识,针对本地区最可能发生的突发事件种类,需要提前做好应急沟通计划并进行演练;组建卫生应急沟通工作小组并进行培训;建立突发事件网络舆情监测系统,掌握媒体和社会公众的舆情动态;储备应急过程中可能用到的各种资源,以便有效地指导后续沟通工作。

(二)及时主动

在多元舆论场中,相关应急事件会很快引起媒体和公众的关注,外部沟通主体亦会持续关注事件的发生过程,期待在短时间内获得事件的相关信息。因此,卫生应急沟通应注重沟通的时间,在第一时间作出反应,提出事件处置对策和信息沟通要点;主动发布信息,将事件真相呈现给公众;及时回应社会关切,掌握舆论主动权。卫生应急主体在沟通管理中更须适时转变角色,由"被动灭火"变为"主动沟通",在第一时间主动发布信息,以便在沟通中占据主动位置。反之则易导致小道消息滋生,促使危机进一步恶化。

(三)公开透明

公开透明是风险沟通的核心理念,也是赢得公众信任的重要手段。在全媒体环境下,每个组织的言行举止都处于公众的围观和凝视中,都生活在"透明玻璃屋"内。在此背景下,封杀媒体、封锁信息都是徒劳。因此,卫生应急沟通主体须坚守公开透明原则,与媒体和公众进行透明沟通。

(四)信息真实

卫生应急事件具有广泛的社会影响力,信息的真实性对事件发展方向和舆论导向具有重要影响。同时,应急沟通的核心目标是消除分歧、达成共识、弥补裂痕、重建信任。因此,事件信息的发布和风险沟通均要以真实准确为前提。由于应急事件的复杂性和信息来源的多样性,对于一些全貌尚未完全清晰的事件,可先立足于事件本身的发生、发展过程,围绕事件事实发布简短信息,之后再逐步披露更多信息。绝不能掩盖事实、隐瞒事件真相,因为不实信息的发布不仅会对政府公信力和形象产生影响,且卫生应急管理机构也会因此陷入负面舆论漩涡,危机也将由事实层面上升为价值信任层面。

(五)口径一致

突发事件发生后,早期信息缺乏,事中信息大量涌现,由于事件发展存在不确定性,因此无论是事件应急处置者还是新闻发布者,无论是行政管理领导还是与事件有关并可能接触媒体的人,对外公布信息的口径应当保持高度统一,不能提供相互矛盾的信息。口径一致是取信于民的至关重要的原则,口径不一致的沟通容易导致舆论危机,增加突发事件应急处置的难度和复杂度。

(六)平等互动

平等互动不仅表现在形式上,而且体现在理念中:组织将公众视为对等的沟通主体,结合公众立场和利益诉求，与公众进行互动沟通与协商，求同存异，达成共识。但在一些公共卫生危机中，卫生管理部门单方面站在自身立场的政策解读往往被公众视为自我辩护和推卸责任，医疗卫生专业机构从卫生专业视角的解释与说明往往收效甚微，这是因为他们未能将专业术语转化为公众可以理解的通俗话语。这些都是忽略公众立场和感受，未能与其进行互动沟通的结果。新媒体进一步唤醒了公众表达、参与和对话的需求，在危机状态下，这种需求更加强烈。这就要求卫生系统在应急沟通过程中强化互动观念，把握公众情绪和感受，选择互动性更强的新媒体，与公众开展平等的互动沟通和双向对话。这有助于提高卫生应急沟通效果，成功化解危机。

（七）建立信任

获取公众信任是与公众有序展开沟通的基础。卫生应急事件关乎个体生命安全，面对不确定性时个体更易陷入恐惧，当公共决策不能使得公众满意，公众的恐惧和不确定性会加深，在作出行为选择时也更难以符合公共组织的管理要求。因此，不仅要在决策者、沟通者、技术人员之间建立内部信任、达成共识，使得与卫生应急事件相关的信息更加科学化、全面化；还要与公众建立外部信任，在将科学研判的信息及时、全面地传递给公众的同时，重视倾听公众的声音，及时反馈并纳入决策参考。对强化内外部信任，建立问责机制、参与机制和透明机制具有重要作用。

二、卫生应急沟通形式

不同维度下，对卫生应急沟通形式的分类不同。按照沟通主体，卫生应急沟通可以分为内部沟通和外部沟通两种形式，前者主要是针对政府应急管理系统内部，后者主要是针对媒体、公众和国际组织等。

（一）内部沟通

内部沟通是政府系统内部各单位、各层级、各部门以及行政人员之间通过一定媒介和方式的沟通，其沟通目的是统一信息发布口径、强化协调联动能力，以提高应急处置的科学性，发挥整体合力共同应对危机。

一般而言，内部沟通的主要内容有：基本事实、目前状况、组织态度、未来部署、内部纪律、联络方式。具体如下。

1. 基本事实　危机发生的时间、地点，人员伤亡或其他损失情况，哪些利益相关者卷入危机等。

2. 目前状况　当下危机发展形势以及采取的措施等。

3. 组织态度　高层决策、内部动员、对外口径等。

4. 未来部署　部门协作、应急措施等。

5. 内部纪律　权责配置、行动要求、信息管理规则等。

6. 联络方式　各部门主要负责人姓名、办公电话、手机、住宅电话、电子邮件、微博等各种通信方式。

内部沟通的关键在于速度。这就要求卫生系统整合各种内部沟通渠道和形式，打造全方位、立体化、信息化的沟通平台，而且要特别开通绿色通道（比如手机短信预警平台等），保证应急信息在第一时间抵达。

（二）外部沟通

外部沟通是指与系统外各利益相关主体的沟通，这些主体会直接或间接受到应急事件的影响，同时也期待了解事件信息，对事件发展保持密切关注。这些外部主体的态度会影响事件沟通的效率和事件处置的效果。因此，应重视外部主体的需求与态度，并采取合适的沟通渠道向其传递事件相关信息并接受反馈。关于卫生应急外部沟通形式，本章主要介绍媒体声明、接受采访、新闻发布会三种形式。

1. 媒体声明　媒体声明与对内通报一样需要迅速而准确，是卫生应急沟通中确保快速反应的较为保险和通用的做法。声明多为针对危机的表态和客观陈述，篇幅短小、意义明确，往往会被媒体全文刊发，不会出现断章取义的情况。媒体声明的内容通常包括表态、事实和措施。

（1）表态：在应急信息不明朗的情况下，表态本身就是一种信息，比如对事件表示关注、对波及的公众表示关切、承诺向媒体不断更新信息等。

（2）事实：事件性质、时间和地点、人员伤亡情况和其他损失等。

（3）措施：已经实施或准备启动的应急措施等。

这些内容无论是以书面还是口头形式，都应该按照如下顺序加以组织：人员、环境、财产和金钱。这既体现了应急沟通"以人为本"的原则，又符合大多数媒体进行新闻报道的内在逻辑。

2. 接受采访　危机通常具有新闻价值，会受媒体关注。很多记者往往会在第一时间打电话质询或采访，或者直赴组织所在地或危机现场突击采访。当然，组织也会根据危机发展形势主动联系媒体、接受采访。这就要求卫生系统在平时加强媒体素养培训，在危机中统一口径，这样可以确保在突击采访情况下、在指定的新闻发言人缺席或者记者采访其他员工的情况下，传递一致的信息。

无论是哪种采访形式，无论是哪些人接受采访，卫生应急沟通主体都需要明确媒体记者可能提问的问题和范围。通常而言，危机状态下，媒体记者都会关注以下十大议题：①究竟发生了什么事情；②事情是如何发生的；③到目前为止，事情的最新进展情况；④组织何时、何地获知危机讯息；⑤组织在第一时间的反应和指示；⑥事情发生的原因；⑦以前是否发生过类似事件；⑧组织采取了哪些措施；⑨危机造成的损失；⑩危机责任探寻和追究。

尽管不同类型的媒体、不同领域的记者关注的侧重点不同，但是上述十条仍然是危机状态下各类媒体记者关注的主要议题。卫生应急沟通管理者在接受媒体采访的过程中要牢记接受采访的目的：第一时间设置媒体议程，引导公众舆论。

3. 新闻发布会　新闻发布会是卫生应急沟通中最常用的一种形式，不仅可以回应媒体和公众关切的问题，而且能够主动引导媒体报道，传递自己的声音，设置公众议程。在召开新闻发布会前需要确认新闻发布会的必要性，也就是要回答两个问题：准备发布的消息是否有新闻价值？现在的情况下是否适合向公众传达信息？只有回答是肯定的才可以召开新闻发布会。

举行新闻发布会需要注意以下几点：①新闻发布会主题要简洁、明确、生动、立体，成为统摄整个新闻发布会的灵魂；②谨慎选择新闻发布会日期；③新闻发言人要熟悉相关的背景知识，能够站在记者和公众的角度表达；④根据发布会主题，邀请合适的媒体记者和嘉宾；⑤设想记者最可能提问的问题，并做好准备；⑥注意总结评估。卫生应急沟通不是一次性工作，新闻发布会结束后要进行有效评估，以确保沟通的效果和能力不断提高。

危机状态下的新闻发布会充满不确定性、时间紧迫。卫生系统需要在常态新闻发布过程中积累经验、未雨绸缪；在危机来临时临危不乱，在有限时间内充分准备、主动发布，在速度和稳妥之间取得平衡。

第四节　卫生应急沟通策略

一、卫生应急沟通渠道

无论内部沟通还是外部沟通，都需要一定的沟通渠道，既有面对面的人际传播渠道，也有以媒体为中介的大众传播渠道，当然二者并非泾渭分明。卫生应急沟通主体需要根据危机形势，整合一切渠道，将信息及时、准确地传递给公众。

（一）内部沟通渠道

不同的沟通内容存在与之相契合的沟通渠道，内部沟通渠道分为正式沟通渠道和非正式沟通渠道。通常情况下，组织内部共享、保密的信息，主要通过内部的正式沟通渠道进行传播；社会共享、公开的信息，主要通过外部沟通渠道进行传播。

正式沟通渠道指在组织系统内，依据正式的行政组织程序，按照组织规定的线路进行的信息传递与交流。例如传达文件、召开会议、上下级之间的定期信息交换、信息上报与下达等。非正式沟通渠道指正式规定渠道和正式组织程序以外的信息交流和传递以及相互之间的回馈。由于政府组织的系统性和严密性，内部沟通以正式沟通渠道为主，通过遍布全国的完整的政府网络进行，这种沟通方式的优点在于严肃、约束力强，传递路径可靠，易于保密。

（二）外部传媒沟通渠道

媒体沟通渠道除了传统的报纸、杂志、广播和电视外，还包括基于互联网平台诞生的新兴媒介形态，如传统网站、论坛、社交网络、即时通信软件等。这些新媒介不仅改变了报纸、杂志、广播和电视主导的传统媒体格局，而且深刻影响着信息传播方式，形成了"全媒体、大传播"格局。在新的媒体环境下，卫生应急沟通主体需要熟悉常见媒体的特点、准确把握传播对象的媒体接触和使用习惯。这样方能有针对性地整合各种沟通渠道（包括传统媒体和新兴媒体），实现全方位、立体化的互动沟通，提升舆论引导能力和应急沟通效果。

二、卫生应急沟通效果的影响因素

风险沟通强调利益相关者平等、开放、公开的交流，卫生应急沟通也不例外。政府、卫生专业人员（专家）、媒体、公众都是卫生应急沟通中的平等参与主体，这些主体可归纳为信息发布者、信息接收者和全媒体三大类，而这三类主体都会对卫生应急沟通效果产生影响，因此，从这三个维度识别影响卫生应急沟通的因素，将增加有效沟通的可能性。

（一）信息发布者维度

当广泛涉及公众利益的突发公共卫生事件发生以后，信息的缺乏会引起公众的高度焦虑。此时，信息发布及时性、发布内容准确性、信息发布者的表达方式，甚至信息发布者的角色身份等，都会影响个体的风险认知和行为反应，从而进一步影响卫生应急沟通的效果。

突发公共卫生事件是刻不容缓的紧急状态，倘若政府或专家群体在披露风险信息时延迟披露、不及时更新信息、不及时回应公众意见，则会削弱信息的可信程度，使公众产生不安、无助、愤怒、报复等负面情绪，导致公众排斥沟通。因此，在突发公共卫生事件情境下，政府发布信息应避免由拖延导致的公众不满，同时，信息内容应当清晰易懂并且为公众所关心关注，尽可能避免采用晦涩难懂的用词以及过于专业的术语，提高和改善卫生应急沟通效率和效果。

信任是有效沟通的前提，信息发布者的表达方式（态度、语气、表情、肢体语言）以及对公众的回应能力均可视为彰显信任度的方式。即使信息发布者及时、准确、透明地传递出事件信息，卫生应急沟通工作也可能因为信息发布者的态度冷漠、语气不佳、表情欠妥、肢体语言不当而失败。不同的表达方式从侧面反映着政府或专家应对危机事件本身及对公众的态度，积极的沟通方式可以提高公众对政府或决策者的信任感和安全感，从而助推沟通有效进行。此外，信息发布者的角色、身份如果得到公众较高的认同和信任，则能够较好地安抚民众的焦虑，进而达到预期的沟通目标。

（二）信息接收者维度

信息接收者维度即个体因素，主要包括个体的人格特征、风险认知、利益考量等。面对突发公共卫生事件，具有积极乐观或稳定可靠这类特质的公众更容易表现出重视、接受、支持、包容、理解等行为。在卫生应急沟通过程中，这些行为反应方式直接或间接地影响着公众对信息的接收程度,进而影响着卫生应急沟通的效率和效果。此外,在突发公共卫生事件中,信息接收者由于不同的风险认知水平和基于事件本身与自我利益相关性强弱的考量等,会产生不同的应对心理,不同程度地影响着卫生应急沟通的效果。例如,危机事件与自身利益或关系亲近的人密切相关、危机可能为自己的日常生活带来巨大变化等因素,均会强化公众对风险信息的关注与沟通行为选择,更会对应急沟通产生实质性的影响。

(三)全媒体环境

多元化的媒体形态加强了卫生应急主体间的沟通互动,但是它所带来的海量、繁杂、无序、动态且碎片化的信息也增添了沟通主体辨别真假消息的工作量。传统媒体和新兴媒体共同竞争着公众的理解和认同,不同舆论声音引导着不同的认知方向,在社交媒体碎片化信息的定向投喂下,人们越来越倾向于采信佐证自己信念的事实,而非与自身信念相左的证据。因此,通过强化网络信息监管,避免虚构信息、有偏信息、未经证实的小道信息经过各类媒体大肆报道充斥网络,对于确保政府或专家对于危机事件的解释力、强化卫生应急沟通秩序、提高卫生应急沟通的效率具有重要意义。

在卫生应急沟通中还应注意到,不同传播对象的媒体接触和使用习惯存在着显著差异。随着移动互联网的迅速发展,社交媒体平台逐渐成为突发事件应急管理中重要的实时信息获取渠道和意见表达渠道。相较于非网民群体,网民群体能通过多元化的媒介形态及时、准确、全面地了解突发公共卫生事件的实时态势,两大类群体之间的社交沟通和信息传递渠道的差距,是新时期卫生应急沟通必须重视的。

三、卫生应急沟通策略类型

综合卫生应急沟通的渠道和制约因素,一般有两种应急沟通策略:事实导向型策略和价值导向型策略。

(一)事实导向型策略

事实导向型策略重在促进真相查证和利益互惠,又细分为告知、疏导和转换三个二级路径。"告知"是指应急主体面向利益相关者发布危机信息的行为,是主体的"单方"话语在公共语境中进行传播并接受选择的过程。这一路径又分为告知真相、充分告知和适度承诺。真实是应急沟通的底线和生命,也是首选策略;在"全部告知"与"消极沉默"的两极中,选择大家最为关切的共同议题进行充分的告知;承诺作为一种话语、姿态和行动而存在,对受害者而言,承诺意味着走出困境、获得补偿,意味着安全和护佑的希望。过度承诺可能会获得暂时的支持与喝彩,但却会因为无法兑现而丧失公信力、恶化危机。

如果说"告知"是应急主体主动、快速、充分地发布危机信息,解决信息覆盖面的问题,那么"疏导"则指向针对关键议题的多方对话:甄别核心利益相关者,抓住主要矛盾,引导核心议题。疏导策略包括议题管理、寻求第三方联盟和规避危机黑洞三个三级路径。其中,议题管理是引导、控制舆论的基本路径,包括议题的选择、议题意义的沟通共享和议题所涉价值的劝说,这是一个完整的"交流、沟通、劝说"过程。

"转换"策略又可细分为三个路径:前后一致,转移视线,协同利益相关者。"前后一致"本质上是一种信息转换,将负面信息转换为正面信息。组织认真回溯、深刻检讨危机发生之前的主张和承诺,并在应急沟通过程中予以重申和维护,实现沟通的正向效果。"转移视线"本质上是一种议题转换,把公众关注的焦点转移到那些可以摆脱组织责任或者对组织有利的议题上去。"协同利益相关者"本质上是一种关系转换,将利益相关者从"旁观者"转化为"参与者",从"对抗者"转换为"合作者",使其与组织合力渡过危机。比如,在1999年纽约暴发的西尼罗病毒感染危机中,政府部门就号召公众共同参与灭蚊行动并挨家挨户发送传单和手册。

（二）价值导向型策略

价值导向型策略旨在重建信任，包括顺应、引导和重建三个二级路径。

1. 顺应 顺应策略可细分为倾听、合作非对抗和关爱弱者三个三级路径。

（1）倾听是应急沟通的首选策略之一。它不仅是于对话中了解事实、获取信息，而且营造了一个平等、尊重、互信的沟通环境，为理性对话、达成共识奠定了基础。

（2）合作非对抗是应急沟通管理的基本精神，这源于一种常识：危机始于对抗，止于合作；通常而言，合作的成本低于对抗的代价。

（3）关爱弱者是最重要的价值标尺。当事主体要通过充分对话，鼓励各种积极的力量，化解人们在物质、道德和精神上的焦虑，分享安宁、重树信心。

2. 引导 引导策略包括三个具体路径：树立大局观念、关注共同利益和引领公共精神。

（1）树立大局观念旨在通过内部沟通，把内部利益相关者凝聚到大局和整体利益上来，这是对外沟通的基础。

（2）关注共同利益是应急沟通的前提之一。发掘组织与利益相关者的共同价值和利益，实现协同应对危机，实现由"自救"走向"互救"，从"避害"和"散场"走向"趋利"与"重聚"。

（3）引领公共精神要求应急主体着眼于公众利益，在应急沟通中将媒体引导到公共精神上。这些不仅可以使组织化解危机，而且有助于组织从危机转向常态，重返公共空间。

3. 重建 重建是指在危机事件平息后修复形象、重建信任，包括三个三级路径：补偿与救赎、重构话语秩序和价值再造。

（1）补偿包括有形补偿和无形救赎。有形补偿是指对利益相关者的生命、健康和财产损害进行物质和资金方面的赔偿，无形救赎是指对利益相关者进行精神抚慰。

（2）重构话语秩序旨在恢复沟通秩序和环境，使组织回归常态、重返公共空间，可以通过媒体策划、事件公关、领导人形象塑造和社会责任履行等实现。

（3）价值再造即"再造"自身价值观。寻找于危机之下生发、闪现出来的"新价值"，并将其结晶于组织的价值体系，丰富组织文化和财富。

第五节　卫生应急沟通管理

一、卫生应急沟通管理的概念与要求

（一）卫生应急沟通管理的概念

卫生应急沟通管理（public health emergency communication management）是以提高卫生应急沟通实效，实现信息共享和协调行动，避免突发公共卫生事件的发生或控制、降低和消除突发公共卫生事件的危害和不良影响为目的，对风险沟通的全过程进行计划、组织、协调、评估所采取的管理行为和活动。

（二）卫生应急沟通管理的要求

1. 以管理机制和制度体系作为依托 卫生应急沟通是多主体参与、信息互动的过程，以有效的风险沟通机制和完备的制度体系作为依托，才能保证应急沟通的及时性、有效性，确保不同主体均能共同、准确地理解风险水平，从而确保利用最好的信息进行健康决策。因此，完善卫生应急沟通管理体制，建立制度，理顺沟通机制，将应急沟通工作专业化、规范化和制度化，对规避和减少突发公共卫生事件风险、抑制和消除不良影响、控制和消除突发公共卫生事件的危害具有十分重要的现实意义。

2. 贯穿应急管理全程 卫生应急沟通贯穿突发公共卫生事件应急管理全程，包括突发事件的准备阶段、应急响应阶段和恢复阶段，因此卫生应急沟通管理活动也贯穿应急管理全程，但在不同阶段中管理活动的重点不同。

例如，突发事件准备阶段应急沟通管理的重点是建立风险沟通的制度体系、工作机制和工作队伍，做好应急沟通计划的制定、演练和完善；应急响应阶段应急沟通管理的重点是迅速根据事件的级别和性质启动和实施相应的应急沟通计划，保证各岗位工作人员到位，沟通机制运行顺畅，保证风险信息收集、研判、传递及时、准确、充分；恢复阶段应急沟通管理的重点是评估应急沟通效果，据此修改完善应急沟通的组织机构、机制、计划，实施人员培训和社会公众的健康教育，致力于提高应急沟通能力。

3. 加强对信息的管理 卫生应急沟通本质上是风险信息的传递与反馈，风险信息是指包括突发公共卫生事件性质、状态、特点、趋势以及应对行动在内的所有信息。信息是应急管理系统的基本构成要素和有机联系的介质，是突发事件应对中各部门、各层级、各环节之间沟通联络的纽带，只有充分掌握了信息，才能对突发事件进行准确的预警，在突发事件发生后采取最及时恰当的措施，取得最佳的应对效果。因此应急沟通管理的核心内容是对突发事件信息的管理，通过恰当的沟通机制和信息技术，针对突发公共卫生事件相关信息进行收集、整理、审核，并以最迅速、最有效的手段将信息提供给相关主体，使其成为决策、指挥和控制的依据，保证应急管理决策者和社会公众的信息需求均能得到满足。

二、卫生应急沟通管理体系

及时、准确、有效的卫生应急沟通是突发公共卫生事件应急决策的前提和基础。应急沟通涉及系统内外众多主体，这些主体间的风险沟通不是在突发事件已然发生时采取的临时性的紧急合作，而是基于常态的管理体系构建和机制运行等常规工作，有序、及时的事件信息收集、整理、审核、传递和反馈，以及风险管控措施和策略的发布。在当今全媒体时代，每个人都可能成为信息源，信息的传播已经突破了时间和空间的限制，常态下卫生应急沟通管理体系和运行机制的构建显得尤为重要。

关于信息传播，哈罗德·D.拉斯韦尔（Harold D.Lasswell）的"5W"模式是运用最广的传播模式之一：谁（who），说什么（say what），通过什么渠道（in which channel），对谁（whom），取得什么效果（with what effect）。这一模式概括了所有传播形态的五个共同要素：传播者、讯息、渠道、接收者和效果。卫生应急沟通管理体系构建正是在国家突发公共卫生事件"一案三制"应急管理框架内，围绕上述五个沟通要素展开，具体包括组织体系、制度体系、工作机制、资源保障体系等。

（一）组织体系

2003 年以来国家相继出台了一系列法律法规和政策，就突发公共卫生事件的风险信息的监测、报告、评估、预警、发布和通报等环节，明确了各级卫生行政部门、疾病预防控制机构、医疗卫生机构以及地方人民政府在其中的职责和权限，确定了不同的信息公开和传播渠道与方式，以便在突发事件发生时能够有条不紊地开展应急沟通工作。这些政策规定在宏观层面上为卫生应急沟通的有效开展奠定了基础，但在具体的突发公共事件应急沟通实践中，还需要建立卫生应急沟通领导小组，负责应急沟通工作的统一指挥、总体策划、定期信息发布以及发布内容、发布口径、发布渠道和形式的审批。在卫生应急沟通领导小组下，建立卫生应急沟通信息采编小组、卫生应急沟通专家小组和卫生应急沟通综合协调小组，负责信息收集、分析、沟通、舆论引导以及协调后勤保障等具体工作。

（二）制度体系

卫生应急沟通需要一个有效的制度体系作为依托，包括建立卫生应急沟通领导工作制度，明确卫生应急沟通各管理部门的具体职责和工作流程；建立联络人员名单制度，使相关信息即时传播给目标人群,争取政府防控策略和措施能够在社会各个层级得到支持、配合和落实,同时也能将相关信息和应急沟通效果及时反馈给应急管理决策机构;建立信息处理和发布制度,对突发事件风险信息的收集、分析整理、编辑、审核、发布,以及防控策略和相关健康知识的传播等各个环节和流程的责任及权限、信息处理时限、信息发布和审核程序均予以确定,确保信息发布和传播的及时、准确和有效等。

(三)工作机制

建立健全工作机制是为了能够保证突发公共卫生事件从应急准备、响应到恢复各个阶段的沟通工作都能有序展开,并且不断优化沟通计划。主要包括应急沟通机制、应急沟通演练机制与应急沟通评价机制。

1. 横向和纵向的应急沟通机制 横向沟通机制是指同级政府各平行部门和人员之间以及不同地方同级政府之间的信息交换。纵向沟通机制是指沿着组织结构中的直线等级进行上传下达的信息传递,具体是指上下级政府之间、上下级政府部门之间的沟通。

2. 沟通计划与演练机制 一个有效的沟通计划应当针对突发事件的类别和事件发生的不同阶段,就"谁来沟通、向谁沟通、沟通什么、通过什么渠道和形式沟通"给出具体安排,从而让各层级沟通人员在突发事件发生时有条不紊地各司其职,实现团队协作。为此,制定应急沟通计划时需要确定目的和目标、分析受众、制作信息、选择沟通渠道和方式,并将这些部分整合成一个完整的计划。卫生应急沟通计划既可以是单独的沟通计划,也可以是突发公共卫生事件应急预案中的一个部分。但不管采取何种形式,在常态下都应当增加演练的环节,一方面提高各部门之间以及沟通人员之间的协调性和配合度,另一方面可以对计划进行不断的修改完善。

3. 卫生应急沟通评价机制 应急沟通评价贯穿于应急沟通的全过程,是指由应急沟通评价小组采用一定的评价手段,选择客观可操作性强的评价指标和标准,对应急沟通工作的计划、实施和成效开展全方位的评估。目的是判断应急沟通的适宜性和合理性、应急沟通工作是否按照计划实施、是否达到预期目标,发现存在的问题,总结经验教训,优化修订沟通计划,并为未来的应急沟通工作积累经验,确保沟通工作取得预期效果。

(四)资源保障体系

优化资源保障体系主要是指建设风险沟通信息基础数据库,对涉及突发公共卫生事件应急处理的法律法规、现有应急资源、历史案例信息进行全方位的收集,以满足卫生应急沟通工作对政策法规和历史经验数据的需求。建设应急沟通信息基础数据库要求全面性和准确性,包括法律法规和政策信息数据库、卫生应急地理信息数据库、卫生应急预案数据库、卫生应急调度资源数据库、历史案例和知识数据库、媒体记者信息数据库和舆情信息数据库。

其次是完善财政保障体系。为更好地应对突发公共事件,做好常态化风险沟通工作,需要增强地方财政保障,增加关于应急沟通的专项财政支持,主要用于有关部门和单位长期开展公众危机宣传、危机教育、应急安全演练、有关部门领导干部的危机培训、公众沟通素养提升等。

本章小结

卫生应急沟通是卫生应急状态下,公共决策者、卫生领域专家、社会媒体、公众等多元主体对于风险事件发展变化、风险认知以及应急处置展开的互动共享过程。有效的卫生应急沟通需要遵循一定的原则,采取合适的沟通渠道、形式和策略。

卫生应急沟通管理是以提高卫生应急沟通实效为目的,对风险沟通的全过程进行计划、组织、协调、评估所采取的管理行为和活动。卫生应急沟通管理应以管理机制和制度体系为依托,贯穿应急管理全程。应急沟通管理体系包括组织体系、制度体系、工作机制和资源保障体系。

思考题

1. 简述卫生应急沟通的特点。
2. 简述卫生应急沟通管理体系。
3. 新型冠状病毒变异毒株 Omicron 相比原毒株，具有传播力和致病性更强、潜伏期更短、发病进程更快的变化，给疫情防控带来更大挑战。假如你是 A 市卫生应急管理部门的决策者，当地出现该毒株并有传播趋势，民众出现恐慌情绪，请你设计一个完整的应急沟通计划。

（孙　菊）

第五章　卫生应急中的公众心理、行为与社会文化

继 2003 年 SARS 危机后，各类突发公共卫生事件日益频发，对各国政府的应急管理能力提出新挑战。同时，公众面对危机带来的生命健康威胁产生的各类心理问题和异常行为，又会触发一系列社会连锁反应，并借助于人类既有社会网络关系连锁机制，将单一危机放大到政治、经济、社会危机。政府、社会、公众对突发公共卫生事件的应对管理行动和行为反应不仅会受到所处复杂社会文化情境的深刻影响，而且会反作用并影响危机事件的演化趋势和发展走向。各国政府和学者越来越深刻地认识到开展突发公共卫生事件情境下公众心理、行为和社会文化现象研究和干预的极端重要性。

第一节　公众危机心理与心理危机

一、危机心理及其相关概念

日常生活中，每个人都在不断保持自身与环境的平衡，呈现出一种稳定和谐的心理和生理状态。重大问题或者变化的出现，如突发公共卫生事件的发生，往往会使个体甚至群体置身于生命健康的威胁之下，重大的外部事件刺激会引发人们一系列的应激反应。应激反应（stress reaction）是机体遭遇各种外部或内部异常刺激后所产生的非特异性综合反应。

心理应激反应（psychological stress reaction）是人的身体对各种紧张刺激产生的适应性反应在心理上的表现。从心理过程来讲，主要有认知和情绪变化，可伴有生理上的改变。心理应激是一种正常的生活经历，并非疾病或病理过程。适度的应激有利于强化机体应对机制，更好地适应环境。但过度或长时间的应激会使人陷入较持久的心身紧张状态，导致个体无法抵御紧张刺激并产生失去控制的感觉，开始表现出恐慌、愤怒、敏感、敌对、麻痹等异常心理，且在行为上也逐渐有所体现并进入一种失衡状态，形成危机心理。

危机心理（crisis psychology）指人在危机中会表现出不同的心理和生理状态，个体在这种情境中可能表现为不知所措、无所适从、失控、失能等。

突发事件由于具有发生突然、难以预料、危害大且影响广泛等特点，通常会使人群在遭遇刺激后出现不同程度的心理和行为异常。轻者会有压力、焦虑、压抑以及其他的情绪和认知问题，这些情感异常与人群的受教育程度、心理气质等因素有关，往往在短期内可以消失。而重者则会表现出过度的应激反应，甚至引发生理、心理异常。危机引发的各种躯体和心理问题时有发生，如睡眠障碍、头痛、胃肠疾病，以及急性应激障碍、创伤后应激障碍、抑郁与焦虑障碍等，这种异常通常会持续一段时间。突发公共卫生事件由于性质和影响范围不同，会对事件所涉及个体或群体产生不同程度的影响，如群体性中毒事件会涉及中毒者及其家属、救治者、管理者和一般公众等，由于事件影响程度和范围不同，人群的心理应激反应会有所差异。

二、危机心理分期与表现

（一）危机心理分期

危机事件给人们带来的社会心理反应，一般经过威胁期与预警期、冲击期、消减期和终止期等阶段，每个阶段的心理反应特点均不相同，各有重点。

1. 威胁期与预警期　某些危机事件发生前有先兆，在相关部门认识和发出预警信息后，人群中的表现多为惊异和焦虑，并会表现出两极分化现象，对于即将发生的危机事件的危害程度不在意或估计过重。

2. 冲击期　多数危机事件都是突然发生的，少有先兆，人们对于突然发生的危机事件在心理和生活等方面缺乏应对知识和物质准备，在心理和行为上会有不同表现。此期公众以逃避、过度恐慌等表现为主，只有少数人会保持理性。公众的恐慌和异常行为可能会导致集体性恐慌行为，如在多次的突发公共卫生事件中公众的抢购行为。

3. 消减期　绝大多数人在此期逐渐恢复理智，但情绪仍然不稳定，表现出焦虑、偏执等情绪，过度关心危机事件可能给他们造成的伤害。

4. 终止期　当危机过后，公众开始反思和回顾自己的行为，会表现出自责、后悔或担忧将来危机会再度来临等心理。

（二）危机心理表现

危机心理可以在生理、情绪、认知和行为方面有所表现，常见的情绪反应包括以下表现。

1. 个体水平上的心理表现

（1）恐惧：恐惧是对特定刺激事件采取逃避或自御的心理反应，是一种基本的情绪状态，通常是指由某种危险引起个体认为无法克服这种危险而试图回避所产生的消极情绪。恐惧寓于个体，却可能弥漫于人群或社区，特别是在突发事件出现时极具心理感染性，易形成"恐惧气氛"。

在突发事件中，恐惧心理通常表现为过度关注与事件相关的信息，轻信甚至传播流言。能否有效抑制恐慌心理，决定着能在多大程度上减少突发事件可能带来的损害。如居民面对日本核辐射事件时的"抢盐"风波。

（2）焦虑：焦虑是个体在威胁性情境中产生的一种不愉快的情绪体验。焦虑会使人感到紧张、不自在、忧虑、担心和脆弱。本质上，焦虑是一种起着心理防御作用的情绪应对策略。由于焦虑是一种负面情绪，因此人们会尽量避免这种情绪的产生，适当运用心理防御机制，减轻因问题引起的焦虑。防御机制是指任何一种回避、否认或消除那些引起焦虑或威胁感的心理调整与应对策略，它被认为是一种无意识的过程。

面对突如其来的事件或灾难，公众的焦虑一般表现为情绪低落、压抑、苦闷、意志消沉。焦虑在生理上的表现多种多样，如肌肉紧张、出汗、搓手顿足、紧握拳头、面色苍白、脉搏加快、血压上升等症状，在这种情境中的人通常对突发事件所造成的困难估计过高，过分关注躯体不适，对环境刺激过于敏感，情绪起伏特别强烈。高度的焦虑不仅会增加生理和心理上的痛苦，而且会对事件应对产生不利的影响。

（3）压力：个体任何的生活变动或习惯改变皆可成为压力。压力是心理压力源和心理压力反应共同构成的一种认知和行为体验过程。压力是随时变动的，每个人都需要适当的压力水平来激发表现，过高或过低的压力都会降低表现。对同一件事，个体感受的压力程度不会完全相同，其具有主观性，会受到年龄、性别、文化、个人经验与性格的影响。

面对突发事件，适当的压力可以激发个人应对突发状况的潜能，但若压力控制不当，则会适得其反，甚至导致心身疾病。2003 年 SARS 疫情期间，众多医务工作者由于职业责任感而感到莫大的压力。

（4）挫折感：挫折是个体在有目的的活动过程中遇到障碍或干扰，致使个人行为动机不能实现，个人需要不能满足时的情绪体验。包括三方面的涵义：其一，挫折情境，即提出需要不能获得满足的内外障碍或干扰等情境因素。其二，挫折反应，即对自己的需要不能满足时产生的情绪和行为的反应。常见的有焦虑、紧张、愤怒、攻击或躲避等。其三，挫折认知，即对挫折情境的知觉、认识和评价。当挫折情境、挫折反应和挫折认知三者同时存在时，便构成典型的心理挫折。三方面涵义中挫折认知最为重要。对于同样的挫折情境，不同的认知会产生不同的反应。即便没有挫折情境或事件发生，而仅仅由于挫折认知的作用，也可能产生挫折反应。

（5）负罪感：因为生理、安全、爱、尊重、价值等个人需求遭受剥夺或得不到满足，以及由于侵犯别人合理需求、威胁或影响别人正常生活而造成的内疚感、羞愧感等心理过程。

突发事件来势凶猛，一时很难控制局面，少数公众面对这种无法适应的局面容易产生对自己能力的极度怀疑，从而产生负罪感。在突发公共卫生事件中，特别是在传染病疫情中，感染者一般都有较强的负罪感。作为病毒携带者，因为自己传染给了亲人、朋友及周围的人，有可能会认为自己犯了不可饶恕的过错，即使一些患者没有传染给其他人，也会因亲人、邻里、同事等被隔离而感到极度内疚。

（6）过度防范：指由于恐惧和缺乏安全感而采取的超过合理范围的预防措施的心理意识和行为变化。从心理学角度来说，群众的过度防范意识来源于对突发事件的过分恐惧，而过分恐惧又是由公众缺乏安全感所致。例如面对"毒奶粉"事件时，群众表现出对所有奶粉一律过度防范、一律排斥的态度。

2. 群体危机心理异常表现：群体性恐慌　在医学上恐慌（panic）亦称为急性焦虑发作，患者突然感到强烈不适，有胸闷、呼吸困难、心悸、出汗、胃不适、颤抖、手足发麻、濒死感、要发疯感或失去控制感，每次发作约一刻钟。发作可无明显原因或无特殊情境。在卫生应急中，恐慌是指因突发公共卫生事件引发的个体的恐惧、焦虑、负罪感和过度防范等一系列心理过程与现象。当大量公众出现恐慌现象时称为群体性恐慌（group panic），它是导致集体行为（collective action）和群体性事件（group disturbance）的主要心理原因。

（1）恐慌的表现形式：近年来，全球各类重大突发公共卫生事件所引起的群体性恐慌事件屡屡发生，对人类生命安全和社会经济发展构成了极大威胁，成为全世界关注的焦点。其主要表现为以下三种形式：①回避：面对突发公共卫生事件，因惧怕其危害到自己的生命健康，公众会主动规避危险区域。如在2003年SARS疫情期间，大多数居民都因害怕感染病毒而不敢外出到公共餐饮场合就餐。②短期行为：突发公共卫生事件中，人们在大众传播、流言、群体压力等因素作用下表现出来的一种临时性的非理性行为。危机情境下，人的本能战胜社会性，情感战胜理性，因此极易因谣言而采取各种短期行为，如抢购过量生活用品。③模仿心理行为：模仿是一种具有内在规律性的社会心理现象，是人们在特定的社会情境中参照他人行为的表现。通常分为两种类型：即有意识的模仿和无意识的模仿。有意识的模仿是基于一定动机或目的的自觉效仿。无意识的模仿是个人在不自觉状态下对他人行为的反射性效仿。模仿者并没有意识到自己接受被模仿对象发出的暗示，这是作为社会心理现象的模仿类型。在突发公共卫生事件中，人群中模仿从众心理往往会在对自身利益无伤害的前提下导致集体行为。

（2）影响因素：恐慌心理可认为是人类自我保护的本能反应。但恐慌心理过度则会导致比事件本身更为严重的负面影响。认清群体性恐慌的成因，将有助于公众在危机情境下保持冷静与理智，维持正常社会秩序，保证社会和谐。导致群体性恐慌的原因主要有以下几方面：①危机事件的性质：危机事件本身，尤其是突发公共卫生事件对人们的生命财产安全构成威胁。只要有危害公众的危机事件发生，就会引起群体性事件从而产生群体性恐慌心理，并且极易形成"恐慌氛围"。②风险性信息：在众多的信息中，大众对危害自身安全的信息"嗅觉"尤为敏感，一旦大众传播渠道不畅或者功能弱化，公众将无法通过正规、权威的渠道获得确实可靠的信息，控制感丧失而产生恐慌心理，导致群体性恐慌。③知识与能力：公众的科学素养与公众对于传言是非的判定能力是一个重要的影响因素。公众科学素养的缺乏会造成其在谣言前缺乏理性科学的思考，容易盲目地相信谣言。④文化价值观：在突发公共卫生事件中，应该基于文化属性和价值观进行合理引导，以发挥文化属性的积极作用，避免公众被不良信息误导，发挥其特定的功能，给受灾公众以心灵慰藉。

三、心理危机的概念及其分类

（一）心理危机的概念

心理危机（psychological crisis）是个体、群体遭遇重大生活挫折或突发事件时，当其原有的问题处理方式和支持系统难以应对而又无法回避时，所导致的个体心理失衡或社会性的心理恐慌现象，是危机事件超过人们自身的应对能力、心理平衡机制遭到破坏时而产生的心理现象和问题。这种由突发事件而导致的心理失衡、失控等反应也可称作负面心理反应。控制公众在突发事件中的负面心理反应，不仅应该关注在突发事件中人们的负面心理反应本身，更应关注这些心理现象背后的诸多社会问题，引起或加重人们在突发事件中的心理危机的社会原因，突发事件中人与人、人与政府、人与社会的关系问题等。如不能有效地处理这些问题，即使可以借助心理干预手段在短期内解决部分个体的心理问题，但从整体与长远的角度来看，可能影响社会有机体的稳定与健康发展。危机心理与心理危机有区别亦有联系，危机心理严重时会出现异常的失控、失能等情况，即发展成为心理危机。

（二）心理危机的分类

根据心理危机的不同程度和持续时间，心理危机分为以下四种类型。

1. 急性应激障碍　是指个体遭受剧烈、严重的精神刺激后立即表现的强烈的精神运动兴奋或精神运动抑制。

2. 创伤后应激障碍　是指个体经受异乎寻常的威胁和灾难心理创伤，导致延迟出现或持续出现的精神障碍。如持续反复的创伤体验、噩梦惊醒、选择性遗忘等。

3. 持久性心因性反应　是指应激源长期存在或长期处于适应不良环境中而诱发的精神障碍。

4. 适应性障碍　是指个体的焦虑或抑郁等情感障碍表现为躯体不适、行为退缩等适应不良行为。

四、心理危机形成机制

（一）心理危机产生机制

突发事件特别是重大灾难事件发生后，多数人会出现不同程度的心理危机甚至应激障碍。导致心理危机的因素是多种多样的，目前未有统一标准。有学者认为个体的心理就如同躯体一样也是有结构的，当灾难事件发生时，它会突破心理防线，侵入个体的心理结构，并迅速或逐渐将其瓦解。心理危机的形成及其发展受以下因素的影响。

1. 外部事件即心理危机应激源的影响强度　常见的外部事件包括：严重的自然灾害、重大的事故灾难、突然失去亲人、突发重大传染病疫情、群体性不明原因疾病以及其他严重影响公众健康的事件等。

2. 社会支持系统的强弱程度　政府、社会组织、民间力量乃至国际社会外部支持力量对突发事件的态度、反应速度、救治与救援及其效果等与当事人的应激反应强度成反比关系。

3. 当事人的内在因素　影响当事人应激水平的内在因素具体包括两个方面：一是当事人当

前无法改变的客观因素；二是个体应对灾难的经历、心理复原力以及个体所具备的个人特质、文化背景、世界观、价值观、生活态度、认知方式、社会适应力等。

（二）心理危机的形成过程

心理学研究发现，当事人从对危机事件的感知到心理危机的产生，需要经历不同的发展阶段，每个阶段当事人在心理上对危机事件都有不同的感知，并在情绪和行为上表现出不同的特征。一般来说，心理危机的形成和发展大致经历以下四个阶段。

1. 危机本身感受阶段　个体能明显感受到自己的生活突然发生变化，感觉到危机事件本身对自己的冲击，引发一定的紧张感。这一阶段个体经历的心理危机的表象特征极不明显，也不易察觉。

2. 危机体验持续升级阶段　受危机干扰的个体会发现个人无法对危机心理进行有效缓解，宣告个人凭借以往经验进行的努力失败。

3. 危机个体出现强迫性神经质症状阶段　当个体无法凭借个人能力解决自身的危机心理，也得不到外界足够有效的帮助时，危机个体就极易表现出强迫性神经质症状。

4. 心理危机完成阶段　主要表现症状是身心俱疲。个体无法缓解心理压力，在长时间的恐惧、无助等内心消极体验下，身心机能受到极大影响，极易出现严重睡眠障碍、胸闷、心跳加快、血压升高等症状，甚至产生自杀倾向。

以上四个阶段的心理危机并没有一个固定不变的模式，也没有一个较为清晰的分界线，心理危机的自然发展过程会使危机心理的程度不断加重。因此，准确把握好心理危机发生发展不同阶段的特点和表现，及时准确进行干预至关重要。

在心理危机形成过程中，风险的社会放大机制也是不容忽视的。社会心理放大机制是指社会环境中的信号和信息是如何通过社会和个体的认知、情感和行为的交互作用而被放大的过程。它涉及社会和心理上的多个层面，包括社会媒体、群体交流、个体认知和情感等因素。例如，当媒体大量报道某种疾病的暴发时，人们可能会对该疾病感到担忧和恐慌，进而采取更保守的行为措施。这种放大机制是由多个因素相互作用而产生的，包括信息传播渠道、社会和文化价值观、个体的风险知觉和情感反应等。当某个事件或风险在社会上引起了较高的关注度，其会通过社交媒体、口口相传等方式迅速扩散，并在公众中产生情感反应，从而进一步放大事件的影响，可能会形成群体性心理危机，即当群体在达成重要目标过程中受到严重阻碍时，或群体经历突发事件、危机情境时，感觉到用过去习惯性的处理方法无法应对当前的困境，甚至茫然不知所措，陷入无力状态；或者遭遇巨大的威胁或伤害，引起群体性的情绪起伏变动、激烈不安、紧张、焦躁、愤懑及其他异常反应状态。

第二节　公众的应对行为

重大传染病疫情具有高度不确定性和动态演变性，其灾害影响范围与危机应对处置的时效性、专业性有极大关系，且与公众的应对行为息息相关。因此，在卫生应急处置中理解公众应对行为的反应与深层逻辑，直接关系到公众对政府和社会防控策略的理解与配合，成为影响应急处置成败的关键环节。

一、应对行为概述

（一）应对行为的相关概念

行为是指在内外环境刺激下有机体为适应环境所产生的反应，也是有机体为维持个人生存和种族延续，为适应不断变化的环境所作出的反应。

人类行为的发生过程一般包括内部的心理过程和外显的行为表现。个体在面临危险或压力时，通常会产生应激性反应，产生生理、情绪和行为的变化。有学者将应对行为定义为处于危险环境时个体基于所感知到的风险而采取的应激反应。应对行为（coping behavior）是个体在面临不确定风险的前提下，为缓解自身压力从而不断调整自身认知、情绪等作出的一种努力，是个体应对外部环境变化的适应性反应。

（二）应对行为的分类

个体应对行为的有效性取决于个体、外部刺激、压力的类型等。行为主体会采取不同的策略以应对变化的压力情境。目前对人类应对行为的类型划分并没有统一的界定。有学者根据应对主体行为发生反应的主动性将其分为被动应对和主动应对行为。大多数应对方式属于被动反应型，是对压力源的被动反应。对未来压力源的预测和反应被称为主动应对或面向未来的应对。心理学研究较多依据应对行为的策略将其分为两类。

1. 以问题为导向的应对行为　使用以问题为中心的行为策略目的是试图解决问题的原因，通过了解问题的信息和学习处理问题的技能来应对压力和威胁。以问题为中心的应对旨在改变或消除压力源。Folkman 和 Lazarus 提出的三种以问题为中心的应对行为包括：控制、寻求信息和评估利弊。应对行为具体包括：积极应对、规避、保护等行为。如为减少疫情感染的风险，采取戴口罩、勤洗手、减少聚集、正确消毒、通风等行为。

2. 以情绪为导向的应对行为　以情绪为中心的应对方式旨在管理伴随压力或风险感知的情绪。Folkman 和 Lazarus 确定的五种以情绪为中心的应对策略包括：否认、逃避、接受责任或责备、自我控制（释放压抑的情绪）、积极的认知重新评估。以情绪为中心的应对是一种通过最小化、减少或预防压力源的情绪成分来减轻痛苦的机制。该机制可以通过多种方式实现，例如：寻求社会支持、从积极的角度重新评估压力源、承担责任、逃避、自我控制等。这种应对机制的重点是改变压力源的意义或转移注意力。以情绪为中心的应对方式非常适合用于看似无法控制的压力源，包括通过深呼吸、冥想、瑜伽、音乐和艺术疗法等进行放松训练。

（三）应对行为的策略选择

以问题为中心的应对机制可能使个体对问题有更大的感知控制，而以情绪为中心的应对有时会导致感知控制的减少，出现应对的适应不良。通常，人们会混合使用几种应对策略，这些策略可能会随着时间的推移而改变。不同策略的采取主要取决于对风险或威胁的可控性认知，如果是可控的，人们通常采取问题导向的应对行为；如果是不可控的，人们则倾向于采取情绪应对行为。

二、常见个体应对行为

（一）信息寻求行为

信息与公众风险感知评价和情绪与行为反应密切相关。感知到风险和获取风险信息是人们产生应对行动的逻辑起点。当人们意识到环境中存在风险或威胁时，出于自我防护的目的，人们会产生急迫的信息需求，主动搜索信息，以确认风险和威胁的真实性、危害性，进而形成应对风险或威胁的行为决策。这是人本能消除对环境风险不确定感和安全的需要，同时也在信息中寻求如何保护自己或家人的行动建议。人们注意、关注并搜索和理解信息，对后续的应对行动至关重要。特别是在突发事件发生初期，如果风险信息模糊或者不充分，人们不能及时获取官方明确的信息，就会产生信息真空，小道消息或谣言就会产生并迅速传播。一旦虚假信息被人们广为传播或接受，先入为主的首因效应就会产生，消除错误信息的影响会变得尤为困难。

为此，WHO 提出了信息疫情（infodemic）的概念，揭示了在传染性疾病传播下伴随发生的信息疫情现象，它是指疾病暴发期间在数字和物理环境中的信息泛滥，包括虚假或误导性信息，导致人们的困惑和冒险行为，从而危害健康，甚至导致人们对卫生部门的不信任并破坏公共卫生应对措施。为此，WHO 提出了 4 项信息疫情的管理活动：①倾听社区关注的问题；②提高公众对风险和健康专家建议的理解；③增强公众对错误信息的抵御能力；④倡导社区参与并授权社区采取积极行动。

（二）防护性行为

该行为是一种具有冲动特质的行为，是基于公众对于突发事件感知评估所产生的一种行为反应。当人们意识到危险时，产生的恐惧情绪会刺激人们产生规避危害的行动，以规避风险、寻求安全。心理学研究显示，趋利避害的行为反应是人类生存的保护性、适应性的结果。依据所应对突发事件的性质和范围的不同，常见的防护行为包括必要的疏散与撤离、佩戴和准备必要的防护器具（如口罩、面具）、使用消毒防护用品、遵循防护要求（如保持社交距离、接种疫苗）等。

（三）遵从行为

遵从行为是指人们遵从官方或专业人员的应急处置和管理行动建议而采取的配合行动。在突发公共卫生事件中，人们对政府或管理者建议或要求的处置措施的理解和遵从，直接影响到事件处置的效果。在突发灾害或事故情境下，公众是否遵循要求进行紧急疏散和撤离，直接关系到公众的生命健康安全。如传染病疫情下的隔离和防护措施、接受建议采取疫苗接种等事关疫情的防控效果。研究显示，人们的遵从行为受诸多因素的影响，包括人们对风险的认知、对官方信息的信任度、风险情境、个性特征、社会规范、行动资源限制等，同时，文化价值观也对遵从行为产生影响。

三、群体性行为

危机中的群体性行为主要表现为集体行为。集体行为（collective action）又称为集群行为。美国社会学家帕克认为，集体行为是一种共同的、集体冲动影响下的个人行为。社会学领域经常将集体行为理解为一种短暂的、有一定规模的、无组织的行为。美国社会学家戴维·波普诺认为："集体行为是指在那些相对自发的、无组织的和不稳定的情况下，因某种普遍的影响和鼓舞而发生的行为。"卫生应急中集体行为是指在突发公共卫生事件中，人们自发产生的群体性社会行动。它缺乏明确的行动计划，当对其引导和处理不当时，可能会对社会稳定造成破坏。

（一）表现形式与特征

集体行为的表现形式多种多样，多以群体性恐慌、谣言、骚乱、抢购、就医等形态出现。此类现象具有以下特征。

1. 自发性 集体行为是群众自发形成的，通常缺乏明确的目的性，并非由某一组织提前准备、预先设计的活动。此类自发行为难以控制，其发生时间与规模难以确定。

2. 偶然性 集体行为无法准确预计何时何地发生，具有偶然性。如地震后，人们避难的集体行为是无法准确预料的。

3. 短暂性 短暂的集体行为只有几分钟，最长的集体行为一般也不会超过数天。这种短暂性可以用爆发性来解释。集体行为的爆发性决定了它不可能持久，但可能有三种结果：①宣泄感情，缓解紧张情绪。②找到了新的行为规范并被社会接纳，使之制度化。③集体行为被人利用，转化为有组织、有领导的社会运动。

4. 敏感性 在集体行为中，人们互动频繁且逐渐加快。如在危机情境下，人们对事关切身安危的风险信息高度敏感，并伴有恐慌情绪，极易导致谣言加速传播。

5. 匿名性 集体行为的行为方式具有匿名性。在集体行为中，个人基本处于"匿名状态"，责任分散而模糊，任何一个或几个成员都无须为集体行为承担责任。

6. 非结构性　集体行为的个人之间没有固定联系，主要依靠情绪或对共同关心的事物的态度相互连接，缺乏持久的联系纽带。换言之，一旦突发事件的事态发展被有效控制，集体行为就会随即缓解。

集体行为呈现出一定程度的随机性和盲动性，当集体行为不能得到有效控制时，容易导致部分群体情绪失控，进而造成社会危害。

（二）集体行为的形成机制

集体行为的发生具有一定的偶然性，但它的发生并不完全由偶然因素导致，它通过特定的传播机制在人群中广泛传播。

1. 群体联系与情绪感染　在集体行为中，群众有共同的情绪，并且极易感染给身边的人。某种观念、情绪或行为在暗示机制的作用下以异常的速度在人群中蔓延，从而引发整个人群的激烈行动。例如疫情暴发时，人们对防疫物资或生活用品的抢购形成一种行为信号，伴随紧张情绪的催化感染他人，从而形成哄抢物资、引发冲突等危害社会秩序的集体行为。

2. 信息流　在集体行为中，非常态的信息流动主要是指流言。美国心理学家 G.W. 奥尔波特曾提出有关流言的基本公式：R=I×A。其中 R 指流言（rumor），I 指流言的重要性（importance），A 指流言的不确定性（ambiguity）。他认为流言流通量的大小取决于问题的重要性以及证据的不确定性两个方面。

3. 模仿效应　模仿效应是人们在特定的社会情境中参照他人行为的现象。模仿分为有意识模仿和无意识模仿，有意识模仿是模仿者明确意识到自己在模仿，无意识模仿是模仿者没有意识到自己的模仿行为。在灾害或灾害威胁传言发生时，个体恐慌情绪的表达和恐慌行为的出现会给他人造成刺激，形成较高的环境压力，引发他人类似的情绪和行为反应。如突发公共卫生事件发生时公众的抢购行为。图 5-1 描述了集体行为的形成过程。

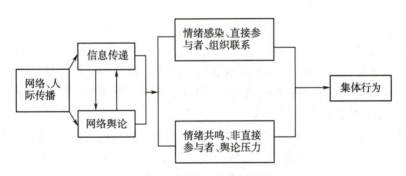

图 5-1　集体行为形成过程

（三）集体行为的经典理论

集体行为的经典理论产生于信息社会之前的工业化社会。斯梅尔塞的价值累加理论无疑是典型代表。此外，还有很多社会学家利用模仿理论、感染理论、紧急规范理论、匿名理论等来解释集体行为。价值累加理论认为，集体行为、社会运动和革命的产生都是由六个因素决定的：社会结构促成；由社会结构衍生出来的怨恨、剥夺感或压迫感；一般化信念的产生；触发社会运动的因素或事件；有效的行动动员；社会控制能力的下降。这六个因素是集体行为发生的必要条件，是促进社会运动产生的结构性诱因。上述因素自上而下形成，发生集体行为的可能性也在逐渐增加。一旦具备了六个因素，集体行为就必然发生。

社会各组织很可能因集体行为而受到影响。因此，必须重视对集体行为的管理。对集体行为的干预方式不能一概而论，应根据不同组织在集体行为中扮演的不同角色而定。通常，对媒体机构的干预主要是要求其客观报道政府部门发布的消息；对公众的干预主要是做好相关心理安抚工作,消除事故后的不良心理应激反应,如恐惧、焦虑等情绪;也可以进行群体分享与减压,并对重点人群进行随访跟踪;政府部门应当协助事件的调查过程,不夸大事实,不隐瞒真相,做好疏导工作,维持正常生产生活秩序。

第三节 卫生应急中的公众心理疏导与行为干预

由于风险情境中公众的心理和行为反应有着内在的规律性和逻辑因果关系,有效的心理行为干预必须基于对公众行为发生内在机制的理解,采取针对性的干预措施。主要的引导干预策略包括不同层面的措施。

一、社会层面的干预策略

(一)加强卫生应急沟通

在突发公共卫生事件应对中,信息产生关键作用,并引发公众一系列心理行为反应,因此进行及时有效的应急沟通至关重要。政府和专业机构在危机发生前、发生过程中和发生后应及时、透明、清晰地向公众提供相关信息,关注公众信息的获取、传播、监测、引导和效果评价等全流程关键环节,开展具有针对性的信息沟通工作,确保公布的信息完整、统一和权威。及时、可信、准确的信息发布有利于引导公众消除恐慌心理,冷静对待危机。基于卫生应急沟通全流程管理,关注信息的情绪表达方式,及时评估公众信息需求、信息反馈与满意度。利用各种信息传播渠道(包含新媒体),促进突发事件的有效控制以缓解社会影响。

(二)建立健全社会心理服务体系

包括心理监测、预警和服务体系。

1. 加强以人群为基础的心理状况监测 把人群心理卫生监测纳入监测系统。以人群为基础的监测系统,可以及时鉴别出突发事件中有应激障碍风险的人群,并评价、预测人群应激障碍的流行情况,从而尽早采取干预措施;监测系统还可以监控心理干预的过程及其效果,指导卫生资源的有效分配。无论是在突发事件的防御阶段还是反应阶段,监测都能起到十分重要的作用。

2. 构建社会心理状态预警机制 在加强人群监测以及信息管理的基础上,逐步构建突发事件社会心理状态预警机制,为领导决策和改善公众在灾难时期的应对能力、提高心理健康水平提供依据。许多国家已组建了由政府统筹管理的重大灾难及危机的心理服务系统以及突发事件社会心理预警体系。通过加快社会心理服务体系建设和信息化建设,将心理学、大数据、信息科学充分融合。通过抓取社会心理状态数据,对社会心理状态进行动态分析,及时了解社会大众的心理状态变化,发现社会心理问题,疏解负面社会情绪,调节消极社会心态,提供精细化的心理健康公共服务;通过长期追踪调查社会心理状态数据,建立社会态度和社会情绪数据库,可以预测社会心理状态的发展趋势,有效引导网络舆情走势和提出社会心理状态预警。

3. 健全社会心理服务体系 公众的心理状态将直接影响突发事件的处置。2018年国家卫生健康委、中央政法委、中宣部等十部委联合下发了《关于印发全国社会心理服务体系建设试点工作方案的通知》(国卫疾控发〔2018〕44号),要求试点地区建设社会心理服务模式和工作机制。新冠疫情应对实践再次凸显社会心理服务体系建设的重要性和紧迫性。应急管理法规中增加社会心理服务保障机制十分必要,同时,应确保社会心理服务与各类应急保障工作高效协同。《国家突发公共事件总体应急预案》明确提出,对受突发事件影响的群众提供心理援助。重点关注特殊弱势群体,帮助他们建立社会心理支持系统,为他们提供及时、温暖、公平的社会心理服务。

二、社区层面的干预措施

（一）社区心理行为干预

公众的心理行为干预已成为减轻突发事件影响的重要措施，众多心理行为干预措施高度依赖于社区参与以及与预防控制相关部门的协调与协作。WHO 倡导的沟通促进行为改变模式（communication for behavioral impact，COMBI）是一种基于行为模型和沟通与营销理论的沟通实践方法，旨在实现公共卫生项目中的行为干预效果。这种方法转变的核心是致力于制定综合的、技术上合理的策略，将有效的健康传播纳入疫情控制目标。其实施工作重点是：①确定家庭和社区层面的关键风险降低行动，以预防、控制和减轻负面健康后果；②确保采取的预防和控制技术措施在社区内可行、适当且被人们所接受；③运用多种方法，如社会动员、健康教育宣传，以采取措施阻止疾病进一步传播并降低风险，将心理社会护理和心理健康应对也纳入措施中。

（二）社会动员与社区参与

社会动员是指通过组织、动员个体和团体的力量，以达到特定的社会、政治或经济目标的过程。在这一过程中，个人和机构被聚集在一起，以实现一个共同的目标。社会动员经常被用来为采取的社会或卫生行动筹集地方资源。例如，在突发事件暴发时，个人、家庭、社区、社会组织应综合促进和采取一系列控制和预防活动，如早期识别体征和症状、快速寻找治疗方法、遵守治疗方案和预防措施，以及对其他暴露于感染风险的家庭成员开展持续监测等。社区参与是居民或团体通过自愿的方式参与社区事务，表达意见和建议，影响决策的过程。社区参与是一个积极的过程，受益者通过参与该过程影响干预项目的执行，而不仅仅是分享利益，通过社区努力，社区成员共同应对突发事件。在突发事件应对中，基于社区网格治理的多元主体协同参与行动，包括疫情传播源头管理、风险人群排查、社区信息支持、心理情绪引导、各类物资保障和综合社会支持。这不仅有助于事件防控，有效提升公众社区融入和社区归属感等社会资本，还可以通过社区动员参与，有效缓解公众的心理情绪，引导公众采取积极的应对行动。

（三）社区健康教育与沟通

社区层面的健康传播或沟通，是专家、社区领袖、官员和风险人群之间实时交换信息、建议和意见，是应急响应的重要组成部分。在流行病大流行过程中以及人道主义危机或自然灾害中，有效的应急沟通使处于危险中的公众能够理解并采取保护行为；使政府部门和专家能够倾听和解决人们的担忧和需求，从而提出具有相关性、可信任性和可接受性的建议。此外，应加强公众的健康教育。一方面，加强公共卫生基本知识学习。在突发事件发生时开展广泛深入的健康教育和健康促进活动，可以提高公众的健康素养，增强公众的心理承受能力和应变能力。另一方面，通过动员全社会力量，极大地促进突发公共卫生事件的防治工作。健康教育的方式可灵活多样，除传统的印发科普资料、报告、讲座、咨询等方式外，应充分利用电视、电台、报纸、网络等各种传媒手段。此外，还应针对重点人群，开展具有针对性的健康教育，倡导公众采取理性的防护行为。

三、个体层面的干预措施

（一）情绪行为引导

通过专业人员、志愿者或自我行动，采取以情绪为导向的应对策略。

1. 适度关注信息，避免信息过载　在新媒体情景下，人们过度沉浸在海量的风险信息中，特别是根据个人信息偏好的智能个性推送同质信息技术的应用，使得信息接收者极易产生"信息茧房"和"信息极化"现象，这种循环叠加的结果是负面信息的累积加剧了焦虑和恐惧情绪。因此，适当控制对非官方信息的关注，有目的地选择官方或不同信息渠道和不同的声音，有利于缓解信息焦虑和认知偏差。

2. 认知调节 纠正或改变对事件影响的主观认识、态度和评价，由此缓解认知带来的消极情绪。这需要当事人辩证地看待事件的发生和产生的影响，以积极的心态面对事件并理性参与应对处置。

3. 转移注意力 借助转移注意力的方式缓解负性情绪，如阅读、听音乐、运动、做家务、休闲游戏等。

4. 加强情感沟通 加强与朋友、家人的情感沟通，通过寻求社会情感支持和情绪的倾诉和宣泄，缓解和消除不良情绪。

（二）心理危机干预

1. 概念 心理危机干预（psychological crisis intervention）是指针对个体或者人群的心理危机而采取一系列措施，以帮助其恢复心理平衡和动力的过程，包括心理辅导、教育、咨询、沟通、心理治疗和处置等活动。

心理危机干预时间一般在危机发生后的数个小时、数天或是数周。心理危机干预的对象包括受害者、幸存者、目击者和死难者的家属、同事、朋友，同时包括救援人员、消防人员、警察、应急服务人员、志愿人员、易感人群、老人、儿童等。心理危机干预的主要目标是降低急性、剧烈心理危机和创伤的风险，稳定和减少危机或创伤情境下的严重后果，促进个体从危机和创伤事件中恢复。

2. 常见心理危机干预模式 主要有以下几种类型：①平衡模式，是帮助恢复心理或情绪的失衡状态，主要适用于早期干预；②认知模式，是纠正错误的歪曲的思想，增强自我控制，适用于危机稳定后的干预；③心理转变模式，是从心理、社会和环境范畴寻找危机干预策略。将这三种模式整合在一起，形成一种统一的、综合的模式，对于进行有效的危机干预是很有意义的。

3. 服务形式 主要包括两种心理危机干预的服务形式。

（1）心理咨询热线：心理咨询热线具有专业性心理干预与健康教育的作用。心理咨询热线具有安全性、隐秘性、持续性、服务广泛性、方便性等特点，这种形式的心理服务成为危机时期的重要支持力量。心理咨询热线是突发事件期间容易获得并被广泛接受的心理干预方式，同时它也是收集公众心理信息的一个重要工具。2003 年 5 月 1 日，中国科学院心理研究所面向全国开通了四条 SARS 心理咨询热线，有效缓解了求助者的心理压力，纾解了求助者的负性情绪，促使他们采取更具有适应性的行为应对方式。

（2）专业性心理干预：心理干预工作者一般是经过专业训练的心理学家、社会工作者、精神科医生等专业人员。心理干预对象不同，其干预重点和内容也各有侧重（参见第十章第四节"突发事件应急心理救援"）。

第四节 社会文化与卫生应急管理

随着卫生应急管理研究的不断深入，人们深刻认识到各种突发事件都发生在具有特定文化特征的人群中，同时，文化因素也影响着突发事件决策者和管理者的干预行动和方案选择。不仅公众特有的文化背景决定和影响了人们的心理和行为反应，同时，公众的行为还会影响突发事件的发展走向。因此，有效的应急管理是文化认同背景下的良性互动，公众被充分理解，管理者和决策者被公众信任，协同达成良好沟通和一致行动的目的。

一、社会文化概述

（一）文化的概念与功能

1. 文化的概念和分类　文化是人类所特有的社会现象，人类社会最为整体的、系统的特征是文化现象。与其他群居动物的"社会"现象比较而言，人类社会创造、传递和实践着文化。在这个意义上，社会学使用"人类社会文化"概念，简称为"文化"，文化是考察和理解社会的重要维度之一。文化作为一个社会历史范畴，涵盖面很广。广义上的文化是指人类社会历史实践过程中所创造的物质财富和精神财富的总和。狭义上的文化特指精神文化，指人类一切精神财富的总和，是社会的意识形态以及与其相适应的制度和组织结构等。社会文化（social culture）是指一种社会中共有的、经过时间和历史形成的价值观、信念、习俗、行为规范以及艺术、语言、宗教、科技等方面的思维模式和行为方式的总和。它根植于社会的组织和结构，同时也受到社会的影响和塑造。

在文化的类型上，一般分为物质文化和非物质文化。物质文化指物质世界中，一切经过人的加工、体现了人的思想的东西。非物质文化，又称精神文化，指制度、规范、观念等。精神文化又可区分为理念文化（或观念文化）与制度文化。理念文化是处于思想、观念状态，尚没有变为社会规范的文化。制度文化则是为多数人所遵循的规范，对人们的行为具有约束力。

2. 文化的功能　文化是社会系统的重要构成之一，在维系社会运行和发展中，文化系统起着独特的作用，其主要功能表现在以下几个方面。

（1）认同功能：是指社会群体、社会成员拥有共同的可以交流的符号基础、心理基础，他们相互认可，认定自己属于同一种文化。文化认同具有很强的持久性和稳定性，是一种深层次的认同。

（2）规范功能：通过系统的行为规范，影响、指导、规定着社会成员的社会生活与行为方式，包括正式和非正式规范。

（3）整合功能：文化为社会团结构筑了坚实的基础，这一点被称为文化的整合功能。社会要素不等于一个社会，社会要素之所以能形成社会，依赖于文化的联系作用。

（4）教育与教化功能：人是经文化的培育、教育、教化而成长起来的。正因为有了文化的教化功能，人才能不断社会化，文化才得以一代一代传递和延续。

（二）社会文化的主要理论及其内涵

1. 霍夫斯泰德文化维度理论（Hofstede's cultural dimensions theory）　该理论是荷兰心理学家吉尔特·霍夫斯泰德提出的用来衡量不同国家文化差异的一个框架。他认为文化是在一个环境中人们共同拥有的心理程序，能将一群人与其他人区分开来。他将不同文化间的差异归纳为六个基本的文化价值观维度，即：①权力距离：指某一社会中地位低的人对于权力在社会或组织中不平等分配的接受程度。②不确定性规避：指一个社会受到不确定的事件和非常规的环境威胁时是否通过正式的渠道来避免和控制不确定性。③个人主义/集体主义维度：衡量某一社会总体是关注个人的利益还是关注集体的利益。④男性化与女性化维度：这里的男性化与女性化指的是社会性别角色。当情绪性的性别角色存在明显不同时，男性被认为是果断的、坚韧的、重视物质成就的，女性被认为是谦虚的、温柔的、重视生活质量的，这样的社会被称为男性化的社会。当情绪性的性别角色相互重叠时，即男性和女性都被认为应该谦虚、温柔和关注生活质量，这样的社会被称为女性化的社会。⑤长期取向与短期取向维度：指某一文化中的成员对延迟其物质、情感、社会需求的满足所能接受的程度。⑥自身放纵与约束维度：指某一社会对人的基本需求与享受生活、享乐欲望的允许程度。

在突发公共卫生事件（如传染病大流行）中，当集体利益与个体利益发生冲突时，集体主义文化背景的公众倾向于优先满足集体利益,如更倾向于接受对个人行动的约束。个人主义文化背景下,个体诉求过强,公众会倾向于拒绝对个人行动的限制,这会对集体利益产生影响。霍夫斯泰德根据马斯洛的需求层次理论,提出了集体主义文化主导的社会中,和谐一致比个体自我实现更为重要,社会公众更偏好平等;而个人主义文化主导的社会中,个体自我实现为最高层次需求,社会公众更偏好自由。

2. 风险文化(risk culture)理论 为了研究群体内公众个体对风险、管理策略以及应对方式的认识存在的差异,Douglas 和 Wildavsky 于 1982 年提出了风险的文化理论(culture theory,CT)。风险文化是描述一群有共同目标的人对风险所共有的价值观、信念、知识、态度和理解的术语。

1990 年,Dake 在 Douglas 的基础上提出了一种被广泛用于文化理论和风险定量研究的测量工具,并构建了平等主义、个人主义、等级主义、宿命论 4 个分量表。平等主义群体更倾向于社会环境的公平公正,对社会越轨行为容忍度较高,通常对权威持怀疑态度;个人主义群体担心个体的自由权利得不到保障,对规则的关注度不足;等级主义群体更倾向于相信权威者以维护群体利益;宿命论群体对所处社会环境中的各类事件参与度不高,并主观认为社会上多数事情不受控制。

不同的社会关系模式(平等主义、个人主义、等级主义、宿命论)会产生兼容的文化偏见,从而影响对哪些风险构成高风险或低风险以及如何进行风险管理的评估。由此理论可知,对社会问题的关注是由社会和文化构成的,这意味着特定文化社会的世界观塑造了个人对风险的认知和评估。

二、社会文化与卫生应急中的公众心理行为

(一)文化影响公众对突发公共卫生事件的风险感知

新媒体的发展推进了突发公共卫生事件中的公众风险感知、行为规律及公众情绪引导等方面的研究。随着社会经济转型升级和网络等新媒体的迅速普及,一方面,公众的价值观念发生了巨大变化;另一方面,信息传播的成本降低,虚假信息和谣言的传播极易引发物资哄抢等恐慌行为。社会风险往往会通过风险信息的放大或扭曲等原因最终转化为严重的社会失序。此外,个体应急行为在很大程度上受到不同主体的风险感知差异影响,从而导致应对策略和行为的差异。因此,政府如何基于不同的风险文化与公众进行有效沟通,如何通过多种媒介途径进行针对性信息传播,已成为应对突发公共卫生事件的重要内容。

(二)文化影响公众对突发公共卫生事件相关信息的信任

社会信任是文化因素的一部分。从理性选择理论角度出发,可以把人们设想为可以进行合理、理性判断的个体,以此作为分析政治信任成因的理论起点,但是这样容易忽略文化因素对人们政治信任形成的影响。个人主义文化背景的公众在应对流行病的公共卫生政策时信任度不及集体主义文化背景的公众。潜在的文化理念也会影响对公共机构的信任度。例如在 2014 年埃博拉出血热疫情期间,相信埃博拉出血热阴谋论的人往往对隔离政策的支持较少,公众对埃博拉病毒的误解和不信任影响了对埃博拉出血热疫情的公共政策反应。

(三)文化影响公众对卫生应急措施的依从

"疾病行为""寻求健康的行为"等行为相关概念指的是人们承担的角色以及人们和家庭一旦被他们自己、他们的家人、民间从业者或生物医学专家标记为生病时所作的决定。人们对疾病的认知和社会文化背景下的健康行为往往会影响事件的发展进程。例如:马尔堡出血热是由埃博拉病毒的同科病毒引起的严重高致命性疾病。在非洲家中如有人去世,亲属要为其擦洗遗体,否则会被视为对死者的不敬。在他们的文化意识里,葬礼并不是人生的结束,而是另一种新生的开始。如果这些仪式被禁止,则他们将无法正常哀悼,这会加深他们的痛苦。由此"擦洗遗体"

的文化成为传播病原体的重要途径。这种文化使人们很难接受为控制传播而采取的公共卫生措施。同时，个体特征（如年龄、性别、受教育程度、收入、风险事件经历程度、信仰和种族等）也是影响公众寻求健康行为与依从行为的重要因素。

三、社会文化与卫生应急管理策略

（一）文化与卫生应急管理政策与决策

突发公共卫生事件，特别是疾病暴发或大流行与人类的行为密不可分。卫生应急政策与决策应基于对疾病暴发时风险因素的了解，以及对个人或社区暴露可能性的准确评估。卫生应急行动的系列决策需要人们识别相关风险，在必要时改变现有的行为，以减少进一步的疾病传播。需要卫生应急决策者和管理者具备文化能力，促进应急沟通中公众信任的实现。公众在疫情暴发前的信任意味着卫生系统必须具备文化能力，以便促进那些处于风险中的人们能够理解、接受这些行为建议，并在个体、家庭和社区中进行更为理性的行为决策。卫生应急中的各级管理者均需要反思自己跨文化工作的能力，以及了解特定文化环境背景下公众的决策和行为。

1. 政策制定层面　决策者的行动决策既受其自身价值观的影响，也受到所处政策环境内公众持有的文化价值观的影响。在以个人主义为主导文化的社会中，疫情防控采取的强制隔离等措施是人们不愿意接受的，被认为是对个人自由价值的侵犯；而在以集体主义为主导文化的社会中，人们可以接受以个人利益的局限获取公共利益和价值的实现。因此，政府在制定卫生应急管理行动决策时需要考虑不同社会文化价值观的影响。

2. 公共卫生措施实施层面　公共卫生工作人员需要了解卫生应急政策或策略对公众行为的影响以及公众的接受度以期实现公众理性防护行为的顺利实施。如霍乱暴发时当地人的排便方式，选择蹲便还是坐便？排便后的清洁和消毒方式如何？理解当地的文化是尊重的第一步。当存在文化差异时能够进行有效沟通，这是文化能力发挥作用至关重要的环节。在这个多元文化共存的世界中，突发公共卫生事件频发，规范引导公众的理性行为需要相关政策制定者充分考虑不同文化背景中公众的需求，同时提升决策者与不同文化理念人群的合作能力。

（二）卫生应急管理中的文化胜任力

1. 文化胜任力的概念　世界卫生组织将文化胜任力（cultural competence）界定为系统、机构、专业人员在跨文化情境下有效工作的行为、态度和政策。根据公共管理与公共服务的活动特征，文化胜任力有两个维度：表层结构和深层结构。

（1）表层结构是指将应对措施和信息与目标群体的可观察特征相匹配，重视在公共服务中公共机构的材料、信息和渠道是否适合针对特定群体和文化的特点。

（2）深层结构则考虑社会、民族和种族的差异，关注种族的、文化的、社会的、环境的和历史的特征如何影响具体行为，强调价值观和行为上的改变。

2. 跨文化胜任力的构成　跨文化胜任力是指个体与不同文化背景的人们交流应具备的综合能力，也就是处理在此过程中遇到的文化差异、矛盾冲突等问题的能力。跨文化胜任力具有 3 个维度：认知、情感和交际行为，各维度之间互相影响。

（1）认知维度主要是指个体的跨文化知识及其理解。个体掌握的跨文化知识越多，国际化视野越宽，在跨文化情境下越能够进行更全面的思考，积极地去理解和看待文化差异。

（2）情感维度主要是从人格特征和态度的角度对跨文化胜任力进行勾勒，主要考虑跨文化移情能力和跨文化敏感性。

（3）交际行为维度是指个体在跨文化情境下的沟通和行为，也称作跨文化交际能力。在经济全球化的大背景下，不同国家的人口流动和融合愈发频繁，在突发公共卫生事件发生时，不仅世界范围内会出现共同应对的全球公共卫生问题，即使在一个国家之内，也会面临不同种族、民族、区域和教育、经济背景差异的人群形成的不同文化现象。

对卫生应急管理者来说，在注重提升卫生应急决策能力、专业能力和管理能力的同时，也应注重提升其文化胜任力。应根据文化胜任力的表层和深层结构特点，在制定、实施各类应急处置措施的过程中，除关注用科学、专业性的语言及信息传达和解释各种疫情管控措施外，更需关注根据不同国家、地区、民族、群体文化的共有心理特点及群体文化差异性，制定并传递不同受众文化心理接受度高的措施并开展体现文化适宜性和针对性的应急信息沟通。因此，文化胜任力要求卫生应急决策者和管理者应特别关注各类管控政策可能引发的文化冲突和文化敏感性等问题，提升对这一问题重要性的认知，增加政策的文化敏感度，制定体现群体文化心理特征和差异性的适宜性、针对性、靶向性干预策略及应急沟通策略，以不断提升卫生应急管理的有效性。

（三）基于文化适用的卫生应急管理措施

社会文化对公众在公共卫生危机情境下的心理和行为反应具有重要影响，因此，在制定公众危机心理与行为的引导干预措施时应全面考虑措施的文化适用性，充分理解和尊重当地的文化和公众普遍秉持的价值观，关注社会群体中的弱势群体，充分关注公众对公共卫生措施的需求和反应性，提升应急管理措施的公众满意度。

世界卫生组织提出了在应对传染病疫情暴发时可采用的 COMBI 策略。COMBI 策略通过整合沟通经验解决所有疫情暴发过程中的要素，从而协调各种专业知识和组织机构，以满足不同群体针对特定行为结果的不同沟通需求。使用 COMBI 策略将有利于在疫情暴发期间作出更迅速、更恰当的反应。

1. 行为影响沟通策略的实施步骤 突发事件应对的 COMBI 策略包括七个步骤，具体包括：①确定初步的行为影响目标；②迅速进行形势分析，明确采取防控措施的保障和促进因素；③细化行为目标，明确沟通目标；④设计总体实施策略；⑤准备实施，核查计划和预算；⑥实施方案并在必要时调整；⑦进行疫情结束后的评估，及时总结经验。

2. 行为影响沟通策略的内在层次 COMBI 计划既是对个体层面进行行为干预的一部分，同时也是社会干预的一部分。了解沟通如何在不同层面发生、内部机制以及各层面的关系将有助于设计更好的基于文化适应的沟通干预措施。

（1）内省：个体的思维过程、信念、态度和价值观可以决定个人的健康相关决策和行为。"内省"层面是深化的社会文化层面，影响着人们的世界观。有效的沟通与人们的价值观、信仰以及社会、文化和物质环境等息息相关。

（2）人际关系：个体从作出决策到执行特定的健康行为一直在与外界进行着健康信息的交换。在此过程中需要明确信息来源，如果信息来源被认为是可信的、能够产生共鸣的、可接受的，那么个体将更容易接受健康信息，并会遵循相关行为的建议。

（3）群体：充分理解不同群体间沟通的重要作用。在进行干预实践决策前进行多方沟通，包括医疗团队、家庭、社区和村委会等，在此基础上进行健康信息的设计和宣传。由于各群体的出发点不同，需要充分考虑家庭、村庄或社区成员的文化视角和接受能力、承受范围，给予他们表达观点的机会。决策信息的传达还必须考虑到一个群体中个别成员的承受能力、可利用资源以及执行力。

（4）组织：了解组织如何与内部和外部相关主体进行沟通是非常重要的，因为不同的政府部门和机构必须协同工作。明确的应对目标有助于确定不同组织的角色和责任，更好地挖掘相关工作者的工作热情。

（5）社会：以何种渠道进行健康信息的传播，以确保专业人员和相关群体及时准确获取信息。这包括利用人们喜闻乐见的大众媒体及具体可行的干预方案，如健康教育和健康促进手段等。

突发公共卫生事件中较为棘手的重大传染病疫情，如西非埃博拉出血热疫情，其传播途径比较明确，如通过直接接触感染者的血液、分泌物、器官和其他体液而迅速传播。阻止疾病传播所需的干预行动可能也很简单，但采取这些干预行动首先需要考虑如何改变当地人们的习俗文化，这却需要花费巨大的社会和文化成本。因此，在卫生应急行动中，必须综合社会文化的视角采取适应性行动，才能有效提升卫生应急治理的最终效能。

本章小结

　　本章重点介绍了突发事件的公众危机心理与心理危机的概念、危机心理的特点与表现以及心理危机的产生机制。对公众的应急行为进行了系统概括，并对个体的信息寻求行为、防护行为和遵从行为以及群体行为的相关理论和机制进行了阐释。在此基础上从宏观、中观和微观层面介绍了公众心理和行为的主要干预策略。最后，对社会文化与卫生应急管理的关系进行了阐述，分别介绍社会文化对公众心理行为以及应急管理的影响，并从文化胜任力视角对公共卫生管理和干预的决策与实施进行了阐述。

思考题

1. 突发公共卫生事件中异常的公众心理危机有哪些表现形式？
2. 突发事件下，公众常见的应对行为包括哪些？
3. 集体行为具有哪些特征？其主要的形成机制有哪些？
4. 什么是文化胜任力？由哪些部分构成？
5. 如何理解文化与卫生应急管理的关系？

（郝艳华）

第六章　卫生应急管理研究的常用方法

　　随着公共卫生突发事件的增多，国内外对卫生应急的相关研究不断扩大和深入。卫生应急管理研究具有跨学科性、系统性和综合性等特点，在社会学、管理学、医学工程学、公共卫生等学科交叉的基础上，逐步形成了具有现代特色的卫生应急管理研究方法学体系。本章将从概念、内容、方法类型及具体研究方法等方面对卫生应急管理研究方法进行系统介绍。

第一节　卫生应急管理研究概述

一、卫生应急管理研究概念

　　卫生应急管理研究是指借助多种学科的理论、方法和工具，构建卫生应急管理的理论框架和模型，描述卫生应急管理过程中的现象和问题，分析卫生应急管理问题的产生原因及作用机制，探索和总结突发事件的发生和演变机理与内在规律，评价突发事件和相关卫生应急政策及措施对经济、社会及人群所产生影响等方面的研究活动。

　　卫生应急管理研究是不断丰富和发展卫生应急管理学科内涵和理论体系所必备的基础和条件，其目的在于运用规范科学的方法开展关于应急管理运行及发展中需要解决的重要和关键问题，以及在发展实践中的"热点"与"难点"问题的研究，并对政府及相关专业组织的管理、决策等进行支持性研究。因此，卫生应急管理研究方法注重科学方法的应用和实际数据、资料以及案例的支撑。开展卫生应急管理研究能够加深对应急管理生命周期全过程的认识，利用多学科的理论和方法解决卫生应急管理中的问题，为卫生应急管理和决策提供理论基础和科学依据。

二、卫生应急管理研究主要内容

　　卫生应急管理研究内容围绕应急管理生命周期中的各个阶段，包括对应急预防和准备阶段、应急响应和处置阶段、灾后恢复与重建阶段，以及卫生应急管理的整体评价等全过程关键环节、问题和管理活动的研究（图6-1）。其中，重点研究领域和方向包括以下内容。

　　1. 突发公共卫生事件预测　在卫生应急管理中，突发公共卫生事件的监测和预警是发现、控制突发公共卫生事件的关键环节，需要对可能引起突发事件的各种风险源、影响因素和风险征兆进行观察、捕捉和预测，并根据监测到的信息和风险评估结果，对突发事件可能的危害程度、紧急程度作出态势研判，确定相应的预警级别，发布相关信息，指导应急管理决策。

　　2. 卫生应急管理决策机制　卫生应急管理决策是在面临突发公共卫生事件时，政府相关部门为保障公众的健康而实施的一系列非程序化的决策。这些决策是为控制突发事件的扩散、减少社会损失而实施的，因此受到各级地方政府的重视。由于时间的紧迫性、风险演化的不确定性、信息的碎片化及滞后性等问题，通常难以为突发事件提供准确的决策支持；而非危机情况下所作出的程序化、理性决策又无法迅速而有效地控制突发事件发生、发展。如何提高卫生应急情境下的决策质量是卫生应急管理研究的重要内容。

3. 灾后或疫情暴发后的公共卫生状况与需求评估　重大灾害事件及传染病等突发公共卫生事件发生后，需要快速收集灾区或疫情地区的信息，了解受灾类型及疫情危害情况、影响程度和范围，评估灾后或疫情发生后可能出现的健康风险和卫生设施的情况，了解灾后居民或疫情感染者和暴露者的卫生需求和心理状况，确保公共卫生和医学救援与受灾地区及疫情地区的需求相吻合。

4. 突发公共卫生事件干预效果评价　突发公共卫生事件干预效果评价是卫生应急管理研究中的重要内容，其主要目的是了解干预措施效果及影响因素，完善应急管理对策与制度，提高组织对危机的应急能力和恢复力，防止同类危机再次发生。

5. 卫生应急管理评价研究　卫生应急管理的整体评价是推动卫生应急常态及应急态管理工作的重要环节。通过对卫生应急管理工作的整体评价，系统诊断、分析应急预防与准备过程中存在的问题与不足，能够敦促政府管理部门和专业机构常备不懈，不断提升应急能力，以有效保持应对突发事件的工作状态。

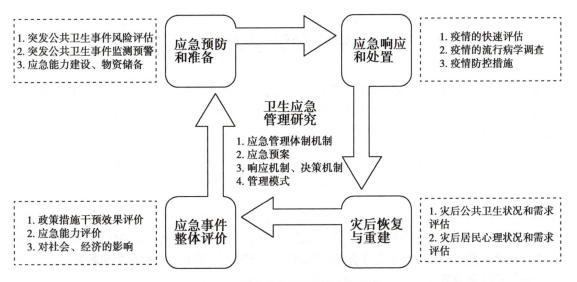

图 6-1　卫生应急管理研究主要内容

三、卫生应急管理研究方法类型

卫生应急管理研究方法综合了社会学、管理学、医学、公共卫生等多学科的研究方法，但主要的研究方法通常涵盖三大类：定性研究方法、定量研究方法以及混合研究方法。

（一）定性研究方法

定性研究（qualitative research）也称为质性研究，是一种在自然环境下，对社会现象或事物采取非量化方式收集描述性资料，以归纳法分析诠释资料并形成理论的研究方法，其本质是对事物性质方面的分析和研究，属于探索性研究的一种主要方法。研究者需要在充分而深入的访谈基础上，结合自己的实践经验和理论、业务水平，对事物发展前景的性质、方向和程度作出逻辑判断，通过解决所研究事物"是什么"以及"现象为什么会发生"等本质性的问题，对所研究的事物作出语言文字的描述，从而达到反映研究对象特征和本质的目的。在卫生应急管理研究中，访谈法、案例研究法、德尔菲法、专家会商法等是较为常见的定性研究方法。

（二）定量研究方法

定量研究（quantitative research）也称为量化研究，是与定性研究相对的概念，是对事物可以量化的部分进行测量和分析,以检验研究者关于该事物的某些理论假设的研究方法。定量研究利用概率论和统计学原理,对一些现象的数量特征、数量关系和事物发展过程中的数量变化等方面进行研究。定量研究可以使人们对现象的认识趋于精确化,并从量上对各种现象进行分析,是进一步把握事物发展内在规律的必要途径。在卫生应急管理研究中,常见的定量研究方法包括时间序列分析法、综合评价分析方法、线性回归模型、系统动力学模型等。

(三)混合研究方法

混合研究方法(mixed methods),即定性研究和定量研究相结合,既能够同时发挥定性研究方法和定量研究方法的优势,又能弥补使用单一研究方法的不足的研究方法。定性研究与定量研究不是对立的,它们各具特点,具有一定的互补性。按照系统论的观点,卫生应急管理系统属于开放的复杂巨系统。实践证明,定性、定量相结合的混合研究方法是研究开放的复杂巨系统的有效方法,通过充分重视系统具有变量众多、机制复杂、有层次结构的特点,将多学科知识、经验综合集中起来,进行定性、定量有机结合的研究与处理,最终实现更为准确地描述和分析卫生应急管理的机制和规律。

第二节 卫生应急管理研究常用方法

卫生应急管理的研究方法众多且复杂,许多方法适用于应急管理各个环节,本节将重点介绍在突发公共卫生事件预测、卫生应急管理决策、灾后公共卫生状况与需求评估以及卫生应急管理评价中常用的方法。

一、突发公共卫生事件预测方法

突发公共卫生事件的预测,是由卫生行政主管部门根据监测网络提供的信息,并利用现有的知识和技术,通过对观察事物的发生发展规律进行调查分析,运用现代管理科学的预测方法和技术,进行科学预测。突发公共卫生事件的预测方法可分为定性预测方法和定量预测方法。

(一)定性预测方法

常用的定性预测方法有德尔菲法、调查预测法、主观概率法、相互影响分析法、情景预测法。

1. 德尔菲法 通常在缺乏历史资料或具有不可测量因素的情况下应用,适用于中、长期预测,此方法比较快捷、节省经费。

2. 调查预测法 通过调查获取必要的信息,再根据研究人员自己的经验和水平对未来作出预测,可以采用典型调查、抽样调查、全面调查、座谈会等形式。

3. 主观概率法 是预测者对预测事件的发生概率作出主观估计,或对事件变化动态的一种心理评价,然后计算它的平均值,以此预测事件结论的一种定性预测方法。

4. 相互影响分析法 从分析各个事件之间由于相互影响而引起的变化以及变化发生的概率,来研究突发公共卫生事件在未来发生的可能性的一种预测方法。

5. 情景预测法 是一种对未来可能发生的情况进行预测的方法。这种方法不仅预测未来特定发生的事情,还通过构建不同的情景,对不同情景下未来发生的路径进行预测,可以帮助决策者根据不同的可能性,作出相对应的决策方法。它把研究对象分为主题和环境,通过对环境的研究,识别影响主题发展的外部因素,模拟外部因素可能发生的多种情景,以预测主题发展的各种可能前景。

(二)定量预测方法

定量预测是指根据准确、及时、系统、全面的调查统计资料和信息,运用统计方法和数学模型，对事物未来发展的规模、水平、速度和比例关系进行预测。目前国内外应用于传染病疫情预测的方法主要包括时间序列分析法、线性回归预测法、贝叶斯预测法、灰色系统理论等。

1. 时间序列分析法（time series analysis） 时间序列分析法是一种回归预测方法，常被用于预测突发公共卫生事件未来发展趋势，其基本原理是运用时间序列历史数据进行统计分析，推测事物的发展趋势。常用的时间序列预测方法包括概估法、趋势外推法、平滑法、滤波法、自回归移动平均法和分解法。自回归移动平均模型（autoregressive moving average model，ARMA）以及在 ARMA 模型的基础上扩展的整合移动平均自回归模型（autoregressive integrated moving average models，ARIMA）和季节性差分自回归移动平均模型（seasonal autoregressive integrated moving average model，SARIMA）是最为常用的时间序列预测模型，常被用于对传染病疫情发展趋势的预测研究。

2. 线性回归预测法（linear regression） 线性回归预测法是回归预测法中最简单和最常用的方法，可以根据影响突发公共卫生事件的主要因素来预测突发公共卫生事件的变化趋势。线性回归方法描述了自变量与因变量之间的线性关系，其理论基础是数理统计中的回归分析。常用的回归模型有直线回归模型、二次曲线回归模型、三次曲线回归模型、指数曲线模型、向量自回归模型等。回归模型可以纳入影响突发事件发生的各种因素，并进行复杂数据的分析预测。

3. 贝叶斯预测法（Bayes regression） 贝叶斯预测是运用贝叶斯统计进行的一种预测。不同于一般的统计方法，贝叶斯方法将客观因素和主观因素相互结合，不仅可以利用先验信息即前期的数据信息，还能够加入决策者的经验和判断等主观信息，对事件的发生概率进行预测，被广泛用于突发公共卫生事件的预测。在信息不确定的情况下，根据已有经验形成概率分布，再根据新的观测数据，运用贝叶斯公式，对发生的概率进行修正，最终获得更准确的预测结果。通过对数据和模型不断使用和修正，估计结果的准确性不断提高。

4. 灰色系统理论（grey system theory） 灰色系统理论是由我国控制论专家邓聚龙教授于1982 年创立的，用以分析具有不完全信息或不确定性的系统。灰色系统理论经过几十年的发展，已形成包含系统分析、评估、建模、预测、决策、控制等的技术体系。灰色系统理论建模是对生成数列建模，只需 4 个数据点就可以建立模型进行预测，且该方法将系统看作一个随时间而变化的函数，因而可以揭示系统随时间发展变化的规律。根据不同的预测等级和容许误差值，可选用不同的模型，既可以做长期趋势预测分析，也可以做中、短期预测。

需要注意的是，定性和定量预测方法并不是相互排斥的，而是可以相互补充的，在实际预测过程中应把两者正确地结合起来使用。在占有比较完备的统计资料的前提下，可以先用一定的统计方法进行加工处理，找出有关变量之间的规律性联系，作为预测未来的一个重要依据。当采用定量预测方法时，若出现新的重大影响因素，需要依靠熟悉情况和业务的人员和专家运用定性预测方法提出修正意见。而在使用定性预测方法的同时，也应尽可能采用数学方法，对事物发展变化的趋势、方向、程度和转折点出现的时间作出数量上的测算。

二、卫生应急管理决策方法

应急决策支持是卫生应急管理研究的重要内容之一，由于决策的实施是一个复杂的系统工程，在危机状态下，如何提高危机决策质量是卫生应急管理过程中的一项重要工作，因而需要科学方法的支持。传统应急决策方法大致可划分为经验决策方法、"预测 - 应对"方法和"情景 - 应对"方法。目前，公认比较主流且在实践中证明有效的用来应对群体性突发事件的决策方法包括以下几种。

（一）快速、初步决策分析法

快速、初步决策分析法是在时间和信息有限的情况下，对问题进行迅速分析，为决策者提供有效的分析和决策，分为六个步骤：①界定问题，即对问题给予认定及细化；②建立评估标准；③确认备选方案；④评估备选方案，即评估方案的预期影响和在何种程度上满足评估标准；⑤展示和比较备选方案；⑥监督和评估干预实施（表6-1）。

表6-1　快速、初步决策分析过程中各步骤的初步方法

分析过程中的步骤	初步方法
步骤1：认定及细化问题	简单快速的计算，快速决策分析，政治分析
步骤2：建立评估标准	技术可行性，经济和财政可行性，政治可行性，行政可操作性
步骤3：确认备选方案	研究型分析与实验，行为（维持现状）分析，快速调查法，文献述评法，实证经验比较法，被动搜集与分类法，类型学，类比法、隐喻法和群体生态法，头脑风暴法，立项方案对照法，可行性操作，现有解决方案的修正
步骤4：评估备选方案	推断技术，理论预测技术，直觉预测技术，折扣分析，敏感性分析，快速决策分析，政治可行性分析，实施分析，情景描述法
步骤5：展示和比较备选方案	一对一比较方法，满意方法，辞典排序方法，不被占有绝对优势选项方法，等价选项方法，标准备选方案法，矩阵（分数卡片）展示系统
步骤6：监督、评估干预实施	干预前后对比，有无干预对比，实际与规划比较，实验模型，准实验模型（非等价控制组设计、中断时间序列设计）等

（二）卫生应急情景规划法

情景规划法（scenario planning），又称为情景分析法，强调通过构建多种可能的未来情景进行决策制定，这一方法是在前一个决策结果的基础上构建下一个决策，可以根据具体情况不断作出调整。"情景"是一种描述，是对可能出现的未来情形以及能使事态由初始状态向未来状态转化的一系列事实的描述。情景规划是基于对历史经验外推、未来终端状态鉴别和预测事件的综合考虑得到的未来场景。情景规划是一种长期规划工具，其思维方式着眼于未来状态（即情景），从关键因素入手演绎整个发展途径。情景规划的根本前提是要回答：当某种情况发生的时候，我们该怎么办？例如，当某一地区突发疫情时要怎么应对？因此，作为一种决策工具，情景规划法可以根据预测的结果制定应对突发事件发生的预案计划。由于情景规划的灵活性和应对多样性的特点，这一方法在突发公共卫生事件中具有很大的应用潜力。通用的情景规划法步骤如下：

（1）确定焦点问题：专家、管理者、政策制定者以及资金提供者通过建立一系列的工作组共同工作，确定核心焦点问题和难点。焦点问题通常被解释为一个主题，围绕这个主题构建可变情景，以此确定行动进程。这要求对问题的现状有准确的了解和分析。

（2）评估焦点问题，确定可变性因素：对确定的焦点问题进行评价，确定关键可变性因素。研究包括社会、经济、管理、政策以及环境等有可能影响应急管理的因素，同时考虑区分可控制和不可控制的因素。

（3）建立模拟方案：根据这些可变性因素构建出实际的情景规划方案。一般来说，首先根据统计学方法得到与研究主题相关的信息，并通过这些信息建立一个基本的模拟方案。它能显示出在没有重大变化的情况下，按照当前的规划发展会出现什么样的情况。假设政策或其他条件发生重大变化，引导出关键性非确定性因素，并由此定义一系列可变性因素；基于对可变性因素的积累和理解建立一组模拟方案。模拟方案应该是简洁的、叙述性的，不同模拟方案所做的假设

和叙述应该是清晰可识别的,考虑到历史事件、现实事件与假定的未来事件之间的联系。通常认为三至四个模拟方案是理想的数量,两个模拟方案不能有效地扩展思路,超过四个方案则容易产生迷惑与混乱。

(4)测试评估模拟方案,更新策略和规划:对确定好的情景模拟方案进行测试、评估、分析,并制定相关政策。一旦模拟方案被制定,应该对其进行持续的测试、验证。可以通过仿真模型、定量分析测试、评价模拟方案的动态性,评价现有策略如何在不同的模拟方案中运行,识别现行策略的不足,并根据结果对策略和规划进行改进。

(三)SWOT 分析法

SWOT(strengths,weaknesses,opportunities and threats)分析法是一种常用的战略管理工具,用于评估一个组织、项目或个人的优势、劣势、机会和威胁。该方法在卫生应急战略分析中运用较多,可以帮助决策者制定更明确的战略。SWOT 分析法的主要步骤包括:①运用各种调查研究方法,如观察法、情报分析法等分析目前的环境因素,即外部环境因素和内部能力因素;②将调查的各种影响因素按照重要性、影响程度、紧急性和可控性进行排序,以便确定优先处理的因素,从而形成 SWOT 矩阵;③在完成 SWOT 矩阵的构造后,关键是将计划付诸实践并进行持续的监控和调整。在实施过程中,不仅需要关注优势因素,还需要兼顾弱势因素;不仅需要根据经验考虑当下,还应兼顾长远发展;将排列的各种环境因素相互匹配组合制定出卫生领域未来发展的相关对策。

(四)危机群体决策法

危机群体决策法是危机决策的一种有效方法,是在突发危机事件中,针对影响到的群体或人员制定决策和应对措施的方法。事实上,这类临时性的决策群体已经在大量突发公共卫生事件中被政府运用,例如为了应对事件而成立的"指挥部""领导小组"等部门,就是在事件发生之后,政府根据事态的种类和性质,立即从相关的政府职能部门和社会上的有关咨询机构中筛选调用有关专家,按照项目管理模式组成的危机决策群体。危机群体决策法一方面可以集思广益,把群体的知识、经验融为一体,减少决策的盲目性;另一方面,也可以充分发扬民主,调动各个决策系统的积极性。危机群体决策法的步骤方法如下:

(1)选择群体成员:在危机决策过程中,大多数的判断和决议是人作出的。人是决策系统中最基本的要素,是决策的主体。因此,危机决策群体的成员构成如何,直接决定着决策的科学性和快速性。一个合理的危机决策群体其成员应具有合理的专业知识结构、能力结构、年龄结构,同时还应考虑危机决策群体成员的个性、气质、性格和价值观等方面的合理组合,以利于团结、取长补短、协调一致,从而提高决策的效率。反之,如果一个决策群体中内耗不断、互相拆台,必然会削弱危机决策群体的决策能力。

(2)构建决策群体:重大危机决策是政府的一类特殊行为,通常由政府部门来实施和完成。危机事件发生后,政府应根据危机的种类和性质,立即从相关的政府职能部门和社会上的科研咨询机构中筛选调用有关专家,按项目管理模式组成危机决策群体。采用项目管理模式,不仅能保证危机决策群体有综合性的知识、能力和丰富的经验,还有利于决策的落实与实施。因为危机决策一旦形成,就要付诸实施。在实施过程中,需要有关职能部门通力合作,并根据危机决策的要求分别落实、执行。如果有关职能部门的人员直接参与了危机决策的制定,无疑能帮助本部门加速对决策的认识和理解,减少不必要的沟通和交流,使决策尽快取得成效;同时,也有利于对决策执行进行监控和对决策及时修正。科研咨询机构的专家参与危机决策是非常必要的。一方面,他们可以弥补政府中专家力量的不足,提高危机决策群体的决策能力;另一方面,作为政府的"外脑",他们可以不受各方面的限制、条条框框的约束,有可能突破传统的思维定式,从全新的角度认识问题,提出高度创新的决策方案。同时,他们与其他专家相比心理压力较小,更有利于发挥专家智囊团"思想库"的作用。

（3）群体决策：危机决策群体是实际存在的临时性群体，由于有若干成员参与，并且他们各自的资历、智慧和经验又各不相同，各人所获得的信息也不相同，因此，每位成员在选择危机决策方案时会产生不同的理解，表现出不同的偏好，作出不同的决定。为了取得群体意见的一致，必须有一个相互作用影响的过程，通过大量的交互、协商，促进群体成员达成共识。沟通是解决决策、判断分歧的有效方法，它是一个交换信息、增进理解、集思广益的过程。危机决策群体的领导必须谙熟这门领导的艺术，绝对不能使成员屈从于某些微妙的限制或压力而形成虚假的一致，强行通过某种不合理的决策。

（4）群体解散：由于危机不是经常反复发生的事件，而且种类繁多，没有必要也不可能针对各种危机设立永久性的危机决策群体。所以，危机决策群体是临时性的，待问题彻底解决后，由政府宣布解散，其成员各归原位。但成员的有关资料（如姓名、单位、简历等）以及在决策过程中积累的经验和教训，应当储存在有关的数据库中，以便今后再有类似的事件发生时，可以迅速查找到有关的专家，快速组建应急决策群体，及时采取对策。

三、灾后公共卫生状况与需求评估方法

在突发事件发生后，需要通过快速收集、分析相关信息，确定受影响人群面临的健康危害和潜在风险，从而提出各阶段公共卫生服务需求，确定优先的干预措施。在灾难或紧急情况下，对公共卫生状况和需求进行及时、高效、准确的评估至关重要，这是科学、有序地制定灾后公共卫生策略和实施干预措施的基本前提。灾后公共卫生状况与需求评估的内容主要包括：医疗卫生机构受损情况；医疗卫生机构现有服务能力状况；医疗卫生机构现有资源状况与需求；灾区疾病发生情况与医疗服务需求；饮水、食品和环境卫生状况与需求；安置点卫生状况与需求；健康知识状况与需求；心理卫生状况与需求。灾后公共卫生评估要求简单、迅速、针对性强。因此，应采取灵活、机动的方式进行，在保证时效性的基础上尽可能提高准确性。评估的频率和范围应依据灾区不同的状况和特征、资源的可利用性等因素而确定。灾后的卫生评估不同于常态下开展的评估工作，根据评估结果提出的决策建议应充分考虑灾区现有的资源状况，重点考虑优先性和可行性。具体的方法必须根据现场实际情况进行选择或组合。

（一）公共卫生状况与需求常用评估方法

灾后公共卫生评估一般采取以下几种方法：现有信息分析和利用、现场调查、现场检测和现场查看等，其中，现场调查是最为常用的研究方法。在实际评估工作中，往往综合采用多种方法相互补充、互为印证，以确保评估结果客观、准确。

（1）现有信息分析和利用：评估中涉及的某些灾区基础信息可从有关部门的情况介绍、现有资料、来自灾区及营救者的工作报告、媒体的宣传报道、常设系统的报告等直接获取，如灾区既往的传染病发病情况、灾区人口学特征、灾区灾前的卫生服务能力、灾后安置点分布情况、安置点居住人员规模、受灾地区学校分布等。采用此种方式收集信息需考虑信息的准确性。

（2）现场调查：现场调查一般采取现场查看、结构式观察、知情者访谈、小组讨论、问卷调查等方法，主要通过对受灾现场情况进行定性和/或定量的调查，获取受灾地区最直接的公共卫生状况和需求信息，满足进一步采取公共卫生措施的信息需求。现场调查需要事先明确调查目的、设计调查方案和调查提纲（问卷），选取有代表性的样本或对所有调查对象开展调查，获取定性和定量的评估结果。此种调查需要进行认真设计，充分考虑到科学性和可行性，并采用统计分析工具对数据进行处理和分析。

1）问卷调查：问卷调查是评估中一种常用的定量评估方法，目的是对受灾群众卫生需求及满足度进行定量描述。问卷调查须提前准备好调查问卷。调查一般包括问卷预调查、修改完善问卷，培训调查员、熟悉调查问卷，制定抽样方法，抽取调查对象，实施入户调查等环节。调查问卷应简洁明了，减少开放式问题，仅收集与目的有关的信息。问卷填写时间应不超过 10 分钟，并尽量将问卷篇幅限制在一页。

2）结构式观察：采用提前拟定好的记录表记录观察所见的方法。当观察对象明确、时间紧迫时，使用结构式观察的方式最为可行，可以在行走查看或入户访谈时实施。其目的是通过查看灾区公共卫生状况，如饮水、食品、环境卫生状况及相关设施的分布情况，得到卫生状况及需求的一手资料。采用的工具是提前准备好的结构式观察记录表及观察程序。观察记录表包括一系列观察项目，能够反映当地实际情况。

3）知情者访谈：评估人员根据特定的评估目的，选取关键信息提供者进行深入访谈，从中获取受访者对评估主题的了解情况、个人观点等信息，直到评估的信息量饱和为止。此种方法对评估人员的现场访谈技巧、访谈信息的归纳和概括能力要求较高，需要由经过培训的卫生专业人员实施。由于评估结果受到访谈对象对问题的关注和认知程度影响，因此选择适当的关键信息提供者尤为重要。选择谁为访谈对象，应根据评估内容和目的而定。调查员可以简单地提出一个话题与访谈对象交谈，然后由访谈对象主导谈话。如果访谈对象对这个话题可提供丰富的信息，则可以进行深入访谈。在评估开始时进行关键信息访谈有助于对相关问题的概括了解、编制小组讨论用的问卷、提出观察中需要关注的问题等。

4）小组讨论：小组讨论主要是选择有类似背景或经历的人员，讨论共同关心和感兴趣的话题。目的是了解不同人员对同一话题的不同观点和看法，以及当地对这一话题的表达方式。小组讨论一般须提前做好讨论话题的准备。一般选择 6~8 名对象参加讨论，讨论开始时相互进行介绍，让参与者了解讨论的目的和意义，讨论时间一般为 1~2 小时，讨论时组织者需要保持中立的态度和立场，并提醒参与者讨论没有对错，而是要了解每个参与者的观点。

（3）现场检测：现场采集水质、食品、生物等样品，通过仪器检测相应的理化与微生物等指标，并对检测结果进行分析与评价。

（4）现场查看：评估人员可通过在灾区进行空中观察、高地瞭望、地面现场巡视，获取对灾区公共卫生状况与需求的直观体会与认识，并结合评估人员的专业知识和经验判断，得出初步的评估印象和结果，例如安置点的分布、灾区水源的数量和位置、水源的情况和使用强度等。此种评估方法简单、操作性强、耗时少，尤其适用于灾后紧急状态下的快速评估工作。

（二）公共卫生状况与需求评估实施步骤

评估实施的步骤主要包括：制定评估计划、组建评估队伍、培训评估人员、选择合适的调查方法与工具、选择合适的抽样方法、拟定评估工作登记表格、准备现场使用的必要物资与安全保障措施。具体如下：

（1）制定评估计划：好的评估计划是评估顺利开展和取得预期成果的关键。评估计划一般需要考虑以下几个方面的内容。

1）评估什么：在实施评估前，首先需要了解待评估的突发事件的类型，发生的时间、地点、危害程度，当地人群特点、社会经济水平，以确定评估内容。即：对谁进行评估？评估什么（评估有哪些健康影响和卫生服务需求、不同需求的重要性与迫切程度、现有需求的满足程度、影响卫生服务提供的因素有哪些）？采取什么评估方法？在哪里进行评估？评估需要的人力和物资资源等。在未掌握灾区情况时，评估者最好与当地人员共同确定评估内容，制定评估计划。

2）需要收集哪些信息：根据评估目的和内容，确定需要收集的资料类型，主要包括自然环境资料、人群特征资料、卫生知识与行为、卫生相关背景信息。需要明确哪些资料可以是定性的，哪些可以是定量的，哪些是两者结合的；分析资料的可获得性，哪些资料现成可用，哪些需要在评估时收集。

3）评估的对象是哪些人群：确定需要评估的区域范围，再开始进行评估。评估会涉及不同组织和个人。开始调查前，可能需要告知相关部门所要开展的调查。应注意向政府机构领导、当地负责人、信息提供者解释评估目的。评估报告中一般不提及评估对象的名称等基本信息，如果需要则应获得知情同意。同时，将评估结果尽快向当地机构或政府部门进行报告。

4）如何进行评估：根据评估目的、评估的时限要求、现场状况及评估队伍的力量确定评估方法和抽样方法，组建评估队伍并进行培训，实施评估，撰写评估报告。

（2）组建评估队伍：快速评估是团体性工作，需要工作组成员具有良好的团队精神，共同开展评估设计、实施现场评估工作、分析数据和撰写报告。队伍中应包括具有不同专业技能的成员，充分发挥每个成员的优势和长处。

（3）培训评估人员：组建评估队伍后，需要对成员进行培训，做好开展评估的准备，明确评估对象和内容，掌握实施评估、分析资料所需的知识和技巧。最好能在日常开展培训，使队员提前具备基本的评估能力。

（4）选择合适的调查方法与工具

1）调查方法：现场调查方法与工具的选择是灵活的，可以修改或调整以适应不同的调查目的与现场情况。在实施过程中，还可查阅文献并在实践中进一步探索。适宜的评估方法一般需要根据评估的需求和各方法的特点来决定。

2）评估工具：评估工具主要包括访谈提纲和调查表，调查内容主要针对不同区域（县域、乡镇、安置点）的特定公共卫生问题（基本公共卫生状况和需求、医疗和公共卫生服务能力、食品卫生状况和需求、饮水和环境卫生状况和需求、媒介生物控制等）以及特定公共卫生服务对象（受灾群众）的公共卫生服务需求（健康与卫生服务需求、卫生防病知识需求、心理状况与需求等）等方面。

（5）选择合适的抽样方法：定性评估一般采用非随机抽样方法，主要包括偶遇抽样、立意抽样、配额抽样及滚雪球抽样等方法。定量评估一般选择随机抽样方法，主要包括多阶段整群抽样、简单随机抽样、系统抽样和分层抽样。

（6）拟定评估工作登记表格：对于以社区为基础的入户调查，除评估表之外，调查小组还应携带一份调查登记表，以登记每次入户调查的有关信息。登记表用来了解每次调查的完成情况并计算评估应答率。

（7）准备现场使用的必要物资与安全保障措施：需要准备的必要物资和安全保障措施包括评估工具、办公用品与通信设备、必要的证书、证件、后勤保障、其他物品、安全保障。

四、卫生应急管理评价方法

卫生应急管理评价方法是对突发公共卫生事件的预防、响应、处置及恢复全过程进行系统评估的技术与流程。旨在发现体系短板、优化决策机制，并为提升未来应急能力提供科学依据和改进建议，从而实现卫生应急管理体系的持续完善与高效运行。卫生应急管理评价方法主要包括综合评价法、层次分析法、TOPSIS 法、模糊综合评价法、数据包络分析法，各种评价方法的优点与缺点参见表 6-2。

表 6-2　各种评价方法的优点与缺点

评价方法	优点	缺点
综合评分法	评价过程系统、全面，计算简单	评价指标因素及权值难以合理界定
综合指数法	1. 评价过程系统、全面，计算简单 2. 通过对综合指数和个体指数的分析，找出薄弱环节，为改进提供依据	1. 指标选取依赖于主观判断，容易导致评价结果偏差，同时标准的确定较为困难 2. 指标值无上下限，若存在极大值会影响评价结果的准确性

续表

评价方法	优点	缺点
层次分析法	1. 分层确定权重,以组合权重计算综合指数,减少了传统主观定权存在的偏差 2. 把实际中不易测量的目标量化为易测量的指标,未削弱原始信息量 3. 可用于纵向、横向比较,便于找出薄弱环节,为评价对象的改进提供依据	1. 在一致性有效范围内构造不同的判断矩阵,可能会得出不同的评价结果 2. 运用九级分制对指标进行两两比较,容易作出矛盾和混乱的判断 3. 通过加权平均、分层综合后,指标值被弱化
模糊综合评价法	可以将不完全信息、不确定信息转化为模糊概念,使定性问题定量化,提高评估的准确性、可信性	1. 只考虑了主要因素的作用,忽视了次要因素,评价结果不够全面 2. 指标数较多时,权向量与模糊矩阵不匹配,易造成评判失败 3. 评价的主观性明显
TOPSIS 法	1. 对样本资料无特殊要求 2. 比较充分地利用了原有的数据信息,与实际情况较为吻合 3. 可对每个评价对象的优劣进行排序	1. 当两个评价对象的指标值关于最优方案和最劣方案的连线对称时,无法得出准确的结果 2. 只能对每个评价对象优劣进行排序,不能分档管理,灵敏度不高
数据包络分析法	可以评价多投入、多产出的复杂系统,并可以找出单元的薄弱环节加以改进	1. 只表明单元的相对效率指标,无法表示实际效率水平 2. 对某些决策单元的输入和输出数据比较敏感

(一)综合评价法

综合评价法是对一个包括多个指标维度的复杂系统进行全面、系统评估的方法。综合评价法包括综合评分法和综合指数法,一般用于卫生应急能力评价或卫生应急干预效果评估领域,包括以下五个步骤:①筛选评价指标;②估计评价指标的权重;③确定评价等级及界限;④选择适当的综合评价方法并建立评价模型;⑤确定应用标准。

1. 综合评分法(comprehensive scoring method) 综合评分法是在专家评分法基础上进行的优化。这种方法被用来综合考虑指标或因素的权重以及它们的表现,从而得出综合的评分或排名,以支持决策过程。先确定与决策问题相关的评价指标,然后为每个评价指标分配权重并确定综合得分,以决定优劣取舍。各评价指标等级分值的确定方法包括专家评分法、离差法、百分位数法、标准分法。综合评价总分计算方法包括累加法、连乘法、加乘法、加权法。

2. 综合指数法(comprehensive index method) 综合指数法将多个评价指标按照一定的权重综合计算,得出一个综合指数,用于比较和评价不同选项的优劣。即通过统计学的计算,将各种指标标准化处理,最后转化为综合指数,以确定评价水平。综合指数法的基本分析步骤:①确定评价指标:明确需要评价的问题,并确定与该问题相关的评价指标;②确定各指标的权重:为每个评价指标分配权重,以表明它们在决策中的相对重要性;③计算综合指数:根据问题的具体情况和数据特点选择适当的权重分配方法和标准化方式;④合理划分评价等级;⑤检验评价模型的可靠性:采用灵敏度分析、交叉检验等方法全面地评估评价模型的可靠性,确保模型的结果在实际决策中能够提供有用的指导;⑥综合评价模型的应用。

(二)层次分析法

层次分析法(analytic hierarchy process,AHP)是一种用于多准则决策的系统性方法,AHP可以将一个复杂问题分解为多个层次的评价目标,然后通过比较不同评价目标的重要性,计算综合评价指数,并依据指数大小确定评价对象的等级。层次分析法的基本步骤如下:

(1)建立目标图:对总评价目标进行分解,划分主要目标、子目标,对子目标进一步分解,构建出一个层次化的目标结构,将各层评价目标用目标树图表示出来。

（2）计算权重系数：权重系数反映了每个元素在整个层次结构中的重要程度。计算权重系数的程序分为四步：①构建判断矩阵；②计算初始权重系数；③计算归一化权重系数；④计算综合权重系数。

（3）计算综合评价指数，对评价对象的总评价目标进行综合评估。

（三）TOPSIS 法

TOPSIS（technique for order preference by similarity to ideal solution，TOPSIS）法是一种多准则决策方法，用于对一组选项进行排序和评估，可用于卫生应急评价领域。TOPSIS 法的基本思想是，将多个评价指标的信息综合起来，通过比较选项与最优解和最劣解之间的相似性，从而得出综合评价和排序的结果。TOPSIS 法的基本步骤包括：①数据标准化：对于每个评价指标，将选项在该指标下的数据进行标准化；②确定最优解和最劣解：这些解可以是从数据中选取现有选项设定的，也可以是基于专家意见设定的；③计算距离：计算各评价对象与最优方案的接近程度 C_i；④按 C_i 大小将各评价对象排序，C_i 越大则表示综合效益越好。

（四）模糊综合评价法

模糊综合评价法（fuzzy synthetic evaluation model）是一种基于模糊数学的综合评价方法，用于处理复杂的决策问题，其中存在具有不确定性的情况。该方法通过将模糊集合和隶属函数应用于评价指标和选项，以考虑不确定性信息，从而综合评价各个选项的优劣。该方法的基本步骤包括：①设定各级评价因素：根据需要可以设立多级评价因素；②确定评价细则：确定每个评价因素与最终评价值之间的关系；③设定各级评价因素的权重分配；④按照事先确定的评价因素、评价细则及权重进行综合评议：先对第一级评价因素所属最下一级评价因素进行评议，然后逐级计算上一级评价因素的评价值，直到计算至第一级评价因素。

（五）数据包络分析法

数据包络分析法（data envelope analysis，DEA）主要用于比较和评价机构的综合效率。数据包络分析方法的基础是决策单元的相对概念。数据包络分析将边际效益理论和线性规划模型等思想融合，以构建生产可能集的前沿面，比较决策单元之间的相对效率和规模效益。DEA 的基本思路是利用外包络面判断决策单元是否位于生产前沿面上，从而进行相对效率的评价和比较。由于其基本思路以各数据点的外包络面为基础，这一方法被称为数据包络分析方法。DEA 的分析步骤：①确定评价目标：评价目标通常包括评价决策单元生产活动的相对有效性；决策单元的生产效率；决策单元的规模效益状态；决策单元是否具有规模拥挤或弱拥挤迹象；为非有效决策单元生产活动的改进提供决策依据；倾向于减少收入或控制规模，还是增加收入或扩大规模。②指标选择：指标分为输入指标和输出指标两大类。指标过多可能会降低 DEA 的评价效率，故指标不宜过多。③样本选择：在样本量较大的情况下，可先对样本进行聚类分析，以减少决策单元数。④指标转换：必要时可对指标进行适当变换，比如对数变换、平方根变换。⑤模型选择：根据评价目标的不同，需要选择不同的 DEA 模型。⑥得出评价结果：根据评价目标应用多种 DEA 模型求出其最优化值及对应的解向量，从中获取更多、更深刻的经济学信息，然后再综合这些信息对决策单元作出有关其相对有效性、规模效益状态及规模是否（弱）拥挤的评价。

（六）突发事件干预效果评价

突发事件干预效果评价是利用科学的方法和技术，依据一定的价值标准和事实标准，通过一定的程序和步骤，对突发事件和应急管理实施中的价值因素和事实因素进行分析，并对干预效果进行评价，旨在利用这些相关信息，对突发事件的未来走向作出基本的判断，从而调整、修正政策和制定新的应急管理策略。干预效果评价的常用方法包括：①前后对比法。根据设计不同，该方法又可分为四种方法，分别是简单"前 - 后"对比分析、"投射 - 实施后"对比分析、"有 - 无政策"对比分析、"控制对象 - 实验对象"对比分析。②对象评定法。③专家判断法。

第三节　卫生应急管理研究其他方法

近年来,随着计算机科学、系统科学和大数据科学等学科的不断发展和完善,许多方法如系统动力学、机器学习、实施科学等也逐渐被应用于卫生应急管理研究中,如利用机器学习的方法预测和模拟传染病传播规律和机制、利用系统动力学模型仿真医疗系统面对灾害冲击的应对和恢复能力。本节简单介绍卫生应急管理研究其他常用和新兴的方法,包括系统分析、机器学习、案例研究、实施科学等。

一、系统分析

卫生应急管理中的主体和环境是复杂的、变动的,因此对卫生应急管理研究的问题进行分析时,常常将卫生应急管理看作一个复杂系统。在卫生应急管理研究中引入系统概念,可以依据系统科学的理论和方法的基本原则和要求,分析研究问题所涉及的各种主体及其所在的环境背景,从而得到对研究问题及其根源的全面理解。

系统分析是以系统观点对所要研究的问题进行分析,探讨系统组成部分和要素之间的关系,并寻求研究问题的满意答案。常见的理论方法包括复杂巨系统理论和复杂适应系统理论。系统分析方法是从定性到定量的综合集成方法,是解决复杂巨系统的有效方法。它主张在处理开放复杂巨系统时,把专家群体凭经验得到的定性认识以及各种信息与其他知识,通过计算机的软硬件及有关技术进行综合,建立模型,反复修改,最终上升为定量的认识。在系统分析中,系统动力学模型、基于主体的模型和复杂网络模型是最为常用的模型。

(一)系统动力学模型

系统动力学(system dynamics)为复杂系统问题提供了理论基础与工具。系统动力学是一种以计算机模拟技术为主要手段,通过"结构-功能"分析,研究和解决复杂系统动态反馈信息系统问题的仿真方法。它从内部机制的角度出发,通过数学模型和计算机仿真来更好地制定决策,并找到适合的解决方案。系统动力学可以用于研究处理社会、经济、生态环境等复杂系统问题,研究方法主要是定性和定量相结合,按照系统动力学理论建立数学模型,借助计算机进行模拟分析研究,以处理随时间变化的复杂系统问题。系统动力学建模的具体步骤如下:

(1)建立概念模型:首先,需要明确定义系统的边界,即系统与外部环境的界限。这包括确定哪些因素被视为系统内部的一部分,以及哪些因素被视为系统外部的影响因素。确定系统中的各个变量(也称为库存)以及它们的含义。变量可以是系统中任何可以测量或观察的因素。其次,建立数学模型,描述系统中所有变量的演化。这可以是一组耦合的方程,形成系统动力学模型的核心。最后,收集和整理与研究对象相关的参数,将模型参数化。

(2)模型校准和验证:调整模型参数以使模型的预测结果与实际观测值拟合,检验模型是否能够准确地表达现象或问题。通常,使用最小二乘法或其他拟合技术来优化参数,使用残差分析、拟合优度和偏度等指标来评价模型的拟合效果。

(3)模型模拟:模型模拟步骤包括确定模拟时间范围、起始时间和结束时间;定义系统模型的初始条件,即模拟的起始状态;使用所选的时间步长,将模型方程组用数值方法进行时间积分,可以采用欧拉法、四阶龙格-库塔法等数值积分方法;在每个时间步记录系统中感兴趣的变量的值;当达到所选择的结束时间或其他终止条件时,停止模拟。

(4)模型敏感性分析:敏感性分析包括选择敏感性参数、确定参数范围、选择评价方法、运行敏感性分析、分析结果、决策和解释。

（二）基于主体的模型

基于主体的模型（agent-based modeling，ABM）是一种自下而上的建模方法，通过复杂系统中的众多微观个体的动机与适应性模拟个体间的交互机制，刻画出宏观层面上的有序涌现。模型系统基本元素为具有适应性的主体，通过识别模型中的不同主体，主体之间交互，最终形成一个复杂适应系统。ABM 的核心概念是社会突现（social emergence），即个体行为和互动上升到社会总体特征的过程，因此 ABM 被称为"自下而上"的建模方法。ABM 中模拟的主体是能够表现出适应性、具有目标导向并能够与其他主体和环境相互作用的智能体。因此，ABM 被认为是研究人类与环境交互这一复杂系统最适宜的方法，可以通过这种方法构建一个虚拟世界，进行各种可能情景的模拟。在新冠肺炎疫情中，应用 ABM 技术模拟的病毒传播被广泛应用于各国的疫情应对中。ABM 模型的主要组成是代理人（agent）、时间、空间、决策行为以及环境。

（1）代理人："代理人"通常代表了智能体模型中决策者的角色。通常情况下，"代理人"是可识别的独立个体，代表的一般是人、组织等决策主体。

（2）时间："代理人"的每个决策或选择都是在特定的时间段下作出的，而每个时间段的长短都由一个时间控制器（scheduler）来控制。

（3）空间：大多数的"代理人"都在特定的空间位置中作出决策，而这一相对空间位置也会影响"代理人"所作的决策。

（4）决策行为："代理人"需要在特定时间下进行某些行动，由于不是所有的行为都可以被编程语言所编译，这些行动的可编译的子集必须能够代表被模拟的事件。在模型的每次迭代中，这些定义的行为都会被执行。

（5）环境：环境也是 ABM 模型中重要的组成部分，尽管环境没有作出决策的属性，但环境作为记录历史的文件，能够对个体的决策产生影响。个体和环境进行的互动也是 ABM 模拟的一大特性。

ABM 建模的具体步骤包括：①"代理人"建模：确定代理个体的特征，包括位置、状态、属性等。例如，在流行病建模中，"代理人"的属性可能包括年龄、免疫状况等。②环境建模：确定模型的空间，包括其大小、地理特征和其他重要的环境因素。③创建模型类：编写模型类，主要包括如何初始化、如何执行模拟的主循环以及如何处理"代理人"之间的互动。初始化：确定模型的初始状态。主循环：编写主循环模拟模型的演化。这个循环通常包括时间步以及模拟"代理人"在每个时间步中的行为和环境的演化。在模拟过程中，需要确定模型中的规则和算法，从而规定"代理人"如何行动，包括"代理人"的移动、状态的变化以及与其他"代理人"的互动，这些规则和算法可以是基于经验、专家知识和文献资料的，也可以是通过机器学习等方法从数据中学习得到的。④数据收集和分析：收集模型运行过程中生成的数据，这些数据用于观察模型的行为和系统的演化。数据通常包括"代理人"的行为、环境状态等。⑤模型校准和验证：选择验证指标，比较模型输出和真实数据，进行参数调整及优化。⑥模型解释：解释模型的结果。

（三）复杂网络模型

复杂网络传播理论近年来被广泛运用于传染病预警预测的研究中。基于人们对传染病传播动力学特征的了解，复杂网络模型能够很好地运用数据对疫情传播的速度和范围进行预测，为制定疫情防控策略提供依据。复杂网络模型中，用于传染病预警预测的经典模型包括 SIR 模型（susceptible infected recovered model）、SIS 模型（susceptible infected susceptible model）和 SEIR 模型（susceptible-exposed-infected-removed model）。SIR 模型是一种基本的传染病模型，这个模型假设个体感染疾病后会获得永久性免疫力，因此个体一旦康复，就会被移出感染者组，转移到移出者组。SIS 模型与 SIR 模型类似，但其假设是个体感染疾病治愈后并不获得免疫力，而会重新变为易感者。SIS 模型适用于没有永久性免疫力的疾病，如普通感冒。SEIR 模型在 SIR 模型的基础上引入了一个新的组别：潜伏者（exposed）。SEIR 模型适用于那些个体在感染后需要一段时间才能表现出症状的疾病，如流行性感冒。此外，基于人工神经网络和卷积神经网络的预测模型也被广泛应用到传染病的预警预测中。

二、机器学习

机器学习主要通过计算机学习数据中的内在规律性信息，使计算机能够像人一样去决策。机器学习区别于传统的统计学方法的一个重要特征是需要海量的样本数据，从样本数据中通过"学习"得到知识和规律，再进行推断和决策。而卫生应急管理恰好能为机器学习提供大量样本，如流行性感冒、新冠肺炎的病例数据库等，这使得机器学习在卫生应急管理研究中得以广泛应用。机器学习主要包括监督学习（supervised learning）和无监督学习（unsupervised learning），监督学习中又包含了分类算法和回归算法，包括决策树、朴素贝叶斯、神经网络等。本小节将对机器学习中几个常用于卫生应急管理研究的方法作简要介绍。

（一）随机森林

随机森林（random forest）是机器学习中最为常见的一种集成学习（ensemble learning）方法，由多个决策树组成，其结果的输出由众数决定，通过集成所有决策树的结果来提高预测的准确性和稳定性。随机森林具有程序简单、算法容易实现且适用于各种类型数据的优点，相对于单个决策树模型，它更具准确性和稳定性。由于其可靠性和灵活性，随机森林被广泛应用于医疗、公共卫生领域，用于对突发事件的预警预测，并在实际应用中取得了很好的效果。此外，随机森林可以用来评估不同特征的重要性，从而找到影响最大的特征。随机森林的步骤主要包括数据准备、构建决策树和集成决策树。具体步骤如下：

1. 数据准备　收集数据并将其运用于训练集和测试集，并对数据进行预处理，确保数据的可用性。

2. 随机抽样　有放回地在原始数据中进行随机抽样，得到多个训练子集，每个子集都包含了原始数据集的一部分。

3. 随机特征选择　在每个训练子集中，随机选择一部分特征用于构建决策树，以增加决策树之间的差异性。

4. 构建决策树　对每个训练子集随机选择一部分特征用于建立决策树。构建决策树时，可以调整决策树个数（n_estimators）、决策树最大深度（max_depth）等，以防止过度拟合并提高模型的准确性。

5. 集成决策树　将构建的所有决策树组成随机森林。

6. 预测和评估　使用随机森林对测试集的数据进行预测，并对预测结果进行评估比较，确定预测性能。

此外，除随机森林算法外，其他基于决策树的集成模型如 XGBoost、LightGBM 的运用也比较广泛。其中 LightGBM 是梯度提升的优化版本，具有训练速度快、占用内存小的特点。在解决具体问题时，可以依据数据的特点、训练时间和性能需求等因素选取更适宜的模型。

（二）神经网络

神经网络（neural networks）是一种模仿生物神经系统的计算模型，由大量相互连接的处理单元（神经元）组成，分为输入层、隐藏层和输出层。每个神经元根据输入信号与其连接权重的乘积和偏置值进行计算，并通过激活函数进行非线性变换，生成输出信号。神经网络主要分为前馈神经网络（feedforward neural network）和反馈神经网络（feedback neural network）两种类型。前馈神经网络是最常用的神经网络类型，信号从输入层流向输出层，每个神经元只与下一层相邻的神经元相连，没有反馈连接，如 BP（back propagation）神经网络、人工神经网络（artificial neural network，ANN）、卷积神经网络（convolutional neural network，CNN）、深度神经网络（deep neural network，DNN）等。反馈神经网络也称为递归神经网络，神经元之间存在反馈连接，允许信息在神经网络中进行循环传递，如循环神经网络（recurrent neural network，RNN）、长短期记忆网络（long short-term memory，LSTM）、Hopfield 神经网络（Hopfield neural network，HNN）等。该方法的基本步骤包括：①确定神经网络架构：选择适当的层数、每层的神经元数量、激活函数等；②初始化网络参数：初始化权重和偏置值，通常使用随机初始化方法；③训练模型：通过训练集进行模型训练，并通过更新权重和偏置值减小误差；④验证模型性能：使用验证集评估模型的性能，并调整模型参数和结构以提高其性能。神经网络可用于预测流行病的传播和趋势，例如，在新冠肺炎疫情期间，通过神经网络模型对病毒传播规律进行预测，可以帮助公共卫生部门采取更有效的控制措施。

（三）隐马尔可夫模型

隐马尔可夫模型（hidden Markov model，HMM）是一种统计模型，是基于马尔可夫过程的概率分布模型，用于建模时序数据中的状态转移和观测值生成过程。HMM 包括状态序列和观测序列两个基本部分。状态序列是一个不可见的马尔可夫链，每个状态之间的转移由一个状态转移矩阵描述，表示从一个状态转移到另一个状态的概率。观测序列是由一系列观测值组成的序列，每个观测值都对应着一个隐含状态，表示在该时刻系统的内部状态。HMM 能够根据已有的观测变量序列，估计隐藏的变量序列是什么，并对未来的观测变量作出预测，适用于多个领域的数据分析和预测任务，具有较强的灵活性。目前，HMM 在卫生应急领域得到了重视，用于疾病的监测、疫情传播建模、传染病的发展趋势预测等。例如，在预测乙型肝炎流行情况时，HMM 可以将人群划分为健康人、感染者和康复者三个状态，然后利用状态转移矩阵预测不同状态之间的转移概率。HMM 的计算步骤主要包括模型的训练和应用两个阶段，训练阶段主要是估计模型的参数，更好地拟合数据；应用阶段主要是运用训练好的模型进行分析。具体步骤如下：

1. 收集数据　通过收集到的数据确定序列集合和观测序列。

2. 初始化模型参数　使用随机初始化或根据先验知识进行初始化，定义状态转移矩阵和观测概率矩阵。

3. 模型训练　利用观测序列对模型进行训练，并采用 Baum-Welch 算法对模型参数进行更新调优。利用维特比算法找到最可能的状态序列，以获取最优模型。或者采用 EM 算法（expectation maximization algorithm），对模型参数调优，主要包括 E 步（expectation）和 M 步（maximization）。E 步是指在给定观测数据的情况下，计算每个状态的概率；M 步是指在 E 步的基础上更新模型的参数。

4. 迭代优化　重复进行模型训练，使模型达到最优。

5. 解决问题　运用训练的最优模型参数，根据实际情况，采用不同的方法分析数据。

（四）贝叶斯加性回归树模型

贝叶斯加性回归树（Bayesian additive regression trees，BART）是一种非参数回归方法，利用决策树进行组合，并通过贝叶斯推断实现对目标变量的预测。BART 基于决策树的组合模型，将多个决策树的结果进行组合，得到一个更准确的回归预测；同时采用贝叶斯方法对模型参数和不确定性进行建模，以避免过拟合并提高泛化能力。BART 可以处理高维、非线性、交互作用等复杂的数据类型，可以避免过拟合并提高模型的泛化能力，并且结果具有很好的可视化性和可解释性。近年来，BART 被广泛应用于疾病的预测，通过分析人口学、环境、生物等因素，预测个体患上某种疾病的概率。例如，使用 BART 模型来预测心脏病、肿瘤等疾病的患病风险。在卫生应急管理方面，BART 模型通过分析社会经济、文化、环境等因素，对应急管理进行评估和改进。例如，使用 BART 模型评估某种疫苗的普及程度对疾病传播的影响，为疫苗接种推广提供支持。该法的基本步骤包括：①设定 BART 模型的参数：包括决策树的深度、回归树数量、先验分布等。②模型训练：使用马尔可夫链蒙特卡罗（MCMC）方法进行模型训练。③更新模型参数：根据采样结果更新模型参数，并计算每个加性组件的权重，获取最优模型。④预测结果：使用更新后的模型预测新数据的响应变量。

三、其他方法

除以上介绍的方法外，其他常用的定性方法如案例研究法，定量方法如蒙特卡罗模拟，以及新兴的混合研究方法实施科学研究法，也被应用于卫生应急管理研究中。

（一）案例研究法

案例研究法（case study），也称为个案研究，是社会科学重要的定性研究方法之一。案例研究是以典型案例为素材，针对特定的现象、实践、组织或个人进行深入调查的研究方法，以对研究对象产生新见解为研究目标。通过围绕一个或多个具体的案例，收集资料数据并对其进行详细分析和解剖，可以深入探讨某一现象、验证假设或者揭示特定情境下的复杂关系。案例研究法在处理复杂、多样的现实情境时具有独特的优势，能够提供详尽的背景信息、深入的分析以及对实际问题的实用见解。因此，当研究对象同时具有太多不可控因素，无法进行研究时，案例研究是很好的选择。案例可以分为代表案例和特殊个案，代表案例是指某个现象的典型案例，而特殊个案则是指不寻常或明显偏离正常情况的案例。优秀的案例分析包括五个基本要素：案例描述、案例背景、案例分析、结论与讨论。对案例的描述需要收集材料并编写案例脚本，要求描述尽可能真实（不可虚拟）、切题，并突出主要情节，把握关键因素。案例背景应当是案例发生的现实背景以及当前所处的大的时代背景。案例分析要有理论支撑和理论框架，把理论与案例内容结合起来。

案例研究的具体步骤可以分为：①明确研究问题、研究对象和分析目的。②建立理论框架。理论框架用于引导案例研究中的数据分析和现象解释。理论框架应对研究问题相关的核心概念、变量和关系给出清晰的解释。理论框架可以从现有文献中得出，也可以根据收集到的数据和资料建立自己的理论框架。③多渠道收集案例资料，可以同时使用定性和定量的方法进行。例如，除了通过资料、文件等收集数据外，还可以通过参与性观察、访谈、调研等增加数据来源。④描述并分析案例。在分析案例时，可以从问题、影响、原因和解决方案几个方面来分析。在进行分析时须注重细节，有重点、有目标，并根据理论框架开展分析，指出问题的关键因素及其原因。⑤结论与讨论。通过案例分析，总结出具有普遍性的经验和教训。结论须具有普遍性，讨论的内容要有前瞻性，可以提出需要进一步探讨的问题，也可以提出解决问题的建议。总结的目的在于使这些经验和教训可以指导问题的解决，为他人提供借鉴。

（二）蒙特卡罗模拟

蒙特卡罗模拟（Monte Carlo simulation）是一种数值计算方法，用于解决复杂的数学、统计学和科学问题，该方法基于随机抽样的原理，通过生成大量随机样本来近似计算问题的解或概率分布。蒙特卡罗模拟方法可以用来分析、评估风险发生的可能性、风险成因及风险造成的损失或带来的机会等变量在未来变化的概率分布。模型的选择对计算结果的精度有较大影响，模拟一般均用计算机来完成。但无论使用何种工具，蒙特卡罗法都包括三个基本步骤：①建立预测模型，确定要预测或分析的目标，描述自变量和因变量之间的关系；②指定自变量的概率分布：对于每个自变量，确定其可能的取值范围，并指定相应的概率分布，这可以基于历史数据、专家意见或领域知识；③重复多次运行模拟，生成自变量的随机值：使用随机数生成器，从指定的概率分布中抽取随机样本，以生成自变量的随机值，通过多次重复这个过程，可以生成多个不同的自变量组合，每个组合代表可能的情景。

具体步骤如下：①建立概率统计模型（随机模型），用于描述因变量和自变量之间的关系，并用于生成预测值或分析结果。②收集模型中风险变量的数据，用于估计模型中的参数、分布函数或其他关键特征。③根据风险分析的精度要求,确定模拟次数。④建立随机变量的抽样方法,从特定概率分布中抽取随机样本,以便模拟不确定性和变化。抽样方法包括直接抽样、分层抽样、相关抽样、重要性抽样等。⑤按照所建立的模型进行仿真试验、计算,求出问题的随机解。⑥计算问题的概率和精度估计,基于模拟试验结果的统计分析,可以计算问题的概率,即某个特定事件发生的可能性。

(三)实施科学

实施科学(implementation science)的理论与方法近年来被广泛应用于医疗卫生与应急管理研究领域。Eccles MP 于 2006 年在 *Implementation Science* 杂志中正式提出实施科学的定义,旨在解决循证实践(evidence-based practice,EBP)在推广和应用过程中面临的问题,促进 EBP 在日常工作中的应用转化。实施科学研究也被称为实施性研究(implementation research),其核心是利用实施策略(implementation strategy)来促进 EBP 的执行。在实施新的干预措施、实践或服务过程中,"行动"即"实施策略"。实施性研究的一般范式是借助实施科学的理论、模型和框架(theory,model,and framework,TMF),明确影响 EBP 的应用和推广的因素,制定克服阻碍因素的实施策略,使 EBP 得以顺利推进,并最终对干预效果和实施结局进行科学、全面及系统地评价。实施科学侧重研究四个方面的内容:一是认识和理解实施环境的基本情况;二是分析实施转化过程中的问题;三是制定解决实施障碍的方案;四是确定最优方式。实施性研究在实践过程中综合了常见的定量和定性研究方法,例如定性研究中的访谈法、观察法、文献分析法、案例研究、个案调查等方法,以及定量研究中的横断面研究、队列研究、随机对照试验、准实验设计、干预优化设计(如多阶段优化策略)、多重方案随机序贯试验和混合设计等。

本章小结

卫生应急管理研究是指借助多种学科的理论、方法和工具,构建卫生应急管理的理论框架和模型,描述卫生应急管理过程中的现象和问题,分析卫生应急管理问题的产生原因及作用机制,探索和总结突发事件的发生和演变机理与内在规律,评价突发事件和相关卫生应急政策及措施对人群、社会和经济所产生的影响等方面的研究活动。

卫生应急管理的研究方法多且复杂,许多方法适用于应急管理的各个环节,方法与方法的应用之间没有明确的分界。在使用研究方法时,应根据具体的研究内容与主题选择合适的研究方法。

思考题

1. 在危机状态下,时间非常有限,信息不对称程度较高,往往需要运用危机群体决策法进行决策,请问如何提高决策质量和效率?
2. 某省发生了 H7N9 禽流感疫情,请利用 SWOT 分析法进行卫生应急决策分析。
3. 某省发生传染病疫情后,各级政府采取了多项应对措施,需要你协助政府对各种干预措施的实施效果进行评估,请给出评估的基本思路和方法。
4. 常用的突发公共卫生事件的预测方法有哪些?
5. 卫生应急管理研究的主要内容有哪些?
6. 常用的综合评价方法有哪些?

(韩昕昕)

第七章　卫生应急要素管理

卫生应急要素（elements of public health emergency response）是指构成卫生应急系统运行的基本组织机构单元及支撑应急单元运行的各项元素集合，包括机构、人力、物资、资金、技术和信息等。为充分发挥和完善这些基础性构成要素的作用，需要理清这些要素的内涵意义和相互关系，从而实现最大限度地避免突发公共卫生事件的发生，以及危害最小化。本章主要介绍与卫生应急工作直接关联的要素的管理，包括卫生应急机构的设置和协同，各种卫生应急人员的职责设定与管理，卫生应急所需的设备、疫苗和药品、器械等各种物资的生产、储备、调度、转运和供应管理，卫生应急资金的筹集、分配调用，卫生应急技术的研究和储备，卫生应急信息平台建设和信息传报管理等内容。

第一节　卫生应急机构管理

一、应急决策指挥机构

应急决策指挥（emergency decision-making and command）一般指应急指挥者在对突发公共卫生事件特定的原因、性质、时空特征、扩散态势、影响后果等进行快速综合分析的基础上，采用科学合理、及时有效的应急控制模式，对应急管理中的各种力量、各种活动进行时间、空间上的安排与调整的过程。发生需要应急处置的公共卫生事件时，要及时启动"平急转换"的指挥机制，从日常管理模式切换成应急战时指挥模式，快速精准地调配各种卫生应急力量和资源，全面提升卫生应急管理水平。中国政府主要通过组建应急指挥部实施应急决策指挥。

（一）中国各级卫生应急决策指挥机构的组建

国务院是突发公共事件应急管理工作的最高行政领导机构。在国务院总理领导下，由国务院常务会议和国家相关突发公共事件应急指挥机构负责突发公共事件的应急管理工作；必要时，派出国务院工作组指导有关工作。各级人民政府根据本级人民政府卫生行政部门的建议和实际工作需要，决定是否成立各级应急指挥部。突发公共卫生事件的应急处理工作，必须有社会各个方面的积极参与和支持，这就要求各级政府的统一领导、指挥和协调。

中国卫生行政部门依照职责和《国家突发公共卫生事件应急预案》的规定，在国务院统一领导下，负责组织、协调全国突发公共卫生事件的应急处理工作，并根据突发公共卫生事件应急处理工作的实际需要，提出成立全国突发公共卫生事件应急指挥部。

地方各级人民政府卫生行政部门依照职责和《国家突发公共卫生事件应急预案》的规定，在本级人民政府统一领导下，负责组织、协调本行政区域内突发公共卫生事件的应急处理工作，并根据突发公共卫生事件应急处理工作的实际需要，向本级人民政府提出成立地方突发公共卫生事件应急指挥部的建议。

（二）国家层面的突发公共卫生事件应急指挥部及其职责

突发公共卫生事件的预防与处置工作，是由卫生行政部门作为业务部门牵头负责并需要多部门多层级多主体联合行动才能完成的任务。突发公共卫生事件应急指挥部（emergency headquarters of public health emergencies）成员单位根据突发公共卫生事件的性质和应急处理的需要确定。特别重大突发公共卫生事件应急指挥部成员单位根据突发公共卫生事件的性质和应急处理的需要确定。全国突发公共卫生事件应急指挥部负责对特别重大突发公共卫生事件的统一领导、统一指挥，作出处理突发公共卫生事件的重大决策。

中国卫生应急指挥机构在多次重大突发公共卫生事件的应急实践中发挥了重要作用并不断发展进步，同时，卫生应急指挥机构在领导体制、运行机制等方面也面临着诸多挑战。为加强对全国新冠肺炎疫情防控的统一领导、统一指挥，建立了更高级别的中央应对疫情工作领导小组。2020年1月25日召开的中共中央政治局常务委员会会议，决定成立应对疫情工作领导小组，在中共中央政治局常务委员会领导下开展工作。

（三）地方层面的突发公共卫生事件应急指挥部及其职责

地方层面可根据实际情况成立突发公共卫生事件应急指挥部。省级突发公共卫生事件应急指挥部由省级人民政府有关部门组成，实行属地管理的原则，负责对本行政区域内突发公共卫生事件应急处理的协调和指挥，作出处理本行政区域内突发公共卫生事件的决策，决定要采取的措施。市、县应急指挥部成员单位根据突发公共卫生事件的性质和应急处理的需要确定。地方各级人民政府及有关部门和单位按照属地管理的原则开展本行政区域内突发公共卫生事件应急处理工作。

（四）应急指挥机构的跨部门横向合作和协同治理

在突发公共卫生事件的预防与处置中，横向合作和协同治理可避免由于属地管理和条块问题产生的横向沟通不畅、合作效率低等问题。

2009年中国开始建立应对甲型H1N1流感联防联控工作机制。2020年1月，为应对新冠肺炎疫情，国务院成立国务院应对新型冠状病毒感染的肺炎疫情联防联控机制（简称"国务院联防联控机制"）。2021年《中华人民共和国生物安全法》正式实施，其中第三十条规定"国家建立重大新发突发传染病、动植物疫情联防联控机制"，确定了联防联控的法律地位。

二、日常管理机构

（一）国家层面的日常管理机构及其职责

国家卫生健康委员会负责卫生应急工作，牵头组织协调传染病疫情应对工作，组织指导传染病以外的其他突发公共卫生事件预防控制和各类突发公共事件医疗卫生救援，与海关总署建立健全应对口岸公共卫生事件合作机制和通报交流机制。国家卫生健康委员会与国家医疗保障局、国家药品监督管理局等机构也建立了沟通协商或联合处置机制。为进一步强化中国卫生应急体系建设，2021年5月正式成立国家疾控局。国家疾控局的主要职责包括：组织拟定传染病预防控制及公共卫生监督的法律法规草案、政策、规划、标准，负责疾病预防控制网络和工作体系建设；领导地方各级疾病预防控制机构业务工作；制定并组织落实国家免疫规划以及严重危害人民健康公共卫生问题的干预措施等。

（二）地方层面的日常管理机构及其职责

各省、自治区、直辖市人民政府卫生行政部门及军队、武警系统参照国务院卫生行政部门突发公共卫生事件日常管理机构的设置及职责，结合各自实际情况，指定突发公共卫生事件的日常管理机构，负责本行政区域或本系统内突发公共卫生事件应急的协调、管理工作。

各市（地）级、县级卫生行政部门指定机构负责本行政区域内突发公共卫生事件应急的日常管理工作。

三、卫生应急专业技术机构

长期以来,医疗机构、疾病预防控制机构、卫生监督机构是突发公共卫生事件应急处理的主要专业技术机构。

(一)医疗机构及其职能

长期以来,各级各类医疗卫生机构(含公共卫生临床中心)是突发公共卫生事件应急处理的专业技术机构,主要包括医疗救援中心(medical rescue center)(机构)、中毒医学救援中心(机构)、核和放射事件医学救援中心(机构)和其他医疗卫生机构。近年来中国迅速兴起医联体建设,促进医防融合,有效提升了突发公共卫生事件应急处置能力。

各级医疗卫生机构主要负责患者的现场抢救、运送、诊断、治疗、医院内感染控制,检测样本采集,配合进行患者的流行病学调查等。

(二)疾病预防控制机构及其职能

疾病预防控制机构是实施政府卫生防病职能的专业机构,是在政府卫生行政部门领导下,组织实施卫生防病工作的技术保障部门。在预防和处置突发事件的过程中,依照法律法规的规定,疾病预防控制机构主要负责突发事件报告、现场流行病学调查、对有关人员采取医学观察和隔离措施、患者和环境标本采集和检测、环境和物品的卫生学处理、病因验证和应急监测等工作。

(三)卫生监督机构及其职责

卫生监督机构是卫生行政部门执行公共卫生法律法规的机构,在预防和处置突发事件的过程中,依照法律法规的规定,协助地方卫生行政部门对事件发生地区的食品卫生、环境卫生、职业卫生以及医疗卫生机构的疫情报告、医疗救治、传染病防治等进行卫生监督和执法稽查,履行公共卫生监督职责。

(四)其他新型机构

为深入贯彻党中央关于实施健康中国战略的决策部署,依托高水平医院布局国家医学中心,按规划开展国家和省级区域医疗中心建设,提高医疗服务和重大传染病救治能力,带动全国和区域整体医疗服务水平提升。为提升医疗服务体系应对重大公共卫生事件的能力,高效率、高水平开展医疗救治工作,国家卫生健康委于2020年4月发布《国家卫生健康委关于设置国家重大公共卫生事件医学中心的通知》(国卫医函〔2020〕180号),决定在原有设置类别的基础上,增设国家重大公共卫生事件医学中心,全面提升重大公共卫生事件应对能力。此后,部分省市设置地方重大公共卫生医学(临床)中心,主要承担区域重大公共卫生事件中的救治工作。

四、社区基层组织

(一)现阶段中国基层公共卫生治理的情况

新型冠状病毒感染疫情防控,是一场国家治理能力的大考。总体来看,我国的国家治理体系和治理能力的优势在这场大考中充分体现出来,但也暴露出了基层公共卫生治理领域的短板和不足,需要有针对性地加以完善。一直以来,中国在推进基层社会治理过程中,注重人民调解组织、治保组织的建设,这在传统风险防范中发挥了积极作用。社区是联防联控的第一线,也是外防输入、内防扩散最基础的防线,是疫情防控的坚强堡垒。要着力完善城市治理体系和城乡基层治理体系,树立全周期管理意识,努力探索城市现代化治理新途径。

《中华人民共和国宪法》规定:"居民委员会、村民委员会设人民调解、治安保卫、公共卫生等委员会,办理本居住地区的公共事务和公益事业。"村(居)民委员会公共卫生委员会(以下简称公共卫生委员会)是村(居)民委员会下属委员会,是基层群众性自治组织体系的重要组成部分。但是长期以来,基层公共卫生委员会在治理中却一直处于角色缺位状态,这已经不能有效适应当前非传统安全风险频发的趋势。社区疫情防控迫切需要由被动走向主动,创新社区治理的模式和路径,加强社区网格化管理。

(二)基层公共卫生委员会的职责

基层公共卫生委员会的基本职责包括:制定村(社区)公共卫生工作方案和突发公共卫生事件应急预案,组织开展突发公共卫生事件应急演练;在卫生健康部门支持、指导下开展传染病和重大疫情防控处置等工作。在发生突发公共卫生事件时,公共卫生委员会应根据基层党委和政府统一调度做好应急响应,组织动员社会组织、社会慈善机构和社会工作者、社区志愿者参与疫情防控工作。

在重大和特别重大突发公共事件应急响应时,社区基层组织应当建立基层突发公共卫生事件联防联控机制,按照网格化管理要求,组建由社区工作人员、社区医疗卫生人员、社区民警组成的基层突发事件卫生应急处置工作组,开展相关人员排查、居家隔离医学观察以及相关信息的收集和报告等工作。

(三)基层公共卫生委员会的组建

2022 年 1 月民政部、国家卫生健康委、国家中医药局、国家疾控局联合印发《民政部 国家卫生健康委 国家中医药局 国家疾控局关于加强村(居)民委员会公共卫生委员会建设的指导意见》(民发〔2021〕112 号),该意见提出要力争用两年左右的时间,实现公共卫生委员会机制全覆盖、能力普遍提升、作用有效发挥,初步建立起常态化管理和应急管理动态衔接的基层公共卫生管理机制。

公共卫生委员会主任一般由村(居)民委员会成员兼任,也可由村(居)民委员会副主任兼任;其副主任可由村(社区)卫生服务机构工作人员兼任。广泛吸纳乡镇卫生院、村卫生室、街道(社区)卫生服务中心(站)、社区养老服务机构内设医疗机构医务人员、健康指导员、家庭保健员以及退休医务人员等担任公共卫生委员会成员;鼓励村(社区)群团组织、社会组织、驻区单位、物业服务企业参与相关工作机制。

第二节　卫生应急人员管理

卫生应急人员是执行卫生应急工作的主要力量之一,其数量、素质、知识结构以及配备合理的程度,对及时、有效地开展突发事件卫生应急工作发挥着举足轻重的作用。

一、卫生应急人员的分类

(一)卫生应急管理人员

卫生应急管理人员是指执行突发事件预防、处置、善后和改进等管理工作任务的人员。运用科学的人力资源管理方法,对卫生应急管理部门和岗位进行系统的职位分类,明确其应急管理职责,为考核、培训、晋升、调配、奖惩和分类分级管理提供基础和依据。

(二)卫生应急专业队伍

卫生应急专业队伍是指从事突发公共卫生事件应急处置的专业化队伍,一般由各地区卫生行政部门根据当地卫生应急工作需要,结合本地区人才资源状况,按照重大灾害、传染病、中毒、核和辐射等不同类别组建医疗卫生救援应急队伍。队伍成员为来自疾病预防控制机构、医疗机构、卫生监督机构、医学高等院校和军队等相关单位的年富力强、具有实践经验的应急管理、现场流行病学调查与处置、医疗救治、实验室检测、卫生监督及相关保障等专业人员。

近十年以来，中国的疾病预防控制机构队伍仍然面临压力，高端人才严重流失。有数据显示，2010—2018 年，各级疾病预防控制中心人员总数减少 3.9%，其中作为专业技术主力的执业医师减少 10.8%，同期综合医院人员总数增加 64.3%；疾病预防控制机构在医疗卫生支出中的占比从 2.9% 下降到 2.4%。最终导致的结果是"三级医疗预防保健网"被"三级医疗卫生服务网"所取代。

在卫生应急专业队伍管理上，各级卫生行政部门平时应重视掌握当地各类专业人员数量、质量及分布，建立当地卫生应急队伍成员资料库并实行信息化管理，及时或定期更新信息资料，并根据应急处置情况对队员进行及时调整。由于突发事件的复杂性，即使是处置突发公共卫生事件，大多数情况下除了卫生专业队伍外，还需要其他领域专业化队伍的协同与配合，包括公安、水上救援、危险化学品事故救援、地震救援、环境事故救援队伍等。

（三）卫生应急专家、专家库和专家咨询委员会

卫生应急专家主要成员通常由临床医学、公共卫生与预防医学、公共管理学和卫生法学等领域工作较长时间，具有一定专业学术地位和应对突发公共卫生事件处理经验的专家组成，他们在决策支持、医疗救治、疾病控制、实验室检测、卫生监督、危机管理和心理危机干预等领域有较深入的、系统的知识和能力，主要承担突发事件处置和卫生应急管理工作中的决策咨询和专业技术支持。

中国目前实行以专家库为基础工具的国家、省、市（地）三级分级管理。由医疗机构、疾病预防控制机构、卫生监督机构、高等院校、科研机构以及其他相关单位（部门）根据卫生应急专家入库条件和推荐原则推荐应急专家，卫生行政部门对推荐的专家进行审核、遴选，建立辖区内的卫生应急专家库。国务院卫生行政部门和省级卫生行政部门负责组建突发公共卫生事件专家咨询委员会，市（地）级和县级卫生行政部门可根据工作需要组建。国务院卫生行政部门负责应急专家库网络平台的建立和维护，负责国家级卫生应急专家的审核、遴选、调用、考评、调整等管理工作及指导省级专家库系统管理。省级卫生行政主管部门负责本级卫生应急专家库的建立、使用和维护，按要求推荐国家级专家，负责本级专家库专家的管理及指导省级以下应急专家库管理。

（四）军队、武警和公安等

在重大突发事件等特殊情况下，政府可以根据需要申请调动军队、武警参与应急处置。公安机关在突发公共卫生事件应急处置中承担了维护社会治安秩序、协助其他部门开展应急救援、维护公共安全等职责。2018 年，中国消防部队开始改革转制，由原来的现役体制向更加专业化、职业化发展，承担应急救援和现场处置、协助医疗救治、公共安全维护等工作。

（五）社会应急救援力量

社会应急救援力量主要由非政府应急组织或志愿者群体等自行建设，自愿或根据政府、部门的调度指令参与应急救援任务。非政府应急组织（如红十字会）在突发事件应急行动中可以有效弥补政府在组织人力和资源等方面的不足，从而发挥重要的协助作用；志愿者队伍数量庞大、反应灵活、自愿行动，有利于调动公众的参与意识。民政部门依法对符合条件的社会救援组织进行登记管理，应急部门会同有关部门加强对社会救援力量的工作指导和支持保障。

近年来，群众团体组织和企事业单位等日益成为社会应急救援力量的有生力量，在生命救援、灾情救助等方面发挥了补充作用。应充分调动各级党政机关、群团组织、企事业单位和基层群众自治性组织等各方面积极性，推动形成全社会关心支持社会应急救援力量的良好氛围。

二、卫生应急专业队伍设置和职责

自 2003 年 SARS 危机以来，中国陆续建立了涵盖基层、地方和国家多层次、多专业的卫生应急专业队伍。截至 2021 年 9 月，国家卫生健康委员会已在 31 个省份和新疆生产建设兵团组建了 4 类 58 支国家卫生应急队伍，成为有效处置突发公共卫生事件的主力军。其中 4 支队伍通过世界卫生组织认证，成为国际应急医疗队，积极参与非洲埃博拉出血热疫情防控等国际行动，成为维护国家安全、促进经济社会发展的重要保障和支撑力量。卫生应急队伍、物资装备、预案方案、培训演练是卫生应急队伍设置与管理的四大核心要素。本部分主要阐述国家卫生应急专业队伍的设置和职责。

国家卫生应急专业队伍（national health emergency response team），是指由国务院卫生行政部门依托其属（管）医疗卫生机构及省级卫生行政部门组建，参与特别重大及其他需要响应的突发事件现场卫生应急处置的专业医疗卫生救援队伍，主要分为紧急医学救援队伍、突发急性传染病防控队伍、突发中毒事件应急处置队伍、核和辐射突发事件卫生应急队伍以及国家中医应急医疗队伍 5 类。国家卫生应急队伍成员来自医疗卫生等机构的工作人员，平时承担所在单位日常工作，应急时承担卫生应急处置任务。一般来说，每支队伍应设置队长 1 名、副队长 2 名，人数规模以 30~60 人为宜，可根据需要增加人数。各类队伍人员组成如下。

（一）紧急医学救援队伍

紧急医学救援队伍（emergency medical rescue team）主要由卫生应急管理、灾难医学、急诊医学、临床医学、护理学、心理学、公共卫生与预防医学、医学技术、后勤保障等相关专业人员组成。其主要职责如下。

1. 按照国务院卫生行政部门的调遣，参加紧急医学救援行动。

2. 向国务院卫生行政部门和委托建设单位提出有关紧急医学救援工作的建议。

3. 参与研究、制订紧急医学救援队伍的建设、发展计划和技术方案。

4. 承担国务院卫生行政部门委托的其他工作。

（二）突发急性传染病防控队伍

突发急性传染病防控队伍（prevention and control team for acute infectious disease）由卫生应急管理、流行病学、公共卫生、实验室检测、病媒监测、消毒杀虫、健康教育、心理卫生、临床医学、后勤保障、通信信息、媒体宣传等相关专业人员组成。其主要职责如下。

1. 按照国务院卫生健康行政部门的调遣，参加传染病类突发公共卫生事件应急响应行动。

2. 向国务院卫生健康行政部门和委托建设单位提出有关突发急性传染病事件的工作建议，参与突发急性传染病防控队伍建设方案的研究、制订。

3. 承担国务院卫生健康行政部门委托的其他工作。

（三）突发中毒事件应急处置队伍

突发中毒事件应急处置队伍（emergency response team for sudden poisoning emergencies）由应急管理、急诊医学、职业医学、中毒控制、食品卫生、环境卫生、流行病学、毒理学、中毒检测、心理学、健康教育、护理学、中毒防护、通信保障、后勤保障等相关专业人员组成。其主要职责如下。

1. 按照国务院卫生行政部门的指令，参加国内重特大突发中毒事件和不明原因事件的现场处置；协助开展重特大自然灾害、事故灾难、社会安全事件等与中毒相关的现场卫生应急处置行动。

2. 受地方卫生行政部门邀请，经国务院卫生行政部门同意，协助参与当地突发中毒事件和其他与中毒相关的突发事件现场卫生应急处置工作。

3. 受国务院卫生行政部门指派,参加与中毒相关的卫生应急国际活动。

4. 向国务院卫生行政部门和委托建设单位提出有关卫生应急工作的建议。

5. 参与研究、制定国家队伍建设、发展规划和相关技术方案。

6. 开展突发中毒事件卫生应急培训、演练等活动。

7. 为全国各级中毒卫生应急处置队伍开展中毒卫生应急培训和演练提供技术支持。

8. 参与常急结合行动,参与卫生应急宣传与教育、重大活动保障、对口支援、巡诊义诊等活动。

9. 承担国务院卫生行政部门交办的其他工作。

（四）核和辐射突发事件卫生应急队伍

核和辐射突发事件卫生应急队伍（emergency response team for nuclear and radiation emergencies）主要由放射医学、辐射防护、辐射检测、临床医学、护理学、卫生应急管理、后勤保障等相关专业人员组成。其主要职责如下。

1. 根据国家卫生健康委员会或上级行政主管部门的命令,开展卫生应急救援行动,并根据要求定期开展培训、演练等活动。

2. 向上级行政部门和委托建设单位提出有关卫生应急工作的建议。

3. 参与研究、制定国家队伍建设、发展规划和相关技术方案。

4. 承担上级行政部门委托的其他工作。

（五）国家中医应急医疗队伍

为进一步发挥中医药在新发突发传染病防治和公共卫生事件应急处置中的作用,加快提升中医药应急和救治能力特别是疫病防治能力,近年来国家中医药管理局开展了国家中医应急医疗队伍建设项目。

国家中医应急医疗队伍分为国家中医疫病防治队和国家中医紧急医学救援队。每支国家中医应急医疗队伍设队长 1 名、副队长 2 名,由管理人员、医师、护士、医疗辅助人员及后勤保障人员等构成,队长一般由依托中医医院院长或业务院长担任。国家中医疫病防治队每支队伍人数不少于 30 人,国家中医紧急医学救援队每支队伍人数不少于 50 人,其中依托中医医院人数占比不高于 60%。国家中医应急医疗队伍成员平时承担所在单位日常工作,突发公共卫生事件时承担中医应急医疗救治任务。

三、基层卫生应急人员的设置和职责

（一）社区卫生应急人员的设置

社区（乡镇）是中国传染病疫情联防联控的第一道防线和网底。城市社区卫生服务中心（站）、乡镇卫生院和村卫生室应配备专（兼）职人员负责传染病疫情、突发公共卫生事件报告管理和卫生监督协管等工作,并定期对工作人员进行相关知识和技能的培训。目前其人员以公共卫生医师为主,还包括全科医师、社区护士和社区卫生服务管理人员。

（二）社区卫生应急人员的职责

1. 传染病疫情和突发公共卫生事件风险管理　在疾病预防控制机构和其他专业机构指导下,社区卫生服务中心（站）、乡镇卫生院和村卫生室工作人员协助开展传染病疫情和突发公共卫生事件风险排查,收集和提供风险信息,参与风险评估和应急预案制（修）订等。

2. 传染病和突发公共卫生事件的发现、登记和报告　首诊医生在诊疗过程中发现传染病患者及疑似患者后,按要求填写《中华人民共和国传染病报告卡》或通过电子病历、电子健康档案自动抽取符合交换文档标准的电子传染病报告卡;如发现或怀疑为突发公共卫生事件时,按要求填写《突发公共卫生事件相关信息报告卡》。

3. 传染病和突发公共卫生事件的处理 包括患者医疗救治和管理、传染病密切接触者和健康危害暴露人员的管理等。

4. 卫生监督服务 包括食源性疾病及相关信息报告、饮用水卫生安全巡查和学校卫生服务等。

第三节　卫生应急物资管理

每一项卫生应急工作,都需要大量的物资作保障。卫生应急物资管理的核心是实行科学化的应急物资储备机制,这涉及物资生产、储备和调用、应急物流供应链和战略储备等内容。

一、卫生应急物资的概念和类别

应急物资(emergency supplies)是指应对自然灾害、事故灾难、公共卫生和社会安全等突发事件所必需的保障性物资。卫生应急物资是指在应对上述各种突发公共事件时,卫生应急处置过程中所需要的各种物资(包含装备),它属于应急物资总体内容之中以专业划分的应急物资范畴。

卫生应急物资主要包括四类物资:①现场流行病学调查必备物品、消毒剂、快速检测检验设备、器材和试剂,样品采集、保存、运输器材和物资;②用于现场水质、大气环境检验检测的监测车,有毒有害化学品/核辐射侦检车等;③传染病患者隔离、个人卫生防护的用品和设施等;④医疗救护、现场处置所需的有关药品、疫苗、诊断试剂和器械。

卫生应急物资类别由同级政府确定。各级政府对于卫生应急物资的储备要求在种类和数量上有所不同。

二、中国卫生应急物资管理的现状

自2003年SARS疫情以来,中国逐步建立应急物资储备相关的制度和管理体系。目前,已初步建成应急物资储备保障制度和重要应急物资的监管、生产、储备、调拨和紧急配送系统,物资的分级保障、综合管理、信息共享和统筹调配能力逐步提高,但也存在一些亟待改进的地方。

(一)卫生应急物资保障体系有待进一步加强

各类卫生应急物资储备常根据受灾情况分散到各系统和部门分块管理,如缺少统一指挥、统一调动、统一配合系统,各地方单独行动,就难以及时了解到需求动态变化和配送状态。当大量的卫生应急物资被送入疫区时,如果缺乏统一的规划布局和指挥平台,很容易导致应急物资运输秩序紊乱。因此,应从系统视角,强化卫生应急物资储备、调配与保障体系建设。

(二)卫生应急物资实物储备仍需加强

从2003年SARS疫情、2008年汶川大地震及多次的洪涝灾害,再到2020年新冠肺炎疫情可见,应急物资涵盖了医疗救治设备、药品、防护用品和帐篷等多种物资。早在1997年国家就建立了中央与地方两级医药储备制度,但是储备的品种和数量有时仍难以满足实际需求。除此之外,如果应急物资生产能力储备不足,突发公共卫生事件发生时也难以组织大规模生产。

(三)卫生应急物资供应和配送有待进一步规范

应急物资存贮转运、分拣配送所需要的应急物流场地、运输设备的缺失,将会导致应急物资不能及时配送,并影响应急物资的运输时限和保障作用。例如,车辆和货物信息不匹配,配送环节容易出现混乱无序的情况。因此,应从制度层面进一步强化存储、转运、配送等流程的规范化、标准化建设。

三、卫生应急物资储备管理

（一）卫生应急物资储备的形式

1. 实物储备　适用于市场供应量少，生产、研发成本高，生产储备不足、较为稀缺的或经常使用的，事件发生时须立即调用的卫生应急物资，如食物中毒和职业中毒特效解毒药品、核和辐射损伤防治特效药品、个人防护用品、疾病特异性诊断试剂等。

2. 技术和生产力储备　根据卫生应急工作需要，对关键应急物资的研发和生产力进行储备，如疫苗的前瞻性研发和产能规划布局。

3. 计划储备　根据卫生应急工作需要，各级卫生行政部门可采取与生产企业、经营单位签订储备合同的形式储备应急物资。

4. 资金储备　各级卫生行政部门要预留一定金额的专项资金，用于突发公共卫生事件发生时采购所需应急物资。

5. 信息储备　根据卫生应急工作实际需要，各级卫生行政应急部门组织动态收集所需各类应急物资储备信息，建立应急处置所需储备物资的生产企业、供应商的名录等信息库。

（二）卫生应急物资储备管理的内容

1. 根据突发公共卫生事件应急预案的要求、本地区突发公共卫生事件的特点和应急处置的实际需要，本着节约高效的原则，统一规划，分级储备，制订物资储备目录和标准，形成以省级储备为重点，国家储备作为补充和支持，地（市）、县级储备主要满足应对日常卫生应急工作需要的四级物资储备。

2. 根据当地应急物资的生产、市场供应、储备条件和应急需求实际，决定实物、资金、计划和信息四种储备形式的比例，并根据应急处置工作需要调用储备物资，使用后要及时补充。

3. 建立分布合理的国家级和省市级卫生应急物资储备库点。医疗卫生单位应本着"自用自储"的原则制定日常应急物资储备计划。

4. 卫生行政部门按照相关预案的要求，结合突发公共卫生事件的级别制定应急物资的采购、验收、保管、领用、补充、更新、安全管理等制度，落实管理人员岗位责任制，加强应急物资的规范管理。

5. 按照国家有关规定，各级储备单位每年对储备仓库负责人、安全管理人员进行规范的安全知识培训，确保储备仓库和物资的安全。

四、卫生应急物流供应链管理

加强卫生应急供应链管理是加快增强中国政府卫生应急保障能力的重要手段。

（一）应急物流供应链管理的概念和意义

应急物流供应链管理指面对突发性自然灾害、事故灾害、公共卫生事件、社会安全事件等突发状况，物流环节可根据不同情况的需要进行增减，应对模糊的应急物资需求，以追求时间效益最大化，采用动态的运输网络，开展以灾害损失最小化为目标的特种物流活动。

构建具有中国特色的应急供应链。只有将应急供应链上各部门、各环节进行有机整合，才能实现应急供应链的横向一体化和纵向一体化管理，并有效维持应急供应链的适度弹性，从而进一步提高卫生应急保障的快速反应能力。例如在抗击新冠肺炎疫情期间，应急供应链的及时建立对输送物资和保障民生起到了至关重要的作用。

（二）应急救援保障物资分类

突发公共卫生事件中需要救援保障的物资范围较广，主要包括三大类：①卫生应急物资：如疫苗、药物、病毒检测试剂、急救设备与器械、消杀与防护物资等。这类物资对于疫情的总体防控起着至关重要的作用,也是应急响应需求最高的一级。此外,废弃医疗物资等回收类物资,需要完善的逆向应急物流来保障支撑。②居民基本生活保障类物资:由于传染病疫情防控需要而采取居民居家隔离等措施时,居民基本生活保障物资的供应离不开应急物流的服务。在突发公共卫生事件情景下,这类物资的响应速度相对较缓,但持续时间较长。③其他相关物资:例如,在救援运载中常用的负压救护车,主要用于重大传染病患者的安全隔离与转运。

(三)实施应急供应链管理的基本策略

1. 建立统一的卫生应急供应链管理组织机构 卫生应急供应保障一般涉及部门多、条块多、业务条线多,若没有权威机构从顶层进行统筹和规划,供应链系统在资源整合、指挥协调、流程控制等方面的协调性就会很差。在新冠肺炎疫情全球大流行期间,各国对中国生产的防疫物资的需求越来越大,在国务院联防联控机制统一指挥下,防疫物资生产、国际快件运输和支援国际疫情防控等领域为稳定全球防疫物资供应链贡献了中国力量。卫生应急供应链流程如图 7-1所示。

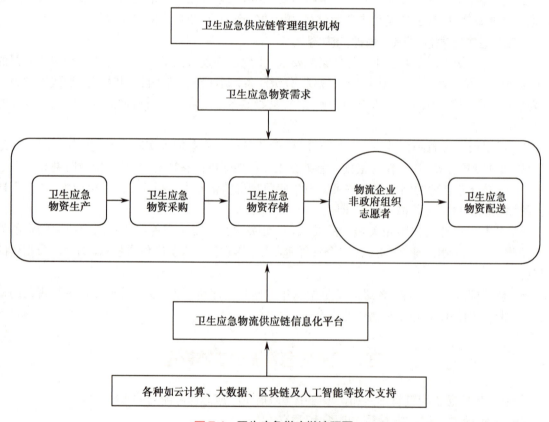

图 7-1　卫生应急供应链流程图

2. 构建完善的卫生应急物资生产储备体系 在日常管理中,对医用口罩、防护服、护目镜和医用手套等通用卫生防疫物资及基本药物、疫苗等药品物资,应制定完善的定期储备制度。在新发传染病疫情暴发时,随着人类对病原体(如病毒)认知的不断深入,新疫苗等专用防疫物资的研发和大规模应急生产往往需要高度柔性化的供应链系统支撑。

3. 加强应急物流体系建设 应急物流是供应链体系的基础支撑,是应急供应链的实体网络,也是应急供应链体系建设的落脚点,构建完善的应急物流体系至关重要。卫生应急物流是其重要组成部分。在卫生应急早期,由于事发突然,来不及预防或预测,可由卫生行政部门进行统一安排并进行专项配送。在卫生应急中晚期,随着时间推移事件进展得到初步控制和缓解,救灾物资的配送从由政府为主开始逐渐变为由第三方物流企业、民间非营利组织(non-profit organizations,NPO)和志愿者等承担。充分利用社会化物流力量和技术,方能在卫生应急状态下实现高效物流。在各个时期,应根据实际情况进行应急物资运输和配送,同时接受各方面的监督。

4. 发挥现代物流技术的重要作用　物流技术扮演着越来越重要的角色,包括信息化平台、人工智能和自动化。信息化平台有助于增强连接各个生产制造商的能力和调动各部分资源的能力。通过融入云计算、大数据、区块链及人工智能等技术,把应急预案、应急储备、应急响应、应急物流等整个供应链流程链接聚合起来,并实现卫生应急物资的高效运转。

五、战略应急物资储备管理

战略物资是对国计民生和国防具有重要作用的物质资料。从总体上看,战略物资储备的品种选择主要取决于国内物资禀赋、供求状况、在经济发展和国防安全领域的重要性、国际物资的可得性等因素;卫生应急物资储备在应对传染病疫情,地震、洪灾等自然灾害和其他突发事件方面起到保供给、稳民心的积极作用。

为了保障战略物资供应,中国从20世纪50年代开始建立国家战略物资储备体系,并不断在实践中予以完善和发展。2021年8月30日,中央全面深化改革委员会第二十一次会议审议通过了《关于改革完善体制机制加强战略和应急物资储备安全管理的若干意见》。党的十八大以来,加强国家储备顶层设计,深化储备管理体制机制改革,对中央政府储备实行集中统一管理,加快建设覆盖全国的物资储存和调运基础设施网络,国家储备基础和实力不断增强,在防范化解重大风险、有效应对新冠疫情中发挥了重要作用。

加快健全统一的战略和应急物资储备体系,坚持政府主导、社会共建、多元互补,健全中央和地方、实物和产能、政府和企业储备相结合的储备机制。重大传染病防控对卫生应急管理的设施和物资等硬件配置有更高水平的要求,建立全国性战略药品器械储备制度尤为必要。为保证应对重大突发公共卫生事件的迫切需求,战略药品器械储备应包括应急药品和器械、注射用药和备品、化学解毒剂和有关备品、专业防护用品、医疗和外科备品等。确保所有应急战略储备医疗物资一定时期的使用量,同时建立标签替换手段,对储存的药物和器械实现周转替换,确保物资的安全性和稳定性,并加强战略储备应急医疗物资的周转替换和应急演练。

第四节　卫生应急资金与技术管理

一、卫生应急资金管理

(一)卫生应急资金的来源和管理主体

目前中国卫生应急资金主要来源于三个方面:①政府的财政投入:包括本级和上级政府的财政投入,这是应急资金来源的主要渠道;②保险资金:《突发事件应对法》第三十五条规定,国家发展保险事业,建立国家财政支持的巨灾风险保险体系,并鼓励单位和公民参加保险;③社会捐赠资金:国家鼓励公民、法人和其他组织为人民政府应对突发事件工作提供物资、资金、技术支持和捐赠。卫生应急资金的管理主要由政府承担,《突发事件应对法》中规定,国务院和县级以上地方各级人民政府应当采取财政措施,保障突发事件应对工作所需经费。

(二)政府对卫生应急资金的支持策略和方法

应急资金的管理是政府财政部门一项重要的工作任务,财政部门作为宏观调控的部门,承担着配置社会公共产品和公共服务的重要职能，应当而且必须从资金及政策上给予应急管理支持。财政部的《突发事件财政应急保障预案》明确了应急资金资源管理的基本内容，主要包括以下内容。

1. 设立专门的处置突发事件预备基金　预备费是按照预算规模按比例提取的一部分资金，主要用于年初难以预料、年度预算执行中需要安排的支出事项。对于普通的、经常性的突发事件资金需求，一般通过应急管理预算予以解决。对于那些影响比较大、破坏力比较强的突发事件，由于资金需求量巨大，预算安排的资金远远不能满足需求。在这种情况下，需要通过财政预备费来解决。各级财政可考虑每年按一定比例设立专门基金作为处置突发事件基金储备。《中华人民共和国预算法》规定，各级政府预算应当按照本级政府预算支出额的 1%~3% 设置预备费，用于当年预算执行中的自然灾害开支与其他难以预见的开支。各级政府应对突发事件的总预备费应该由本级财政按法律规定足额提取，将预备费作为支持解决重大突发事件的一个重要资金来源渠道，可以对预备费实行基金式管理，不断扩大预备费基金的来源。

2. 全面推行社会保险机制　政府应该建立起国家财政、保险公司、再保险公司和投保人共同参与和分担的灾害管理机制。政府可以采取多种形式向社会普及保险知识和防灾减损知识，培育风险意识、保险意识，提升社会风险防范能力。同时，积极推行医疗保险、公共灾害险、工程质量责任险、环境责任险、高危行业雇主责任险等，最大限度减少由于突发事件带来的损失。

3. 整合现有资金资源　中国传统的应急管理是分灾种、分部门进行的，其权力的运作相对分散。必须整合分散在各个部门的资金，改变过去资金分配散乱、无序、各自为政的局面。政府在应急管理中应该建立一个良好的资源整合机制，对分散的资源进行整合，规范预算资金的投入，避免经费的重复安排，统一协调、合理配置应急资金。

4. 规范政府责任　在公共财政的框架下，明确中央与地方政府在突发事件应对中的财力保障责任，并将这种责任在相关的法律法规与预案中予以明确体现。从中央到地方，各级财政要加大突发事件应对工作的资金投入力度，完善财政预备费的拨付制度，建立重大突发事件应急救援专项资金制度以及中长期重大突发事件应急准备基金，强化重大突发事件政府投资主渠道的保障作用。在强调地方政府承担主要的应急财力保障职责的同时，中央政府还可以通过提供低息或无息贷款、信用担保及税收优惠等手段对受突发事件影响较大的行业、企事业单位和个人予以一定的补偿，同时积极吸收来自国内外企业、非政府组织、个人和国际组织的赞助和捐款，培育和发展社会共同参与的应急管理财力保障机制。

5. 强化对突发事件的监督与审计　从中国目前的突发事件管理实践看，极个别地区存在着比较严重的"不计成本"倾向，表现为决策失误、反应过度或措施不力，从而导致各种资源浪费，由此也导致挪用、滥用乃至盗用和贪污各种资源的情况。解决这类问题首先是要加强内部控制，在突发事件管理实践中把相应的政府预算分配和划拨体系、人事管理、组织运行与设施维护计划、突发事件管理项目评估、成本与管理的审计、对各种物资供应商的支付、现金管理体制等制度性的安排整合起来，统一运行。在此基础上，强化科学评估、过程监督与事后审计。这种监督与审计结果还必须与事后责任追究相联系，建立第三方评估机制，避免和减少下级部门虚报、谎报突发事件或灾害而骗取救灾款的行为。突发事件管理还应得到公众和媒体的监督，体现突发事件管理的公共性。

二、卫生应急技术管理

（一）卫生应急技术概要

卫生应急技术是为有效预防、发现和处置突发公共卫生事件，保障公众健康安全而运用的一整套专业技术方法和措施的综合体系。它是提高应急管理科学化水平的重要基础性资源。按技术属性可分为专业技术和管理技术；按专业属性可分为疾病预防控制技术、医疗救治技术、卫生学技术、信息管理技术、物资保障技术等。

卫生应急技术资源主要包括三类：一是科学研究资源，主要包括高等院校、科研院所和有关企事业单位；二是技术开发资源，主要包括应急管理预防、预警、现场处置、善后等领域的应急技术、应急系统、应急装备等研发资源；三是技术维护资源，主要包括技术维护队伍及相应的维护技术和维护装备等。《突发事件应对法》第三十六条规定，国家鼓励、扶持具备相应条件的教学科研机构培养应急管理专门人才，鼓励、扶持教学科研机构和有关企业研究开发用于突发事件预防、监测、预警、应急处置与救援的新技术、新设备和新工具。

（二）卫生应急技术管理的若干策略

1. 强化国家战略科技力量的策略　在事关国家安全和发展全局的基础核心领域，制定实施战略性科学计划和科学工程。国家战略科技力量以解决国家重大科技问题、攻克共性关键技术为使命导向，需要以体系化布局统筹调动多学科团队、优化配置多类型资源，形成合力协同作战攻关。例如，中国新型冠状病毒疫苗的成功研发，得益于生物医药领域自主创新能力的长期积蓄，是举国体制在全国"战时"动员和应急科研攻关中的生动实践，为科技创新支撑国家重大战略需求积累了宝贵经验。此外，需进一步强化科研攻关在重大公共卫生事件应对中发挥重要支撑作用，推进重大传染病、重大疾病等相关疫苗、检测技术、新药创制等领域科研攻关，努力突破技术装备瓶颈，加快补齐高端应急医疗装备短板。

2. 技术研发策略　国家有计划地开展应对突发公共卫生事件相关的防治科学技术研究，包括现场流行病学调查方法、实验室病因检测技术、药物治疗、新型疫苗和应急反应装备、中医药及中西医结合防治技术等，尤其是新发、罕见传染病快速诊断方法、诊断试剂以及相关的疫苗研究，做到技术上有所储备。同时，开展应对突发公共卫生事件应急处理技术的国际交流与合作，引进国外的先进技术、装备和方法，提高中国应对突发公共卫生事件的整体水平。健全卫生应急技术研发与转化机制，完善科技成果转移转化支撑服务体系。鼓励区域性、行业性技术市场发展，完善技术转移机构服务功能。

3. 建立机构靶向的技术支撑体系策略　针对卫生应急工作的特点，发挥技术资源对卫生应急工作的技术支撑作用，需要逐步建立完善的各类专业服务体系，将日常医疗卫生服务与卫生应急需要有机结合起来。主要内容包括：①疾病预防控制体系：加快疾病预防控制机构和基层预防保健组织建设，强化医疗卫生机构疾病预防控制的责任。在加强突发公共卫生事件应急机制、疫情信息网络、疾病防治基础设施、实验室设备条件建设的同时，加强疾病控制专业队伍建设，提高流行病学调查、现场处置和实验室检测检验能力。②应急医疗救治体系：在全国范围内建成包括急救机构、传染病救治机构和化学中毒与核辐射救治基地在内的，符合国情、覆盖城乡、功能完善、反应灵敏、运转协调、持续发展的医疗救治体系。③卫生执法监督体系：建立统一的卫生执法监督体系。各级卫生行政部门应明确职能，落实责任，规范执法监督行为，加强卫生执法监督队伍建设。对卫生监督人员实行资格准入制度和在岗培训制度，全面提高卫生执法监督的能力和水平。④卫生应急专业队伍：按照"平急结合、因地制宜，分类管理、分级负责，统一管理、协调运转"的原则建立各种卫生应急专业队伍，加强队伍的管理和培训。

4. 完善专家资源及管理和使用策略　在应急技术资源的各种要素中，人是最为活跃的因素，科学研究资源、技术开发资源、技术维护资源的作用发挥，都有赖于科学研究者、技术研发者和相关专业人员。应充分调动各类专业人才服务于卫生应急管理工作的积极性、主动性和创造性，鼓励、支持专业技术人员开展突发公共卫生事件应急技术科学研究。建立完善专家使用机制，在卫生应急中发挥好专家的咨询作用。建立健全门类齐全的、不同部门的专家库，既要有技术专家，也要有管理专家。定期联络不同领域的专家，了解其思想、科研状况，引导专家对可能出现的突发事件开展研究，听取专家对可能出现的突发事件的意见。突发事件发生时，一方面，可以通过广播、电视、报纸、网络等多种渠道和多种形式请专家对事件进行分析,向公众解释事件的原因、发展趋势、可能结果,介绍防范措施等方面的知识。另一方面,那些影响面广、破坏性大的突发事件非常容易造成社会心理恐慌以及精神健康问题,社会心理学家的参与有助于人们提高心理防御能力,缓解心理压力,克服精神障碍,消除突发事件带来的精神后遗症。

第五节　卫生应急信息管理

卫生应急信息管理主要是对突发公共卫生事件发生、发展及处置全过程信息收集、报告、分析和利用的管理活动。本节主要介绍突发公共卫生事件相关信息报告、传染病疫情报告、中毒事件相关信息的报告、核事件相关信息的报告以及卫生资源的信息管理等内容。有关突发公共卫生事件信息来源和分类等内容详见第十四章。

一、突发公共卫生事件相关信息报告

(一)报告的基本原则
突发公共卫生事件相关信息报告管理遵循依法报告、统一规范、属地管理、准确及时、分级分类的原则。

(二)组织机构及其职责
1. 各级卫生行政部门负责对突发公共卫生事件相关信息报告工作进行监督和管理,根据《国家突发公共卫生事件应急预案》要求,组织人员应对规定报告的突发公共卫生事件进行核实、确认和分级。具体分级标准详见《国家突发公共卫生事件应急预案》。

2. 各级卫生行政部门应指定专门机构负责突发公共卫生事件相关信息报告系统的技术管理、网络系统维护和网络人员的指导、培训。

3. 各级疾病预防控制机构、职业病预防控制机构、卫生监督机构或其他专业防治机构负责职责范围内的各类突发公共卫生事件相关信息的业务管理工作、网络直报和审核工作,定期汇总、分析辖区内相关领域内的突发公共卫生事件相关信息。

4. 各级各类医疗卫生机构负责报告发现的突发公共卫生事件相关信息。

5. 各级卫生行政部门、职业病预防控制机构、疾病预防控制机构、卫生监督机构或其他专业防治机构接受公众对突发公共卫生事件的举报、咨询和监督,负责收集、核实、分析辖区内来源于其他渠道的突发公共卫生事件相关信息。

(三)报告的内容
1. 事件信息　主要内容包括:事件名称、事件类别、发生时间、地点、涉及的地域范围、人数、主要症状与体征、可能的原因、已经采取的措施、事件的发展趋势、下一步工作计划等。

2. 事件发生、发展、控制过程信息　分为初次报告、进程报告、结案报告。

(1)初次报告:报告内容包括事件名称、初步判定的事件类别和性质、发生地点、发生时间、发病人数、死亡人数、主要的临床症状、可能原因、已采取的措施、报告单位、报告人员及通信方式等。

(2)进程报告:报告事件的发展与变化、处置进程、事件的诊断和原因或可能因素、势态评估、控制措施等内容。同时,对初次报告的《突发公共卫生事件相关信息报告卡》进行补充和修正。重大及特别重大突发公共卫生事件至少按日进行进程报告。

(3)结案报告:事件结束后,应进行结案信息报告。达到《国家突发公共卫生事件应急预案》分级标准的突发公共卫生事件结束后,由相应级别卫生行政部门组织评估,在确认事件终止后2

周内，对事件的发生和处理情况进行总结，分析其原因和影响因素，并提出今后对类似事件的防范和处置建议。

（四）报告的方式、时限和程序

获得突发公共卫生事件相关信息的责任报告单位和责任报告人，应当在 2 小时内以电话或传真等方式向属地卫生行政部门指定的专业机构报告，具备网络直报条件的机构应同时进行网络直报，直报的信息由指定的专业机构审核后进入国家数据库。不具备网络直报条件的责任报告单位和责任报告人，应采用最快的通信方式将《突发公共卫生事件相关信息报告卡》报送属地卫生行政部门指定的专业机构，接到《突发公共卫生事件相关信息报告卡》的专业机构，应对信息进行审核，确定真实性，2 小时内进行网络直报，同时以电话或传真等方式报告同级卫生行政部门。

接到突发公共卫生事件相关信息报告的卫生行政部门应当尽快组织有关专家进行现场调查，如确认为实际发生突发公共卫生事件，应根据不同的级别，及时组织采取相应的措施，并在 2 小时内向本级人民政府报告，同时向上一级人民政府卫生行政部门报告。如尚未达到突发公共卫生事件标准，由专业防治机构密切跟踪事态发展，随时报告事态变化情况。

（五）信息监控、分析与反馈

各级卫生行政部门指定的专业机构，应根据卫生行政部门要求，建立突发公共卫生事件分析制度，每日对网络报告的突发公共卫生事件进行动态监控，定期进行分析、汇总，并根据需要随时作出专题分析报告。

各级卫生行政部门指定的专业机构对突发公共卫生事件分析结果要以定期简报或专题报告等形式向上级卫生行政部门指定的专业机构和同级卫生行政部门报告，并及时向下一级卫生行政部门和相同业务的专业机构反馈。

（六）技术保障

国家突发公共卫生事件相关信息报告管理系统，为全国提供统一的突发公共卫生事件相关信息报告网络平台，用于收集、处理、分析和传递突发公共卫生事件相关信息。信息系统覆盖中央、省、市（地）、县（市、区）、乡（镇、街道）。

（七）监督管理与考核指导

各级卫生行政部门对突发公共卫生事件相关信息报告工作进行监督管理，对辖区内各级各类医疗机构、疾病预防控制机构、卫生监督机构以及其他专业防治机构相关的突发公共卫生事件相关信息报告和管理情况进行经常性的监督，对违法行为依法进行调查处理。

各级卫生行政部门指定的专业机构定期对本区域内突发公共卫生事件相关信息报告工作按照《国家突发公共卫生事件相关信息报告管理工作规范（试行）》要求进行检查与考核。

下文给出三大类突发公共卫生事件信息报告的具体内容：传染病疫情报告、中毒事件相关信息报告、核事件相关信息报告。

二、传染病疫情报告制度

（一）组织管理

1. 国家建立公共卫生信息监测体系，构建覆盖国家、省、市（地）、县（区）疾病预防控制机构、医疗卫生机构和卫生行政部门的信息网络系统，并向乡（镇）、村和城市社区延伸。

2. 国家建立公共卫生信息管理平台、基础卫生资源数据库和管理应用软件，适应突发公共卫生事件、法定传染病、公共卫生和专病监测的信息采集、汇总、分析、报告等工作的需要。

3. 各级疾病预防控制机构按照专业分工，承担责任范围内的突发公共卫生事件和传染病疫情监测、信息报告与管理工作。

4. 各级各类医疗机构承担责任范围内的突发公共卫生事件和传染病疫情监测信息报告任务。

（二）传染病疫情报告程序、内容和时限

1. 报告程序 防保科接到电话、传真或在突发公共卫生事件报告管理信息系统发现甲类及甲类管理的乙类传染病患者、病原携带者、疑似传染病患者、其他乙类及丙类传染病疫情暴发、流行时，及时对疫情报告进行核实、分析，填写《突发公共卫生事件电话记录表》，报相关部门。

2. 报告内容 主要报告内容有疫情发生基本情况（发生地点、波及范围、波及人数、可能传播途径等），疫情发生简要经过，当地卫生机构对疫情的处理措施等。

3. 报告时限 从防保科接到疫情报告，到报告疾病预防控制中心，整个过程在 1 小时内完成。当辖区内发现甲类传染病患者、病原携带者、疑似传染病患者及重大突发公共卫生事件时，按照国家有关规定于 2 小时内向相关部门进行报告。

（1）对甲类传染病和按甲类管理的乙类传染病患者、疑似患者和病原携带者，国家卫生健康委员会规定按甲类传染病管理的其他乙类传染病如突发原因不明的传染病，以及国家卫生健康委员会规定的不明原因肺炎患者，应在 2 小时内完成网络直报。

（2）对其他乙类传染病患者、疑似患者，伤寒、副伤寒、痢疾、梅毒、淋病、白喉、疟疾的病原携带者，国家卫生健康委员会列入乙类传染病管理的其他传染病患者、疑似患者，省级人民政府决定列入乙类传染病管理的其他地方性传染病患者、疑似患者，应在 24 小时内，通过网络进行信息的录入报告。

（3）对丙类传染病患者、疑似患者，应在 24 小时内，通过网络进行信息的录入报告。

三、中毒事件相关信息报告

（一）食物中毒的法定报告单位

发生食物中毒的单位和接收治疗食物中毒患者的各级各类医疗卫生机构是食物中毒法定报告单位，应按照国家卫生健康委员会《卫生监督信息报告管理规定（2011 年修订版）》等有关规定，及时进行食物中毒的报告。具体报告程序如下。

1. 发生食物中毒的食品生产经营单位，除立即停止一切食品生产经营活动，封存导致食物中毒或疑似导致食物中毒的食品，及时抢救中毒患者，保护好现场外，应立即向当地卫生行政部门报告，最迟不得超过 12 小时。

2. 接收食物中毒患者或可疑食物中毒患者进行治疗的各级各类医疗卫生机构，应立即向所在地卫生行政部门报告，最迟不得超过 12 小时。

（二）食物中毒报告要求

1. 紧急报告制度报告内容 最初接到食物中毒报告的县级以上地方人民政府卫生行政部门对发生在管辖范围内的下列食物中毒或者疑似食物中毒事故，实施紧急报告制度。

（1）中毒人数超过 30 人的，应当于 6 小时内报告同级人民政府和上级人民政府卫生行政部门。

（2）中毒人数超过 100 人或者死亡人数超过 1 人的，应在 6 小时内上报国家卫生健康委员会，并同时报告同级人民政府和上级人民政府卫生行政部门。

（3）中毒事故发生在学校、地区性或者全国性重要活动期间的，应当于 6 小时内上报国家卫生健康委员会，并同时报告同级人民政府和上级人民政府卫生行政部门。

（4）其他需要实施紧急报告制度的食物中毒事故。

紧急报告的内容包括食物中毒发生的时间、地点、单位、发病（中毒）人数和死亡人数、中毒

症状、发生的原因及采取的措施、需要解决的问题和要求等。

2. 专题报告的内容　包括食物中毒发生经过、临床和流行病学特点、治疗和患者预后情况、控制和预防措施建议等。

3. 填报食物中毒调查报告表　卫生行政部门对每起食物中毒事件都应在接到食物中毒报告后 1 个月内填写《食物中毒调查报告表》，分别上报上级、省级卫生行政部门和中国疾病预防控制中心，1 个月内调查未终结的还要进行补报。

四、核事件相关信息报告

核与放射突发事件都是公共卫生事件，在《国家突发公共卫生事件相关信息报告管理工作规范（试行）》中已经有叙述。与放射突发事故报告相比，核突发事故报告存在差异，本部分将着重对核突发事故报告进行叙述。

（一）核事件的报告人

核电厂或核设施一旦进入核事故应急状态（含应急待命状态）后，该营运单位（或营运单位应急组织）应及时向省核应急主管部门和国家核事故应急办公室发出应急通告、报告，省核应急主管部门应及时向国家核应急办发出核应急通告、报告。省核应急主管部门还应根据核电厂核事故可能或实际影响的范围与程度，及时向邻近省、自治区、直辖市通报事故情况，必要时提出防护行动建议，并抄报国家核应急办。

（二）核事件的报告内容

1. 事故信息　核事故主要报告事故应急状态的级别，分应急待命、厂房应急、场区应急和场外应急四级；其他核设施一般分为三级，即应急待命、厂房应急、场区应急。

报告内容包括：①事故情况；②已知或估计的事故原因；③事故可能的发展；④已采取或即将及可能采取的措施；⑤已造成或可能造成的危害；⑥在处理事故方面需要或可能需要的支援等。

2. 过程报告　核应急报告分为初始报告、后续报告、恢复期报告和总结报告四类。报告的具体要求如下。

（1）初始报告和后续报告：①核电厂营运单位（或核电基地应急组织）应在宣布核电厂进入厂房应急或以上应急状态后 45 分钟内用传真发出初始报告；之后，每隔 1 小时用传真发一次后续报告。②省核应急主管部门应在接到核电厂营运单位（或核电基地应急组织）的核应急通告后 45 分钟内用传真发出初始报告；之后，每隔 1 小时用传真发一次后续报告。③应急状态升级时，核电厂营运单位（或核电基地应急组织）和省核应急主管部门应立即用传真发出后续报告；之后，每隔 1 小时用传真发一次后续报告。④核事故得到控制后，核电厂营运单位（或核电基地应急组织）和省核应急主管部门可每隔 4 小时用传真发一次后续报告，直至应急状态终止。

（2）恢复期报告：核电厂应急状态终止并进入恢复期后，在最初数日，核电厂营运单位（或核电基地应急组织）和省核应急主管部门应每隔 24 小时用传真书面报告一次；以后根据恢复情况，可将报告的间隔时间陆续延长。

（3）总结报告：核电厂营运单位（或核电基地应急组织）和省核应急主管部门应在核电厂应急状态终止后 1 个月内以行文方式提交书面核应急总结报告。

3. 接报和回复　国家核应急办接到核应急通告、报告后，应及时通报国家核事故应急协调委员会成员单位和其他有关部门。

省各级卫生行政部门和各级应急组织每当接收到核应急通告、报告或通报后，应立即给予回复，确认已经收到通告、报告或通报。

五、卫生资源信息管理

信息是 21 世纪经济发展和国家安全的战略资源,卫生资源信息在卫生应急领域有着非常重要的作用。卫生管理和卫生服务的过程也是信息收集、分析、处理、反馈、利用的过程。通过收集分析各种卫生资源现状和布局、卫生资源的分配和利用等,卫生行政管理人员就卫生规划、卫生资源建设和应用等作出科学的卫生应急决策。

(一)医疗卫生信息资源规划

信息资源规划是指对企业或组织经营管理所需要的信息从采集、处理、传输到利用的全面规划。医疗卫生机构不论是开展业务活动、维护信息系统网络,还是提供信息支持和信息服务等过程都贯穿着信息的产生、流通和运用。医疗卫生信息资源规划是医疗卫生机构信息化建设的基础工程和先导工程,是其信息化建设的纲领和向导,也是信息系统设计和实施的前提和依据。

(二)卫生资源信息的共享和应用

如果卫生资源数据没有共享,信息系统和信息平台的存在就没有意义。数据共享程度越低,信息分析和应用的价值就越小。2018 年 9 月国家卫生健康委员会印发《关于印发国家健康医疗大数据标准、安全和服务管理办法(试行)的通知》(下称《管理办法》),对中国健康医疗大数据从标准管理、安全管理、服务管理、监督管理等方面加以规范。在数据共享方面,国家卫生健康委员会负责建立健康医疗大数据开放共享机制,统筹建设资源目录体系和数据共享交换体系,强化对健康医疗大数据全生命周期的服务与管理。

(三)卫生资源信息的安全管理和监督

近年来,各界对健康医疗大数据可能发生泄露存在担忧,卫生资源信息的安全问题日益突出。在卫生资源数据采集、存储、挖掘、应用、运营、传输等多个环节中,安全性问题是核心问题。《管理办法》规定,责任单位应当按照《中华人民共和国网络安全法》的要求,严格规范不同等级用户的数据接入和使用权限,并确保数据在授权范围内使用。健康医疗大数据共享过程中一旦发生数据泄露等安全问题,由委托单位与受托单位共同承担健康医疗大数据的管理和安全责任。

本章小结

本章主要介绍了卫生应急机构、人员、物资和信息等要素的管理。卫生应急机构管理重点阐述应急决策指挥机构、应急日常管理机构的设置和职责,以及各类应急处理专业机构在处置突发公共卫生事件时的职责。卫生应急人员管理重点介绍了卫生应急人员的分类以及国家卫生应急专业队伍的组成和职责等内容。卫生应急物资管理主要介绍了各类卫生应急物资、卫生应急物资储备制度、应急物流供应链管理和战略应急物资储备管理。卫生应急信息管理主要介绍了突发公共卫生事件相关信息的报告原则、报告组织体系,以及报告内容、方式、时限和程序等。

思考题

1. 应急决策指挥的内涵是什么?
2. 中国的卫生应急人员包括哪些类别?
3. 简述卫生应急物资的内涵和类别。
4. 实施应急供应链管理的基本策略是什么?

(李芳健)

第八章 卫生应急体系的构建与管理

本章将主要从系统视角对卫生应急体系的结构、功能、组织要素及其管理制度、体制、机制体系展开探讨，重点围绕卫生应急体系的结构、功能、卫生应急法律体系、卫生应急管理体制、卫生应急管理运行机制、突发公共卫生事件应急预案体系等卫生应急体系的构建与管理，以及确保卫生应急要素有机衔接、良性互动的管理体制、有力有序的运行机制和法制保障展开介绍。此外，重视体系"静态""动态"两种状态的管理，强调按照常急结合和常急转换的原则，完善各类突发事件应急处置的准备、响应程序和协调联动机制，对于保护人民生命健康和精准应对突发事件具有重要意义。

卫生应急体系（public health emergency response system）是为实现突发公共卫生事件预防和控制而建立的由组织要素系统和制度规则系统相互关联构成的有机整体。其中组织要素系统包括组织管理系统、专业技术系统、人力资源与信息系统、资源支撑和保障系统；而制度规则系统则由法律、法规、规范、标准、预案等构成，二者有机整合共同推动应急领导与指挥、预警监测、组织管理、筹资与资源提供、响应与服务、应急保障等职能落实。卫生应急工作不仅需要应对种类繁多的突发公共卫生事件，还需要在自然灾害、事故灾难和社会安全事件 3 类突发事件中发挥公共卫生安全保障和医疗救援职能。应对突发事件的卫生应急工作需要多个政府职能部门、不同行政区域之间密切合作，需要整合政府部门、事业单位、社会团体、企业和个人多方力量共同应对。为了不断提升卫生应急体系的应急反应速度和效能，实现监测报告、风险评估、预警发布、应急处置和医疗救治等环节职责清晰、无缝对接，确保指令清晰、系统有序、条块畅达、执行有力，需要将系统内不同要素资源通过一定的结构整合到体现特定功能的组织子系统中，并借助于一系列制度、体制、机制等规则系统的有机关联，实现系统各要素的高效整合联动及系统的持续改进和优化。

第一节 中国卫生应急体系发展沿革及结构功能现状

中华人民共和国成立以来，卫生应急体系不断发展完善，从最初依靠卫生体系职能部门完成应急工作，发展到目前形成以应急预案、卫生应急体制、应急机制与应急法制体系为核心的"一案三制"为基本制度框架，在实践中发挥了重要作用。概括起来，中国卫生应急体系发展可以简单划分为疾病预防控制体系改革前期、疾病预防控制体系改革期和严重急性呼吸综合征（severe acute respiratory syndrome，SARS）后卫生应急体系建设完善期。

一、中国卫生应急体系的历史发展沿革

（一）疾病预防控制体系改革前期（1949—2000 年）

1949—2000 年期间，中国没有独立的卫生应急体系。卫生应急工作的主要特点是：各级卫生行政部门、卫生防疫技术机构和医疗机构都没有设置专门的卫生应急部门或机构，也没有专职负责卫生应急管理的人员队伍和专家咨询委员会，卫生应急职能分散在卫生体系的各个部门。

中华人民共和国成立初期，中央政府设置了中央人民政府卫生部，各省、地（市）、县级政府设置了卫生行政机构，内设医政、药政、卫生防疫等部门，负责管理辖区内的卫生工作。之后，1953 年 1 月中央人民政府政务院（即 1954 年以后的中华人民共和国国务院）第 167 次会议正式批准省（自治区、直辖市）、市、县各级建立卫生防疫站，承担的任务是应用预防医学理论、技术，进行卫生防疫的监测、监督、科研和培训工作。

各级卫生行政机构的疾病预防控制、医政、卫生监督、药政等部门，以及各级卫生防疫站的防疫、消杀、流行病、食品卫生、环境卫生、放射防护、计划免疫等业务科室都是卫生应急的责任部门。各类各级医疗机构的医务、急诊等部门是医疗救援的责任部门。这些部门的人员平时从事业务范围的日常工作，没有专司应急之职的部门和岗位，没有独立完整的应急工作体系。一旦出现突发事件，根据初步情况判定，相关部门立即投入力量处置。卫生行政部门和业务技术机构的行政（业务）办公室是卫生应急工作的协调管理部门，在领导的指挥下，组织各有关部门应对突发事件。

尽管 2000 年以前中国没有设置专门的卫生应急机构或部门，但是各级政府和卫生行政机构、医疗卫生机构对传染病暴发、中毒、群体性健康事件及灾后防病高度重视。政府通过政治动员，广泛发动群众，开展爱国卫生运动，及时采取各项公共卫生措施，有效处置了多起突发公共事件。由于历史条件限制，各种应急准备不够充分，应对措施存在缺陷，例如，视疫情信息为涉密信息，通常不对外发布；基层卫生机构和公众无法获得准确的疫情信息，不利于基层卫生机构和公众积极参与疫情防控；应急处理时临时组建应急指挥小组和应急队伍，缺乏应对预案和制度性规划，事先准备资源不足，事后总结评估和改进缺乏连贯性和持续跟进；缺乏专门的法律法规。这些都成为推动卫生应急体系改革的动力。

（二）疾病预防控制体系改革期（2001—2003 年）

2001 年开始，中国全面开启了疾病预防控制体系改革，具体举措包括：2001 年，卫生部发布了《关于卫生监督体制改革实施的若干意见》和《关于疾病预防控制体制改革的指导意见》，按照政事分开的原则，调整和理顺卫生监督与技术服务的关系，将省、市、县级的卫生防疫站拆分为卫生监督所（局）和疾病预防控制中心；2002 年年初，卫生部将中国预防医学科学院、卫生部工业卫生实验所、中国健康教育研究所和中国农村改水技术中心这 4 个司局级单位整合，成立中国疾病预防控制中心。

美国炭疽粉末事件后，生物化学恐怖事件引起全球广泛关注，同时新发和再发传染病直接危害人类健康，各国政府普遍开始重视卫生应急工作。鉴于此情况，新成立的中国疾病预防控制中心设立了疾病控制与应急处理办公室，这标志着中国在疾病预防控制专业机构中首次成立国家级卫生应急的专业部门。该部门负责传染病监测控制与卫生应急技术准备与响应，同时承担相关业务工作的组织协调。在此之后，各地新成立的疾病预防控制中心都设置了卫生应急处置部门。但是，卫生体系各机构、部门在应急过程中承担的职责并没有明显变化。

（三）SARS 后卫生应急体系建设完善期（2003 年至今）

2003 年 SARS 暴发流行，暴露出中国公共卫生体系存在的问题：一是公共卫生体系相对萎缩和公共卫生部分职能弱化。二是缺乏完善的突发公共卫生事件监测和预警制度。三是卫生应急相关的法制不够健全。四是应对重大突发公共卫生事件的专业队伍和应急物资储备不足。五是突发事件情况下的法律援助和心理救助制度有待完善，民众应对危急情况的心理承受能力和实际应对能力有待进一步增强。2003 年 4 月 13 日，国务院在全国非典型肺炎防治工作会议上肯定了疾病预防控制体系改革的成效，同时还指出该体系在应对突发性公共卫生事件方面还缺乏应急反应的能力，并决定建立国家应对突发公共卫生事件应急处理机制，建设有权威的疾病预防控制中心，建立起全国性疫情特别是突发性疫情信息管理系统，加强防治机构和队伍建设。以防控 SARS 为契机，中国卫生应急体系迅速发展，并在之后的各类突发事件应对实践中不断完善。

2004 年 3 月，经中编办批准卫生部设立了卫生应急办公室（突发公共卫生事件应急指挥中心），负责突发公共卫生事件应急指挥系统建设、监测预警、应对准备和应急处理组织协调等工作，各级卫生部门也陆续成立应急部门；各级疾病预防控制中心成立的应急部门（或者指定相应部门承担应急职能）为同级卫生应急部门提供技术支撑。2006 年 4 月，国务院办公厅设置国务院应急管理办公室（国务院总值班室），履行应急值守、信息汇总和综合协调职能，发挥运转枢纽作用；其他各级地方人民政府也相应成立应急办（或者指定办公室承担应急职能）。中国逐渐建成了"统一领导、综合协调、分类管理、分级负责、属地管理"为主的应急管理体制，建立了各种卫生应急管理机制和社会动员机制。2018 年 4 月，随着机构改革，中国成立应急管理部，将分散在国家安全生产监督管理总局、国务院办公厅、公安部（消防）、民政部、国土资源部、水利部、农业部、林业局、地震局以及防汛抗旱指挥部、国家减灾委、抗震救灾指挥部、森林防火指挥部等的应急管理相关职能进行整合，由应急管理部负责自然灾害和事故灾难的应急管理；而突发公共卫生事件和社会安全事件分别由国家卫生健康委和公安部牵头负责。

事实证明，中国不断完善和加强的卫生应急体系，在各类突发公共事件的处置中都发挥了重要作用。如在 2005 年四川资阳市人感染猪链球菌病疫情和中国大陆首例人感染 H5N1 禽流感疫情、2006 年福寿螺导致广州管圆线虫病、2008 年安徽阜阳市手足口病疫情、2009 年甲型 H1N1 流感大流行、2011 年新疆输入性脊髓灰质炎野病毒暴发疫情等突发公共卫生事件处置中都展现出了体系建设的成效，特别是在应对 2008 年四川汶川大地震自然灾害、2011 年甬温线特别重大铁路交通事故、2013 年人感染 H7N9 禽流感、2014—2015 年援助非洲抗击埃博拉出血热等一系列重大疫情和事故的处置中发挥了重要的作用。上述事件的成功应对和经验总结，又极大地促进了中国卫生应急体系的良性发展。

2020 年年初，百年不遇的新冠肺炎疫情暴发。在中共中央领导部署下，中国历经三年的全民抗疫，取得了重要成就，但同时也暴露出卫生应急体制机制建设中存在的短板。为此，中国迅速启动了以短板治理和能力提升为目标的一系列体制机制改革。2021 年，为了进一步加强疾病预防控制工作，成立了国家疾控局，在国家卫生健康委和国家疾控局内设应急管理部门。目前，中国已经构建了卫生应急的组织管理体制、运行机制、法制基础和保障体系，并以此为基础，持续推动以完善"一案三制"为核心内容的能力提升。

二、中国卫生应急体系现状

目前中国的卫生应急体系是以纵向垂直管理的应急管理组织体系和横向部门合作机制的组织架构为基础，以应急预案体系、卫生应急体制、卫生应急机制和卫生应急法制为支撑的系统。其组织体系是由应急指挥管理组织系统、疾病预防控制系统机构、卫生监督系统机构、卫生应急医疗救援系统组织、高等院校、科研院所、企业、非政府组织、社区组织等众多部门和组织机构参与而形成的多主体、多部门、多角色参与的复杂应对系统。不同的组织和机构在卫生应急的管理实践活动中承担不同的角色、任务和职责。有效的突发公共卫生事件应对需要通过构建一系列制度、规则、规范来明确不同组织的责任和分工，并通过多种管理、机制、手段和管理策略确保众多参与者各司其职、有机合作、密切配合，以实现突发公共卫生事件的有效应对。

2021 年 5 月 13 日，国家疾控局正式挂牌，承担制订传染病防控政策等五大职能，这有利于强化对各级疾病预防控制机构的业务领导和工作协同，建立健全疾病预防控制工作体系和网络，为维护人民健康提供有力保障。新成立的各级疾控局体系将致力于推进以下工作：推进预防关口前移，健全多渠道监测预警机制，建立智慧化预警多点触发机制，完善公共卫生重大风险评估、研判、应对决策机制；推动公共卫生服务与医疗服务高效协同、无缝衔接，完善运行机制；确保早发现、早报告、早隔离、早治疗要求真正落实；此外，还应推动构建常态化管理和应急管理动态衔接的基层治理机制,强化科研支撑体系,健全决策咨询体系,实现动态防控、科学防控、精准防控。

参与卫生应急响应和处置的组织系统不是各相关系统杂乱无章地堆砌在一起,而是在"一案三制"统摄之下通过特定的结构和功能设计,形成跨组织的、完成特定卫生应急功能目标的、能够相互联系并有机互动的组织功能系统(图8-1)。

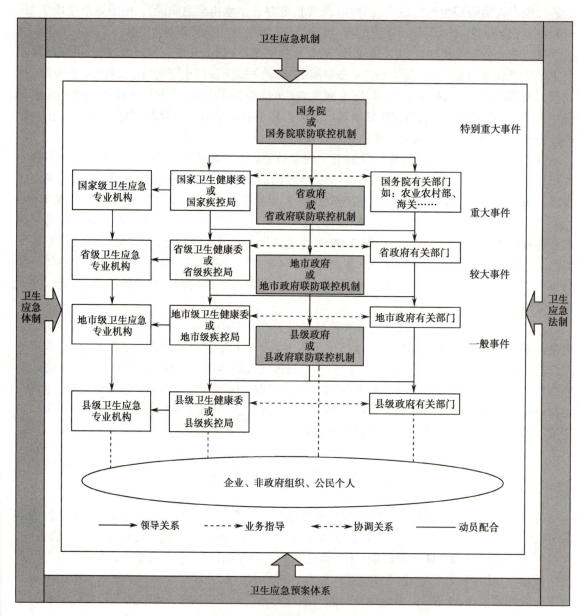

图 8-1　中国卫生应急体系框架

第二节　卫生应急法律体系

法律体系是指一个国家全部现行法律规范分类组合为不同的法律部门而形成的有机联系的统一整体。卫生应急法律体系(public health emergency legal system)是一个国家卫生应急相关的法律规范按照一定的逻辑关系和内在联系,构成的一个统一、有机的整体系统。其作用是规范和协调卫生应急情况下国家行政部门之间、国家权力与市场、企业、社会组织与公民权利之间、公民与公民权利之间等各种社会关系，以有效控制和消除突发公共卫生事件可能导致的危机，恢复正常的社会秩序和法律秩序，维护和平衡社会公共利益与公民的合法权益。

一、中国卫生应急法律体系结构

目前，中国已经建成以《中华人民共和国宪法》为根本大法，《突发事件应对法》等法律为基石，《突发公共卫生事件应急条例》等行政法规、《突发公共卫生事件与传染病疫情监测信息报告管理办法》等部门规章和技术标准构成的卫生应急法律体系（图8-2）。

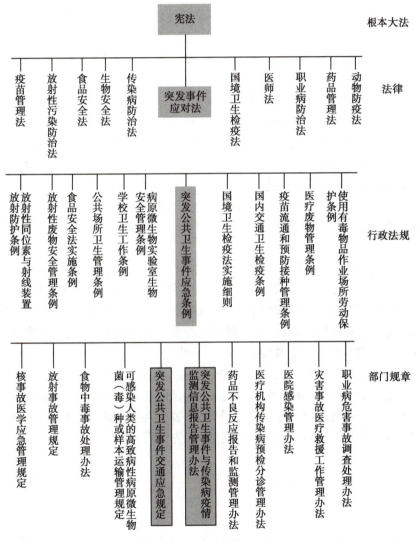

图8-2 中国卫生应急法律体系

二、主要法律制定及修订情况

（一）突发事件应对法

2003年5月7日，国务院第7次常务会议通过《突发公共卫生事件应急条例》，5月9日公布并开始施行，这是中国首次出台专门针对突发公共卫生事件的法规，明确了应对突发公共卫生事件应当遵循的方针和原则,规定了各级政府及相关部门、医疗卫生机构、社会公众在应对突发公共卫生事件中的权利、责任和义务。

2007 年 8 月,全国人大常委会通过了《突发事件应对法》,旨在预防和减少突发事件的发生,控制、减轻和消除突发事件引起的严重社会危害,规范突发事件应对活动,保护人民生命财产安全,维护国家安全、公共安全、环境安全和社会秩序。2007 年 11 月 1 日,《突发事件应对法》正式实施,标志着中国规范应对各类突发事件共同行为的基本法律制度已确立,为有效实施应急管理提供了更加完备的法律依据和法制保障。

(二)《中华人民共和国传染病防治法》

《中华人民共和国传染病防治法》是为了预防、控制和消除传染病的发生与流行,保障公众健康和生命安全而制定的国家法律法规,在 2004 年和 2013 年历经两次修订,2020 年国家卫生健康委发布《中华人民共和国传染病防治法》(修订草案征求意见稿),明确提出甲、乙、丙三类传染病的特征,草案提出任何单位和个人发现传染病患者或者疑似传染病患者时,应当及时向附近的疾病预防控制机构或者医疗机构报告,可按照国家有关规定予以奖励;对经确认排除传染病疫情的,不予追究相关单位和个人责任。

2024 年,传染病防治法修订草案二审稿提请十四届全国人大常委会第十一次会议审议。相比草案一审稿,作出的修改包括:完善传染病的分类,将突发原因不明的传染病等其他传染病明确为本法规定的传染病;完善监测、报告和预警规定;完善隔离治疗、医学观察措施的实施程序;完善疫情控制措施,严格限定有关措施的适用条件;做好与有关法律规定的衔接等。

(三)突发公共卫生事件应对法立法

为进一步完善突发公共卫生事件应对法律制度,保障公众身体健康和生命安全,防范化解公共卫生领域重大风险,2021 年全国人大常委会工作报告提出制定《中华人民共和国突发公共卫生事件应对法》。

2024 年,国务院常务会议讨论并原则通过《中华人民共和国突发公共卫生事件应对法(草案)》,并提请全国人大常委会审议。突发公共卫生事件应对法草案共 8 章 63 条,草案主要规定内容包括:坚持党的领导,明确应对管理体制,压实属地、部门、单位和个人责任;坚持常备不懈,做好应急准备;完善监测预警报告制度,及时发现突发公共卫生事件;完善应急处置制度,统筹突发公共卫生事件应对与经济社会发展。

突发公共卫生事件应对法立法的总体思路是坚持人民至上、生命至上,防范化解公共卫生领域重大风险;完善突发公共卫生事件应对体制机制,提高突发公共卫生事件应对能力;加强与相关法律的衔接配合,形成制度合力等。草案明确,突发公共卫生事件应对,适用本法,但传染病防治法对重大传染病疫情的应对作出专门规定的,优先适用其规定。

三、国际卫生条例

在全球化背景下,疾病可以通过国际旅行和贸易远距离和大范围传播。《国际卫生条例(2005)》(International Health Regulations,IHR)是一个国际性公约,对世界卫生组织缔约的会员国都具有约束力。该条例旨在帮助国际社会预防和应对那些有可能跨国威胁世界的突发公共卫生事件,在尽可能减少突发公共卫生事件对国际交通和贸易带来的干扰的同时,通过预防疾病的蔓延来保证公共健康。中国作为《国际卫生条例(2005)》缔约国,承诺《国际卫生条例(2005)》适用于包括香港、澳门、台湾在内的中国全境,指定中国卫生部门为《国际卫生条例(2005)》国家归口单位,各地卫生行政部门为各自管辖范围内负责实施《国际卫生条例(2005)》规定的卫生当局;出入境检验检疫管理部门和机构为入境口岸的主管当局;中国已将发展、加强和维持快速和有效应对公共卫生危害和国际关注的突发公共卫生事件的核心能力建设,纳入国民经济和社会发展五年规划期间国家卫生应急体系建设规划之中；并制定了国际关注的突发公共卫生事件监测、报告、评估、判定和通报的技术规范；建立了实施《国际卫生条例（2005）》的跨部门信息交流和协调机制，与相关缔约国开展了《国际卫生条例（2005）》实施的合作与交流；自愿遵守《国际卫生条例（2005）》有关条款，以应对潜在构成全球大流行的疾病造成的各类公共卫生危险。

第三节　卫生应急管理体制

卫生应急管理体制（public health emergency management framework）是指为了预防和减少突发公共卫生事件的发生，控制、减轻和消除突发公共卫生事件引起的严重社会危害，保护人民生命健康，维护国家安全，建立的以政府为核心，由社会组织、企事业单位、基层自治组织、公民个人甚至国际社会共同参与的有机体，并规定各自的管理范围、权限职责、利益及相互关系的准则。总体而言，卫生应急管理体制是一个开放的体系，可同时针对不同类型和不同级别的突发公共卫生事件，快速灵活地构建相应恰当的管理体制，确定各自的职权关系，将卫生系统内部的纵向关系、卫生部门与其他部门的横向关系有机地联系起来，保证卫生应急体系有效运转。

根据管理体制的职责分工，各级人民政府负责统一指挥本行政区域内的突发公共卫生事件应急处理工作。各级卫生行政部门承担突发公共卫生事件的日常管理工作，根据突发公共卫生事件应急处理工作的实际需要，向本级人民政府提出成立地方突发公共卫生事件应急指挥部的建议。医疗机构、疾病预防控制机构、卫生监督机构、出入境检验检疫机构是突发公共卫生事件应急处理的专业技术机构；规定应急处理专业技术机构应结合本单位职责开展专业技术人员处理突发公共卫生事件能力培训，提高快速应对能力和技术水平，并在发生突发公共卫生事件时，服从卫生行政部门的统一指挥和安排，开展应急处理工作。此外也规定了其他主体的权利和职责，各级政府的其他行政部门应根据部门职责负责突发公共卫生事件监测和应对中涉及的属于本部门应尽职责的相应工作。任何个人都有权报告突发公共卫生事件及其隐患，也有权向上级政府部门举报不履行或者不按照规定履行突发公共卫生事件应急处理职责的部门、单位及个人。任何个人、企业均须配合政府实施的突发公共卫生事件应急响应措施，包括接受隔离、医学观察，配合应急处理被政府紧急调集、征用物资和劳务。

一、卫生应急管理体制建设原则

《突发事件应对法》规定："国家建立统一领导、综合协调、分类管理、分级负责、属地管理为主的应急管理体制。"根据近二十年的实践经验，机构常设、联防联控也应当成为管理体制建设的原则。

（一）统一领导原则

国务院和县级以上地方人民政府是突发公共卫生事件应对工作的行政领导机关。在突发公共卫生事件应对处置的各项工作中，必须坚持由各级人民政府统一领导，成立应急指挥机构，对工作实行统一指挥。应急响应中切忌多头指挥导致力量分散和行动混乱。

（二）综合协调原则

参与突发公共卫生事件响应的主体多样，既有政府及其部门，也有社会组织、企事业单位、基层自治组织、公民个人甚至国际援助力量。在各级政府统一领导下，通过协调不同部门、机构和个人之间的行动和资源，确保在突发公共卫生事件发生时能够迅速、有效地进行应急处置。其目的是平衡和整合各方利益和资源，避免冲突和对立，减少决策的不确定性和风险，提高应急处置效率。

（三）分类管理原则

目前，突发事件由国务院办公厅负责总体协调，各部委分工牵头负责：自然灾害、事故灾难由应急管理部牵头负责；突发公共卫生事件由国家卫生健康委员会、国家疾控局牵头负责；社会安全事件由公安部牵头负责。

（四）分级负责原则

根据突发公共卫生事件的性质、危害程度和涉及范围，确定不同层级的政府负责应对不同级别的突发事件。对突发公共卫生事件进行分级管理，目的是落实应急管理的责任和提高应急处置的效能。原则上特别重大事件由国务院负责组织处置；重大事件由省级政府负责组织处置；较大事件由市级政府负责组织处置；一般事件由县级政府负责组织处置。

（五）属地管理原则

按照行政区域划分，由事件发生地的政府或相关部门负责组织、协调和实施应急处置工作。地方政府是发现突发公共卫生事件苗头、预防发生、首先应对、防止扩散的第一责任主体，被赋予统一实施处置的权力。属地管理为主不排除上级政府及其有关部门对其工作的指导，也不能免除事发地政府及相关部门第一责任主体的责任。突发公共卫生事件涉及两个以上行政区域的，由有关行政区域共同的上一级人民政府负责，或者由各有关行政区域的上一级人民政府共同负责。

（六）机构常设原则

各级卫生部门和专业机构设置应急管理常设机构，有利于防范和化解突发公共卫生事件风险，解决信息孤岛问题，推动预案演练，提高突发事件的风险管理能力，整合应急资源，提升应急管理的专业性和效率，推动形成统一指挥的卫生应急管理体制。

（七）联防联控原则

联防联控原则是通过多部门、多层次、多方位的协调合作，共同防范和控制疫情或其他公共卫生事件的发生和传播。2009 年甲型 H1N1 流感大流行期间，中国建立了联防联控工作机制。新型冠状病毒肺炎疫情发生以后，国务院继续采取联防联控模式，由国家卫生健康委员会牵头，是中央政府层面的多部委协调工作机制平台，成员单位涉及卫生健康、工业信息化、公安等 32 个部门，组合成疫情防控、科研攻关、物资保障等 9 个组（图 8-3）。联防联控机制在 2020—2023 年新型冠状病毒肺炎疫情响应过程中发挥了重要的指挥和协调作用。

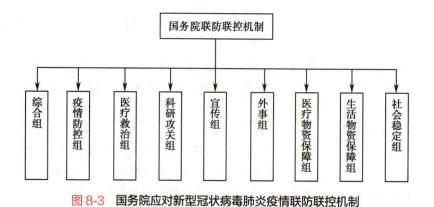

图8-3　国务院应对新型冠状病毒肺炎疫情联防联控机制

二、卫生应急管理及社会治理体系

卫生应急管理体系是以政府为主导，企业、非政府组织、个人广泛参与的体系。卫生健康还是一个全球化议题，需要国际社会广泛开展合作。

（一）卫生应急行政管理体系

1. 卫生应急指挥机构　国务院在总理领导下研究、决定和部署特别重大突发公共卫生事件的应对工作；根据实际需要，设立国家突发公共卫生事件应急指挥机构，负责突发公共卫生事件应对工作；必要时，国务院可以派出工作组指导有关工作。县级以上地方各级人民政府设立由本级人民政府主要负责人、相关部门负责人、驻当地中国人民解放军和中国人民武装警察部队有关负责人组成的突发公共卫生事件应急指挥领导小组，统一领导、协调本级人民政府各有关部门和下级人民政府开展突发公共卫生事件应对工作；发展改革、教育、科技、工业和信息化、公安、民政、司法、财政、人力资源社会保障、生态环境、交通运输、农业农村、应急管理、海关、药品监管、市场监管、移民管理、医保、新闻宣传、文化旅游、广电等相关部门在各自的职责范围内负责相关工作，保证突发公共卫生事件应对工作正常进行。上级人民政府主管部门在各自职责范围内，指导、协助下级人民政府及其相应部门做好有关突发公共卫生事件的应对工作。

根据实际需要，设立相关类别的突发公共卫生事件应急指挥机构，组织、协调、指挥突发公共卫生事件应对工作。

应急指挥机构在开展突发公共卫生事件应对过程中，可以代行本级人民政府及其相关部门的部分职权，依法发布有关应对突发公共卫生事件的决定、命令、措施等，其法律后果由本级人民政府承担。

2. 卫生应急日常管理机构　各级人民政府卫生健康、疾病控制主管部门依职责负责辖区突发公共卫生事件应对管理工作。2021年，中国再次启动全国疾控机构改革，新成立的国家疾控局负责传染病疫情应对相关工作，组织开展流行病学调查、检验检测、应急处置等工作，拟定应急预案并组织开展演练，指导疾病预防控制系统应急体系和能力建设，负责应急队伍、志愿者队伍建设，提出传染病疫情应对应急物资需求及分配意见。后续各地各级卫生健康部门陆续建立了相应层级的疾控局。国家卫生健康委则新成立了医疗应急司，负责组织协调传染病疫情应对工作，承担医疗卫生应急体系建设，组织指导各类突发公共事件的医疗救治和紧急医学救援工作。随着地方各级疾控体系改革的推进，地方各级的疾病预防控制部门和医疗应急部门也会参照国家疾控局和国家卫生健康委医疗应急司在突发公共卫生事件上的相应职责进行重新组建或职能划分。

3. 地方各级人民政府卫生应急体系　各级人民政府负有建立健全公共卫生社会治理体系、落实属地责任、部门责任、指导监督属地单位和个人履行责任、建立健全社会动员机制和群防群控工作机制的使命和责任，以更好发挥基层社区、基层公共卫生委员会、各类社会组织参与突发公共卫生事件应对的作用。乡镇人民政府、街道办事处负有统筹协调相关部门和单位，建立与村民委员会、居民委员会、乡村公共卫生委员会、基层医疗卫生机构协同联动的机制，组建机关干部、社区工作者、社会工作者、物业服务人员、居民群众、基层医务人员和志愿者等人员组成的基层卫生应急队伍，并对本行政区域实施网格化管理，开展健康监测、信息收集报告、公共卫生措施宣传落实，以及根据需要做好人员隔离观察及生活保障等工作的责任。

（二）卫生应急技术支撑体系

1. 卫生应急专业技术机构　疾病预防控制机构、医疗机构、卫生监督机构、出入境检验检疫机构、高等院校、科研机构是突发公共卫生事件应急处理的专业技术机构。应急处理专业技术机构在发生突发公共卫生事件时，要服从卫生行政部门的统一指挥和安排，开展应急处理工作。

（1）疾病预防控制体系设置卫生应急专业机构：国家及各省、市、县疾病预防控制机构都设有专门的或者兼职的卫生应急专业部门。

（2）卫生应急医疗救援机构和队伍：直辖市、省会城市根据服务人口和医疗救治的需求，建立相应规模的医疗急救中心（站）和急救网络；市（地）、县（市）可依托综合力量较强的医疗机构建立急救机构。按照"平战结合"的原则，依托专业防治机构或综合医院建立传染病、化学中毒和核辐射应急医疗救治专业机构或部门。各级卫生行政部门组建综合性医疗卫生救援应急队伍，并根据需要建立特殊专业医疗卫生救援应急队伍。

（3）卫生监督机构：在卫生行政部门的领导下，开展对医疗机构、疾病预防控制机构突发公共卫生事件应急处理各项措施落实情况的督导、检查。围绕突发公共卫生事件应急处理工作，开展食品卫生、环境卫生、职业卫生等的卫生监督和执法稽查。协助卫生行政部门依据有关法律法规，调查处理突发公共卫生事件应急工作中的违法行为。

（4）出入境检验检疫机构：突发公共卫生事件发生时，调动出入境检验检疫机构的技术力量，配合当地卫生行政部门做好口岸的应急处理工作，及时上报口岸突发公共卫生事件信息和情况变化。

（5）高等院校、科研机构：在突发公共卫生事件发生时，组织流行病学调查研究、健康教育、检验检测等方面的技术力量，配合做好疾病防控、形势研判、实验室检测等卫生应急工作。

2. 卫生应急专家咨询委员会　建立专家咨询制度，发挥专业机构和人员在突发公共卫生事件应对工作中的作用。卫生应急专家咨询委员会可以为突发公共卫生事件的决策、咨询、参谋发挥重要的作用。2011年，卫生部专门出台了《卫生部突发事件卫生应急专家咨询委员会管理办法》，以加强和规范专家咨询委员会工作，并成立卫生应急专家咨询委员会，下设应急管理组、突发急性传染病组、鼠疫防治组、中毒处置组、核和辐射事件处置组、紧急医学救援组、应急保障组、心理救援组共8个专业组。

各省级卫生行政部门根据规定负责组建省级突发公共卫生事件专家咨询委员会。市（地）级和县级卫生行政部门则根据本行政区域内突发公共卫生事件应急工作需要，组建突发公共卫生事件应急处理专家咨询委员会。

（三）卫生应急社会治理体系

1. 企业　《突发事件应对法》规定，县级以上地方各级人民政府应当根据本地区的实际情况，与有关企业签订协议，保障应急救援物资、生活必需品和应急处置装备的生产、供给。

在应对重大、特大突发公共卫生事件时，企业可以通过各种方式积极提供资金、物资、技术设备、人员等支持。例如，2009年应对甲型H1N1流感时，中国10家疫苗公司主动从WHO获取甲型H1N1流感毒株研发疫苗并积极投产，为"2009年9月7日中国成为世界上第一个可以应用甲型H1N1流感疫苗的国家"作出了重要的贡献。2020年新冠肺炎疫情暴发后，中国超过3000家企业投入检测试剂、疫苗和防护用品的生产和研发，有效缓解了早期防护物资的缺乏，为人群筛查取得抗疫阶段性胜利、构筑群体免疫屏障作出了重大贡献。

物业服务企业等组织还可以配合村民委员会、居民委员会的安排、调度，制定突发公共卫生事件应对方案，做好群防群控工作。

2. 非政府组织　非政府组织主要包括两大类：一是人民团体、协会、学会、基金会等；二是社群组织、倡导组织、学生社团等。非政府组织能弥补政府公共服务不足的缺陷，协助政府共同应对突发公共卫生事件。

2003年SARS疫情发生后，中华慈善总会、中国青少年发展基金会、中国扶贫基金会、中国医学基金会、中国国际民间组织合作促进会等十余家非政府组织联合向全国的非政府组织发出倡议，号召各种非营利组织积极行动起来，协助各级政府开展SARS防治宣传，动员社会各界投身慈善捐赠，关心和帮助需要救助的弱势群体，广泛寻求国际社会支持，并实施非营利组织抗击SARS疫情联合行动，在主动配合政府应对SARS疫情这场人民战争中发挥了巨大作用。SARS疫情期间，全国接收社会捐赠款物价值约39.4亿元，非政府组织在其中发挥了重要作用。

3. 公民个体　公民个体既是突发公共卫生事件应对所需保护的对象，也是应急管理活动的积极参与者。突发公共卫生事件的有效应对，很大程度上取决于公民的参与程度。例如按照推荐接种疫苗、及时就诊、勤洗手、不喝生水、戴口罩、咳嗽打喷嚏时注意礼节等突发公共卫生事件干预措施的落实,依赖于公民个体的积极配合。

卫生行政部门、专业机构作为卫生应急管理的行为主体,动员和组织公众积极参与卫生应急,可以大大提高现实的卫生应急响应效率。树立卫生行政部门和卫生应急专业机构的公信力,提升公民的健康素养,对于促进社会公众参与突发公共卫生事件的应对非常重要。

4. 国际社会　随着全球经济一体化和国际交往的不断深入,突发公共卫生事件的发生往往会引起全球的关注。2003 年的 SARS、2009 年的甲型 H1N1 流感和 2020 年的新冠肺炎疫情的应对经验表明,国际合作有利于整合全球的资源,对帮助各国有效应对突发公共卫生事件意义重大。

第四节　卫生应急管理运行机制

机制是指有系统的构造、功能和相互关系,泛指一个工作系统的组织或部分之间相互作用的过程和方式。有效的卫生应急管理运行机制(public health emergency response operation mechanism)是指在突发公共卫生事件防范和处置过程中,各相关机构、部门按照既定规则和程序互动协同开展工作,实现信息共享、资源调配、协同应对的一整套规范化运作过程和方式的总称。能够确保对卫生应急组织系统运行过程中的各个环节进行有效协调,对各种要素进行有机组合和配置。它关注具体运行流程中的关键环节,通过结构、流程设计、角色功能设置、资源要素配置、规划管理等多种手段的综合运用,解决卫生应急运行过程中的关键节点问题,并确保灵活性与机动性。

一、建立卫生应急管理运行机制的原则

建立应急机制,应当以"统一指挥、反应灵敏、协调有序、运转高效"为目标,具体遵循以下原则。

(一)依法原则

法律是规范政府和社会各种行为的准绳。各类卫生应急机制的建立,只有依法才能保障机制顺畅、行之有效;也只有依法,才可能按照应急管理的需求建立各种期望的机制。

(二)科学原则

卫生应急各要素及其运行程序都要符合科学规律要求。特别是预防与应急准备、监测预警、应急响应和指挥决策等机制,必须依靠专业力量,运用先进科技成果,遵循科学的方法进行处置。

(三)规范统一原则

卫生应急管理运行机制应与其他类似突发事件运行机制遵循相似的规范,各级卫生行政部门和专业机构所建立的卫生应急机制也需要参照相似的规则。只有如此,才有利于确保应急体系的横向和纵向联系顺畅,确保整合社会的有限应急资源有效应对所有类型的突发事件。

(四)有力有序原则

卫生应急响应需要迅速征集充足的资源进行强有力的应对。同时,还要保证有序不乱,避免过度干扰社会正常秩序,尽量保证社会经济发展的稳定。

(五)动态原则

突发公共卫生事件发生和发展具有较大的不确定性,有必要对卫生应急系统的各要素实行动态管理。根据事件的不同阶段采取相应策略,不断更新各要素的制度设计,优化资源配置。对于演练中发现的问题,应及时对预案进行更新、修改及完善。

（六）系统原则

卫生应急运行机制需要考虑各个运行机制相互协调，确保建立的所有运行机制能够构成一个运行良好的系统，避免不同机制之间产生冲突而出现卫生应急体系内耗的情况。

二、主要的卫生应急管理运行机制

卫生应急管理运行机制总是在不断地完善中。根据突发公共卫生事件准备和响应的过程，卫生应急运行机制主要包括以下机制。

（一）指挥决策机制

作出重大行政决策应当遵循科学决策原则，坚持从实际出发，运用科学技术和方法，尊重客观规律，严格遵守法定权限，保证决策内容符合法律、法规和规章等规定。还应通过设立专家组的决策咨询机制，充分听取各方面意见，遵循民主决策，确保重大决策所采取的策略和措施得当。

（二）风险排查机制

风险排查机制是做到突发公共卫生事件早预防、早发现、早报告、早处置，最大限度防止各类突发事件发生及减少其危害的核心机制。卫生应急管理部门和专业机构应定期深入学校、科研机构、厂矿企业、养老机构、监所等单位，对其传染病、动物疫病、环境健康危害、食品安全隐患、菌（毒）种保藏情况、化学品、核设施和放射源等可能引发突发公共卫生事件的风险源进行调查、摸排、登记和风险评估，掌握风险源状况，提前做好防范，以减少或消除突发公共卫生事件的隐患。

（三）监测预警机制

1. 监测报告机制　建立多渠道的突发公共卫生事件监测系统，建立智慧化多点触发预警机制，指定突发公共卫生事件相关部门、机构和工作人员为突发公共卫生事件监测报告的责任单位和责任报告人。鼓励获悉突发公共卫生事件信息的公民、法人或者其他组织积极向指定的专业机构进行报告。

2. 风险评估机制　建立健全突发公共卫生事件风险评估制度，及时分析突发公共卫生事件异常情况，科学分析、综合研判，评估突发公共卫生事件风险，对需要预警或应急响应的事件及时提出恰当的风险管理建议。风险评估需要利用多渠道信息，采取多学科方法，兼顾多个利益相关方的意见。

3. 预警与发布机制　建立健全突发公共卫生事件的预警制度。通过建立健全突发公共卫生事件的预警系统、平台和智慧化预警多点触发机制，按照突发事件发生的紧急程度、发展势态和可能造成的危害程度，将可预警的突发公共卫生事件的预警级别分为一级、二级、三级和四级，分别用红色、橙色、黄色和蓝色标示，一级为最高级别。当突发公共卫生事件预警情形发生变化时，及时调整预警级别或解除警报，调整或解除已经采取的有关预警措施。

（四）应急响应机制

应制定针对突发公共卫生事件的紧急应对方案，旨在通过方案的实施将损失减至最低。应根据风险评估结果，及时启动突发公共卫生事件相应级别的应急响应，并根据事件的发展变化动态调整所采取的策略和措施。对于事件本身比较敏感，或发生在重点地区或重大活动期间的，可适当提高应急响应级别。

（五）组织协调机制

卫生部门与其他政府部门间组建的联防联控协调机制、区域之间联防联控机制在突发公共卫生事件应对中发挥着重要的作用。例如原卫生部与原农业部建立防控禽流感、人类猪链球菌病、布鲁氏菌病等人兽共患病的联防联控机制；与原国家质量监督检验检疫总局建立口岸突发公共卫生事件联防联控机制；与教育部在学校建立专职或兼职教师责任报告制度等。地方政府根据需要建立区域联防联控机制，例如北方十一省（区、市）鼠疫联防联控机制。

（六）社会动员机制

在重大突发公共卫生事件发生时，启动紧急社会动员机制，发挥各类群众团体等民间组织、基层组织在预防疾病、紧急救援、救灾捐赠、恢复重建、灾后心理支持等方面的作用，动员民众积极参与突发公共卫生事件预防控制行动。

（七）国际和地区间的交流和合作机制

国家卫生部门与 WHO 签署了合作备忘录，在完善突发公共卫生事件应急处理机制等方面加强合作。中国还与联合国儿童基金会、红十字国际委员会、世界银行等国际组织，以及俄罗斯、蒙古国、朝鲜、日本、韩国、美国、加拿大、欧盟、东盟等国家、地区在卫生应急管理领域建立了交流、沟通与合作的机制。

（八）责任追究与奖惩机制

对参加突发公共卫生事件应急处置并作出贡献的先进集体和个人进行表彰，英勇献身的人员应追认为烈士。对因参与应急处置工作致病、致残、死亡的人员给予相应的补助和抚恤；对参加应急处置一线工作的专业技术人员应根据工作需要制订合理的补助标准给予补助。突发公共卫生事件应急工作结束后，对应急处置期间紧急调集、征用的有关单位、企业、个人的物资和劳务进行合理评估，给予补偿。

对在突发公共卫生事件的预防、报告、调查、控制和处置过程中，有关部门、单位、企业和公民违反《突发事件应对法》及有关法律法规条款规定者，应按照相关法律法规追究当事人的法律责任。同时应建立免责容错机制，将卫生应急处置中因缺乏经验而产生的失误和错误，与明知故犯的违纪违法行为以及为谋取私利的违纪违法行为区分开来。

（九）事后评估与改进机制

突发公共卫生事件结束后，各级卫生行政部门应在本级人民政府的领导下，组织有关人员对突发公共卫生事件的处理情况进行评估，包括事件概况、现场调查处理概况、人员救治情况以及所采取措施的效果，总结应急处置过程中存在的问题和取得的经验，提出改进建议。评估报告上报本级人民政府和上一级人民政府卫生行政部门，并在规定的时间内整改。

第五节　突发公共卫生事件应急预案体系

应急预案（emergency plan）是指各级人民政府及其部门、基层组织、企事业单位、社会团体等为依法、迅速、科学、有序应对突发事件，最大程度减少突发事件及其造成的损害而预先制定的工作方案和行动计划，是指导应急管理工作的行动指南。应急预案旨在判别和评估潜在风险、事故类型、发生可能性、发生过程、事故后果及影响的基础上，对应急机构的职责、人员、技术、装备、设施、物资、救援行动以及指挥协调各方面预先作出具体安排。突发公共卫生事件应急预案应遵循依法科学、统一规划、分类指导、分级负责、动态管理的原则，针对事件的性质、特点和可能造成的危害，规定突发公共卫生事件应对的组织管理体系、职责分工、应急准备、监测预警、响应措施与应急保障等内容。

一、应急预案类型

应急预案按照级别可分为国家级预案、省级预案、地市级预案和县级预案；按照预案针对的事件类别可分为自然灾害类预案、事故灾害类预案、公共卫生事件预案、社会安全事件预案；按照制定主体可分为政府及其部门应急预案、单位和基层组织应急预案。

政府及其部门应急预案由各级人民政府及其部门制定，包括总体应急预案、专项应急预案、部门应急预案等。总体应急预案是应急预案体系的总纲，是政府组织应对突发事件的总体制度安排，由县级以上各级人民政府制定。专项应急预案是政府为应对某一类型或某几种类型的突发事件，或者针对重要目标物保护、重大活动保障、应急资源保障等重要专项工作而预先制定的涉及多个部门职责的工作方案，由有关部门牵头制订，报本级人民政府批准后实施。部门应急预案是政府有关部门根据总体应急预案、专项应急预案和部门职责，为应对本部门（行业、领域）突发事件，或者针对重要目标物保护、重大活动保障、应急资源保障等涉及部门的工作而预先制定的工作方案，由各级政府相应部门制定。

二、应急预案制度与体系

2003 年 12 月，国务院办公厅成立应急预案工作小组。2004 年 1 月，国务院召开了国务院各部门、各单位制定和完善突发公共事件应急预案工作会议；2004 年 6—12 月，国务院领导分别主持召开专项应急预案审核会，审阅了 105 件专项预案和部门预案。2005 年 1 月，国务院召开常务会议，审议并原则通过了《国家突发公共事件总体应急预案》，并于 2006 年 1 月印发；2005 年 5—6 月，应对自然灾害、事故灾难、公共卫生事件和社会安全事件四大类 25 件专项应急预案、80 件部门预案也陆续发布。截至 2006 年年底，全国各地区、各部门、各基层单位共制定各类应急预案 135.6 万件，形成较为完备的突发事件应急预案体系（图 8-4）。2013 年 10 月，国务院专门制定《突发事件应急预案管理办法》，要求应急预案编制单位建立定期评估制度，分析评价预案内容的针对性、实用性和可操作性，实现应急预案的动态优化和科学规范管理，应急预案作为一项制度在我国正式落地。

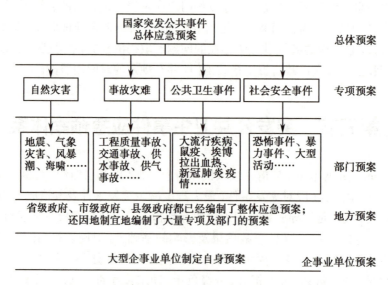

图 8-4　中国突发事件应急预案体系

在应急预案体系构建过程中，原卫生部、原国家卫生计生委和国家卫生健康委分别组织修订了《国家突发公共卫生事件应急预案》《国家突发公共事件医疗卫生救援应急预案》《国家食品安全事故应急预案》等专项预案；还针对一些突出的公共卫生问题，组织制定了流感大流行、鼠疫、埃博拉出血热、中东呼吸综合征、新型冠状病毒肺炎、核事故和放射事故、突发中毒等特定病种/事件的预案。同时，各级卫生健康部门结合当地实际也制定了相应的地方卫生应急预案。

三、应急预案内容

应急预案通常需要包括以下方面的内容：编制目的、依据、适用范围、应急组织管理体系、职责分工、应急准备、监测-风险评估-预警机制、分级响应启动程序、启动响应后的指挥协调机制、紧急处置措施、应急人员和群众的安全防护、社会力量动员与参与、信息发布和风险沟通、终止响应程序、事后评估和改进、保障措施等。

为了提高应急预案的可操作性，需要特别明确事件监测的报告标准、报告时限、报告对象，接到报告后风险评估和预警的程序，需要明确应急响应时的分级标准及其启动、调级和终止响应程序。

四、应急预案编制、修订及演练

中国要求各级人民政府针对本行政区域多发易发突发事件制定本级政府及其部门应急预案；单位和基层组织可根据应对突发事件的需要制定本单位、本层级组织应急预案。应急预案编制应在开展风险评估和应急资源调查的基础上进行，广泛听取有关部门、单位和专家的意见，并与相关的预案做好衔接。涉及其他单位职责的，应当书面征求相关单位意见，必要时向社会公开征求意见。单位和基层组织应急预案编制过程中，应根据法律、行政法规要求或实际需要，征求相关公民、法人或其他组织的意见。

应急预案编制后应当定期评估，分析评价预案内容的针对性、实用性和可操作性，实现应急预案的动态优化和科学规范管理。有下列情形时应当及时修订、完善应急预案：①有关法律、行政法规、规章、标准、上位预案中的有关规定发生变化；②应急指挥机构及其职责发生重大调整；③面临的风险发生重大变化；④重要应急资源发生重大变化；⑤在突发事件实际应对和应急演练中发现问题需要作出重大调整；⑥预案中的重要信息发生变化或应急预案制定单位认为应当修订的其他情况。

应急预案演练应纳入卫生应急的常态机制，是应急体系建设的重要一环。针对重点事件、重点人群、重点社区、薄弱环节和重点环节的应急预案更应经常演练，确保进入实战时依法、迅速、科学、有序，最大程度减少突发事件的危害及其处置造成的不必要的损害。

本章小结

本章介绍了卫生应急体系的构建与管理，重点介绍了卫生应急体系基本架构及功能，包括日常应急准备和应急响应中的部门职能；我国卫生应急体系的发展沿革和现况，卫生应急的法律体系、管理体制和运行机制。

思考题

1. 卫生应急体系包括哪些基本内容？
2. 卫生应急管理体制建设原则有哪些？
3. 卫生应急运行机制有哪些？

（杨维中）

第九章　卫生应急预防与准备管理

应急预防（emergency prevention）是为了有效地避免突发公共卫生事件的发生，而在思想、行为等方面采取的各种防范管理措施。应急准备（emergency preparation）则是在管理计划、管理制度、体制、机制、物资、信息、人力、财力等方面进行的准备与贮存行为。完善的应急预防与准备管理不仅涉及关键环节与重点领域的预防与准备行动，而且涉及整个应急预防与准备系统的战略规划、体系建设和管理，只有这样才能更好地保障突发公共卫生事件发生时的从容有效应对，并最大限度地减少事件造成的影响与损失。

本章总体介绍应急预防与准备管理的体系和循环过程，重点阐述应急组织与规划管理、应急监测与预警管理、应急预案管理、应急培训与演练管理及应急资源保障管理各个管理要素的基本概念、原则要求、基本内容及管理实施要点（图 9-1）。

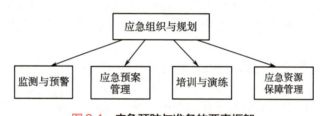

图 9-1　应急预防与准备的要素框架

第一节　卫生应急预防与准备管理概述

一、卫生应急预防与准备管理体系

卫生应急预防与准备管理是一项系统工程。它是一个多维层次结构体系，以卫生应急相关政治、经济、法律和文化建设为基础，以卫生应急管理全生命周期的资金、人力、信息、物资、装备等资源配置和能力建设为核心支撑，瞄准卫生应急目标、使命和任务，形成面向常态与应急态的、从风险 - 能力评估到战略规划、从资源配置到能力建设和提升的动态循环系统，通过将上述内容与组织机构管理制度、运行机制等建设相结合，从而形成卫生应急预防与准备体系的系统性、制度性安排（图 9-2）。构建和运行该体系以基于风险评估之上的持续能力提升和循环改进为目标，围绕应急情景、关键领域、责任主体、建设内容、核心能力单元和能力集成等框架展开，有利于明确工作内容，同时为应急体系的组织与规划设计提供系统框架和参考依据。

二、卫生应急预防与准备管理循环过程

类同于应急管理的循环过程，卫生应急预防与准备管理亦是一个循环过程，需要依托应急组织机构和现有的总体应急战略和系统发展规划，在具体的实践活动中不断完善并落实应急预

防的体系化管理策略措施和行动。它包括一系列风险、能力评估的准备活动、战略规划、项目计划、识别和补充资源缺口、培训、演练、评估与改进跟踪措施以及更新计划（图9-2）。

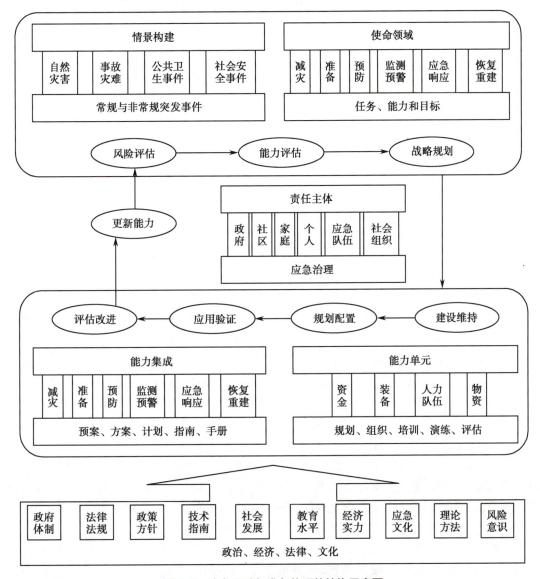

图9-2　应急预防与准备体系的结构示意图

循环过程主要分为四个阶段，各阶段相互联系、彼此影响。每一阶段的有效实施不仅意味着本阶段的成功，也为下一阶段的实施工作提供基础。

第一阶段，进行风险评估和能力评估、制定卫生应急规划、明确人员配置与资源管理；第二阶段，基于前期的评估结果和规划方案，制定培训与演练年度计划及相应时间表，开展参演人员、评估人员等多类别人员培训，为后一阶段的演练实施做好准备；第三阶段，在开展具体的演练前，要根据年度计划确立适宜本区域的演练项目计划并做好妥善的前期准备后，再开展实际的演练活动；第四阶段，根据演练实施过程中的评估分析结果，给出相应的改进计划，指定专人负责追踪改进计划的开展和落实，直到开启下一个应急准备循环。

对每一次循环中发现的经验、暴露的问题、可改进的要素等内容都需要进行综合、系统、全面的总结并不断动态更新到新的卫生应急规划等相关文件中，确保宏观指导文件的全局性、针对性和操作性。

第二节　卫生应急组织与规划管理

在卫生应急预防管理的诸要素中,组织构建与规划制订是首要的工作任务,是基础性和前提性工作,也是具有统领性的工作。制订科学的、切合实际的应急管理规划,统筹安排应急资源、工作内容和工作策略,对于保障应急管理工作的科学、有序及有效开展具有重要指导意义。

一、卫生应急组织管理

卫生应急组织体系的实体化表现是体系化、结构化的卫生应急管理机构系统,主要由国家、省、市(县)三级政府和卫生部门的应急机构(如疾控局)来分别负责全国和地方的突发公共卫生事件应急管理工作。

(一)卫生应急管理的组织结构

根据中国现行管理制度和社会经济现状,目前建立的覆盖全国的应急管理组织体系如图 8-1 所示。从卫生应急管理的视角分析,国家应急管理组织具有如下特点:①横向来看,政府应急部门的组织体系管理所有规定的突发事件,而卫生部门的应急管理体系主要负责突发公共卫生事件的应急管理,体现了"分类管理"的管理原则。但当重大突发事件发生时,则通过建立应急指挥部和联防联控机制实施跨部门协同管理。②纵向来看,组织体系简化为国家-省-市(县)三级结构,不同级别的政府和职能部门的组织机构除了在管理地域上有区别外,在工作职能上也不相同,体现了"分级负责、属地管理"的管理体制。但当疫情出现跨区域传播时,则需要通过上级部门以及跨区域协同治理网络实现区域协同。③从应急管理阶段来看,卫生应急组织的管理任务分为无突发事件时的日常管理和突发事件发生时的应急管理,这体现了"常急结合"的工作方针。

(二)应急组织的常急结合

按照"预防为主、常急结合"的应急管理方针,卫生应急管理机构执行应急指挥和应急日常管理双重任务,在常态无突发事件情境下,负责卫生应急预防准备工作以及日常管理及体系和能力建设等方面的管理工作,在发生突发事件的应急态时转换为处理突发事件的应急指挥机构;医疗、卫生等业务单位在常态时主要从事日常医疗卫生服务工作、应急能力培训和演练工作和资源储备等工作,在发生突发事件时将作为应急技术队伍参加应急响应与处置工作。它们实现了突发公共卫生事件的预防准备、响应处置、恢复重建一体化管理,从而保持了应急管理工作的延续性,有利于探索和总结经验教训,提高管理效果。

实现"常急结合"应急管理组织运行的要点是遵循"简约而不简单"的思想,即常设的卫生应急管理组织机构在平时尽可能保持最小规模;当突发公共卫生事件发生时,组织机构立即行使应急指挥的职能,迅速启动组织体系的应急功能,构建紧急状态下的组织结构分为核心模块和拓展模块。紧急状态应急组织的功能模块结构可以借鉴事件指挥系统的模式,根据突发事件的性质、规模和严重程度来选择组织模块。

(三)应急组织的拓展

卫生应急组织不仅肩负着传染病等重大公共卫生事件的处置职责,同样肩负着对重大自然灾难、人为事故灾难等突发事件继发公共卫生事件的处置职责和使命。特别是在严重的地震、洪水、海啸、核威胁等重大突发事件情况下,仅仅依靠既有的应急管理组织体系难以有效应对,对各种可能的拓展和延伸参与力量进行识别、评价、整合和运用就显得尤为重要。Dynes 提出的灾难响应组织分类法对于识别、评价和使用各类应急力量具有较好的借鉴意义,这一分类建立在两个维度上:①职责框架:一个机构参与到危机或灾难处理中的行动是否为该机构核心职责的一部分；②组织框架：该机构的响应行动是在其既有的框架下进行，还是需要视情况调整其结构与规模。这两个维度构成了四个类型，如表9-1所示。

表9-1 灾难响应过程中的四种组织及其特点

职责框架	组织框架	
	常规	非常规
既有的	现有型组织 如医疗、公安、消防、救护 特点： ● 处在应急响应最前沿 ● 组织危机响应速度、范围和效率直接决定应急行动的成败 ● 公众关注度高 ● 将自己摆在危机管理的核心地位 ● 大量资源用于危机规划、准备和训练	延伸型组织 如住房部门、社会服务机构 特点： ● 在危机次级响应中具有关键作用 ● 在危机规划中的参与度有限 ● 在公众心目中可能属于行政组织 ● 应急时需要改变工作方式，从照章办事转换到快速并行处理大量非常规事务
新兴的（临时）	扩展型组织 如临时救援队 特点： ● 危机管理是其重要职责，但非核心职责 ● 组织多数成员常忙于其他日常任务 ● 以志愿者为主，承担为现有型组织提供支持的角色 ● 应急表现取决于投入力量的数量与质量	衍生型组织 如灾民互助小组 特点： ● 产生于危机和灾难处理过程中 ● 是回应应急规划外需求、现有应急能力缺失需求的重要力量 ● 授权模糊，权力结构不明确，运作程序无章可循

灾难响应组织分类法对应急响应管理的积极意义在于：在构建应急管理组织体系时仅仅对"部门协调、社会力量参与"持积极态度是不够的，应该充分了解每种类型组织的优势和劣势，对可能的组织类型加以识别、评价，且尽可能让社会力量的参与过程规范化。

二、卫生应急规划管理

规划是为了实现发展总目标而制订的行动计划，它是在确定未来一段时期内要达到的具体发展目标，以及分析预测未来事态对实现目标可能产生影响的基础上，提出的用于指导实现预期目标的行动策略与线路。在突发事件应急管理中，规划既可以是总体规划也可以是只涉及应急工作具体环节的规划，比如监测、培训、应急网络发展等，但是针对整个应急体系发展建设制订的总体规划具有全局指导意义。在国家和地方层面上，制订卫生应急体系建设规划的通行做法是将其作为整体应急体系建设中的一部分。

（一）规划管理的内容

1. 规划分析 首先要确定在未来一段时期内卫生应急管理体系要实现的目标，目标的确立需要建立在环境分析和资源分析的基础上。环境分析关注当前和未来3~5年内应急工作所面临的外部环境，重点分析可能引发各类突发事件的社会、经济、自然、生物等风险因素。资源分析的重点放在对与应急管理密切相关的6种资源要素的分析上，包括人力资源、资金资源、物资资源、装备资源、技术资源和信息资源。

2. 规划制订 在明确了发展目标、环境形势及资源约束条件后，需要设计出实现目标的行动方案，通常情况下要同时设计几套备选方案以供选择。为了保障规划的科学性和可行性，要对各种备选方案的优点和缺点进行认真比对，将备选方案提供给应急体系涉及的重要部门讨论，在广泛征求意见的基础上选择一种方案,并对其进行补充、修改、完善,形成最终的行动计划。

3. 规划实施 制订出来的规划,只有付诸实施,才具有意义。应急管理规划的实施涉及不同部门、组织和个人,涉及资源和利益的分配和平衡。要保证规划的顺利贯彻,领导要高度重视,做好动员布置,采取切实的措施,制定一系列规章制度,为规划的顺利推行提供可靠的保证,同时还要建立一个有效的信息反馈系统。通过此系统,可以及时了解规划执行的情况以及规划在具体实施过程中所遇到的问题,以便于进一步完善,使规划的各个部分更加协调。

(二)应急规划的制订原则

1. 规划针对性 规划内容要根据事件的类型特点、时空演变的特征,摸清应急资源保有和配置状况,找准制约应急响应能力的突出问题和薄弱环节,有针对性地提出建设任务和项目,以确保第一时间应急响应的精准性、科学性和高效性。

2. 规划求实性 规划要密切结合实际,体现实事求是的原则。要统筹现实和发展需要,把有限的资金投入到最急需、最薄弱的方面。要坚持节约和精干原则,处理好充分利用现有资源与新建项目的关系,防止重复建设、浪费资源。

3. 建设系统性 规划要体现系统结构与系统功能的特点。要以系统建设目标为核心,评估本地区的应急组织、机制、队伍、资源等各要素的现状及建设需求,系统规划、平衡建设,以保障所建立的体系结构与其功能更加优化和科学合理。

(三)应急规划的制订步骤

应急体系的建设规划是在调查研究的基础上,确定体系的建设目标,然后进行规划分析,在此基础上形成行动方案。规划的制订大体上按以下5个步骤进行。

1. 形势分析与评估 通过调查研究,全面分析当前卫生应急工作的现有工作基础和薄弱环节,特别是对突发事件风险、应对资源、应急管理所面临的形势进行全面细致的调查、分析与评估,这是制订规划必需的基础工作。

2. 确立规划目标 确立规划的目标,是规划设计的灵魂。因为在任何情况下,只有方向明确,行动路线才会清楚,制订的规划才具有指导价值。目标通常包括总体目标和分解目标,总体目标通常表述为应急体系建设最终要实现的状态,分解目标则是具体的、明确的和量化的考评指标。

3. 明确建设内容 围绕规划目标,提出需要建设的内容,包括监测预警系统建设、信息与指挥系统建设、应急队伍建设、物资保障能力建设、科技支撑体系建设等方面。规划中要体现各项内容的优先顺序,突出重点。

4. 制订实施计划 描述各项建设内容需要通过落实哪些具体措施来实现。规划中要明确具体的实施方法与行动,在可能的情况下对行动实施顺序和时间要求进行规定,对实施过程中可能出现问题的应对方法也应加以考虑。

5. 可行性论证 在制订规划时,应该根据实现目标的需要,结合应急管理体系的特点、功能、资源结构等因素,选择重点和突破口。还要邀请有关专家对制订规划的科学性、合理性、经济性以及可行性进行全面的分析论证,才能形成最终的规划。

第三节　卫生应急监测、预警管理

在突发公共卫生事件应急响应预防工作中,监测(surveillance)与预警(early warning)占有特殊地位,对于及时规避、转移风险,迅速采取措施,使突发公共卫生事件发生风险及造成的危害降到最低具有重要意义。

一、监测与预警的概念

监测是指连续地、系统地收集、分析、解读事件发生及相关影响因素的资料，并将其发现用于指导应对行动的过程。监测是当前公共卫生领域发展最为迅速的领域之一，监测信息分析不仅可以及时发现风险征兆，还可以直接用于指导公共卫生计划的制订、实施和评估，帮助管理者合理规划公共卫生资源，应用于大众健康教育等领域。

预警是指对即将发生或正在发生的事件进行紧急警示的行为，它是在灾害或突发事件发生之前及发生的早期，通过综合分析评估监测资料及其他相关信息，对事件风险、发展趋势、可能危及的范围及程度作出判断，并及时向相关部门发布，以避免因不知情或准备不足而造成的应对不当。

在突发公共卫生事件应急管理方面，监测处于基础性地位，为突发公共卫生事件的预测和预警提供信息基础。监测机制是预警机制建设的基础，也是应急预警管理机制中的重要组成部分。

二、卫生应急预警体系基本功能

卫生应急预警机制的实现至少由三个环节构成：①以监测为基本手段的信息收集，尽可能及时、全面地掌握突发事件相关信息；②对监测信息进行科学分析和评价，根据设立的事件判断标准和确认程序，对事件发生的可能性作出预测和判断；③一旦判断出突发事件发生风险很大，或者对某个正在发生事件的性质和危害程度作出了预测，则要及时向有关部门、群体和个人发布警示信息，以促进响应行动的及时采取。

因此，针对突发公共卫生事件建立的卫生应急预警体系至少要具备以下五项基本功能。

1. 信息收集 及时、准确、全面地掌握突发事件风险信息和征兆信息，是做好卫生应急预警管理的基础。通过分类、整理、分析、评估，形成对事件发生风险、事态现状、发展趋势的判断，并将事件判断信息实时传送给有关部门、群体和个人。

2. 预估预报 通过对获取信息的分类、整理、鉴别和分析，捕捉事件征兆，挖掘事件线索，对事件风险及可能发生的事件类型、事件形式、影响范围、危害程度等作出评估，及时向卫生应急管理机构及决策者发出警报信息。

3. 资讯沟通 突发公共卫生事件发生时，要向应急管理参与者和事件潜在受害人群及时发出准确、清晰的预警警报，使他们能及时做好应对准备。在预警资讯沟通中，应重点注意警报发送的目标受众范围、内容与方式以及渠道。

4. 预警处置 在警报发出后，根据不同突发公共卫生事件类型和应急管理要求，积极准备启动相关应急预案，完成应急救援队伍组织和救援设备与物资准备等准备行动。

5. 事件监控 确认在突发事件发生的情况下，有必要对引发和影响事件的各种因素、事件发展状况、事件发生环境等进行严密的实时监控，使应急管理者能够及时掌握事件动向、调整对策。

三、监测预警管理信息类型与收集途径

信息是预警和监测的核心要素。要有效实现对突发事件的预防，最重要的是对与各种风险相关的信息进行系统审视，收集其中的危机信息，分析它们对突发事件防范的潜在影响，进而对可能引发突发事件的因素加以处理，争取将突发事件消灭在萌芽状态。

（一）信息的类型

最重要的突发公共卫生事件管理信息是专业监测信息，例如国家传染病报告、突发公共卫生事件报告、症状监测直报系统等监测系统产生的信息。专业监测信息来自专业人员的早期识别和评估，在突发公共卫生事件的预警中具有不可替代的作用。此外，中国正在规划和推进的多触点智慧化监测预警系统建设，则需要收集海关、交通运输、气象、生态环境等更多健康风险源、风险因素相关信息。

另一类信息是非专业监测信息，比如公众出版物、媒体、网络信息或技术报告等。问题管理信息和风险评估信息是非专业监测信息的两种重要类型，它们作为专业监测信息的重要补充，有助于应急预警管理者全面掌握和系统评价突发公共卫生事件的风险，见表9-2。

表9-2　突发公共卫生事件的非专业监测信息

类型	信息示例
问题管理信息	传统信息：媒体，贸易期刊，医疗和科学期刊，公众调查，新闻信件，公共管理出版物 在线信息：新闻网络，在线报纸、杂志，专业协会、特殊利益团体网页，新闻组，公共管理机构代理机构评估网页
风险评估信息	总体性质量管理，自然灾害风险，环保风险，公共卫生风险，工人赔偿风险，安全/事故记录

（二）信息收集途径

1. 疾病与相关因素的监测信息　中国疾病监测系统始建于20世纪50年代，最初仅针对传染病，以传染病报告卡和传染病疫情报表为载体，用人工上报或电话上报的方式逐级上报。经过几十年的发展，监测系统监测的内容不断扩展，报告范围从传染病扩展到慢性病，再扩展到健康危害因素。对重要传染病如艾滋病、结核病、流感等，中国还建立了专门的监测系统。从2004年开始，疾病监测系统已经实现了网络直报，形成了以互联网为基础，实时收集、分析、传递、报告疾病发生信息的综合监测系统。表9-3为目前中国疾病预防控制中心运行的疾病与相关因素监测系统。

表9-3　中国主要的疾病与相关因素监测系统

序号	系统名称	序号	系统名称
1	疾病监测信息报告管理系统	10	中国流感监测信息系统
2	突发公共卫生事件报告管理信息系统	11	中国甲型H1N1流感监测信息系统
3	传染病自动预警信息系统	12	健康危害监测信息系统
4	乙脑监测信息报告管理系统	13	救灾防病信息报告系统
5	流脑监测信息报告管理系统	14	出生登记信息系统
6	霍乱监测信息报告管理系统	15	死因登记报告信息系统
7	麻疹监测信息报告管理系统	16	症状监测直报系统
8	鼠疫防治管理信息系统	17	高温中暑病例报告信息系统
9	艾滋病综合防治信息系统	18	疾病预防控制基本信息系统

这些监测系统不仅提供疾病的发病信息，也提供出生信息、死亡信息以及疾病与健康相关因素信息。由于这些监测信息收集均具有规范性的操作程序，监测数据质量明显优于其他来源的信息，对预警管理具有极其重要的价值。突发公共卫生事件报告管理信息系统和传染病自动预警信息系统本身就是专门的预警信息管理系统。症状监测直报系统通过收集病例的临床诊断前

症状信息(如发热、咳嗽、腹泻、出血等)以及相关的医疗、健康信息(如药物使用量、学校因病缺勤),为早期发现疾病、中毒等公共卫生事件提供了重要信息资料。

2. 大众传媒信息 大众传媒由于能够触及最广大的公众,已成为现代社会中最具影响力的信息传递与沟通渠道。大众传媒的发展已经从传统的报纸、广播迅速向互联网平台发展,其传播更加迅速、内容更加丰富、影响更加强大。以互联网为基础的大众传媒迅速发展成为人们获取新闻、文献、知识、情报的主要信息来源,其中,从大众传媒中获取的各种灾难事故和公共卫生事件的报道、评论等,对发现和监控突发公共卫生事件并实施相应预警管理具有较大的参考价值。

以大众传媒信息为基础进行预警管理的典型例证是 ProMED-mail,这是建立在互联网环境上的一个用于突发公共卫生事件预警的信息平台。ProMED-mail 是全球范围内较大的、面向公众免费开放的传染病及急性中毒事件报告系统之一,其信息来源包括媒体报道、官方公报以及来自现场的各类疫情信息,报告内容为传染病、中毒、与人类健康相关的动物疫情及重要的经济作物疫情事件,重点关注新发传染病、不明原因事件以及在既往未曾有类似疫情报告的地区和人群中发生的事件。

3. 其他信息

(1)处置报告信息:在完成对突发事件的应急处置后,通常需要形成一个或繁或简的事件处置报告,以便分析原因和总结经验。对于影响重大的突发事件,要求其处置报告更加深入、完整,内容有对事件发生原因、发展条件的分析,有对今后类似事件发生的条件和可能性的评价,并提出相应的解决办法和补救措施。事件处置报告应有较强的针对性,在突发事件预警管理中具有一定的参考价值。

(2)专题调查信息:预警管理还需要从专题调查资料中获取信息,这些专题调查是针对某些特定风险而组织的一些座谈会、交流会或现场实际调查等,内容包括各类人物(普通公众、专家、管理者、利益相关者)对所调查风险的看法和意见。专题调查资料通常以调查报告、会议交流资料、论文等方式发布,在某些情况下也具有较高的参考价值。

四、卫生应急预警体系

对突发公共卫生事件的有效预警需要建立在完善的应急预警体系基础之上,这一体系主要由监测系统、咨询系统、组织系统和制度系统构成,实现对可能发生的突发事件的预警和监控,如图 9-3 所示。

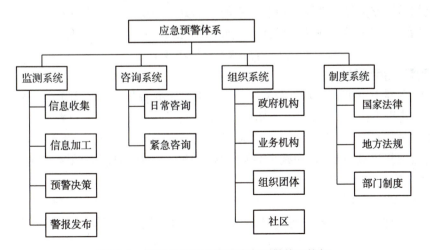

图 9-3　突发公共卫生事件应急预警体系构架

（一）预警监测系统

预警监测系统主要由卫生应急管理机构以及疾控系统等相关专业机构来实施。具体步骤包括三步：第一步是收集信息、整理信息和分析信息，并将结果转化为可量化的相关指标；第二步是将转化的指标与设定的预警界值进行比较，作出事件是否将要发生的预测和判断，并尽可能对事件发生的时间、规模、方式及发展趋势作出预测；第三步是根据预测结果决定是否发出警报以及警报发送的方式。

预警监测系统逻辑上由4个子系统构成。

1. 信息收集子系统　主要任务是对突发事件的发生风险相关信息进行系统收集，重点包括三个方面：一是预警对象的选择，确定信息收集的重点区域、对象、类型、时间、内容；二是预警目标的选择，初步分析和判断可能导致突发事件的风险类型；三是预警重点的选择，对可能引发事件的主要风险进行分析评价，形成重要性排序，重点注意那些可能产生严重影响的事件。

2. 信息加工子系统　主要任务是对收集到的信息进行识别、归类、分析、转化。子系统需要对信息进行筛选、评判和清理，得到质量稳定的有效信息，然后采用科学分析流程、预警算法等规范化方法对有效信息进行分析计算，转化为可预测性、警示性信息。目前发展迅速的数学模型、数据挖掘、人工智能等技术为信息加工提供了更强有力的工具。

3. 预警决策子系统　主要任务是根据信息加工子系统输出的预测性、警示性信息，决定是否发布警报及警报的级别，以及是否向警报发布子系统发出指令。国家针对突发公共卫生事件管理的一系列法规、技术文件，在预警决策中需要特别加以注意和遵循。

4. 警报发布子系统　主要任务是当预警决策子系统作出发送警报的决策后，快速、及时地向有关单位、机构及公众发布有关紧急情况的信息。警报内容包括事件类别、级别、起始时间、影响或可能影响的范围、警示事项、应采取的措施和发布机构等。

（二）预警咨询系统

预警咨询系统主要由卫生应急管理机构以及疾控系统等相关专业机构来实施。主要承担日常工作情况下的预警咨询任务与突发事件发生时应急情况下的预警咨询任务。日常预警咨询是在突发事件的日常监测中，对监测对象的社会环境、自然环境，以及监测对象过去、现在的状况及变化趋势进行综合分析，对突发事件发生的可能性和可能造成的影响进行评估，决定是否发出预警报告。应急情况下的紧急咨询则是当宣布进入预警期后，随时对突发事件信息进行分析评估，预判突发事件的影响范围、强度及事件的预警级别。

（三）预警组织系统

预警组织系统主要采用政府主导、多部门协同、社会力量广泛参与的形式。突发公共卫生事件预警组织是国家突发事件预防控制体系的一部分。组织系统内最重要的参与者包括各级政府、政府相关部门、卫生部门机构。其他社会力量包括科研机构、新闻媒体、营利与非营利性组织、中介组织、社区、公众等，他们也应当被纳入预警组织系统中。

（四）预警制度系统

预警制度主要由中央和地方政府及相关部门来制定并督导实施。中国政府高度重视突发事件管理的法治建设工作，已经制定颁布实施了《中华人民共和国防洪法》《中华人民共和国防震减灾法》《中华人民共和国传染病防治法》《突发事件应对法》等相关法律。此外，各地方和部门也制定了相应的法规与政策，以预防和减少突发事件的发生，控制、减轻和消除突发事件引起的严重社会危害，规范突发事件应对活动。

对突发事件的应急预警体系来说，加强具体的、有针对性的预警制度建设十分必要，目的是确保针对突发事件的预警管理工作有法可依、有规可循，从而确保有效预警和避免突发事件的发生。

五、监测预警体系发展

针对传染病等突发公共卫生事件，监测预警体系的未来发展需要有以下考虑。建立健全多渠道监测机制。按照点与面结合、症状监测与病原检测结合、传染病监测系统与其他部门监测系统结合的原则，开展人、物、环境等多渠道监测。在多元数据共享机制基础上建立多主体、多层级的与传染病相关的监测预警系统，实现不同行业及不同层级都有责任、有能力去识别传染病可能增加的风险或已产生的"苗头"并发出预警。

建立健全多点触发预警机制。利用大数据、区块链、人工智能等技术，自动化地采集传染病危险因素、病原体、相关综合征、疑似病例和确诊病例信息等传染病发生、发展过程中多个关键节点的数据，以及舆情信息和其他社会、环境风险源信息，及早、智能化地识别早期风险并自动发出预警信号。研究建立多点触发指标体系和标准流程，开发信息化平台，快速、智能判别潜在性、苗头性风险并自动触发预警，减少人为干扰和工作失察，提高预警的敏感性、准确性、客观性和及时性。

建立健全多场景综合响应机制。根据突发公共卫生事件发生的不同阶段、不同地域或不同时间等特定场景，将疫情监测、统计、预警等各种信息通过地理信息系统（geographic information system，GIS）、全息影像等模式予以可视化、动态、智能展示，进而做到疫情及时响应与快速应急处置。

第四节　卫生应急预案管理

应急预案（emergency plan）管理是突发公共卫生事件管理中的重要内容，它是对预案进行编制、执行、评估、修订和完善的过程，是整体应急管理工作的基础和保障。编制卫生应急预案的目的在于对可能发生的突发公共卫生事件做到提前思考、提前谋划、提前化解，促进应急管理工作的制度化和常规化，最大限度地减少事件给社会、经济、健康所造成的影响。

一、卫生应急预案的意义

1. 减少决策的时间压力，即在有限时间、有限信息和有限资源的约束条件下，通过参考事先制订的应急预案，使管理者更容易把握事件的实质与主要矛盾，从而迅速、科学地作出决策。

2. 减轻人们的心理紧张感，即在有突发事件预案的情况下，管理者对突发事件本身和突发事件中可能出现的情境和应对措施都有充分考虑，增强了处置事件的信心。

3. 有利于合理配置应对资源，即通过预案对各类突发事件所需的应对资源进行事先估算和合理配置，减少了事件发生时各类原因导致的应对资源短缺的困境。

4. 增加应对行动的科学性和有序性，即预案中规定了突发事件中各相关管理人员、组织部门之间的分工，一旦有突发事件发生，每个部门和每个人都能够明确自己的位置，依据预案标准迅速履行自己的职责。

二、卫生应急预案管理程序

应急预案管理属于危机管理的有机组成部分，其管理的程序与内容遵循危机管理的生命周期原则。一般而言，应急预案管理程序包括6个方面的内容。

（一）预案编制

完整的卫生应急预案编制分为 5 个步骤：①组建编制队伍：成员来自医疗、公共卫生等领域的管理和业务工作岗位，要求工作经验丰富，熟悉应急医疗、卫生应急管理的相关知识，具有良好的写作能力。②风险与应急能力分析：风险分析主要是对当前及未来一段时期内各类可能出现的突发公共卫生事件及其影响因素和演化情景进行全面分析评价。在此基础上，对当地的应急管理状况、应急物资和设施、应急队伍与技术等进行评价。③预案写作：按照预案格式的写作要求，逐项完成写作，形成应急预案草案。④专家评审：组织专家对草案进行评审，最终形成预案正稿。⑤发布实施：根据需要择机发布预案，进入预案实施阶段。

（二）预案培训

预案培训的主要人群为突发事件应对处置相关的各类人员，重点是各级管理部门、机构和组织人员与专业应急救援人员，对社会公众的培训通常也是必要的。培训目的是让培训对象正确理解预案的内容以及各类人员在突发事件应对中的责任。培训以预案的各部分内容为基础，根据不同的培训对象对培训内容进行组织和裁剪。

（三）预案演练

演练是模拟突发公共卫生事件发生时，按照预案要求采取各种应对行动的操作与练习。判断应急预案是否实用需要经过实践的检验，而预案实践的方案除了事件发生时的实际应用，另一个重要方法就是演练。预案演练是检验评价、修订完善应急预案的重要手段，可以帮助大家在事故发生前发现预案的缺陷，发现资源布局存在的不足，检验各级预案之间的协调性，这对于提高整体应急能力是十分必要的。

（四）预案评估

预案评估是一种保证预案持续改进、不断完善的反馈机制。预案评估通常包括应用前评估和应用后评估，目的均是分析、总结预案的针对性、合理性及适用性。应用前评估是在应急预案制订后并未投入实际使用时，根据预案的制订情况，从预案编制原则、构成要素、内容和操作性等方面对预案进行分析评价。应用后评估则是在预案投入使用后，包括应急事件中的实际应用和平时的预案演练，对预案实施使用中暴露出来的种种缺陷和问题进行分析评价，并据此提出改进方法。

（五）预案修订

没有哪一项预案是完美无缺、一劳永逸的。任何预案都需要不断修订完善，定期维护。预案修订的基础是预案评估，需要在实践中检验预案，并根据实际情况的变化作出及时的修订与完善。

（六）预案宣传

预案宣传的主要目的是提高社会公众的危机意识，让公众充分知晓预案内容以及在突发事件发生时的行为要求。突发公共卫生事件应急预案并不仅仅是为卫生应急部门制订和使用的，应急预案能否成功运行，实现其最大限度减少事件对公众生命与健康的影响这一目标，还需要社会公众的充分认识、积极参与和配合。

三、卫生应急预案分类

卫生应急预案是成体系构建的。所谓成体系，即是指预案体系由一系列分级分类、针对不同应急对象、针对不同应急目标、相互关联的预案组成。卫生应急预案体系由总体应急预案、专项应急预案、部门应急预案、地方应急预案、企事业单位应急预案、重大活动应急预案等六大类组成。应急预案分级一般分为国家级、省级、市级、组织（机构）级，层级高的预案注重宏观管理和政策规定，层级低的预案则偏重针对性和操作性。根据相关法律和条例规定对突发事件进行分类,可将卫生应急预案分为自然灾害类、事故灾害类、社会安全事件类以及公共卫生类。

根据功能分类,将卫生应急预案分为专项预案、部门预案、各级各类医疗卫生机构预案。专项卫生应急预案的编制涉及多个卫生行政机构,是应对突发公共卫生事件或针对突发事件实施紧急医学救援的工作方案。它的重点是建立省级层面应对突发事件的处置标准,侧重于确定各类突发事件医学紧急救援的指挥调度及应急响应程序,确定各部门职责。部门卫生应急预案是各级相关卫生行政机构根据国家卫生健康委及各省级卫生健康委编制的专项卫生应急预案制定的。它侧重于确定各类突发事件处置机制及应急队伍等各项与应急处置相关的内容,重点建立市级和县级的突发事件处置标准。各级各类医疗卫生机构卫生应急预案,是各医疗机构依据自身条件及情况,对发生频率较高或国家卫生健康委规定的某些突发事件,预先提出处置突发事件的工作计划或工作方案,并定期组织工作人员进行演练。它与专项预案和部门预案不同,涉及的人群范围较小,但对人民生命健康产生的影响最强,同时也对处置该类突发事件的工作人员要求甚高。

突发公共卫生事件应急预案属于国家突发事件预案体系中的一类,属于专项预案。《国家突发公共卫生事件应急预案》包括总则、应急组织体系及职责、突发公共卫生事件的监测预警与报告、突发公共卫生事件的应急反应和终止、善后处理、突发公共卫生事件应急处置的保障、预案管理与更新、附则 8 个部分。

四、卫生应急预案管理应用

重大突发公共卫生事件的发生、发展具有深度不确定性,需要实施超越常态应急管理的、规模更大、级别更高的综合性应急管理,应急预案和非预案行为往往联合使用。新冠肺炎疫情期间,中国的联防联控机制作为一种非常规运作机制,通过政府组织结构的重新整合,改进政府内部跨部门协同,满足了非常态时期组织之间横向和纵向合作的需要。同时,也展示了预案与非预案行为间的交互作用。

(一)应急预案与非预案行为

针对具体的突发公共卫生事件,应急预案和非预案行为存在一定的差异性。对比国务院联防联控机制、《国家突发公共事件总体应急预案》和《国家突发公共卫生事件应急预案》的应急响应功能设计,发现实际突发公共卫生事件的应急响应功能需求远超预案设计。《国家突发公共事件总体应急预案》包括 13 类应急响应功能,《国家突发公共卫生事件应急预案》包括 14 类应急响应功能,而国务院联防联控机制则包含 17 类应急响应功能。国务院联防联控机制比《国家突发公共事件总体应急预案》多了农业农村支持、对外事务应对、气象监测和复工与就业支持四类功能,比《国家突发公共卫生事件应急预案》多了能源支持、气象监测和复工与就业支持 3 类功能。在突发公共卫生事件应急响应子功能方面,《国家突发公共事件总体应急预案》包括 26 项,《国家突发公共卫生事件应急预案》包括 24 项,国务院联防联控机制包括 64 项。除去新增应急响应功能类别,实际应急响应功能需求与预案应急响应功能设计子功能差别最大的依次是卫生防疫、科研支持与交流和金融财政支持 3 类应急响应功能。综合协调指挥、公共建设与工程和公共宣传教育这 3 类应急响应功能的预案设计和新冠肺炎疫情实际应对在具体措施上虽有所差异,但总体上保持一致。具体到每一类应急响应功能,国务院联防联控机制在《国家突发公共事件总体应急预案》和《国家突发公共卫生事件应急预案》功能设计的基础上各有不同拓展。

(二)注意事项

为了有效应对突发公共卫生事件,制订卫生应急预案时需要考虑三个方面。

第一,提升非常规突发公共卫生事件应对的预案效能。突发公共卫生事件预案只考虑常规突发公共卫生事件应急响应功能,未将重大突发公共卫生事件的应急管理纳入其中,应急响应功能设计有限。突发公共卫生事件预案多为原则性指示，在实际的情境中，功能落实缺乏具体操作方法和流程指导。故应基于底线思维和极限思维，在突发公共卫生事件的应急预案管理中除关注常规情境下的应急预案外，还应增加极端情境下新发传染病以及重大突发公共卫生事件防控的内容，不断完善突发公共卫生事件的应急管理预案功能设计；确定每一类别突发公共卫生事件应急响应功能的普遍性措施、流程和各防控参与单位的权责，让每一类应急响应功能的参与主体都能明确自身的角色与边界，提升突发公共卫生事件应急管理预案功能的可操作性。

第二，保留并激活预案应急响应功能的弹性空间。重大突发公共卫生事件的发生、发展充满高度不确定性，不同地点、不同事件、不同类别的突发公共卫生事件应急响应情景千差万别，难以科学准确地预测出全部的功能需求。突发公共卫生事件应急管理预案应当重视过程指导，满足动态发展的应急响应功能需要，增强应急响应的灵活性和适应性；通过权力下放，建立容错机制，赋予应急响应功能参与主体根据突发公共卫生事件的具体情境进行临机行动的空间。

第三，推动应急响应体系的升级完善。大量非预案行为出现，应将其有效应急响应功能纳入制度框架内，并建立配套的体制机制，提升预案的适用性和有效性。通过危机学习化危为机，完善联防联控机制，将其归纳总结提升至定型，纳入突发事件应急管理制度建设过程中，完善中国卫生应急管理体系。

第四，探索不同情境下的应急预案编制。复杂多变的突发公共卫生事件，对预案编制的针对性提出挑战。情境规划法有助于提升应急预案编制的灵活性和适用性。通过头脑风暴法，基于以往经验来确定可能的场景，进而设计情境规划模板和开发实际场景，初步编制应急预案。随后，评估该场景的潜在进化趋势和影响因素，围绕变化场景对原有预案进行修订和更新，以提升应对突发事件的预案编制能力。

第五节　卫生应急培训与演练管理

卫生应急培训和演练是卫生应急准备工作的重要环节，是提高卫生应急人员个体应急管理能力、专业技术能力、人机结合能力、团队协作能力等的重要手段，是应急管理系统有效运转和应对工作有序开展的重要保障。

一、卫生应急队伍能力培训

卫生应急队伍通常由应急管理人员、专业技术人员、非专业救援人员三种类型人员组成，其中专业技术人员构成卫生应急队伍的主体部分。队伍成员要覆盖相关专业领域，具备现场应急指挥与决策、应急管理和协调、监测预警与风险评估、现场流行病学调查和处置、实验室检测、后勤保障等专业技能。必要时建立一定数量的后备人员库。

（一）卫生应急队伍的能力要求

卫生应急队伍的主要任务是突发事件发生时的卫生应急处理，需要具备以下能力。

1. 多学科能力　应急队伍人员构成需要体现多学科结构，特别需要有公共卫生、临床医学、实验医学、灾害管理学等学科领域的专业人员，这是由卫生应急类型的多样性和任务的多学科性所决定的。

2. 应急管理能力　在重大事件发生时的应急状态工作方式与日常状态下的工作方式有相当大的区别，要圆满地完成应急工作任务，需要具备应急状态下的应急管理能力，特别要制定针对不同类型事件的应急预案，以保证专业应对工作与应急管理总体目标之间的一致性。

3. 现场处置能力　重大事件发生时现场的紧急控制措施是关键应对行动之一，现场环境错综复杂、事件形势不断变化，要善于根据具体现场环境拟定符合实际的控制方案，还需要有良好的现场处置能力做支撑。

4. 协调配合能力　重大事件的应急工作涉及多部门和多种社会力量，卫生防护与医疗救治工作仅仅是其中的一部分，卫生应急专业人员需要按照应急管理的要求，与其他各类应急人员协调配合，才能有效地完成应急任务。

（二）卫生应急队伍的培训原则

应急队伍建设要坚持"常急结合、立足于战"的要求，应急队伍的培训涵盖预案建设、危机处理、过程监督、事后恢复的应急管理全过程，以提高卫生应急队伍的实战能力。应急队伍能力培训应遵循以下四个原则。

1. 立足实际　理论联系实际是应急队伍教育培训的重要原则，以实际需要的知识和技能为导向来设计培训内容与培训方案。培训内容中应理论讲授适度，以实践训练为主，将应急管理理论讲解、预案解读同实际应对紧密结合起来，有针对性地进行培训。

2. 学用一致　应急队伍教育培训必须坚持学用一致原则，坚持培训与应用相结合，将理论培训与实践案例分析联系起来，加强对突发事件应对处置知识的积累，提高实际处置能力，更好地满足应急管理工作的需要。

3. 按需施教　对应急专业人员进行分类培训，做到有的放矢。应急人员承担的任务类型不同，需要的知识技能也就不同，设计培训内容时要考虑这些差异，要有针对性地设计相应的培训方案。

4. 讲求实效　设计培训方案时要根据实际需要，精心组织教学内容。采取科学有效、灵活多样的培训方式，鼓励采用案例教学、面向问题教学等现代培训方法，提高培训实效。

（三）卫生应急队伍的培训方法

1. 培训法　培训法的对象是卫生应急队伍中的专业人员，重点在于建立应急管理基本知识框架和掌握卫生应急技术，培训内容包括理论知识和实践技术。基础理论知识的培训可根据需要采用不同的教学方式，如课堂讲授、案例分析、模拟教学、电化教学等。实践技术培训则主要采取训练的方法，可以针对单项技能，也可以针对多项技术开展训练，内容根据训练目标来确定，包括基础训练、专业训练、战术训练和自选科目训练等。

2. 演练法　演练法是将整个应急队伍作为对象进行的实战性演练，重点在检验和磨合应急预案、响应流程、协同配合、资源调配等应急管理中的关键环节。应急演练是在模拟突发事件状况下实施的，以更加贴近突发事件应对真实情况而开展的训练，并以此检验训练的效果。演练目的是使参训人员能进入"实战"状态，熟悉各类应急操作和整个应急行动的程序，明确自身的职责等，提高专业应急队伍间的协同水平和实战能力，检验应急综合能力和运作情况，以便发现问题，及时改正，提高专业应急人员应对突发事件的实战水平。

二、卫生应急培训管理

（一）培训对象

卫生应急培训对象主要包括：卫生行政部门分管领导、医疗卫生机构分管应急工作的负责人、卫生应急管理工作人员、疾病预防控制人员、卫生监督人员、医疗救治机构专业人员。此外，在医疗卫生领域从事教学和科研工作的专家、学者，卫生应急相关的其他部门管理者和工作人员，以及可能参与卫生应急救援的志愿者也可以纳入培训的范围。

（二）培训内容

培训内容主要包括应急管理基础知识，应急管理相关法律法规，应急预警与工作制度，各类突发公共卫生事件相关的专业知识，现场调查、取证、医疗救援、现场处置等知识与技能。按照按需施教的原则,根据对各类、各级别任务类型的不同要求,以实际工作需要来选择和组织培训内容,有区别、有针对性地授予培训对象应急工作所需的知识和技能。表9-4为原卫生部《全国卫生部门卫生应急管理工作规范(试行)》中建议的培训内容。

表9-4 针对不同培训对象的培训内容

对象	培训内容
卫生应急管理干部	重点是增强应急管理意识和公共安全意识,掌握相关法律、法规、预案和工作制度,提高卫生应急常态管理水平、组织协调和指挥处置突发公共卫生事件的能力
卫生应急专业队伍	重点是掌握卫生应急预案、技术规范和标准,精通卫生应急专业知识和技能,提高现场调查、分析和处置能力。以重点急性传染病、新发传染病、不明原因疾病、中毒、核和辐射损伤、各类重大突发事故和自然灾害等突发公共事件卫生应急工作的专业知识、理论、技能和应急处理程序、安全防护为主要内容
疾病预防控制人员	重点掌握各类应急预案和重点急性传染病、新发传染病、不明原因疾病、中毒、核和辐射损伤、各类突发事故和自然灾害等突发公共事件卫生应急工作的基本知识和基本理论,现场流行病学调查处理方法和安全防护技能,熟悉突发公共卫生事件报告标准、监测、预警和处置程序,以及标本采集、实验室检测、实验室生物安全和现场快速检测技术
医疗救治人员	重点掌握应急预案和重点急性传染病、新发传染病、不明原因疾病、中毒、核和辐射损伤等的诊断治疗技术和安全防护技能,熟练掌握各类突发公共事件中伤病员的急救处理技术,提高应对各类突发公共事件发现报告、现场处置、医疗救援和与疾控机构协同处置的能力
执法监督人员	重点是应急相关法律、法规和预案,熟悉突发公共卫生事件报告标准、响应和处理程序,掌握突发公共卫生事件应对违法案例调查、取证、处理的方法与技能
卫生应急师资队伍	重点是卫生应急专业知识、专业理论、专业技能和培训技巧,系统掌握卫生应急法律法规和预案,熟悉卫生应急领域的最新进展
相关部门卫生应急管理干部	重点是国家卫生应急相关法律、法规和预案以及《国际卫生条例(2005)》等,熟悉突发公共卫生事件本部门职责,了解突发公共卫生事件的报告标准和程序、应急措施、事后恢复重建以及绩效评估等
卫生应急救援志愿者	重点是掌握卫生应急救援及自救、互救、个人防护的技能以及协助专业救援队伍参与卫生应急处置的能力

(三)培训实施

卫生应急培训包含四个依次进行的基本步骤。

1. 制订培训计划 根据不同培训对象和专业特点及卫生应急工作需要制订培训计划。

2. 确定培训形式 根据实际需要,充分利用广播电视、远程教育等手段,辅以情景模拟、预案演练、案例分析等方法,采取多种形式的培训和交流。

3. 组织实施培训 依据分级管理、逐级培训的原则,国家卫生健康委组织对省级、地方各级卫生行政部门组织本级和下一级师资、技术骨干的培训。

4. 培训效果评估 对培训前后相关知识的知晓情况、培训满意度(包括培训知识的需求、教学方式的可接受性、还需要的改进和提高等)等进行测评,了解培训效果并进行绩效评估。

三、卫生应急演练管理

应急演练(emergency exercise)是培养应急队伍能力的最高级形式,它是在教育培训和应急训练之后开展的,在尽可能逼真的模拟环境下实行的一种突发事件应急培训。应急演练工作的有效开展,首先要求各级政府明确应急演练的总体目标,综合分析目前应急准备现状及有限领域,从而制定国家以及地方政府的应急演练规划,同时为提高效率以及避免资源的浪费,需对时间、人员、物资等进行有效管理。

卫生应急演练的作用在于:持续提升区域卫生应急能力;修订和完善现有预案的不足;完善应急人员、物资等卫生应急资源的准备;促进部门协调和职责履行;有效提高公众的应急意识和自救能力,促进公众、媒体对卫生应急预案的理解,获得他们对应急工作的支持。

(一)卫生应急演练的规划管理

卫生应急演练的规划管理是从国家和省级层面上对应急演练进行规划,确定应急准备工作中的优先工作重点,确定演练目标,并对演练时间、资源等方面的长期、连续性管理。

1. 国家演练规划的制定 国家宏观演练规划可以为省级和地方机构制定当地的演练规划或计划指明方向、提供思路。

国家级演练规划的制定需要考虑以下内容:问题提出的背景,从国家层面指出为什么要演练;明确战略思想,即国家应急演练工作的指导思想和原则;设定总体目标,通过演练在全国水平上达到什么程度,如在能力提升方面和应急反应方面等;明确演练任务,如成立演练控制中心、进行演练人员的培训等;保障措施,如经费投入、评估体系建立等。

2. 省级或部门演练规划的制定 对于政府层面的演练规划来说,政府牵头部门应确定每次演练需要哪些单位参加,然后根据单次演练的属性和规模,进一步确定具体的参加者。卫生系统内部的演练规划也同样如此,根据演练目的和主要应急职能划分,由主要责任机构来确定卫生系统内哪些单位参与演练,然后召开演练规划专题研讨会,讨论演练规划制定的具体事宜。

有效的演练规划必须有效地利用现有资金、人力和其他资源。有效的预算管理对演练规划的成功实施是必不可少的,需要了解现有资源和预期支出,以确保实施演练的部门拥有相应经费支持。根据演练规划制定的活动任务确定工作人员的安排,需要明确现有人员情况以及所需的管理和业务人员,如控制人员、模拟人员、评估人员、参练人员、安全人员和后勤保障人员等。此外,还需要确定可用于演练的其他资源,这些资源包括:信息材料,如应急预案、演练文件等;物资设备,如个人防护用品、医用器材、消杀器械和药品、应急箱等;通信器材,如移动电话、对讲机、计算机等。

(二)卫生应急演练的项目管理

应急演练项目管理是将项目管理的原理与方法有针对性地运用到一次具体的演练活动的计划和实施中,它是在一段时间内根据特定的演练目标和资源条件限制,对演练各阶段的任务实施的系列管理活动。

在一项具体的演练项目中,应运用具体的项目管理知识和管理技术对演练项目进行管理,包括以下内容。

1. 人力资源管理 明确演练项目的具体负责人,组建临时的演练领导和策划小组来负责组织、领导、策划以及具体实施和控制演练的整个过程。

2. 时间管理 即进度管理,对各阶段的进展程度和项目最终完成的期限进行管理。为保证演练活动能够按照计划按时完成,必须对整个演练过程进行明确的日程规划,设定时间表,确定里程碑事件,以检验活动是否按进度完成。

3. 范围管理 对演练项目的工作内容进行界定,明确对每个组织成员进行任务分工,明确其在演练策划、设计和实施中的具体职责等。

4. 质量管理 建立明确的演练任务和设计实施的质量要求,保证任务完成的质量。

5. 沟通管理 在演练的计划、设计、实施和评估等全过程中,不仅要在组织策划小组内部进行充分沟通,而且要与上级主管部门、各个参演单位和参演人员之间保持密切沟通,以获得他们的理解、配合与支持。

6. 成本管理 演练过程中，要对演练的经费和资源进行预算和管理，保证演练所需要的各种资源的提供和成本费用控制在预算之内。

7. 风险管理 由于演练活动的不确定性，对可能出现的设备损失或人员伤害等事件，要预先考虑到各种保险和赔偿等风险事件的发生，也要考虑到突发事件对演练活动的正常进行产生的影响，预先做好风险防范措施。

8. 集成管理 为确保演练活动中各项工作有机协调和相互配合的全局管理过程，需要参演的各个部门、组织、系统和机构人员综合协调和相互配合，需要项目组进行良好的综合协调管理。

总之，通过一次具体的演练项目活动，检验演练项目目标是否有效实现，并为下一次演练项目的活动设计与实施提供改进参考。

第六节　卫生应急资源保障管理

应急资源（emergency resource）保障是应急管理体系运转的人、财、物、信息和技术支撑，其基本要求是在紧急情况下保证资源到位，使各项应急管理工作得以有效开展。合理有效地配置卫生应急资源，实现资源的最优化配置与管理，是保证应急管理体系可持续运转的重要条件，是卫生应急管理预防工作的重要内容。

一、卫生应急资源保障管理要求

应急资源保障是政府及相关职能部门的一项重要管理职能，《突发事件应对法》在第三十二条中规定，国家建立健全应急物资储备保障制度，完善重要应急物资的监管、生产、储备、调拨和紧急配送体系。《国家突发公共卫生事件应急预案》要求各级人民政府要建立处理突发公共卫生事件的物资和生产能力储备。发生突发公共卫生事件时，应根据应急处理工作需要调用储备物资，卫生应急储备物资使用后要及时补充。

卫生应急资源以政府拥有和控制为主，但同时还包括社会组织、企事业单位、个人拥有和外来援助的相关资源。一般来说，卫生应急资源管理应当符合以下要求。

（一）时效性

在应急管理实践中，应急保障资源的价值是由一般使用价值和应急价值组成的，前者指在非应急状态下的使用，后者指在应急状态下的使用。在突发事件发生后或即将发生时，保障资源如能按照指挥调令在规定的时间内到位，其应急价值就能在其使用价值实现时得到充分体现，如不能及时到位将部分甚至完全失去价值。由于突发事件在时空上的不确定性，应急保障物资从资源储备地到事发地，要求在时间、空间和保障物资的数量、质量上都要做到准确无误，使有限的人力、物力、财力发挥最大的保障效能。

（二）多样性

保障资源多样性要求是由突发事件发生的多样性特征决定的。突发事件往往是由多个矛盾引发的，有复杂的内部原因和外部环境。突发事件大小规模不一，种类各异，潜在的危害、衍生的结局变化很大，再加上地理、地域及周边环境的复杂性，必然要求应急保障资源是多种多样的。卫生应急保障资源的配置既要考虑到不同性质突发事件的应急需要，同时也要考虑到不同级别突发事件的应急需要。

（三）共享性

应急保障资源的共享性，是指应急保障资源可以由应急管理体系内的成员根据需要共同使用，换句话说，应急保障资源的使用权并不专属于特定的成员或特定的机构。突发事件发生后，应急组织体系内部成员在规定的范围内和程序下可以使用应急保障资源，以实现保障资源的充分有效利用，避免重复配置，减少浪费。资源保障必须具有较强的协同性，要求指挥统一、运转协调、责任明确、程序简化。

（四）布局合理性

不同的地理位置、不同的自然环境、不同的经济区域、不同的城市类型、不同类型的突发事件高发区，保障资源应有不同的分布。应急保障资源的合理分布不仅可以降低成本，而且还可以保证应急救援的时效性，从而最大限度地减少人员伤亡和财产损失。保障资源布局的合理原则应该是"兼顾全面，保障重点"，即在兼顾全面的基础上，保证突发事件应对处置的重点部门、重点任务及关键环节的资源需要，特别是稀有资源的最佳利用。

二、卫生应急资源保障系统

卫生应急资源保障是一个系统工程，主要包含以下子系统的建设。

1. 人力保障子系统　该系统是一个涵盖专家队伍、救援人员、培训系统以及知识普及系统的全方位、多层次的管理系统。系统建设中需要加强管理者的素质培养，提高卫生应急人力资源的专业技术水平和科学管理化程度；需要做好卫生应急人力资源的规划、选拔、培训、薪酬、团队建设等方面的优化；需要定期举办应急知识讲座、开展应急救援演练等活动，通过社会动员，提高社会自救能力。

2. 物资保障子系统　应急物资的充分有效保障是应急物流实施的核心环节。合理配置防护救助、交通运输、食品供应、生活用品、医疗卫生、动力照明、通信广播、工具设备以及工程材料等应急物资。

3. 财力保障子系统　财力保障突发事件的预警、处置及善后整个过程的畅通。强化国家和地方的预备费和国家批发专项资金的合理使用；力争对口支援、社会捐赠、国际援助的经费支持；建立和完善商业保险的应急保障资助渠道。

4. 通信保障子系统　该系统包括：网络通信平台、地理信息平台、应急联动平台、专题应急平台和决策支持平台。它在应急保障系统中起到传递和枢纽的作用，平时它负责预警信息在各个部门的有效畅通与预警信号的及时传递，应急时它能够有效地保证对人力、物资的科学指挥和合理调度，在避免信息不对称、任务得不到有效传达等问题上发挥作用。

5. 法律保障子系统　该系统的存在与完善使应急管理工作有法可依，起到了保障与监督的作用。应急管理的法律体系与国家的法律体系的基本结构是一致的。应急管理法律规范具有应急管理法律规范一般规范功能和法律特征，它们与非应急管理法律规范一起共同构成了一个国家统一的法律体系的重要组成部分。

6. 医疗保障子系统　该系统有助于医疗费用保障机制的高效落实，确保发挥救治费用保障和救治服务保障的作用。需要加强应急医疗保障体系建设，拓展和完善检测、疫苗、药品及医院救治等方面的报销和补偿机制，并将其纳入综合保障政策，进而依法依规通过基本公共卫生资金、基本医保、大病保险、医疗救助、财政资金等多渠道来落实。

三、卫生应急保障资源调用

卫生应急物资的调度和使用，应该遵照"合理调用，及时添平补齐，保证储备物资的动态平衡"的原则。卫生行政部门应根据预案规定和应急处理工作需要，与有关部门协商建立储备物资调用制度，逐步完善国家和省级应急物资储备调用（运）机制，建立卫生应急物资储备系统及综合管理平台，实现应急物资生产、储备、调拨、配送、动态调整和监督的信息化管理。

应急保障资源调用分非紧急调用和紧急调用。非紧急调用是指与突发事件响应无直接关系的应急保障资源调用,属于正常应急保障资源的维持、更新、补充,其调用方式与一般资源调用类似。紧急调用是指与突发事件响应直接相关的应急保障资源调用,具有时间紧迫性、动态调整性等特点,要求应急保障资源及时、足额、安全到达指定地点,保证应急处置工作的有序进行。

应急保障资源调用主要有6种方式:①定时调用:指按照一定的时间间隔对同类应急保障资源进行的调用。该方式调用时间比较固定,便于应急指挥机构安排工作;主要调用应急消耗品,如防护救助类、食宿消毒类和动力照明类资源等。②定量调用:指每次都按照固定的数量、对同类应急保障资源进行的调用。该方式多用于不易消耗的工程建材、工程设备、运载工具和防护用品等;可集中调用不同地方的应急保障资源,实行统一调用,提高调用效率。③定时定量调用:指按照一定的时间间隔,按照固定的数量对同类应急保障资源进行的调用。该方式计划性极强,须精心组织、合理筹划,多用于日常易耗品的调用,如食品、药品、油料等。④及时调用:是应急保障资源最重要、最常见的调用方式。这种调用是根据突发事件的发展和变化以及应急响应工作的需要实时安排的,它的操作难度较大,需要各部门密切配合、共同协作来完成。及时调用的应急保障资源多为紧急类资源,如疫苗、药品、专用物资、急需设备和器材等。⑤超前调用(事先调用):是指在运用现代化科学技术手段对极有可能引发突发事件的潜在危险进行监测的基础上,为做好处置工作而进行的事前的、带有准备性的应急保障资源调用。这种调用带有事前控制的性质,是一种高级的调用形式,可大大增强对突发事件的处置能力。超前调用的应急保障资源多为抗灾减灾物资,如工程设备、工程材料、救援工具、防护用品等。⑥综合调用:是指根据实际情况,运用以上几种方式相结合的形式对应急保障资源实施调用,这是在重大突发事件应对中常用的调用方式。

依据应急保障资源的特点,采用不同的调用方式,可以提高应急保障资源的调用效率,减少调用环节造成的资源消耗,节省应急活动的费用。要做到对应急保障资源及时、准确、安全、高效地调用,就必须选择合理的调用方式,充分利用各种新技术、新思路、新流程、新算法,改进传统的调用方式,满足应急活动的需要。

本章小结

完善的应急预防与准备管理不仅涉及关键环节与重点领域的预防与准备行动,而且涉及整个应急预防与准备系统的建设和管理,只有这样才能更好地保障突发公共卫生事件发生时的从容有效应对,并最大限度地减少事件造成的影响与损失。

应急预防与准备管理,重在应急组织与规划管理、突发公共卫生事件预警监测管理、应急预案管理和应急资源保障管理,而培训与演练管理是提升应急预防与准备管理的重要手段。

思考题

1. 讨论现代科学技术在卫生应急监测、预警管理中的应用。
2. 从卫生应急管理的视角分析,国家应急管理组织具有哪些特点?
3. 以"常急结合"的思想建设应急管理组织有什么意义?
4. 应急预案管理的意义是什么?
5. 今后中国应急预案改进完善的方向有哪些?
6. 卫生应急队伍的培养原则是什么?

(金 辉)

第十章　卫生应急响应与处置

本章将主要从卫生应急响应、突发公共卫生事件的现场调查和处置、"全危害"风险管理与突发事件应急医学救援，以及突发事件应急心理救援四个重要环节展开探讨，重点围绕卫生应急响应与处置的全链条进行介绍。主要内容包括卫生应急响应概念、响应处置理论和原则、响应处置流程和重点工作；现场调查和处置主要工作步骤；突发事件应急医学救援和心理救援原则和主要任务等理论和实践。

第一节　卫生应急响应

一、卫生应急响应的概念

卫生应急响应（public health emergency response）是指为预防和减少突发公共卫生事件的发生，控制、减轻和消除突发公共卫生事件引起的严重社会危害，所采取的公共卫生和社会措施以及紧急医学救援行动，主要包括监测预警、风险评估、现场调查与处置、公共卫生限制措施、医疗紧急措施、疫苗接种、紧急医学救援、危机沟通以及心理援助等。

突发公共卫生事件应急响应依据其工作范围可分为广义和狭义的应急响应。前者可分为事件发生前、事件发生时以及事件发生后三部分，每一部分都有其工作重点，事件发生前侧重事前预防与预警，事件发生时则侧重应急处置，事件发生后则侧重通过制定相应政策等方式来降低事件影响。后者是突发公共卫生事件发生后，人们所采取的紧急响应、处置和控制措施，其工作重点放在应急处置环节上，通过组织、协调、控制等行为降低该类事件对人民群众生活、生命安全所造成的影响。此外，随着中国国际地位和能力的提升，参加海外紧急公共卫生行动，以及参与组织国际大型赛事/活动保障等所开展的事前预防、事中响应处置和事后恢复重建等活动也是卫生应急响应的重要组成部分。

国家建立健全突发事件应急响应制度，应急响应按照突发事件的性质、特点、可能造成的危害程度和影响范围等因素分级，突发事件应急响应级别划分标准由国务院或者国务院确定的部门制定，县级以上人民政府及其有关部门应当在突发事件应急预案中确定应急响应级别，分级响应有助于确保应急响应的科学性和有效性。

突发事件发生后，履行统一领导职责或者组织处置突发事件的人民政府应当针对其性质、特点、危害程度和影响范围等，立即启动应急响应，组织有关部门，调动应急救援队伍和社会力量，依照法律、法规、规章和应急预案的规定，采取应急处置措施，并向上级人民政府报告；必要时，可以设立现场指挥部，负责现场应急处置与救援，统一指挥进入突发事件现场的单位和个人。启动应急响应，应当明确响应事项、级别、预计期限、应急处置措施等。履行统一领导职责或者组织处置突发事件的人民政府，应当建立协调机制，提供需求信息，引导志愿服务组织和志愿者等社会力量及时有序参与应急处置与救援工作。

此外，国际关注的突发公共卫生事件（public health emergency of international concern，PHEIC）是世界卫生组织（World Health Organization，WHO）宣布的最高等级公共卫生警报。

PHEIC 是《国际卫生条例（2005）》规定的最高级别警报，用于指示某个事件的严重性已经达到了国际关注的程度，可能需要采取协调一致的国际响应。2020 年 1 月 30 日 WHO 宣布新冠肺炎疫情为"国际关注的突发公共卫生事件"，同年 3 月 11 日又进一步宣布新冠肺炎疫情为全球大流行。2023 年 5 月 5 日，WHO 宣布新冠疫情不再构成"国际关注的突发公共卫生事件"。

二、卫生应急响应处置理论和原则

1. 卫生应急响应处置理论简介　卫生应急响应处置有广义和狭义之分，广义的应对是指对应急管理全生命周期各阶段的应对与管理，而狭义的应对主要指疫情暴发后所采取的紧急响应和处置行动。

20 世纪 80—90 年代，发达国家政府公共管理为解决过度重视分权、制度设计不合理而出现"低效化""碎片化"等困境和一系列问题，提出了整体治理理论，其核心思想是在应急响应处置过程中，强调治理主体进行整合协同，相互配合，共享信息与资源。与此同时，随着政府面临公共危机事务的增加，危机管理生命周期理论也应运而生并被运用到政府公共危机管理之中。

危机韧性治理对于应对危机和恢复重建尤为重要。有研究者将韧性治理界定为多元主体以集体行动为基础，通过组织、流程、技术、制度等多方面的措施增强风险应对灵活性和抗风险能力的新型治理模式。尽管对韧性治理的具体界定有所不同，但一般认为，韧性治理强调国家治理体系面对高度不确定性风险的自适应性，反映了国家治理的弹性和调适能力。应急响应面临不确定情境而需要通过权变方式、以问题解决为导向进行主动适应、弹性适应，以一致性原则作为规范化基础，依据公共卫生发生情境差异性，实现应急响应与功能调整。在地方公共卫生应对处置中，应在强化本地风险属性与能力资源条件的基础上开展有针对性的事前制度建设，鼓励地方在应对新发突发公共卫生事件中的弹性适应与创新思维。对疾病大流行病的防范、准备和应对是体现韧性卫生系统的核心要素，未做充分准备的国家就难以展现出良好的韧性。健全的卫生治理是韧性的基础，应成为重中之重。韧性超越了卫生领域，需要跨领域和合作伙伴协同一致。通过保持全民健康覆盖和初级卫生保健能力，确保韧性卫生系统（包括可快速响应、灵活扩展的疫情应对系统）的恢复和重塑。

为有效应对突发公共卫生事件带来的挑战和危机，中国各级党委和政府积极探索中国特色的应急管理体制，并在近年来发生的突发公共卫生事件处置中发挥了显著的积极作用。特别是通过构建"一案三制"应急管理体系、"一体两翼"卫生应急体系、"四方责任"疫情防控体系，推进和夯实了中国突发公共卫生事件应急响应的实践和理论建设。

三年多的新冠疫情，令世界受到了前所未有的突发公共卫生事件影响，其破坏性后果也对全球健康和民生福祉、卫生系统的恢复、国家经济稳定以及可持续发展目标的实现产生了影响。WHO 在应对全球突发公共卫生事件的过程中，通过发挥领导和协调作用、提供技术支持和指导、加强全球卫生监测和信息共享以及加强国际合作等方式，为推进全球有效应对发挥了作用。

2. 卫生应急响应原则　应急响应是政府应急管理的重要环节。成功的应急响应一般都具有及时性、准确性、规范性和系统性四个典型特征。及时性是应急响应有效和适时的关键；确保准确性，精准施策是应对有效的重要前提；规范性是应急响应井然有序、协调高效的重要标志；系统性是应急响应统筹兼顾、突出重点的根本支撑。原则构成了行动的基础并帮助实现目标，卫生应急响应处置原则如下：

（1）以人为本，生命至上原则：突发公共卫生事件一旦发生会在极短时间内危及人民群众的生命财产安全，因此，必须在最短时间内结合实际情况启动或制定相应的应急预案，合理运用各类技术手段与管理机制，迅速落实相关策略，以此降低突发公共卫生事件对人民群众生活的影响。

（2）科学应对，依法处置原则：突发公共卫生事件一旦发生其影响会迅速蔓延，且通常会涉及多个领域,处置难度较大。因此,需要依照规章制度在最短时间内果断决策和落实处理措施;一线应急工作人员应具有较高的专业素养、丰富的应急管理知识和紧急应对能力。同时应考虑实现应急响应措施与事件本身的"相称性",根据事件的特点和级别采取不同的措施和手段。

(3)信息先行,快速反应原则:突发公共卫生事件会对公众的生命安全造成危害。现今社会人们广泛运用新媒体,信息在公众间快速传播,当人们对该事件的起因、处理措施与可能带来的结果不够了解时,易产生恐慌心理,恐慌情绪在公众之间蔓延,网络舆论"次生灾害"(也可以称为"信息流行病")的大量滋生,引发社会风险并影响社会稳定。因此,政府必须在该类事件发生的第一时间进行信息沟通并迅速制定相关措施,对事态进行及时有效的管控。

(4)政府主导,社会参与原则:政府是突发公共卫生事件应急响应的核心主体,在后续一系列处理措施中占据主导地位,应积极发挥其主导作用。突发公共卫生事件往往会牵涉到各类主体,事件的处理不但繁杂,还具有较强的不确定性,因此非政府组织、公民、社区等多种主体的配合在突发公共卫生事件响应过程中也至关重要,政府应在制定措施时将其纳入工作范围。

三、卫生应急响应处置流程和重点工作

卫生应急响应处置流程包括事先预警和事件报告、先期处置、应急响应、终止应急响应和调查评估。在响应过程中,要重点考虑应急处置的针对性和应急救援的高效性。其中应急处置的针对性包括信息公开的及时性和分级响应的联动性,涉及分级响应等级划分的合理性、响应程序的高效性和响应的联动性、应急处置措施的可操作性以及安全防护的全面性等;应急救援的高效性包括部门间工作的协调性、现场救援措施的具体性以及信息传递的及时性,涉及应急救援方案的针对性、疏散方案的合理性、救援部门的衔接性以及信息传递的及时性等。

(一)事先预警和事件报告

应逐步完善监测体系,对突发公共卫生事件及其他突发事件的相关信息开展监测,以便尽早发现异常信息和事件苗头。监控信息的主要来源通常包括但不限于:突发公共卫生事件管理信息系统、传染病报告信息管理系统、传染病自动预警信息系统、其他疾病和健康危险的监测专报系统、媒体监测信息、中毒咨询信息、部门间通报信息、社会举报信息和24小时值班电话等。应按其职责范围,建立相应制度,做好相关信息的收集和分析,一旦发现重大风险信息,应立即向分管上级汇报,同时通报卫生应急职能部门。

(二)先期处置

对于已发现的异常信息、事件苗头,虽尚未达到启动应急响应的标准,但由于事件趋势尚不清楚,需要加以追踪、关注时,可先行进入警戒状态。在进入警戒状态后,须进一步加强人力,通过更多渠道收集突发事件信息、及时追踪突发事件进展以及国内外各方应对动态,保持态势感知。必要时可组织开展专题风险评估,及时派遣专家赴现场进行必要的先期处置指导。此外,应做好应急响应准备,确保应急队伍和相关物资及时到位。

(三)卫生应急响应

1. 启动分级应急响应 是组织内部启动程序和宣布工作进入紧急状态的标志。据此,启动应急预案,指导战时响应处置。应急预案的主要作用,是以事先行动方案的确定性应对突发事件的不确定性,转应急管理为常规管理,而启动预案则是转常规管理为应急管理。此外,确保监测预警与应急响应的有机联动,适时触发应急响应是有效应对的关键环节。应急预案应包括启动应急指挥系统和应急工作流程,并作为调整原有工作计划、动员人力物力和内部外部资源、优先安排应对工作、启用应急储备金、实施绩效考核、执行特别工作程序(如招标采购)、发放相关津贴(补助)等的依据。分级响应的基本原则是根据事件的紧急程度和重要性,将资源和行动分配到不同的层级中,以便更有效地应对和处理事件。具体体现在遵循紧急程度优先、重要性优先、

合理配置资源、协调和通信以及持续改进等分级响应原则。

2. 应急指挥部及各级政府 应急响应启动后，突发公共卫生事件发生地的人民政府及有关部门，应当服从突发公共卫生事件应急指挥部的统一指挥，明确应对管理体制和响应处置流程中主体责任划分（表10-1），压实属地、部门、单位和个人责任，联防联控协同采取有关的控制措施。突发公共卫生事件应急指挥部根据需要，可以决定采取以下一项或几项适宜措施：①紧急调集本行政区域内的人员、物资、交通工具、相关设施、设备，以及征用场地；②划定控制区域，对人员进行疏散或者隔离，依法对传染病疫区、中毒及核和辐射等危险区域实行封锁；③对食物、水源、交通和环境采取控制措施，控制危险源，标明危险区域，封锁危险场所，并采取其他防止危害扩大的必要措施，包括封存相关材料、设备和工具等；④采取停工、停业、停课、停止集市、集会等限制人群聚集活动的措施；⑤开展精准群防群治、采取应急接种、预防性服药、中医药防治、卫生防护、实施交通卫生检疫等措施；⑥做好信息发布工作，信息发布要及时主动、准确把握，实事求是，正确引导舆论，注重社会效果，采取防止次生、衍生事件发生的措施；⑦妥善管理和处置突发公共卫生事件应急措施产生的医疗废物，防止疫情传播。

表10-1　中国突发公共卫生事件响应处置流程中主体责任划分

流程与阶段	具体方面	各流程阶段主体职责划分		
		政府、卫生机构和相关部门	社会组织	媒体
预防和应急准备	公众应急教育	地方政府结合本地情况做好规划，购买社会组织的专业服务	组织宣讲、培训等活动，普及公共卫生常识	利用新媒体和传统媒体，开设相关栏目，进行宣传教育
	应急预案制定与演练	地方政府承担主要责任，尤其是应急管理综合部门和卫生健康部门	参与应急预案的演练	开设相关栏目和设计传播相关信息，进行宣传
	信息管理系统建设	卫生健康行政部门承担主要责任，完善疾控部门的信息垂直报送系统，并建立与其他部门的信息衔接机制	—	—
监测和预警	—	疾控系统和地方政府双重负责制	—	客观、及时报道疫情情况
应急处置	领导和决策体制的组建和运行	建立党委领导、政府协调、指导组监督的领导决策体制	—	—
	信息的收集与发布	充分发挥信息直报系统的功能，定期公布关键信息，及时回应民众关切，及时澄清谣言；处理好与新兴媒体的关系	—	自媒体和新媒体要处理好信息及时性与准确性之间的关系
	决定采取以下一项或几项适宜措施	包括紧急调集本行政区域内的人力、资金、物资以及相关保障；划定控制区域和采取预防控制措施；精准群防群治，防止次生、衍生事件发生的措施	权益保护类社会组织应重点关注受到相关应对措施影响的群体，及时反馈其需求	发挥媒体监督的作用
	对事件最终处置和问责情况的通告	公开处置结果信息	—	积极配合做好信息公开工作
监督贯穿各个流程与环节	—	加强对卫生部门的监督；卫生部门加强对医疗机构、疾控中心以及提供公共卫生产品的相关企业的监督	社会组织加强社会方面的监督	发挥媒体的监督作用，并及时向政府及卫生部门反馈

3. 卫生行政部门　突发公共卫生事件发生后，在当地人民政府统一领导下，负责应急处置的卫生行政部门应当针对其性质、特点和危害程度，立即组织专家进行综合评估，初步判断突发公共卫生事件的类型和危害程度，提出启动突发公共卫生事件应急响应的级别，采取应急控制措施并进行相应的督导检查，发布信息与通报，制订技术标准和规范并及时组织开展相应的培训，普及卫生知识，以及进行事件评估。

县级以上人民政府卫生行政部门或者其他有关部门指定的突发公共卫生事件应急处置专业技术机构，负责突发公共卫生事件的技术调查、确证、处置、控制和评价工作。根据突发公共卫生事件处置需要，相关技术人员有权进入现场进行调查、取证、采样、监测、检测和技术分析，对事件处置工作进行技术指导，有关单位和个人应当配合，不得以任何理由予以拒绝。

4. 医疗卫生机构、疾病预防控制机构以及卫生监督机构　应当服从突发公共卫生事件应急指挥部的统一指挥，相互配合、协作，集中力量开展技术处置和相关的科学研究工作。

（1）医疗卫生机构：为因突发公共卫生事件致病、致伤的人员提供医疗救治和现场救援，实行重症和普通患者分开管理，对疑似患者进行及时排除或确诊，并按要求书写病历记录及采取相关医学处理措施。对需要转送的患者，应及时转送，并做好交接工作。协助疾控机构人员开展标本的采集、流行病学调查工作。医疗卫生机构应当采取必要的卫生防护措施，做好医院内现场控制、消毒隔离、个人防护、医疗垃圾和污水处理工作，防止院内交叉感染和污染。防止突发公共卫生事件影响范围扩大。开展科研与国际交流，开展与突发事件相关的诊断试剂、药品、防护用品研制，加快病源查寻和病因诊断等方面的研究。

（2）疾病预防控制机构：进行突发公共卫生事件信息报告，开展流行病学调查、实验室检测，开展科研与国际交流，制定技术标准和规范，开展技术培训。

（3）卫生监督机构：开展对医疗机构、疾病预防控制机构突发公共卫生事件应急处理各项措施落实情况的督导、检查；开展食品卫生、环境卫生、职业卫生等的卫生监督和执法稽查，以及协助调查处理突发公共卫生事件应急工作中的违法行为。

5. 出入境检验检疫机构　调动出入境检验检疫机构技术力量，配合当地卫生行政部门做好口岸的应急处理工作；及时上报口岸突发公共卫生事件信息和情况变化。

6. 社会公众和患者　突发公共卫生事件发生时，街道、乡镇以及居（村）民委员会应当组织力量，协助卫生行政部门和其他有关部门、医疗卫生机构做好事件信息的收集和报告、公共卫生措施的落实工作，向居民、村民宣传相关的防治知识和技能。

公民应当服从各级人民政府及居（村）民委员会或者所属单位的指挥和安排，配合采取应急处置措施，积极参加应急救援工作，协助维护社会秩序。

在突发公共卫生事件中需要接受隔离治疗、医学观察措施的患者、疑似患者和传染病患者密切接触者应当配合卫生行政部门或者有关机构采取医学措施；拒绝配合的，由公安机关依法协助强制执行。

7. 重视非事件发生地区的应急措施准备　未发生突发公共卫生事件的地区应根据发生事件的性质、特点、发生区域和发展趋势，分析本地区受波及的可能性和程度，重点做好以下工作：①密切保持与事发地的联系，及时获取有关信息；②组织好本地区应急处理所需人员与物资准备；③加强相关疾病与健康监测和报告工作，必要时建立专门报告制度；④开展重点人群、重点场所和重点环节的监测和预防控制工作；⑤开展防治知识宣传和健康教育，提高公众自我保护意识和能力；⑥根据上级人民政府及有关部门规定，开展交通卫生检疫。

（四）响应级别的调整

在事件的应急响应过程中，根据事件发展和响应工作进展，应及时调整应急响应的级别。

（1）在正式启动应急响应前期，职能部门应加强卫生应急能力建设，做好卫生应急准备工作及值守。通过风险识别、风险分析和风险影响评价来确定优先干预领域和进行应急资源分配。

（2）在启动一、二级应急响应时，在优先保障突发事件卫生应急响应需要的同时，合理配置技术力量和应急资源，努力保证重要基本职能工作的正常运转。在突发事件发生和应急响应启动的初始阶段，尽管有时难以准确预测事件的发展趋势和后续公共卫生影响，相关部门仍需高度重视、坚持底线思维、积极应对，确保应对所需的各项技术力量、人员、物资和资金尽快到位，避免因风险预估不足而造成响应资源动员不足，进而影响应急响应工作。

（3）在应急响应过程中，须动态跟踪突发事件可能的发展趋势并进行预测，根据预测结果采取防范行动，提高应急响应的规范化程度和效率。此外，应根据事件的进展、科学证据的积累，动态开展风险评估，因势利导，管理决策应尊重科学和事件发展变化的规律，及时调整应急应对工作和计划以及相应的应急管理组织架构。由于突发公共卫生事件的不确定性，应急管理和应对的灵活创新尤为重要，应能够创造性地运用多种办法来解决各种挑战。

（五）应急响应的终止与善后处理

详见第十一章"恢复与重建概述"部分。

1. 应急响应的终止　突发公共卫生事件应急响应的终止须符合以下条件：突发公共卫生事件隐患或相关危险因素消除，或末例传染病病例发生后经过最长潜伏期无新的病例出现。经过风险评估，认为突发事件已经得到有效控制，应急响应工作基本结束。突发事件应急应对工作各项主要任务基本完成，不需要继续提供全方位的协调、保障和支持，可以转入以部门为主的常态应对或控制。

符合上述条件时，按照"谁启动谁终止"的原则终止应急响应。在宣布终止的同时，应急响应主管应对该事件转入常态后的监测与应对、事后评估与改进、应急响应业务总结等后期工作作出部署。

2. 善后处理　突发公共卫生事件结束后，履行统一领导职责的人民政府应组织有关人员及时对突发公共卫生事件处置行动进行评估，对突发公共卫生事件的处理情况进行评估，分析突发公共卫生事件的发生原因、处置过程，总结处置行动的成效、经验和教训，内容包括事件概况、调查处理概况、患者救治情况、所采取措施的效果评价、应急处理过程中存在的问题、取得的经验及改进建议。完善问责机制、赔偿机制以及奖励机制。

第二节　突发公共卫生事件的现场调查和处置

通过对可能或已发生的突发公共卫生事件的现场调查与处置，确定事件性质与强度，查明病因和相关危险因素，从而提出有针对性的预防控制措施，对传染病患者、疑似患者、病原携带者及其密切接触者进行追踪调查，查明传播链，并向相关地方疾病预防控制机构通报情况。及时控制和消除事件的危害和影响，从而保障公众的身体健康与生命安全。明确清晰的突发公共卫生事件现场调查与处置流程有助于事件得到及时、有效控制，并在法律框架内提高应急处置的科学性和规范性。（图10-1）

一、现场处置准备

现场工作组在赶赴现场前，应了解事件的性质、发生的地点（单位）和时间、发病人数、死亡人数、受威胁人数；对已有的资料进行分析，形成初步假设，针对假设起草现场工作方案，并从技术、人员、物资、资金和后勤保障等方面进行准备。

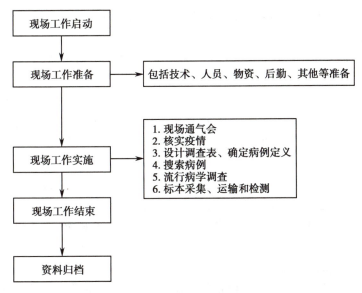

图 10-1　突发公共卫生事件现场调查与处置流程

（一）技术准备

根据已经掌握的线索，开展文献检索或复习，向有关专家请教，以及与相关实验室联系现场采样和检测准备事宜。

（二）人员准备

根据事件性质，组织相关专业人员组成现场处置工作组。出发前明确职责和分工。

（三）物资准备

包括个人防护用品，样本和标本采集、运输的设备和工具，现场快速检测设备和试剂，预防药物或疫苗，消杀器械，调查取证器材（包括照相机、录音笔等），调查表、执法文书、参考资料（专业、法律等），宣传资料，通信设备、电脑、现场联系资料（联系人及联系电话）等。

（四）资金和后勤保障

包括经费和财务支撑以及车辆或其他交通工具、交通、食宿等。

（五）其他事项

与事件发生地取得联系，约定预备会，交流情况，共同商讨现场工作方案和实施计划。

二、现场工作实施

事件的调查与处置必须根据预案（或技术方案）的规定有序进行。可分为以下几个步骤。

（一）现场通气会

现场工作组一旦到达现场，应立即与当地有关部门一起召开有关会议，听取汇报，了解情况，交流意见，确定现场工作计划，商议初步的预防控制措施实施计划，安排布置有关工作。

（二）核实疫情

对参与诊治的临床医生进行访谈，查阅病历记录，核实化验结果，收集临床相关资料；访视部分病例，必要时亲自对现症病例进行体格检查和采样检测。根据病例的临床表现、实验室结果，结合流行病学资料进行综合分析，对疫情性质作出初步判断。

（三）设计或修改调查表，确定病例定义

根据事件性质，采用现有调查表或根据现场具体情况进行补充修订或重新拟订调查表。在病原或流行因素还未明确的情况下，调查表的内容应该全面和详尽，包括基本信息、临床相关信

息、流行病学信息、采样及检测结果等（详见本书第七章）。

（四）搜索病例

在初步调查的基础上确立病例定义，分为确诊病例、临床诊断病例、疑似病例。在现场调查早期或搜索病例阶段，建议使用灵敏度高的病例定义；在病因研究阶段，应使用特异度高的病例定义。按照病例定义开展病例搜索，列出病例信息清单（或一览表），并对病例进行流行病学个案调查。除在事件发生地通过医院和社区调查、接触者追踪进行病例搜索外，还需要了解周边地区或单位有无类似病例发生。同时可建立临时的监测系统，动态收集新发病例资料。

（五）流行病学调查

对发现并核实后的每一个病例都应及时地进行详尽的流行病学调查，完整地、逐项地填写个案调查表。对调查表中虽没有列入，但发现有流行病学意义的内容（线索）应进行详细追问和病例描述，开展针对性专题调查，调查前应设计专用调查表和调查提纲，调查过程中要注意采集有价值的标本。

（六）标本采集、运输和检测

根据调查情况，采集患者、宿主动物和传播媒介等标本，及时进行实验室血清学和病原学检测，明确病因或病因线索。

（七）描述性分析，提出假设

在全面调查的基础上，对调查资料进行整理归纳分析，选用恰当的统计图表，以形象、直观、明了的方式展示疾病三间分布状况。必要时，建立和提出病因假设。病因假设应具有合理性，可解释各种分布的特征；可被调查中的事实所验证；能够解释大多数的病例情况。

（八）提出防控措施建议

事件发生初期，即使没有明确的与病因有关的流行病学证据，也要提出并采取特定的公共卫生措施。对事件的危险度进行初步评估，在此基础上以减少发病和死亡为目的，根据事件的起因、发生发展途径以及事件的特征确定控制和预防措施。现场控制措施主要包括控制或消除传染源（危险源）、减少与暴露因素的接触、保护易感（高危）人群，开展卫生救援，控制事态的进一步发展。

（九）进一步深入的流行病学调查

针对可能的危险因素、传播途径和暴露人群，应用病例对照研究、队列研究（大多为回顾性队列研究）等分析流行病学研究方法，对病因假设、传播规律等进行调查。

（十）撰写现场工作报告

现场调查报告包括发生（初次）报告、进程报告、阶段报告、结案报告。在暴发疫情应急处理过程中要及时完成相应的现场报告。

发生（初次）报告是在事件发生后或到达现场对事件进行初步核实后，根据事件发生情况及初步调查结果所撰写的调查报告。报告内容包括事件名称、初步判定的事件类别和性质、发生地点、发生时间、发病人数、死亡人数、主要的临床症状、可能原因、已采取的措施、报告单位、报告人员及通信方式等。发生（初次）报告强调时效性，要求快速、内容简要。

进程报告主要用于动态反映某事件调查处理过程中的主要进展、预防控制效果及发展趋势，以及对前期工作的评价和对后期工作的安排或建议。包括事件的发展与变化、处置进程、事件的诊断和原因或可能因素、势态评估、控制措施等内容。同时，对初次报告的《突发公共卫生事件相关信息报告卡》进行补充和修正。重大及特别重大突发公共卫生事件至少按日进行进程报告。进程报告强调持续性。

阶段报告是在事件调查处理持续较长时间时，每隔一段时间对调查事件所进行的阶段性总结报告，主要用以对前期调查研究工作进行全面总结回顾，对事件处理情况进行阶段性评价，并对事件发展趋势及后期工作进行展望。

结案报告是在事件调查处理结束后，对整个事件调查处理工作的全面回顾与总结，包括事件的发现、患者的救治、调查研究工作的开展及其结果、预防控制措施及其效果、事件发生及调查处理工作中暴露出的问题、值得总结的经验教训、做好类似工作或防止类似事件发生的建议等。达到《国家突发公共卫生事件应急预案》分级标准的突发公共卫生事件结束后，由相应级别卫生行政部门组织评估，在确认事件终止后2周内，对事件的发生和处理情况进行总结，分析其原因和影响因素，并提出今后对类似事件的防范和处置建议。

第三节　"全危害"风险管理与突发事件应急医学救援

近几十年，全球地震和水灾等自然灾害频繁发生，生物恐怖、核泄漏等事故灾难，SARS、新冠疫情大流行等突发公共卫生事件和生物灾难等，直接威胁着人类的生存和发展。灾害的频率和强度都在增加，它们可能通过气候变化、快速城市化和环境生态恶化等，阻碍可持续发展。突发事件应急医学救援是灾难医学（disaster medicine）中院前急救的重要内容，通过快速、合理、高效实施应急医学救援，大大降低了危急重症患者的伤残率和死亡率。灾难医学是指因灾难事故中涉及人员伤亡而必须迅速实施的医学救援，灾难现场伤员的解救和医疗急救，重大灾难后的卫生防疫。灾难应急医学救援需要科学的组织指挥，尤其需要政府有关部门与相关机构的密切配合，统一指挥，协同运作，充分利用现有资源，使灾难医学救援工作顺利进行。

一、"全危害"风险管理理念

《突发事件应对法》将预防原则作为突发事件应对工作的基本理念；《突发公共卫生事件应急条例》肯定了"预防为主"的工作方针；《国家突发公共事件总体应急预案》也将"预防为主""预防与应急相结合"视为工作原则。

全危害（all hazards）分为自然灾害与人为诱导的灾害，包括：地质类（地震、海啸、火山爆发等）、水文气象类（洪水、滑坡、雪崩、泥石流、山洪暴发）、热带风暴、干旱野火、新发再发传染病、昆虫侵扰、食源性疾病暴发、冲击波工业危害、建筑物倒塌、水坝/桥梁故障、空气污染、环境污染、食品污染；武装冲突、恐怖主义，化学、生物、放射、核和爆炸武器等。

在风险社会中，一旦潜在风险向现实转化，必然影响社会的正常运转，进而会对人类身体健康甚至生命造成不可逆的损害。为了将风险控制在可接受范围之内，风险预防原则必须实质性地介入公共卫生领域，由传统消极危险防范转向现代积极风险预防下的因应之策。遵循末端控制向源头控制的风险规制理念，做好预防和准备，维系社会安全稳定。

中国是一个多灾的国家，自然灾害频发且强度逐渐升级，事故灾难也在不断衍生和发展，尤其需要提高全民的抗灾防灾意识，更需要对医务人员进行灾难医学专业教育。新世纪合格的医学人才必须接受灾难医学的专业培训，掌握灾难事故的特征、各项卫生防疫和急救应急处理的基本知识和技能，从而提高医务人员对各种灾难和突发事件的应急反应能力和医疗救援水平。

二、突发事件应急医学救援的概念和特点

（一）基本概念

突发事件应急医学救援（emergency medical rescue for public event）是指各级医疗机构及其人员在应对大量人员伤亡时，运用以临床医学技术为核心，辅以公共卫生处置的综合技术方法，抢救伤病员生命、治疗伤病和心理创伤、处置环境次生灾害而采取的医疗卫生紧急救援活动，是

突发事件应急救援的重要组成部分。其基本任务是紧急赶赴事件现场，参与伤员搜救与营救，开展伤病员救治与转送，最大限度地降低伤病员死亡率和伤残率，提高治愈率，维护人员健康。

（二）突发事件人员伤害类型及特点

根据不同突发事件的种类和性质，对人员的伤害大致可以分为原生灾害、次生伤害、传染性伤害、心理伤害和环境性损害。突发事件伤病员伤害与平时伤病员伤害有着明显不同的特征。一是短时间发生伤病情相似的伤病员，如地震灾害以机械性损伤为主，重大洪涝灾害中最常见的是淹溺；二是伤病多样，伤情较为复杂，救援任务各有侧重，由于性质、规模、持续时间、环境条件等因素影响，不同事件种类造成不同人员伤害；三是心理创伤成为共性伤害，灾民直接受到心理冲击，表现出极度的恐慌，遇到亲属朋友遇难，精神上极度悲哀，造成心理压力激增。

（三）医学救援的特点和原则

1. 医学救援的特点

（1）事件不同，伤害不一，医疗救援的重点也不尽相同：如2008年"5·12"汶川地震造成大量人员伤亡，伤病员医疗后送任务十分艰巨；而2008年年初的大面积雨雪灾害袭击伤亡人数很少，医疗后送任务相对较轻，卫生防疫、健康教育、卫生监督等任务相对突出。

（2）伤病员短时批量产生，现场医疗力量相对不足，救援时限和机动性要求高：如特大地震，伤病员产生数量巨大，当地医疗救援力量同样遭受重创，需要大量医疗力量支援，并具备快速机动能力，克服气象、道路交通、食宿等方面的困难，在第一时间到达灾区，拯救生命，必须分秒必争，实施快救、快送。

（3）工作和生活条件有限，环境适应能力要求高：突发事件特别是重大自然灾难，灾区水电煤气等供应中断，道路损毁严重，救援物资无法及时顺利抵达灾区，医疗救援工作往往利用民房、校舍、帐篷等展开，精良的医疗仪器设备无法应用，因此医疗救援队必须适应在恶劣条件下利用简易设备开展救援的现实，同时还应具备一定的自我保障、后勤储备、自我生存的适应能力，预防次生灾难发生。精确测算实战需求，提高自我保障能力。汶川、玉树、鲁甸地震和舟曲泥石流等灾害的救援中，应急防疫救援力量实施跨区救援，发现了部分自我保障物资准备不符合实战需要，存在携行不足或过多的问题。通过总结自身实战经验、开展计算机模拟测算和借鉴国外防疫救援先进理念方法，针对不同救援行动与任务的实际情况，精确测算各类物资需求，调整完善防疫救援力量各类物资携运行标准，确保基本生活物资和消耗性防疫物资种类齐全。同时，应完善健全灵活通畅的物资储备标准体系和物资采供运机制，保证紧急情况下物资的及时供给补充。此外，平时训练应重视适应性训练，提高野外环境生存适应能力。

（4）伤情伤类复杂，救援技术要求高：突发事件伤病多样，伤情复杂，须进行有针对性的救治；参与医学救援的医护人员应训练有素，不仅有精湛的医术，还要懂得应急医学救援知识，必须对伤病员实施分类分级救治，实施快速医疗后送，紧急疏散现场的危重伤病员。

2. 突发事件应急医学救援原则和分级

医疗卫生救援应急队伍到达现场后，要本着"先救命后治伤、先救重后救轻"的原则开展工作。

（1）分级救治：突发事件可能出现大批伤病员，要及时迅速地对大量伤病员进行妥善救治，必须合理开展分级救治。救治上实行分级分工，保持连续性，技术上由低级到高级，互相衔接、逐步完善。突发事件医学救援通常按照三级救治组织实施。

（2）时效救治：时效救治（optimal medical treatment）是按照战（创）伤救治的时效规律，在最佳救治时机采取最适宜的救治措施，以达到最佳救治效果的工作方式。在突发事件医学救援中必须突出救援的时效性，例如地震伤病员抢救的黄金时间是震后72小时，化学中毒伤病员救治的最佳时机是中毒后30分钟，氰化物和芥子气中毒伤病员的最佳救治时机是10分钟以内，一旦错过抢救的最佳时机抢救成功率会大大降低。因此，医疗队不仅需要在第一时间迅速赶到现场，还必须明确各级救治技术和要求。

三、突发事件应急医学救援的准备与响应

（一）应急医学救援力量的调集与使用

重大突发公共卫生事件是没有硝烟的战争，其非常规性、关联性、复合性及衍生性不断增强，持续增大了突发事件的防控难度，救援任务难度也随之加剧。依据应急四级响应的要求，进一步完善应急状态下区域内医疗卫生机构的动员响应机制，区域协同联动、调集人员，统筹和调配全域优质医疗资源，优化应急处置模式、科学布局与功能提升、专业人才队伍建设，快速高效地把救援需要的人力物力运输到最前线。

建立健全应急救援的非常时期（战时）动员机制，包括：一是完善领导指挥机制，完善公共卫生工作联席会议和联防联控机制，形成防控工作合力，共同会商突发事件紧急医学救援工作。二是完善动员响应机制。以数据库管理系统和大数据平台为依托，建立智慧化快速预警多点触发机制；依据不同预警机制，完善多部门的快速动员应急响应。三是完善调集征用机制。要根据应急救援等级需要，建立不同区域范围（区县级、省市级、战区级及全国）医疗救援机构和队伍的联动机制，一旦发生突发公共卫生事件，随时能够调动。四是完善医控联动机制。建立疾控系统特派员制度和国家应急救援大数据中心，关口前移，织密网底，实现动态防控、科学防控、精准防控，并为应急救援提供需求信息和决策支撑。五是进一步加强卫生应急救援的国际合作机制建设，一方面有效履行负责任大国义务，做好物的援助和人的驰援；另一方面加强学术的交流和救治的合作。

1. 建立应急医疗队　根据需要，可以按照重大灾害、传染病、中毒和核辐射等不同类别医疗卫生救援分别组建应急队伍，应急队伍包括国家、省市、专业以及各军区（军兵种）、武警总队的救援队伍。突发事件应急医疗救援必须发挥现有医疗机构在应急救援中的作用，注重平时的培训和演练，同时也不能忽视志愿者应急救援力量，以便有效应对辖区内的突发事件。

2. 应急医疗队人员构成　根据现场实际需要和前期快速评估，细化拟派遣队伍中的医疗专业人员专业方向；提供充足的资金，配备行政和后勤保障专业人员，避免次生灾害；同时注意保障救援人员的生命安全和心理支持工作。

3. 调集使用时机和方式　按照预案的要求，制定医学救援方案，统一指挥调用医疗资源，迅速开展医学救援工作。应根据任务需求和条件灵活使用，既可以整建制使用，也可以模块化组合，应就近使用、靠前使用、综合使用，建立实施快速、高效的多种救援方式，包括车载医院、移动帐篷医院和航空救援。

（二）应急救援医疗队的应急响应

应急救援医疗队在接到救援指令后应做好应急响应行动准备。

1. 输送前准备　收集信息与现场调查，包括具体事件和响应级别、灾区环境、医学救援需求信息等；明确医学救援任务，启动相关预案。

2. 组织输送　根据救援任务展开医疗工作。根据具体救援方案，迅速下达任务指示，做好途中的保障措施，组织协调医疗卫生救援应急队伍和人员到达现场。

3. 现场展开　选择具有一定展开面积、充足的水源、便利的交通等条件的场地，参照展开布局的基本要求，组织开展医疗救治，并与当地卫生行政部门、交通部门等有关单位沟通协调。现场应急医学救援通常设立下列临时区域：①检伤分类区；②紧急处置区：对危及生命的伤情立即处理，稳定伤情；③重伤病员接收区；④轻伤病员接收区；⑤伤病员转运区：由转运站主任安排搬运伤病员上救护车，后送至指定医院；⑥救护车停泊区：安排救护车停泊。

（三）基地医疗机构的应急响应

基地医疗机构的主要任务是接收现场转运来的大批量伤病员。应急响应工作包括：调整组

织，调配人员，增设外科床位，调整补充外科医护人员，麻醉科、手术室、输血科等做好扩大工作量的准备；妥善处置现有伤病员，腾空床位，动员治愈或基本治愈的病员出院，必要时组织转院；请领分发药材物资，重点加强伤员前接组和检伤分类组工作；若时间允许可以开展针对性应急训练。

（四）现场救援指挥流程

突发事件卫生应急救援现场指挥流程可简单概括为三报告、二指挥、一收集。接到出发指令后，立即启动赶赴现场；到达现场后佩戴指挥标识。现场医疗卫生救援指挥官要接受突发事件现场处置指挥机构的领导，加强与其他救援部门的沟通协调；到达现场后，立即了解现场情况，并向有关部门报告事件名称、类型、发生时间、地点、涉及范围、规模，判断伤亡人数，决定是否需要增援（一报告）；组织指挥现场急救人员对伤病员进行检伤分类和现场救治，指定一人做好登记。必要时与公安、消防、交通等相关部门协调（一指挥）；将检伤分类结果（重伤人数、中等伤人数、轻伤人数、死亡人数）、伤员救治情况上报指挥中心，同时请求120调度中心分流伤员的指示（二报告）；根据120调度中心指示，指挥救护车转运伤病员至指定目标医院（二指挥）；收集伤亡人数、伤病员基本信息、伤情及转送医院等信息，做好记录（一收集）；将现场处置结果及当前现场情况上报120指挥中心或现场指挥部，请求下一步指示（三报告）。

四、突发事件应急医学救援与救治

苏联野战外科学家皮罗果夫曾经指出：对大批伤病员的救治起主要作用的不是医疗，而是组织。突发事件应急医疗救援，需要及时迅速地对大量伤病员进行妥善救治的组织管理，保障分级救治的高效开展。突发事件应急医学救援通常分为三级，第一级现场抢救、第二级早期治疗以及第三级专科治疗。

（一）第一级——现场抢救及其组织工作

现场抢救是在伤病员受伤地点给予及时有效的救护，使其迅速脱离险境的活动。它是整个抢救工作的重要环节，也是人员脱险、伤病员获救的基本保证。

1. 统一组织，分片负责　在应急指挥部领导下，组成现场抢救领导小组，部署实施和合理分配抢救力量，保证伤员及时得到抢救。

2. 统筹安排，合理部署　一是突出重灾区，及时进行伤员分类，并简单做颜色标记：急性 = 红色，非急性 = 绿色。二是按照技术专长分配任务和及时调配救援力量。做到人尽其能、物尽其用，提高抢救效率。

3. 快抢快救，救送结合　一是迅速寻找、发现遇险人员，二是对抢救出的人员按伤情救护，三是就近分点集中并迅速转送到上级医疗机构。

（二）第二级——早期治疗工作的组织

早期治疗指在早期救治机构进行早期医学处理，伤情稳定后迅速转送至指定医院。

1. 早期治疗机构的组织形式　主要是医疗站（医院）。医疗站（医院）的编组是早期治疗机构，通常由开设站（院）部、分类后送组、手术组、抗休克组、医疗组、医疗保障组、生活保障组等组成。早期治疗机构一般设置在事件现场外围，尽量靠近现场边缘、伤病员较多地域。选择靠近水源、交通方便、能进出车辆、能容纳一定数量伤病员的地区，如学校、体育场、公园、广场等。

2. 早期治疗工作的基本要求

（1）及时进行伤病员分类，妥善安排救治工作：将伤员按受伤程度进行合理分类，以确定需要救治的优先等级。按照红十字国际委员会等机构制定的标准，将伤员分为四类：①紧急处理（红色）：受到危及生命的损伤，须立即进行复苏和手术的，一般为重伤员；②优先处理（黄色）：须在6小时内给予手术和可能同时需要复苏的，一般为中度伤员；③常规处理（绿色）：伤情稳定的，一般为轻伤员；④期待处理（黑色）：伤员遭受致命性损伤，生命处于濒危状态或死亡，一般为危重伤员。

（2）积极防治休克，尽力抢救危重伤员：休克、大出血、窒息、重要脏器损伤伤势严重，有生命危险，是伤员早期死亡的主要原因。医疗站（医院）要将其作为重点优先安排救治。

（3）及早进行初期外科处理：及早进行初期外科处理（清创术），是防治创伤感染、促进创伤愈合的最重要的治疗措施。早期应用抗生素可以使创伤感染的潜伏期有所延长，并同时进行彻底的清创手术，清除伤口中的血块、异物、失活组织，预防细菌感染。

（4）重伤员观察和术后留置：对伤情危重、短时间内既不能接受手术，又不能耐受转送颠簸的伤员，应进行观察，待伤情好转后再作处理。医疗站（医院）可设病室对其集中安置，指派专门人员护理，严密观察。术后伤员应留置一定时间。

（5）做好门诊、巡诊和隔离治疗工作：那些不需转送的有家可归的伤病员可回家并定期门诊；无家可归的可设伤病员临时集中区，派出换药小组，进行诊治并做好登记，定期门诊复查和治疗。

（6）迅速组织伤病员转送：伤病员经过早期治疗后，除必须留置观察的人员之外，应及时安排组织对其余伤病员的转送。

（三）伤病员转送

1. 建立健全转送组织　编组分类转送组，依据灾区现场指挥部的布置和分工，按不同伤、病情安排伤病员的去向，认真做好转送前准备工作。

2. 掌握转送适应证　伤病员转送的目的是使其尽快获得完善的治疗，因此应确定伤病员是否具有转送适应证：①转送途中无生命危险者；②术后伤情已稳定者；③应实施的医疗处置已全部做完者；④体温在38.5℃以下者。当大批伤员集中到来，救治力量难以承受时，可以适当放宽转送适应证。

3. 做好转送前准备

（1）换药，骨折的固定，抗生素的应用，管型石膏的松解等。可能发生呼吸道阻塞的伤员（颌面部伤、颅脑伤等），必要时可作预防性的气管切开。

（2）空运转送伤病员时，要做好预防性工作。如对血气胸者采取闭式引流术；对腹部伤员用腹带加压包扎；管型石膏松解；严格检伤，对乘机有危险的伤病员（心力衰竭、严重失血性贫血、精神分裂等）应从严掌握，改用其他工具转送为宜。

（3）成批伤病员转送，可事先将转出的伤病员编成班组、编号、预先安排转运人员，并有序上车（船）、登机，顺序实施转运。

（4）凡转送的伤病员，要办好各种转送手续，填好医疗文书。医疗文书由轻伤病员自己携带，重伤病员可装入左上衣口袋。

4. 转送　选择合适的工具、体位，妥善迅速地组织伤病员上车（船）、登机，并做好途中观察、护理和防护，安全迅速转送伤病员。

（四）第三级——专科治疗

由指定临时医院或指定医院进行专科治疗，直到治愈。后续专科治疗是伤病员经过飞机、列车、轮船的远距离运输后，到达灾区以外的综合医院进行的专科治疗。这些医院中，有军队医院，也有地方医院。由于伤病员在短时间内大批量到达，医院一般要紧急扩大床位，严密组织，充分发挥现有医疗护理力量。

五、突发事件应急公共卫生措施

（一）灾区饮水卫生污染及洁净

1. 灾区饮用水污染特点　灾区饮用水污染，是指地震、洪涝灾害以及事故性有毒、有害物质泄漏等引起的水源水及供水设施污染。其特点是具有突发性、不可预见性和危险性。

2. 灾区饮用水污染的应急处置原则　由于自然灾害造成饮用水污染成因不同，灾区地质气象条件不一，为灾民提供的物质支持也不同，因此饮用水污染的应急处理应以改善水质卫生为主。城镇以居民小区、居委会、灾民临时安置场所为对象，农村以村、村民小组为对象，采取集中与分散相结合的原则，以水质净化和水质消毒为主要内容，做好灾区饮用水的卫生保障工作。

3. 建立饮用水管理组织　洪水或地震之后，灾民大多集中在临时避难所（如河堤、空旷地、大型室内公共场所等），人口密度大，环境卫生条件差。保障饮用水卫生安全，是防止灾后疫病流行的关键。必须有专人负责灾民的饮用水卫生，其任务是保护和改进现有水源，选择临时取水点，构筑储水设施，分发净水剂、消毒剂，建立定人、定时、定户的饮用水净化消毒制度，定期组织水质监测，检查灾区饮用水净化和消毒效果，清除临时取水点和储水设施周围的污染源。

4. 选择临时取水点　临时取水点应符合以下卫生要求：①地势相对较高（至少高于居民地1.5m）以保证输水水管有一定的自然压力，便于取水；②在15m半径之内，无厕所、垃圾堆、临时浴室、排水沟等污染源；③地面较平整，沙质土壤，便于排水；④交通方便，利于车辆停靠。

当人们直接从水源取水时，要加强水源保护和控制，把不同用途的取水按时段和地段分开，以降低对饮用水造成污染的风险。禁止牲畜在饮用水源附近踩踏和排便，牲畜用水要用管道输送到与水源有一定距离的水槽中。设立栏杆来界定饮用水区和动物用水区。

5. 水质净化与消毒　作为饮用水的水源水，无论是地下水还是地面水，都含有各种各样的杂质，均须充分净化和严格消毒，才能达到生活饮用水的卫生要求。

灾区的水质净化可采用简易的常规净化法，即明矾混凝沉淀法。净化后的水仍残留有10%左右的细菌，其中可能含有致病菌，只有通过消毒，才能保证供水安全。煮沸是十分有效的灭菌方法，在有燃料的地方可采用。灾区水质消毒主要采用氯化消毒法，操作简便，效果可靠，对细菌和病毒均有杀灭作用。

（二）灾区环境卫生

1. 灾区临时住所的卫生要求　要选择安全和地势较高的地点，采取应急措施，搭建帐篷、简易住房等临时避难场所，做到先安置、后完善；应尽量选择轻质建筑材料，屋顶不要放置砖头、石块或其他重物，以防倒塌伤人；临时避难场所应能遮风挡雨，满足通风通气和夜间照明要求，南方地区要设法降低室温，防止中暑，北方地区要注意夜间保暖；注意临时场所的环境卫生，不随地大小便和乱倒垃圾污水，也不要饲养畜禽；尽量按照原有建制，按户编号，相互熟悉，便于开展工作。

2. 厕所卫生和粪便处理　厕所是人们生活不可缺少的卫生设施，灾区的厕所应满足应急性、便利性和实用性的要求，并加强厕所卫生管理，确定专人保洁，及时清掏粪便，并进行卫生处理。

联合国难民事务高级专员公署（UNHCR）建议，每户家庭一个厕所是最好的选择，其次是每20人一个厕所，第三位选择是每100人一个厕所或排便区，同时在设计和建筑上给出了进一步的建议。

3. 垃圾的收集和处理　一是根据灾民聚集点的实际情况，合理设置垃圾收集站点，做到日产日清；二是加强垃圾收集站的管理，安排专人负责清扫、运输；三是及时将垃圾运出，建立掩埋坑掩埋，或者做垃圾分类，选择合适的地方做堆肥处理，在四周挖排水沟，并用药物消毒杀虫，控制蚊蝇滋生；四是对传染性垃圾用焚烧法处理。焚化炉要远离居民区，位于下风向，垃圾灰和不能燃烧的垃圾应用40cm厚的土壤覆盖掩埋。焚烧垃圾不适用于一般的家庭垃圾。

（三）灾区食品卫生

1. 灾害对食品的污染　灾害可以对食品生产、加工、储运、销售、供应等各个环节产生不同程度的破坏和污染。食物一旦受到污染，其危害主要表现在两个方面：一是由于食物资源损毁造成的损失，食物链的各个环节都可能会受到不同程度的损毁，失去或部分失去使用价值，除造成一定的经济损失外，甚至可能会造成灾区食品短缺和公共营养方面的问题；二是可能引起人体健康危害或潜在性的危害，灾害增加了食物链各个环节被有毒有害物质污染的机会，一旦污染范围广泛，就可能导致灾区食源性疾病暴发流行。食品污染的类型包括直接污染、二次污染、交叉污染和人 - 食品污染等。

2. 灾后居民饮食卫生管理　灾后居民正常生活秩序被打乱，健康状况和抵抗力下降，如果不注意饮食卫生，不仅会引起食物中毒，还会传播肝炎、痢疾、霍乱等疾病，因此必须加强灾区居民的饮食卫生管理。如注意饮水卫生，不要喝生水；不要吃未洗净的瓜果蔬菜；不要吃凉拌菜，尤其是卤菜；不要吃馊饭馊菜；不要吃毒死、病死、淹死或死因不明的家禽、家畜、鱼虾；不要吃过期食品；不要吃发芽的土豆、腐烂的瓜果；不要吃霉变的粮食；不要购买、制作、销售不卫生的食品；不要举办大型聚餐等。

（四）遇难者善后处理

任何灾难都可能造成重大伤亡，大量死亡往往会加重人们对于疾病暴发的忧虑。虽然目前并没有证据表明大量尸体一定会导致灾后传染病暴发，但是由于天气炎热、生态环境遭到破坏，尸体会很快腐败，细菌滋生，所以要加强对尸体的管理。

尸体处理基于以下原则：①在大量伤亡发生后，埋葬优于火化；②应尽一切努力确认尸体身份；③应尽所能，避免集体安葬；④有机会和条件时按照习俗举行适宜的葬礼和埋葬仪式；⑤如果没有适当的设施，如墓地或火葬场，应提供临时替代场所和设施。

当不便或不能将死者转送到太平间时，应急救援人员须建立一个现场临时停尸房。一旦找到遗体，救援人员须将其放入尸体袋，运到临时停尸房，尽可能收齐遗骸并集中在一起。对可能被毒物污染的遗体须先送至消毒站洗消。在辨认遗体前，需用统一的辨认体系给每具尸体加以标签标识。

对遇难者个人物品的保存非常重要。用与遇难者相匹配的标识符标记其物品，便于日后辨认。遗体辨认的方法包括：亲属的目视识别、指纹识别、牙齿记录识别、医用植入物（如起搏器）识别。DNA 也可用于死者的识别。

在任何救援、搜寻及遇难者善后处理工作中，救援人员的安全是首位的。在尝试找回遗体之前，须动员现场救援人员，必要时还要动员工程人员，保证现场的安全。在爆炸现场，遇难者的衣物中或体内可能嵌进尖锐的物品。救援人员在准备搬运遗体时应格外小心，避免伤害自身或对遗体造成进一步损伤。工作人员及志愿者在处理尸体之后以及进食之前，应用消毒剂清洗双手。

第四节　突发事件应急心理救援

近些年来自然灾害、事故灾难、公共卫生事件、社会安全事件等突发事件频繁发生，而且有些突发事件还具有全球性，世界正进入一个前所未有的危机频发时期。人都会生活在各种各样的威胁中，也会遇到重大的意外灾害，如战争、地震、疫情、丧失亲人、致残等，在这种情况下，除了生命、财产的损失，心理创伤一定存在，甚至可能更严重。特别是灾区和疫区人民以及患者家属，容易出现严重的心理创伤。由于生活经历、年龄、文化、宗教信仰等的不同，个人心理应急的能力差异很大。基于突发事件的特殊性以及心理危机干预在应急管理中的特殊作用，心理修复是疫情后期和灾后的一项重要工作,事后积极进行心理干预可以在较大程度上避免公众和个体产生心理问题,为公众和个体提供健康的心理治疗保障。

一、心理救援的基本概念

(一)灾难后可能出现的心理问题

地震、海啸、洪水等是常见的自然灾难。各种自然灾难不仅对生命和财产以及生活环境破坏力强大,更为值得关注的是,在灾难中的幸存者不得不面对灾难带给身体和心灵的靠自身能力无法抵御的极大创伤和危机。

突发公共卫生事件,例如疫情大流行带给社会民众、疫区人民、患者及其家属等不同程度的健康威胁和心理创伤。心理修复是疫情后期的一项重要工作,事后积极进行心理干预可以在较大程度上避免公众产生心理问题。

1. 急性应激反应 是指因极其严重的心理或躯体应激因素而引起的短暂精神障碍。个体在遭受严重的或异乎寻常的精神打击后,可在数分钟至数小时内发病。一般维持数天,最多一个月,一般属于一过性的精神障碍。急性应激反应在临床上主要可分为两种类型:一种是伴随强烈恐惧体验的精神运动性兴奋,其行为往往带有一定的盲目性;另一种是伴有情感迟钝的精神运动性抑制,有一定程度的意识模糊。

2. 创伤后应激障碍(post-traumatic stress disorder,PTSD) 又称延迟性心因性反应,是指由亲身经历或目击的,包括战争、暴力袭击、强奸、虐待、绑架、重大交通事故、突发重大公共卫生事件等日常生活事件和自然灾害在内的、一切引起严重精神创伤的事件所引发的共同的精神障碍,一般在遭受打击数周至数月后发病。患者经历创伤性事件后,仍对该事件反复体验,并有避免引起相关刺激的回避行为和高度的警觉状态,病情持续以致引起主观上的痛苦和社会功能障碍。PTSD患者可有主观性失眠或乏力,并伴有与创伤相关的噩梦,睡眠脑电图发现快速眼动睡眠密度增加或维持受损,第四期睡眠增多。

(二)应急心理救援

应急心理救援在心理学专业上又称为心理危机干预(psychological crisis intervention)或灾后心理救援,是指以医务专家、心理专家为主的科技工作者运用心理学、医学知识,对紧急或重大事件发生地区存在心理危机的群体,通过科学的心理疏导,进行心理危机干预,缓解因灾害、瘟疫或伤害带来的心理压力,为心理受到严重创伤者进行的心理救援工作。现代意义上的心理救援体现了科学精神和人文关怀的结合,《中国精神卫生工作规划(2002—2010年)》明确指出,发生重大灾难后,当地应进行精神卫生干预,并展开受灾人群心理应急救援工作,使重大灾难受灾人群中的50%获得心理救助服务。

二、应急心理救援的组织

(一)应急心理救援的基本任务

1. 积极预防、及时控制和减缓灾难的心理社会影响。
2. 促进灾后和疫后的心理健康重建。
3. 维护社会稳定,促进公众心理健康。
4. 综合应用基本干预技术,并与宣传教育相结合,提供心理救援服务。
5. 了解受灾、疫区人群的社会心理状况,根据所掌握的信息,发现可能出现的紧急群体心理事件苗头,及时向救灾指挥部报告并提供解决方法。
6. 通过实施干预,促进形成灾后、疫后社区心理社会互助网络。

（二）应急心理救援的基本原则

1. 协同性原则

（1）心理救援医疗队在到达指定救灾地点后，应及时与救灾地的救灾指挥部取得联系，成立心理救援协调组，统一安排救灾地的紧急心理危机干预工作。

（2）后期到达同一地点的心理救援医疗队或人员，应该在上述心理救援协调组的统一指挥、组织下开展工作。

（3）心理救援协调组的工作，应及时与所在地精神卫生专业机构沟通和协调，并接受当地卫生行政部门领导。

2. 普遍性原则　心理危机干预人群分为四级，干预重点应从第一级人群开始，逐步扩展。一般性宣传教育要覆盖四级人群。

（1）第一级人群：亲历灾难的幸存者，如死难者家属、伤员、幸存者。

（2）第二级人群：灾难现场的目击者（包括救援者），如目击灾难发生的灾民、现场指挥和救护人员（消防、武警官兵，医疗救护人员，其他救护人员）。

（3）第三级人群：与第一级、第二级人群有关的人，如幸存者和目击者的亲人等。

（4）第四级人群：后方救援人员、灾难发生后在灾区开展服务的人员或志愿者。

3. 科学性原则　心理救援队成员应具备精神医学或心理学相关专业知识，优先选用有灾难心理危机干预经验的人员，心理救援队成员应至少由2人组成，尽量避免单人行动。

4."防-控-治"并举原则

（1）利用大众媒体向灾民宣传心理应激和心理健康知识，宣传应对灾难的有效方法。

（2）依靠各方力量参与，与当地民政部门、学校、社区工作者或志愿者组织等负责灾民安置与服务的部门/组织建立联系，并对他们开展必要的培训，让他们协助参与、支持心理危机管理工作。

（3）对灾难中的普通人群进行妥善安置，避免过于集中。在集中安置的情况下实施分组管理，最好由相互熟悉的灾民组成小组，并在每个小组中选派小组长，作为与心理救援协调组的联络人。对各小组长进行必要的心理危机管理培训，使其负责本小组的心理危机管理，以建立起新的社区心理社会互助网络，及时发现可能出现严重应激症状的人员。

（4）对重点人群采用稳定情绪、放松训练、心理辅导技术开展心理危机救助。综合应用基本干预技术，并与宣传教育相结合，通过实施干预，促进形成灾后社区心理社会互助网络。

5. 分类干预原则　对目标人群进行评估，制订分类干预计划。评估目标人群的心理健康状况，将目标人群分为普通人群和重点人群。对普通人群开展心理危机管理，对重点人群开展心理危机援助。

6. 保密原则　严格保护受助者的个人隐私，不随便向第三者透露受助者个人信息。

（三）应急救援分队

1. 心理救援医疗队　人员以精神科医生为主，可有临床心理治疗师、精神科护士加入。至少由2人组成，尽量避免单人行动。心理危机干预人员也可以作为其他医疗队的组成人员。

2. 救灾地点心理危机干预队伍　以精神科医生为主，心理治疗师、心理咨询师、精神科护士和社会工作者为辅。适当纳入有相应背景的志愿者。在开始工作以前对所有人员进行短期紧急培训。

三、心理危机干预

（一）心理危机干预的工作程序

1. 出发前准备

（1）了解灾区基本情况，包括灾难类型、伤亡人数、道路、天气、通信和物资供应等；了解目前的政府救援计划和实施情况等。

（2）复习本次灾难引起的主要躯体损伤的基本医疗救护知识和技术，例如骨折伤员的搬运、创伤止血等。

（3）明确即将开展干预的地点，准备好交通地图。

（4）初步估计干预对象及其分布和数量。

（5）制订初步的干预方案／实施计划。

（6）对没有灾难心理危机干预经验的队员，进行紧急心理危机干预培训。

（7）准备宣传手册及简易评估工具，熟悉主要干预技术。

（8）做好团队食宿的计划和准备，包括队员自用物品、常用药品的配备等。

（9）尽量保留全部发生的财务票据。外援心理援助医疗队在到达灾区之前，尽量与当地联络人进行沟通，了解灾区情况，做到心中有数。

2. 现场工作流程

（1）接到任务后按时间到达指定地点，接受当地救灾指挥部指挥，熟悉灾情，确定工作目标人群和场所。

（2）在已有心理危机干预方案的地方，继续按照方案开展干预；在还没有制订心理危机干预方案的地方，抓紧制订干预方案。

（3）分小组到需要干预的场所开展干预活动。在医院，建议采用线索调查和跟随各科医生查房的方法发现心理创伤较重者；在灾民转移集中安置点，建议采用线索调查和现场巡查的方式发现需要干预的对象，同时发放心理救援宣传资料；在灾难发生的现场，在抢救生命的过程中发现心理创伤较重者并随时干预。

（4）使用简易评估工具，对需要干预的对象进行筛查，确定重点人群。

（5）根据评估结果，对心理应激反应较重的人员及时进行初步心理干预。

（6）对筛选出有急性心理应激反应的人员进行治疗及随访。

（7）有条件的地方，要对救灾工作的组织者、社区干部、救援人员采取集体讲座、个体辅导、集体心理干预等措施，教会他们简单的沟通技巧、自身心理保健方法等。

（8）及时总结当天工作。每天晚上召开碰头会，对工作方案进行调整，计划次日的工作，同时进行团队内的相互支持，最好有督导。

（9）将干预结果及时向当地救灾指挥部负责人进行汇报，提出对重点人群的干预指导性意见，特别是对重点人群开展救灾工作时的注意事项。

（10）心理救援医疗队在工作结束后，要及时总结并汇报给有关部门，全队接受一次督导。

（二）心理危机干预的技术要点

1. 放松训练要点　包括呼吸放松、肌肉放松、想象放松。分离反应明显者不适合学习放松技术（分离反应表现为对过去的记忆、对身份的觉察、即刻的感觉乃至身体运动控制之间的正常整合出现部分或完全丧失）。

2. 心理辅导要点　心理辅导是通过交谈来减轻灾难对重点人群造成的精神伤害的方法，个别或者集体进行，自愿参加。开展集体心理辅导时，应按不同的人群分组进行，如住院轻伤员、医护人员、救援人员等。

（1）目标：在灾难及紧急事件发生后，为重点人群提供心理社会支持。同时，鉴别重点人群中因灾难受到严重心理创伤的人员，并提供到精神卫生专业机构进行治疗的建议和信息。

（2）过程

1）了解灾难后的心理反应：了解灾难给人带来的应激反应表现和灾难事件对自己的影响程度，也可以通过问卷的形式进行评估。引导重点人群说出在灾难中的感受、恐惧或经验，帮助重点人群明白这些感受都是正常的。

2）寻求社会支持网络：让重点人群确认自己的社会支持网络，明确自己能够从哪里得到相应的帮助，包括家人、朋友及社区内的相关资源等。

3）应对方式：帮助重点人群思考，选择积极的应对方式；强化个人的应对能力；思考采用消极的应对方式会带来的不良后果；鼓励重点人群有目的地选择有效的应对策略；提高个人的控制感和适应能力。

（三）心理危机干预中应注意的问题

1. 心理危机干预是医疗救援工作的一个组成部分，应该与整体救灾工作结合起来，以促进社会稳定为前提，根据整体救灾工作的部署，及时调整心理危机干预工作的重点。

2. 心理危机干预活动一旦进行，应该采取措施确保干预活动得到完整地开展，避免再次创伤。

3. 对有不同需要的受灾人群应综合应用干预技术，实施分类干预，针对受助者当前的问题提供个体化帮助。严格保护受助者的个人隐私，不随便向第三者透露受助者个人信息。

4. 以科学的态度对待心理危机干预，明确心理危机干预是医疗救援工作中的一部分，不是"万能钥匙"。

本章小结

本章主要从卫生应急响应、突发公共卫生事件的现场调查和处置、"全危害"风险管理与突发事件应急医学救援，以及突发事件应急心理救援四个重要环节展开探讨，重点围绕卫生应急响应与处置的全链条进行介绍。主要内容包括卫生应急响应概念、响应处置理论和原则、响应处置流程和重点工作；现场调查和处置的主要工作步骤；突发事件应急医学救援和心理救援的原则和主要任务等理论和实践。

思考题

1. 简述突发事件卫生应急响应处置成功的四个典型特征。
2. 简述卫生应急响应处置流程，以及过程中需要重点关注的指标。
3. 简述突发事件应急医学救援原则，举例说明时效救治。
4. 选取灾区临时取水点时，应考虑哪些卫生要求？
5. 以突发传染病暴发流行为例，简述现场处置的工作要点。
6. 作为心理救援分队的成员，到达灾难现场后，应如何开展工作？

（陈　虹）

第十一章　卫生应急中的恢复与重建

突发事件紧急事态得到有效控制后,卫生应急管理的核心任务从"响应处置"逐步转变为"恢复重建"。突发事件不仅会造成公众伤亡、社会结构破坏和财产损失,还会留下很多潜在的风险和影响。突发事件发生后,卫生应急管理的恢复重建主要涵盖两大类内容和活动:各类突发公共卫生事件应急响应处置后的恢复重建以及各类自然、人为和社会灾难事件后期的医疗卫生系统和卫生应急体系的恢复重建。重建的目的在于采取有效措施弥补事件造成的损害,恢复组织正常业务、服务、秩序和形象,此外,通过及时开展事件评估,总结经验教训,为未来的善后、恢复重建提供经验和支持。如果能够正确高效应对突发事件,掌握转危为机的策略和措施,不但能规避风险,还会促进社会更大进步、组织进一步发展、公众健康水平进一步提升。

卫生应急管理中建立健全卫生应急恢复与重建机制,不仅要尽快降低和消除突发事件中受到波及和影响的公众的身心健康威胁,恢复和补偿消耗、缺乏或损毁的卫生资源及设施,实现卫生机构正常业务活动、服务和功能的复原提升,还要推动复工、复产、复学等一系列社会活动和秩序的恢复,并贯彻系统化、可持续发展理念,将恢复重建作为防止公众健康危害、减少潜在健康危害风险、系统组织学习和能力重建的重要环节以及推进体系改进和能力完善的关键契机,全方位提升全社会抵御突发事件风险的水平。

第一节　恢复与重建概述

每一次危机既包含了失败的根源,又孕育着成功的种子。发现、培育,进而收获潜在的成功机会,是危机处理的精髓。突发事件恢复、重建工作有明显的针对性,应有步骤、按计划、有条不紊地进行。

突发事件发生后,应对事件所有环节进行实事求是的评估,包括事件根源分析、事件后果评价、事件处理措施评价、卫生应急体系关键能力和短板评价、政府处理突发公共卫生事件能力评估等众多内容,通过进一步健全评估机制,认真审查体制中的不足,弥补政策缺陷,可更有效地提高政府对突发公共卫生事件的整体应急管理水平,逐步实现突发公共卫生事件相关资源及能力管理从"战时"向"平时"的转化。

一、恢复与重建的内涵

突发事件恢复与重建是指突发事件的威胁和危害基本得到控制或消除后,及时组织开展事后恢复重建工作,减轻突发事件造成的损失和影响,尽快恢复生产、生活、工作和社会秩序,妥善解决处置突发事件过程中引发的矛盾和纠纷,认真进行总结评估,以及改进今后的工作等一整套管理机制和做法。主要包括应急处置的逐步减缓、善后处置、调查评估、恢复重建等过程。

(一)应急减缓

在大量患者、伤员已按照疾病特征得到疏散或隔离、医疗救治、紧急转运,特别是突发事件造成的公众主要健康威胁已得到基本控制后,可按照相关法律规定适时、逐步减缓应急处置措施，但同时要采取或继续实施必要的善后管理措施，逐级转回平时状态，并适时启动恢复管理计划和措施。但如果遇到突发事件死灰复燃、次生或衍生事件发生等威胁群体健康的特殊情况时，则可越级转回应急处置。

（二）善后处置

善后处置是指在突发事件得到初步控制或结束后，为恢复社会正常秩序、减轻事件影响、安抚受害者及其家属、重建受损设施和恢复生产生活所进行的一系列后续处理工作和活动。包括但不限于对受害者的救助与补偿、对事件现场的清理与恢复、对相关责任人的调查与处理、对事件原因的分析与总结，以及为防止类似事件再次发生而采取的改进措施等。善后处置是突发事件应急管理的重要环节，旨在全面、系统地处理事件后果，确保社会尽快回归正常状态。

（三）调查评估

卫生应急中的调查与评估是指卫生部门运用适当的方式，对特别重大突发公共事件的起因、性质、影响、责任、经验教训和恢复重建等问题进行调查，开展卫生学等方面的系列评估工作，为决策部门确定救灾防病工作的策略和措施提供参考依据，并根据评估结果不断进行调整，做好突发公共事件发生后的救灾防病工作。

（四）恢复重建

目前对于"恢复""重建"的内涵界定，学术界尚未形成统一的观点。关于"恢复"，有学者认为，恢复（recovery）是危机管理或者突发事件的最后一个阶段，它包括人的管理以及物和系统的恢复两个方面，并且突出了恢复力，即有效生存与反应的能力的重要性。关于"重建"，有学者认为，重建（reconstruction）通常是指在公共危机事件发生之后，重建灾区生活环境和社会环境并达到或者超过公共危机事件发生之前的标准。

（五）卫生应急中的恢复重建

关于卫生应急中的恢复与重建，目前学术界尚无统一定义。本书认为有广义和狭义两种定义。广义的恢复重建（recovery and reconstruction）是指突发公共事件发生后，政府在卫生应急的响应与处置、恢复与重建各阶段，对受损组织机构、法律制度、社会秩序、公共设施等，根据突发公共事件发生的范围、性质等相关因素，制定旨在对物质层面、社会层面进行恢复和重建的政策和规划，规定各个参与主体的权利和责任，进而实施政治、经济、社会和环境等一系列措施，并在综合性评估的基础上重建机构运转和服务功能，同时对受影响的人员进行精神层面的恢复与重建，为其提供长期的关爱和支持。

狭义的恢复重建特指在卫生应急的预防与准备、响应与处置工作结束后，对受损的卫生服务体系组织机构、法律、社会秩序、公共设施等进行物质层面、社会层面的恢复与重建，同时对受突发事件健康威胁群体分类别进行身体层面、精神层面、资源物质层面、社会关系和制度层面的恢复与重建。通过重建，使各方面恢复到突发公共事件发生前原有的正常状态或者更好。

二、靶向事件影响的恢复与重建行动

恢复重建应以消除突发事件影响为基础，以谋求未来发展为导向。卫生应急恢复与重建应重点瞄准突发事件对群体健康造成的影响以及支撑并提升卫生服务体系的效能。从总体上来看，突发事件的影响主要可分为以下3类：公众健康影响、经济社会影响和公众心理影响。

（一）公众健康影响

突发事件的发生会导致成百上千乃至更多的人在危机中死亡、健康受损或残疾。为了消除突发事件的社会影响，恢复重建首先应尽快消除突发事件给公众带来的身心健康及物质上的不利影响；让受到冲击的卫生服务体系尽快恢复，保障受影响群体最基本的健康生活。还需要尽快恢复社会生活秩序，为社会公众健康需求及生活需求提供基本保障，使整个社会呈现常态运转状态。在此过程中，恢复重建需要注意3个方面的问题：一是严防次生、衍生危机的发生，确保公众的生命安全；二是保障重要物资的供应；三是特别关注老人、儿童、残疾人等特殊群体，满足其特殊的需要。

（二）经济社会影响

突发事件对经济的直接影响非常大，间接影响难以估计。重大疫情引发的医疗浪涌现象更会为医疗卫生机构带来重大冲击。卫生事业的发展离不开经济投入，重大突发事件会对当地经济造成不可估量的损失，转而影响到卫生事业的短期和长期经济投入。在恢复重建过程中，一定要提前谋划，多方筹措资金，科学有序尽早恢复卫生机构，招聘人力资源，购置关键卫生物资和设施设备，架构卫生信息系统。同时还应大力推动复工、复产、复商、复学等回归正常经济与社会的措施和活动，最大限度降低突发事件的经济社会影响。

（三）公众心理影响

突发事件往往会给一定数量的社会公众造成负面的心理影响，甚至造成严重的心理创伤。因此，有关部门在恢复重建过程中，要为这部分社会公众提供心理咨询服务，开展心理危机干预，进行心理辅导。要加强心理疏导，体现人文关怀，重塑积极乐观向上的精神面貌。

三、恢复与重建的阶段

与其他领域一样，卫生领域的恢复与重建一般分为两个阶段，即过渡期和恢复重建期。恢复与重建每个阶段的时间与内容在各国不尽相同，取决于政府的重视程度和政治意愿，以及国家的经济和技术实力等诸多因素。恢复与重建的过渡期通常为3~12个月，恢复重建期需要1~3年甚至更长。

（一）过渡期

重大突发事件发生后的响应与处置过程中，当公众的短时医疗需求得不到满足，或突发事件对当地社会公共设施如医疗卫生系统、医疗卫生资源等造成较大毁损时，旧的社会公共设施、医疗卫生设施在短时间内不能满足大量的卫生应急需求，而新的卫生系统、设施需要较长时间才能建成，卫生应急资源的筹划、生产、供应存在周期滞后性，需设置过渡阶段保障供应连续性。过渡期重点考虑的公共卫生问题包括改善基本卫生服务、公共卫生项目、设施和资源等的可及性，以保障受事件影响的公众的基本公共卫生与医疗需求及其他服务需求的满足。对重大新发传染病疫情而言，则应通过及时控制传染源，切断传播路径，保护易感人群不再受到新的感染威胁。而对于突发自然灾害而继发的灾后疫情，应重点关注临时聚集区的饮用水、厕所、食品安全，及时发现疾病，降低患病风险，提供基本医疗服务等。这段时期必须保证：贫困和弱势群体能够获得免费的卫生服务；新出现的精神卫生问题要得到适当的解决；为残疾人提供针对性卫生服务。

（二）恢复重建期

恢复重建期包括短期和中长期两个阶段，这一时期应努力解决更高层面的卫生体制问题，例如卫生服务的利用和质量。突发事件为卫生系统机构重组与改革提供了一个契机，应建立健全卫生应急管理体系法制机制，合理建设医院、紧急医学救援中心、培训基地以及公共卫生机构，避免冗余和不良竞争。重大疫情恢复重建尤其要注意完善疫情报告与监测预警机制，增加卫生应急资源投入，提高国际沟通协调能力，加强政策对话和交流。

1. 短期（3~12个月） 短期策略的重点是恢复基本卫生服务与核心公共卫生项目和功能。自然灾害等突发事件发生后，短期目标旨在为生活在临时安置点的居民提供卫生服务。服务内容主要包括通过巡诊、入户等流动方式提供基本服务，通过运用预制房、方舱医院等建立临时性卫生机构，提供基本的二级医疗机构的护理、预防保健和康复服务等卫生服务，并为弱势群体和残疾人提供特殊的卫生服务。同时，强化或重建疾病监测体系、现场流行病学调查及应急处置等核心应急能力。重大疫情发生后，短期恢复重建侧重于对传染病疫情再次发生的可能性和强度大小，以及疫情再次扩散的可能性进行具体且准确的评估，并在第一时间将评估结果公开，以减少公众不必要的恐慌。政府要尽快调整政策、制定措施，使公众快速恢复到正常的生活状态中，从而尽快恢复社会秩序。

2. 中长期（12~36 个月）　该阶段的主要任务是提出解决卫生领域主要问题的方案。一方面政府须总结教训与经验，完善预案内容，修改原有预案不适之处，从而指导监测预警防控工作的有效开展；另一方面，及时发现事后评估阶段的不足，适时改正与调整以保证恢复工作的效果和效率。中长期侧重于合理重建合乎要求的医疗卫生设施，或根据人口规模对部分医疗卫生机构进行升级；采用一体化的方法确定并提供基本服务包；重视弱势人群的需求，包括开展脆弱性评估；加强卫生应急管理和组织体系建设，包括多方参与的、有效协调的灾害应对与恢复社会治理体系，与非政府组织共同开展以社区为基础的残疾人康复工作以及协同开展各类必要的恢复重建活动；建立卫生应急恢复重建的相关制度，确保快速应急和响应。

四、恢复与重建的原则

每个国家有自己的恢复重建机制和长远规划，在中国，恢复与重建一般遵循以下"五结合"的原则。

（一）自力更生与国家支持、对口支援相结合的原则

发挥事件当地居民的自治组织作用，以公众自我恢复与重建为主，政府予以补助，社会帮扶、对口支援为辅，开展落实恢复与重建工作。

（二）政府主导与社会参与相结合的原则

大范围的恢复与重建没有政府的组织是不可想象的，政府应当在恢复与重建中发挥主导作用。公民、法人以及其他组织等社会力量参与重建也是必不可少的。

（三）确保质量与注重效率相结合的原则

恢复与重建是一个长期的过程。如法规制度完善、公共卫生基础设施建设、卫生应急产业恢复重建、社会生活秩序恢复重建等，都需要在保证质量的前提下，充分考虑效率。

（四）立足当前与兼顾长远相结合的原则

恢复与重建的主要任务是积极稳定地恢复受影响地区群众正常的卫生、生产、生活、学习、工作条件。从长远看，重要的是要在恢复并促进经济社会发展的基础上，满足群众的公共卫生服务需求，这样才能真正实现将来的经济社会可持续发展。

（五）经济社会发展与生态环境资源保护相结合的原则

在恢复与重建中，无论是过渡性安置，还是公共卫生设施工程选址以及卫生资源区域规划布局，都应在考虑经济建设的同时，兼顾环境资源的承载能力，避免对已经非常脆弱的生态环境造成新的破坏。

由于不同类型的突发事件所引发的后果和呈现形式可能有所不同，恢复与重建的活动和重要关切点以及相关原则相应地可能会有所不同，非自然灾害引发的卫生领域事件的恢复重建除了需要遵守以上"五原则"外，还需要遵守相关的法律法规和管理条例，如《国家突发公共事件总体应急预案》《中华人民共和国传染病防治法》《危险化学品安全管理条例》等。另外，要把握恢复重建过程中的韧性能力提升：提升医疗卫生服务韧性，即早发现、早诊断的监测预警与精准、快速隔离能力，应对不明原因传染病引发医疗挤兑的能力；提升组织韧性，推进以社区治理组织（如居委会）为代表的社区正式组织在事件发生时迅速启动应急预案并实现平战转换的能力；提升临时组建的非正式组织积极配合正式组织实施防控措施的协调行动能力，从而提升社区整体公共卫生应对韧性水平。

值得注意的是，卫生应急的恢复与重建是系统性工程，不是简单地局限于卫生体系的恢复与

重建,而是要从社会、经济重建整体规划出发,协调好与卫生之外的各个相关领域的重建规划,将医疗服务、公共卫生、紧急救援、医疗保障和药械器材供应及社会、经济生活的恢复重建作为一个整体来统筹考虑。

第二节　恢复与重建的内容与步骤

恢复与重建期的应急管理更具有独特性和挑战性。首先是做好调查评估,在此基础上开展善后处置;然后确定恢复目标,制定恢复计划,全面开展恢复重建;最后认真总结评估,吸取经验教训。

一、调查与评估

广义的恢复重建工作不仅包括事件结束终末期的各项重建与调查评估活动,同时也包括事件暴发后立即启动的应急响应各项处置与相应的调查评估活动。越来越多的国内外灾害应对最佳实践表明,第一时间将恢复和重建行动与应急响应行动同步开展会取得更好的效果。因为边响应边止损的系列灾害抵御力便构成了早期最重要的恢复力。因此,广义的恢复重建调查与评估内容应该包括响应与处置阶段的调查与评估,也包括恢复与重建阶段的效果评估,各阶段的调查与评估内容侧重点有所不同,恢复与重建阶段应注意的事项如下。

(一)必要准备

各地卫生部门日常应根据本地实际情况进行必要的预案修订,建立评估队伍并开展必要培训,做好开展突发事件评估工作的人员和技术准备。突发事件发生后,评估人员前往受灾地区前应携带必要的卫生应急和生活保障装备和物资,注意人身安全。

(二)人群分类

要明确危机情境中的各类细分群体。突发事件情境参与者主要包括直接受害者、反应者和潜在受害者。直接受害者是指在突发事件中直接或间接地受到影响的人,包括生理、心理遭受伤害的公众,以及其社会关系遭受重创的群体。反应者是指从事与突发事件卫生应急管理有关联工作的人群,包括身处突发事件现场但是曾受过专门训练的潜在受害者和直接受害者、参与卫生应急的紧急医学救援、流行病学调查、医疗服务等专业卫生应急处置人员和志愿者。潜在受害者是指经历了突发事件但未遭受实际损失的人群,包括身处事发现场的潜在受害者和通过一定途径看到事发情况的虚拟潜在受害者。这些突发事件情境参与者在经历突发事件之后都会在一定程度上遭受压力,并面临各种不确定性后果而身心不安。因此,做好人群的细分是开展针对性卫生应急恢复的基础。

(三)快速卫生评估

快速卫生评估特指突发公共事件发生后在最短时间内开展的,以及时了解基本公共卫生状况、分析群众首要卫生需求为目的,调查内容简洁、现场可快速完成的评估活动。由于其评估要求的紧迫性,快速卫生评估对准确性和细致程度的要求相对较低,而更为注重信息的及时性和全面性。因此,快速评估一般要求在突发公共事件的紧急救援期完成,不需详细针对某一卫生学专题,而要求全面粗略掌握基本的卫生状况,一般针对群体而非个体。

(四)评估中的主要内容

灾难性突发事件发生后,群众的居住、食品、饮用水、环境卫生、媒介生物、医疗和公共卫生服务等面临极大威胁和隐患,此时需要启动快速卫生评估,以便全面了解居民的卫生状况和进行需求分析。进行快速卫生评估时,对公共卫生事件可能波及范围和影响因素均应开展应急评估,包括致病因素、环境场所、应急队伍、处置措施、人群健康需求、生活条件等。其中卫生学方面的评估，主要评估公共、生产、经营、工作、教学等场所卫生质量和健康影响因素是否已达到并符合有关卫生标准和卫生要求。所有与污染源、传染源接触的相关物品均应当进行生物学、物理学和化学指标的卫生质量评估。对病原进行监测与鉴定，并建立检测质量控制体系。对污染源、传染源还应当进行潜在危害作用和其他危害作用等的评估。

（五）评估重点

1. 针对灾难性突发事件不同时期的评估

（1）早期评估：即突发事件发生后 72 小时内的卫生评估。灾后早期评估的主要目的是了解灾情评估信息，服务于紧急救援。评估的重点应是灾害造成的人、物、卫生服务机构的破坏。灾后早期评估最重要的是评估要及时、全面，以指导救援工作的开展。因此，此期评估范围较大，如地市级、县区级、乡镇级行政单位的综合卫生状况，收集的数据主要是综合统计数据而非个案数据，评估问卷应简明扼要，便于进行快速评估。

（2）中期评估：即突发事件发生后 2 周内的卫生评估。灾后中期的工作重点是卫生防疫。此期评估的对象主要是安置点，评估内容为安置点医疗卫生服务状况、食品卫生状况、水和环境卫生状况、安置点及附近媒介生物状况。此期评估有较多时间收集细节信息。评估信息主要用于确定主要卫生问题，指导卫生防疫实践。

（3）后期评估：即突发事件发生 2 周后的卫生评估。突发公共卫生事件结束后，各级卫生行政部门在本级人民政府的领导下组织有关人员对突发公共卫生事件的处理情况进行评估。评估内容主要包括事件概况、现场调查处理概况、患者救治情况、所采取措施的效果评价、应急处理过程中存在的问题和取得的经验及改进建议。评估报告上报本级人民政府和上一级人民政府卫生行政部门。

后期主要工作一方面是卫生防疫，另一方面是居民健康恢复、卫生服务体系恢复重建。后期评估的主要对象为居民。工作目标是深入了解居民卫生需求。收集的信息应深入细致并包含灾民精神卫生需求信息。评估信息主要用于指导下一步医疗卫生服务工作开展和卫生服务体系恢复重建。

2. 灾后传染病和突发公共卫生事件风险评估　在自然灾害类突发事件应急响应持续期和总结恢复期，应立即启动传染病和突发公共卫生事件快速风险评估。根据有关部门发布的受灾信息、既往的监测资料以及防控能力等，开展专题风险评估，评估出灾后所有可能的传染病和突发公共卫生事件的风险，判断风险等级，确定优先管控的风险；也可以根据受灾地区实际的风险情况细化评估议题，如特定灾害医疗卫生救援需求、特定灾害传染病类突发公共卫生事件风险研判、特定灾害食源性疾病和食品安全风险评估、特定灾害居民安置点公共卫生风险评估、特定灾害相关突发中毒、核与辐射突发事件公共卫生风险评估等。

（六）结果使用

突发公共事件发生后公共卫生状况与需求评估的最终目的是以评估结果为依据，制定突发公共事件发生后紧急救援阶段的公共卫生干预措施，并根据事件影响情况制定卫生应急恢复与重建的目标与行动计划。因此，评估结果必须及时呈报和发布才能发挥其应有的作用。首先必须尽快地呈报当地政府等相关决策部门，便于其及时掌握信息，制定或调整救灾防病措施。同时，在当地指挥部门的安排下，评估结果可以适当的方式进行网络或新闻媒体发布，以尽快争取其他地区的物资、人力和财政等资源的支持。

二、善后处置

卫生应急中的善后处置工作包括事件的后期评估、奖励、责任、抚恤补助、征用物资和劳务的补偿五个方面。

（一）奖励

县级以上人民政府人事部门和卫生行政部门对参加突发公共卫生事件应急处理并作出贡献的先进集体和个人进行联合表彰；民政部门对在突发公共卫生事件应急处理工作中英勇献身的人员，按有关规定追认为烈士。

（二）责任

对在突发公共卫生事件的预防、报告、调查、控制和处理过程中，有玩忽职守、失职、渎职等行为的，依据《突发公共卫生事件应急条例》及有关法律法规追究当事人的责任。

县级以上各级人民政府卫生行政主管部门和其他有关部门在突发事件调查、控制、医疗救治工作中玩忽职守、失职、渎职的，由本级人民政府或者上级人民政府有关部门责令改正、通报批评、给予警告；对主要负责人、负有责任的主管人员和其他责任人员依法给予降级、撤职的行政处分；造成传染病传播、流行或者对社会公众健康造成其他严重危害后果的，依法给予开除的行政处分；构成犯罪的，依法追究刑事责任。

（三）抚恤补助

地方各级人民政府要组织有关部门对因参与卫生应急处理工作致病、致残、死亡的人员，按照国家有关规定，给予相应的补助和抚恤；对参加卫生应急处置一线工作的专业技术人员应根据工作需要制定合理的补助标准，给予补助。

（四）征用物资和劳务的补偿

突发公共事件应对的一个突出特点是：突发情况下，为了公共安全价值目标的实现，出于迅速应对的目的，需要大量征用私人财产。因此在突发公共事件应急工作结束后，遵循及时、充分的补偿救济原则，借鉴征地补偿制度的立法内容，地方各级人民政府应组织有关部门对应急处理期间紧急调集、征用有关单位、企业、个人的物资和劳务进行合理评估，给予补偿。

三、恢复重建的步骤

全面开展恢复与重建工作的好坏，不但直接关系到突发事件产生的根源和带来的危害能否彻底消除，还直接关系到公众对卫生系统各类机构和组织，甚至对政府的印象和信心。从卫生应急管理职能看，恢复重建步骤一般包括建立恢复重建机构、确定恢复重建目标、制定恢复重建计划、组织恢复重建的实施、评价恢复重建效果五个步骤。

（一）建立恢复重建机构

突发事件造成的危害有大有小，应对一般突发事件不需要专门建立恢复重建机构，而应对影响程度巨大、后果特别严重、波及范围比较广的突发事件往往需要建立恢复重建机构。如果突发事件得到控制，政府就应该着手突发事件的恢复重建工作。首先要建立恢复重建工作机构来指导恢复工作。

（二）确定恢复重建目标

恢复重建机构建立之后，首先要调查危害程度和收集相关信息，以确定恢复目标。信息收集过程中，恢复重建机构不但要听取应急小组所提供的详细信息，还要通过对事件影响群体的调查掌握第一手资料，更要组织专业人员进入现场调查评估影响和危害程度，综合几方面的结果，对影响结果进行分门别类的整理和归纳，对影响、危害、损失做到全面了解。

在了解影响状况之后，恢复重建机构需要马上确立恢复目标。宏观上讲，恢复工作一般有两个目的：一是恢复突发事件造成的损失，以维持组织的生存和持续发展；二是抓住危机中的机会进行重组，使组织获得新的发展。

突发事件可以直接危害到一个组织的生存。突发事件发生后，组织的生存受到很大的威胁，组织应以维持生存为主要任务。这时的恢复工作不能只是为了恢复危机造成的损失，使组织恢复到突发事件之前的状态。因为以组织的现有能力可能根本无法恢复到之前的状态，组织的恢复工作应围绕那些对组织生存有重要价值的活动有效地展开。

一般的突发事件都会打断组织的正常运作。短时间内群体患病或人员伤亡、设备设施损坏或欠缺，甚至出现医疗挤兑现象，这些都会影响组织的功能，同时也影响组织的形象。所以，组织需要对其机构进行重组，以维持组织的完整性；恢复受损功能，使组织能够正常运作；重塑组织形象，恢复公信力。

恢复目标的确定要注意把握韧性策略。要能够从适应性的角度提出更为综合和科学的卫生应急组织体系建设目标框架，帮助制度体系、技术标准和预警制度的建立；通过多点触发监测预警体系在突发公共卫生事件发生时自发地收集相关信息、开展卫生防护工作、储备应急设施等，保证应对措施的时效性；同时，要能够帮助卫生应急设施和卫生应急人力资源迅速调动，帮助受影响地区和群体进行快速的重建与恢复等。面对突发公共卫生事件时，韧性目标规划能够有效地帮助应急组织提前预测风险、及时制定应对计划并参与到事件发生后的恢复与重建中，是应对突发公共卫生事件的有效途径。

（三）制定恢复重建计划

恢复目标确立后，先进行集体讨论以确定需要恢复的对象。参加讨论的人员除了恢复重建机构的成员，还应该包括组织各个部门的代表、部分危机应对人员、部分评估专家、利益相关者的代表等。人员组成应具有广泛的代表性，才能全面准确地确定恢复对象。

在恢复对象确定之后，还需要按其重要性排序。此时，需要恢复重建机构成员、突发事件管理专家来决策，并根据组织拥有的和可以获取的资源，统筹全局利益，在潜在恢复对象中筛选实际需要恢复的对象并按重要性进行排序。这里的重要性排序并非恢复的先后顺序，许多恢复行动可以同时进行。恢复对象越重要，对其投入的时间、人力、物力、财力就应当越多。

此外，还需要制定恢复计划来指导突发事件恢复工作开展，并明确对不同恢复对象应采取的行动安排。恢复计划应包括以下内容。

1. 恢复对象的确定　须明确恢复对象及其重要性排序，并阐述选择恢复对象及其重要性排序的理由等。

2. 针对恢复对象分配资源　明确每种恢复对象可以得到哪些资源，这些资源如何进行调配，又如何提供给危机恢复人员，这些资源供应的时间表等。

3. 每种恢复对象的人员配置　明确每种恢复对象的具体负责人、主要负责人及其各自的权力和责任等。

4. 补偿和激励　明确针对各类危机恢复人员的激励政策及额外付出和努力的补偿政策等。

5. 危机恢复的预算　明确对各类恢复对象的预算及整体危机恢复的总预算，并制定危机恢复不同阶段的预算等。

6. 恢复工作中个人与团队之间的协调和沟通政策。

恢复计划制定过程中，要对潜在的突发公共卫生事件进行风险识别，通过情景分析法和脆弱性分析对突发公共卫生事件的空间影响要素进行甄别，确定潜在的风险因素与地区的脆弱性，针对不同情况制定不同的预防计划，同时考虑次生灾害发生的可能性，构建突发公共卫生事件风险概况，为突发公共卫生事件预警系统的构建提供数据支持。

在制定突发公共卫生事件恢复资源规划时，可以考虑将疫情防控期间关闭的公共活动空间设置为疫情临时居住地、隔离区等，从而降低医疗设施空间的使用压力。将突发公共卫生事件用地规划与防洪、防风、防震等一同纳入地区总体防灾减灾规划中，减少因洪涝、地震等灾害隐患形成的突发公共卫生方面的次生灾害。预留临时性集中救治医疗设施用地，构建良好的卫生应急救治医疗体系空间结构布局，为突发公共卫生事件的防治提供便利。

（四）组织恢复重建的实施

恢复计划制定好后，恢复工作小组应迅速调集各种社会资源，在有关专家指导下，着手基础建设的恢复或重建工作，引导被破坏的卫生体系快速进入正轨，满足社会面的各项需求。其中可能需要请求政府、社会甚至国际组织给予人力、财力、物力上的援助。

在组织恢复重建实施阶段，尤其要注意在承受突发公共卫生事件的冲击后，必须重新审视卫生应急规划的思维及方法并进行适应性规划，以便逐渐向更好的状态过渡。同时，完成对突发公共卫生事件的后期评估与反馈，形成自组织和自我学习的良性循环。此外，还应提高公众的防患意识，从根本上减少突发公共卫生事件的负面影响。

1. 建立国家援助机制　国家援助机制是独立于现行社会保障机制之外的特殊的国家危机管理机制，是应对特定突发事件的有效途径。它利用国家赔偿社会成员因突发事件而受到的人身伤害所引发的经济损失，来减轻人们的心理恐慌。这种国家援助的核心是在社会可接受的限度内，对人身伤害引发的经济损失进行对等赔偿。因此，其可以极大程度地提高社会成员面对突发事件侵害的承受能力。中国特色社会主义制度在应对重特大突发事件后卫生应急恢复中拥有"一方有难，八方支援"的独特优势。在 2020 年面对新冠肺炎疫情这种重大突发公共卫生事件时，中央政府审时度势，根据疫情变化确定对口支援政策，通过行政指令调集全国资源，动员全国各地组建专业医疗队，自备部分防护物资、生活物资和医疗物资，紧急驰援湖北。

2. 呼吁社会救助　如果说在突发事件处置中，国家、政府以及下属各个部门是主要力量，那么在突发事件的恢复阶段除了继续发挥这一主要力量外，还应更多地发挥社会力量的作用。除了政府的财政拨款，呼吁全民的援助支持也非常重要。

3. 寻求国际援助与合作　在经济全球化、社会信息化浪潮的冲击下，突发事件的诱因和影响往往是世界性的。因此，须加强危机管理领域的国际交流与合作。中国在突发事件发生后同样可以寻求广泛的国际合作，按国际规则办事，争取国际上先进的技术、资金、人员、教育和培训及道义上的支持。

当突发性公共卫生事件不可避免地产生破坏时，政府可以以此为契机，重新整合和完善卫生应急规划，重视从预防视角改进卫生应急资源弹性配置、完善监测预警平台数据源及暴发风险征兆探测、拓展医疗设施服务半径、进行紧急避难空间以及公共活动空间等规划，且在恢复过程中不断进行创新。

（五）评价恢复重建效果

评价恢复重建效果应包含对危机管理系统的全面评价，包括对突发事件的预防机制、应急处理机制、危机决策机制等方面的评价。对恢复重建的效果评价分为现阶段规划和建设项目评价两个方面。评价的意义在于通过特定的程序与标准，对恢复重建工作进度、目标实现程度、工作质量和效果进行评判，以促使恢复重建工作有效合理地进行。

通过有效的数据量化分析方法和定性分析方法对卫生应急管理手段进行评估，将评估结果及时反馈给政府与规划部门，便于决策者及时调整突发公共卫生事件应对策略、管理方案、应急预案，确保风险管理的科学性和准确性。同时，通过不断地反馈和修正，形成自组织和自我学习的良性循环，力争达到自我恢复的目的。

1. 损失评估（loss evaluation）　损失的含义是指非故意的、非预期的、非计划的经济价值的减少，即经济损失，一般以丧失所有权和预期利益、支出费用、承担责任等形式表现。损失评估是制定恢复重建规划和恢复重建项目立项的重要依据之一。

通常将损失分为四类：实质损失、额外费用损失、收入损失和责任损失。实质损失主要包括人员损失、经济损失和卫生应急投入费用。人员损失主要由突发事件死亡损失和伤害、疾病损失两部分构成。经济损失包括直接经济损失和间接经济损失；直接经济损失集中在建筑资产、交通、管线、资源 4 个方面，间接经济损失则通过与直接经济损失的比例关系来进行换算。卫生应急投入费用是指在突发事件发生后进行救援、治理、恢复等所需的费用（如重症住院医疗费用，重建或临时新建医疗机构的费用，预防传染性疾病的检验、疫苗、药物费用等）。额外费用损失、收入损失和责任损失属于间接损失。收入损失指因某种原因导致的预期收益减少或丧失。额外费用损失指为了证明损失索赔的成立而支付的费用，诸如检验费用、拍卖遭损货物的销售费用等。责任损失是指由于一方的过失、违约、疏忽或不当行为导致他人所遭受的损失。间接损失有时大于直接损失，通过与直接经济损失的比例关系来进行换算。

2. 项目绩效评估（project performance evaluation）　所谓恢复重建项目绩效评估，就是运用科学的标准、方法和程序，对使用财政性资金投资的灾后恢复重建项目建设的必要性、合理性、合规性及产出绩效进行科学分析和比较，以综合评价财政支出建设项目的经济性、效率性和效果性的一个系统过程，其实质是把政府专项恢复重建资金支出同恢复重建项目的价值挂钩。卫生应急恢复重建项目绩效评估指标体系是一个复杂的系统。目前，中国还没有一套完全针对恢复重建项目绩效评价的指标体系，因此在指标体系的构建过程中，必须坚持以下原则，使之既具有政府投资项目的普遍适用性，又能体现恢复重建项目绩效考评的指导作用。

（1）以人为本的原则：评价指标应充分反映人民的基本需求，并且增加社会公众参与，拓宽对代建项目部和代建管理中心的所有人员的考核渠道，实施多层次考核监督，坚持外部评价与内部评价相结合，即上级主管部门、群众、专业评价机构和建设单位共同评价。

（2）目标导向原则：恢复重建项目应满足价值性目标和公益性目标优先、不同利益相关方的利益诉求均衡等方面的要求。因此，一方面要求对项目进行绩效考评时应以经济性、效率性、效果性和公平性四个方面作为考核标准；另一方面要求在指标选择时应明确项目的价值目标，恢复重建项目应在其特殊约束条件下，保证建设实施过程中效率与公平的有效均衡。

（3）可持续发展原则：恢复重建项目要兼顾未来社会发展的可持续性，以及社会、经济、文化和生态环境等各个方面的和谐统一，达到服务广大灾区群众的公益性目标。因此，需要在项目决策时从实际出发，充分了解群众的意愿，并在分析区域生态、环境资源、社会经济和区域战略地位的基础上，构思恢复重建规划。

（4）公平性原则：在重建卫生资源配置策略上，卫生系统应以重建为契机，科学规划，合理布局，面向社会全体成员，努力消除地域差别、城乡差别、民族差别和阶层差别，实现全面覆盖。通过提高医疗保障水平，努力减少和缩小人们在医疗卫生服务方面存在的不公平和不应有的社会差距，实现对每一位公民享有平等健康权利的支持，这也是卫生资源配置的现实意义。

重建过程中，卫生资源的配置应针对当前存在的优质卫生资源过度集中、基础卫生资源短缺等现象，着重考虑解决公平性问题，努力缩小社会经济发展造成的城乡差距和阶层差距，使有限的卫生资源配置尽可能满足居民的基本卫生保健需求，并在此基础上对妇、幼、老、残等社会特殊人群给予一定照顾。最为迫切的是加强初级卫生保健的投入，提高城乡社区卫生服务水平，为广大人群提供最基本的医疗保健服务，实现真正的卫生公平。

四、典型突发事件的恢复重建

不同类别突发事件的恢复与重建虽然总体原则和方向一致，但重点还是略有区别，以自然灾害和突发公共卫生事件为例。

（一）自然灾害类事件恢复重建的基本内容

自然灾害是人类依赖的自然界所发生的异常现象，自然灾害对人类社会所造成的危害往往是触目惊心的。自然灾害主要有洪涝、地震、旱灾、台风、雨雪冰冻、泥石流等突发性灾害。中国自然灾害种类多、发生频率高、分布地域广、经济损失大，导致多种突发公共事件频发，严重危及人民群众健康及生命安全。自然灾害引发的突发公共卫生事件不仅严重危及人类的生命，也在物质层面、社会层面和心理精神层面等对人类造成极大影响。在此类突发公共卫生事件的过渡期和恢复重建期中，公共卫生设施及医疗卫生系统的恢复和重建一般包括组织的、社会的、物质的、精神的四个方面内容。这种恢复重建并不是简单地恢复到事发前的状态，而是要在以前的基础上有一个新的发展和超越，是在总结过去经验教训的基础上，在更高起点上进行恢复和重建，以尽量避免相同灾害事故的再次发生或者减少相同灾害造成的损失。

1. 组织机构的恢复重建　组织机构的恢复重建主要是组织机构及其功能和制度的恢复重建。一般来说，突发公共事件会打断组织的正常运转，尤其是受冲击的组织和机构。一些领导人和工作人员因公殉职或者受伤，容易造成业务的停顿和组织功能的丧失，需要补充人员；通过突发事件原因调查发现组织管理中的漏洞，如制度不健全、组织结构不合理、管理不严等问题，这些问题需要在事后通过完善组织机构的功能和设置加以解决。汶川大地震后，很多政府部门和机构房屋倒塌，设备损坏，人员受伤、失踪甚至死亡，一度造成了政府工作的瘫痪，事后应该尽快恢复这些组织的功能，补充人员和设备，使其能够尽快履行职能，领导和组织当地的恢复重建工作。

2. 社会方面的恢复重建　社会方面的恢复重建主要指法律和社会秩序的恢复重建。突发事件通常会给社会造成巨大的冲击，社会正常的法律秩序也会在应急管理阶段受到影响。有时因一些社会原因造成的对立和冲突性危机，往往与一定程度的法律失效、社会秩序混乱联系在一起。因此，当应急状态结束时，政府的首要任务就是尽快恢复当地的法律和社会秩序，加强社会治安，只有这样，其他方面的恢复重建工作才能够正常开展，人们也才能安心从事恢复重建工作。汶川地震发生后，国务院公布了《汶川地震灾后恢复重建条例》(2008年6月8日起施行)，这是中国首个地震灾后恢复重建的专门条例，成为地震灾后恢复重建工作纳入法制化轨道的重要标志。中国政府针对汶川灾后恢复重建活动制定条例，主要考虑到以下两点：一是增强条例的针对性和有效性，切实解决汶川地震灾后恢复重建中的一些实际问题；二是为今后普遍适用的灾后恢复重建立法提供实践基础和积累经验。已经修订的《中华人民共和国防震减灾法》就是在总结经验的基础上，对相关制度进行法律规范。

3. 物质方面的恢复重建　物质方面的恢复重建主要是指人们生产和生活方面的各种设施的恢复和重建。事后的恢复和重建不是对过去的简单复原，而应该用发展的眼光来看待，使其能够站在一个更高的起点之上，取得比过去更好的成绩和效果。此阶段主要针对社会公共卫生设施及医疗卫生系统，一是做好过渡期临时医疗机构板房建设工作，二是扎实做好永久性医疗机构建设工作。

4. 精神方面的恢复重建　精神方面的恢复重建主要是对突发事件当事人与受灾者提供精神和心理救助。在突发公共事件过后，很多人会受到一定的心理伤害，有的甚至非常严重，以至于影响今后的正常生活。这种心理上的危机不仅危害大，而且涉及范围广、持续时间长。这种影响不是所有人都能够自我调节的，不少人必须借助外力的帮助才能从突发事件的阴影中走出来，他们不仅需要物质上的援助，还需要心理上的帮助。因此，如何抚慰他们受伤的心灵，帮助他们从突发事件的阴影中走出来，恢复对生活和社会的信心，就成为事后精神方面恢复和重建的一项重要内容。但是这一点在过去常不被重视，政府和社会更加关心的是物质方面的恢复和重建，对非物质方面的恢复和重建则关注不够，尤其是在受灾人群的心理疏导方面。

（二）突发公共卫生事件恢复重建的基本内容

突发公共卫生事件的发生，很少像自然灾害事件那样会对卫生系统造成医疗卫生基础设施、设备的损毁与人员的重大伤亡。因此，此类事件发生后的卫生恢复重建主要关注如何从事件中吸取经验教训，查找薄弱环节和管理漏洞，进一步加强卫生应急体系、制度和能力建设，有效预防和控制此类事件的再次发生。其恢复重建主要包括以下内容。

1. 提升应对突发公共卫生事件的组织协调能力　要建立健全常态化的应急管理领导体制，

为卫生应急管理提供根本保障。结合应对突发公共卫生事件的经验和教训，恢复重建过程中建立健全高效融合、反应灵敏、决策科学的卫生应急管理组织指挥体系，是提升应对突发公共卫生事件的组织协调能力的基础。2020年新冠肺炎疫情暴发后，为了能够全面提升中国重大疫情防控水平和救治能力，更好地应对突发性的公共卫生事件，组织并调动全国的力量进行防控，开展预防工作，国家在2021年组建了国家疾控局，承担拟订重大疾病防治规划、国家免疫规划、严重危害人民健康公共卫生问题的干预措施并组织实施，完善疾病预防控制体系，传染病疫情信息发布工作等职责，疾控机构的功能也向全面维护和促进全人群健康转变。各级部门要完善重大公共卫生风险研判、评估、决策、防控协同机制，坚持平战结合、常态长效、统一领导、统一指挥、统一行动，才能提升统筹疫情防控和经济社会发展的能力水平，为突发公共卫生事件应急管理提供根本保障。

2. 提高卫生应急管理体系监测预警能力　要把增强早期多点触发的监测预警能力作为当务之急。构建统一共享的卫生应急管理大数据平台，持续梳理和规范政府可开放共享数据资源目录，打通应急管理、卫生、工信、公安、交通、科技等部门间的壁垒，整合数据，健全传染病疫情与突发公共卫生事件信息联动机制，形成多渠道资源获取和共享机制，确保应对突发公共卫生事件的政务数据资源能够优化配置，发挥最大效益。着力完善传染病疫情与突发公共卫生事件的监测系统，改进不明原因疾病和异常健康事件监测机制，做好信息的收集梳理，全面准确掌握疫情动态信息，利用最新的现代信息技术开展流行病学溯源调查、科学研判、及时报告、提前预警等，持续提高风险监测识别预警的时效性、精准性和筛查效率，提升重大卫生应急事件应对能力，做到早发现、早报告、早处置。

3. 完善疾控体系预防控制能力　疾病预防控制体系是保障公共卫生安全的重要屏障。要提高应对重大突发公共卫生事件的预防能力，防患于未然。要建立稳定的公共卫生事业投入机制，扬优势、补短板、堵漏洞、强弱项，构建强大的公共卫生体系，加强基层防控能力建设，筑牢基层重大疾病防控防线。深入开展爱国卫生运动，倡导全民健康、绿色环保的生活方式，在全社会形成文明健康、绿色环保的生活新风尚。提升基层社区和群众的卫生应急动员能力，织密筑牢防治结合、专群结合、联防联控、群防群控的严密防线。加快疾病预防控制体系改革和公共卫生体系建设，强化疾病预防控制、传染病应急处置、公共卫生监督等职能，突出预防为主、科学防控、协同高效的功能定位，强化突发公共卫生事件依法分级、分类施策，增强应急处置的针对性和实效性，有效阻断重大疫情传播蔓延。

4. 健全医疗救治体系应急救治能力　医疗救治体系是突发公共卫生事件应急处置的最后防线。进一步健全医疗卫生服务体系，着力提升社区、乡村等基层医疗卫生服务能力，使其充分发挥健康"守门人"作用。统筹做好疫情防控和日常医疗服务保障，建立健全分级、分层、分流的重大疫情救治机制，逐步提高资源配置和服务的均衡性，加快构建有序的就医和诊疗新格局，为人民群众提供及时、便捷、高效的医疗服务。健全传染病诊疗和救治网络，加强相关药物、医疗设备和应急诊疗能力等医疗资源的储备，增强重大疾病防控、救治、转运和应急处置的能力。建立动员调集联动机制，加强联防联控体系建设，统筹应急状态下医疗卫生机构的动员响应、区域联动、人员调集，有效实施突发公共卫生事件的应急救援，构筑起保护人民群众健康和生命安全的有力屏障。坚持中西医结合、中西药并用，将中医药融入重大疫情防控体系和重大疾病救治体系中，充分发挥中医药特色优势，构建具有中国特色的中西医结合传染病防治体系。同时，健全重大疾病医疗保险和救助体系，健全应急医疗救助机制，实现公共卫生服务和医疗服务有效衔接的制度。

5. 健全卫生应急物资保障能力　卫生应急物资保障是应对重大突发公共卫生事件的重要基础支撑。要建设医疗防治、物资储备、产能动员"三位一体"的重要卫生应急物资储备体系，完善卫生应急物资储备品种、规模、结构，创新完善储备方式，优化重要卫生应急物资的研发、生产、物流的全链条产业集群,强化卫生应急物资的产能保障。建立健全高效规范、集中统一的卫生应急物资储备制度,完善卫生应急物资供应链体系,建设现代化和综合立体的采购物流配送系统,科学制定储备目录,确定储备规模、种类和储备点,加强卫生机构紧缺应急物资设备的统筹配置,提升应急资源储备效能。同时健全国家重要卫生物资保障调度平台,建立关键物资储备及生产信息库,加强科学统一调配,有效满足重大突发公共卫生事件应对处置的需要。同时整合地方政府间的物资储备,注重发挥社会力量作用,规范紧急情况下应急物资的调配权限、储备管理职责、应急征用企业物资范围、储备物资品种以及物资储备金和风险准备金制度等,确保应急物资供应保障安全、有效、可控。

6. 加强卫生应急人力资源保障能力 卫生应急人才队伍是防范和应对重大突发公共卫生事件的主体和基本支撑。要针对应急管理的综合性、复合性和实践性等特点,强调从以疾病为中心转向以健康为中心,重预防强基础,加强科教协同,打破不同学科之间的壁垒,优化建设学科布局,促进学科交叉融合,推进卫生应急管理学与医学、预防医学、生命科学、计算机科学与技术及其他学科深度交叉融合,形成卫生应急管理学科的知识体系和培养体系交叉融合的格局。同时适当扩大卫生应急管理学科相关专业招生规模,培育大量卫生应急管理学科方向的高层次人才。进一步完善公共卫生与应急管理学复合型人才培养机制,加强教育培训机构建设,加强师资队伍建设,强化课程教材建设,创新培训方式方法,充分利用各级高等院校和各有关部门专业培训机构的培训资源,强化实践能力和科研思维能力培养,加快培养一支高素质的复合型卫生应急管理人才队伍。加强医教协同,强化高校与应急管理机构、公共卫生机构、医疗机构的医教研深度合作,以科研项目带动人才培养,推进应急管理机构与公共卫生机构、医疗机构协作,建立卫生应急管理人才流动、交叉培训、服务融合、信息共享等机制,不断探索卫生应急管理人才培养实战化教学改革路径,创新卫生应急管理复合型应用人才培养模式,促进卫生应急管理建设能力快速发展和提升。

7. 完善法律法规法治保障能力 要适应时代进步潮流和国家现代化总进程,紧跟重大突发公共卫生事件防控的实践,始终坚持建设中国特色的卫生应急管理法治体系,加快形成完备的法律规范体系、高效的法治实施体系、严密的法治监督体系、有力的法治保障体系,坚持运用法治思维和法治方式应对处置突发公共卫生事件,做好相关法律法规的普及工作,增强全民守法意识,从而把各方面的制度优势转化为卫生应急管理的总体效能,发挥法治在推进卫生应急管理体系和能力现代化中的积极作用,实现卫生应急管理的制度化、规范化、程序化。

第三节 汶川灾后恢复重建的实践

成功的灾后重建应该具备对未来灾难的抵抗和重塑能力,卫生应急恢复与重建应该是重建得更好(build back better, BBB),应该视恢复与重建为机会,重新创造一个更安全、更具韧性、更有可持续性和应变力的卫生系统。

2008年5月12日14时28分,四川汶川发生特大地震,这是中华人民共和国成立以来破坏性最强、波及范围最广、救灾难度最大的一次地震。震级达里氏8级,最大烈度达11度,余震3万余次,涉及四川、甘肃、陕西、重庆等10个省(区、市)的417个县(市、区)、4 667个乡(镇)、48 810个村庄。灾区总面积约50万 km²,受灾群众4 625万余人,其中极重灾区、重灾区面积13万 km²,造成69 227名同胞遇难、17 923名同胞失踪,需要紧急转移安置受灾群众1 510万人,房屋大量倒塌损坏,基础设施大面积损毁,工农业生产遭受重大损失,生态环境遭到严重破坏,直接经济损失8 451亿余元。

一、汶川灾后善后处置

汶川地震发生后，在党中央、国务院的领导下，灾后善后处置工作全面展开。在抚恤和补助方面，做到一方有难，八方支援。民政部及时从中央救灾物资储备库，向灾区调运大批救灾帐篷和棉衣、棉被。紧急面向社会采购灾区急需的帐篷、衣被等生活用品，以最快的速度保障了灾区群众对生活物资的急需。为保证受灾群众饮水安全，住房城乡建设部迅速组织调运应急供水等设备和物资，同时组织了 20 支 411 人的供水设施应急抢修队伍开展供水抢险。国务院在震后不久决定在 3 个月内对灾区困难群众每人每天补助 10 元钱和 1 斤口粮，"三孤"人员每人每月补助600 元。在奖励方面，汶川的恢复重建活动中，相关部门研究制定了援助人员的职称晋升和福利待遇等相关政策，努力解决派出人员工作、生活上的困难和后顾之忧，使他们能够全心地投入灾区医疗卫生服务工作。国家还建立了针对援建干部的绩效考评奖励机制，隆重表彰奖励为援建工作和重建工作作出突出成绩的援建干部。与此同时，将优秀的对口援建干部纳入各级劳动模范和先进人物评选范围，形成鲜明导向。

二、汶川灾后调查与评估

汶川地震发生后，国务院有关部门立即组织开展了地震灾害调查评估工作，明确了汶川地震灾害调查评估应当包括下列主要事项：①人员伤亡情况，基础设施、公共卫生服务设施受损程度和数量；②需要救助的伤残人员数量，需要帮助的孤寡老人及未成年人的数量，需要恢复重建的基础设施和公共服务设施等；③突发公共卫生事件及其隐患；④环境污染、生态损害等情况；⑤资源环境承载能力以及地质灾害、地震次生灾害和隐患等情况；⑥编制地震灾后恢复重建规划需要调查评估的其他事项；⑦县级以上人民政府应当依据各自职责分工组织有关部门和专家，对毁损严重的医疗设施进行工程质量和抗震性能鉴定，保存有关资料和样本，并开展地震活动对相关建设工程破坏机制的调查评估，为改进建设工程抗震设计规范和工程建设标准、采取抗震设防措施提供科学依据。

三、汶川灾后恢复重建

（一）汶川灾后恢复重建工作内容

突发公共卫生事件应对、处置工作结束后，政府一方面制定了过渡策略，恢复并维持卫生服务，另一方面规划了未来 5 到 10 年卫生体系的发展。为开展卫生领域的善后和恢复，实施了对人口结构、流行病学和疾病负担变化的快速定期评估。另外，过渡期和重建期的策略特别关注现有的和新出现的弱势群体，过渡期以快速恢复和保障基本卫生服务的正常提供为重点。

首先，利用重建的机会解决卫生领域目前面临的主要问题，例如增加政府卫生投入，降低受灾群众医疗费用自付比例；扩大贫困人口和其他弱势群体医保覆盖面，提高保障水平，改善服务可及性。

其次，卫生体制的设计考虑到了如何应对将来所面临的主要危害。如地震易发区的建筑标准和规范非常重要。医院等要采用更高的建筑标准，以保证地震再次发生时它们不仅能完好无损，而且能立刻运转。政府应采取基于风险的全方位危害防范和应急策略。

最后，对受灾地区现有的卫生体系作了重新调整，以适应由于人口结构和流行病变化而带来的需求变化，减少了公共卫生体系中的职能重叠问题。

（二）汶川灾后恢复重建的实施步骤

1. 机构建立　汶川地震发生后，国务院成立了汶川地震灾后恢复重建工作协调小组及其办公室，对做好灾后恢复重建工作进行了协调部署。四川省、甘肃省、陕西省也分别成立了灾后恢复重建领导机构。同时为保证灾后恢复重建工作的顺利进行，做到质量与效益、当前与长远的协调统一，依法实施科学重建，2008 年 6 月 8 日国务院公布施行《汶川地震灾后恢复重建条例》（中华人民共和国国务院令第 526 号）。这是中国首个地震灾后恢复重建条例，标志着恢复重建工作进入法制化轨道。《汶川地震灾后恢复重建总体规划》建立了"一省（市）帮一重灾县"的对口支援机制，由 19 个省（市）对口支援 24 个重灾县（市、区）。四川省、甘肃省、陕西省积极做好规划对接工作，编制了四川省恢复重建的年度计划和 51 个重灾县（市、区）的规划实施工作。

2. 目标确定　明确地震发生后两年内，完成四川省受灾医疗卫生机构灾后恢复重建工作，做到质量好、功能全、安全、经济、适用。恢复农村三级卫生服务网络功能，使灾区卫生事业发展与四川省卫生事业发展相统一，为灾区人民群众提供基本医疗卫生服务。

3. 计划制定　恢复重建工作机构按照原卫生部要求，作了以下计划安排：2008 年 9 月底前，采取维修加固或建立活动房屋等措施，完成灾区县、乡（镇）的临时医疗卫生机构建设，基本恢复灾区正常医疗卫生服务秩序。到 2008 年 12 月底，全面恢复灾区医疗卫生服务体系，能够开展正常的医疗卫生服务工作。2009 年 6 月底前完成 4 个县的村卫生室建设，2009 年年底前全面完成医疗卫生机构的灾后恢复重建工作。

4. 组织实施　制定恢复计划后，恢复重建工作机构为了迅速调集各种社会资源，准备基础设施的恢复和重建工作，引导被破坏的工业生产和商业经营秩序走向正轨，稳定社会生活，出台了《国务院关于支持汶川地震灾后恢复重建政策措施的意见》（国发〔2008〕21 号），综合运用财税、金融、土地、产业、就业等政策手段，支持灾后恢复重建。各地区、各部门要各负其责，各司其职，尽快落实好、组织实施好相关政策措施。继续鼓励社会各界自愿捐助，引导国内外捐助资金用于灾后重建。运用市场机制，鼓励国有大型企业集团多承担社会责任，支持各类企业到灾区投资兴业。加大以工代赈力度，鼓励灾区群众投身灾后重建。制定异地务工经商的灾区群众及其家属由就业地政府安排就地落户的政策措施。

灾区各级人民政府按照《汶川地震灾后恢复重建条例》的要求，加强重建工程项目的管理，不超标准，不盲目攀比，不铺张浪费。定期公布恢复重建资金和物资的来源、数量、发放和使用情况，主动接受社会监督。加强对恢复重建资金拨付和使用的管理，并进行全过程跟踪审计。加强对建设工程质量和安全以及产品质量的监督，组织开展对重大建设项目的稽查。加大对恢复重建所需重要物资的价格监管力度，严格控制主要建材价格，必要时可采取临时价格干预措施。

同时加强新闻宣传工作，正确把握舆论导向，大力弘扬抗震救灾的伟大精神，大力宣传恢复重建中涌现出来的先进集体和模范人物，鼓舞和激励广大干部群众自力更生、艰苦奋斗，振奋精神、同心协力，做好灾后恢复重建工作。定期公布灾后恢复重建进展情况，做到公开透明，有效发挥舆论监督的作用。

四、汶川灾后恢复重建中的问题

四川省汶川地震发生后，在各部门的努力下，汶川卫生领域的恢复重建工作有序进行。在原卫生部信息中心的支持下，很快建立了抗震救灾卫生应急信息系统，实时标注重灾区各县、乡的医疗卫生资源，每日动态更新，使指挥部及时掌握各重灾县、乡镇的灾情、伤情、医疗救治、疾病预防控制、卫生监督、人员部署情况。在电话不通的地震早期，还充分利用四川省卫生应急指挥中心的卫星视频传输车等现代通信手段，指挥调度映秀镇等震中地区的卫生救援和防病工作。通信恢复后，通过原卫生部的组织协调，整合国家、兄弟省市和军队的卫生资源，充分保证实现了"三个全覆盖"。通过采用"有计划地轮换国家、其他省市、军队系统的医疗救援力量，本地力量和对口支援省市人力资源为主"的救援形式，汶川地震后，卫生领域恢复重建工作成效显著。

尽管如此，汶川灾后善后、恢复重建工作仍存在诸多不足，主要体现在以下几个方面。

1. 卫生应急救援体系不足以适应巨大灾害的应急救援　数据汇聚不全面、共享不通畅、开放不丰富、应用待挖掘等问题凸显，数据赋能应急管理效率的提升有待加强。在数据采集方面，采集手段落后、质量较低，仍以人工为主，仍需以纸质记录和人工输入的方式上报数据。在数据质量方面，数据缺乏治理，物资、床位、人口流动等相关数据未能及时规范化处理，准确度、透明度有待提高。在数据流通方面，不同部门间的数据仍存在"孤岛"现象，数据未能实时共享和定期开放，跨层级、跨领域数据难以有效融通。

2. 跨部门、多主体的高效协调机制亟待建立　比如地震后早期各部门、军队和地方、外援与当地都向灾区投入了大量医疗救援力量，但他们职责交叉，组织体系不健全，现场缺少统一指挥，出现多头领导、各自为政、职责不清、效率低下的问题，无法有效地进行卫生应急资源整合，难以调动所有应急力量参与恢复重建。

3. 应急队伍与技术装备不足，难以适应巨大灾害应急救援　不同地区卫生应急队伍对新知识、新技术的掌握程度不一，防控能力差异较大。培训演练针对性不强或流于形式，与实战差距大。受财力因素影响，卫生应急队伍装备简单落后，不能很好地发挥救援和个人防护作用。

4. 应急预案在巨大灾害和特殊情况方面有待进一步完善　特别应强调不同部门、不同行政区域和友邻区域间的应急预案对接，强化跨部门、跨区域联合应急演练。突发事件发生后卫生应急需要统筹资源、部门协作，形成卫生应急紧急预案，但形成的预案一般仅限于本系统、本部门、本单位。因此，应建设具有全局性、协调性、可操作性的综合预案体系，完善执行预案所必需的相关支撑及细化的配套技术方案，并不断强化预案演练或实践检验。

5. 赈灾过程中面临的公共卫生问题严峻　根据世界卫生组织应急和人道主义行动署 1999年发布的《地震之后的主要公共卫生问题》报告，地震后主要会出现三类公共卫生问题，包括与地震直接相关的大量外伤、骨折等问题；灾害后的次生卫生灾害，如由于饮用水污染、公共卫生服务（如儿童接种免疫）中断、病媒生物（如蚊和啮齿动物）的常规控制中断等造成的公共卫生问题；灾后死难者尸体处理问题。而灾后人群聚居，人口密度加大，基础卫生清洁条件差加剧了以上风险的发生。四川省震前本身就是传染病多发地区，甲、乙类传染病年发病率均高于全国平均水平。2004—2007 年，四川省每年报告甲乙丙类传染病病例数在 34 万~36 万之间，发病水平高于全国平均水平，国家 37 种法定传染病报告当中，绝大部分在四川地区都有报告，夏秋季又是传染病多发季节，因此公共卫生工作压力较以往更大。

6. 灾后卫生救援人力资源和物资供应体系问题亟待解决　汶川县受灾地区传统基层医疗保健机构以聘用人员为主，工资收入全部由医药收入支付，而编制内的卫生工作人员的奖金来源也是医院医药收入。灾后救援过程中实施的全免费医疗直接导致了灾区卫生工作人员丧失生活来源，而工作量较平时又有成倍的增加，外地支援灾区的卫生队伍由于人员更换频繁，较难提供稳定、可靠的支持，在此情况下，灾区卫生工作面临的最大问题是人力资源危机。同时，在救灾特殊环境下，传统的医药供应链网络全部瓦解。例如，药械物资虽然免费，但这些资源丧失流通渠道难以下发，大量卫生物资（如手术包、各种医疗耗材）来了并不能直接使用，必须经过有条件和资质的机构进行分装准备达到可使用状态，这些过程都需要成本。在全免费医药体制的环境下，传统药品流通渠道无法生存，而全免费的流通机制并没有合理的商业模式支持，仅靠奉献和热情不能长久。应对灾后救援人力资源和物资供应面临的众多问题建立系统管理台账，制定全面、系统、有针对性的解决方案。

五、汶川灾后恢复重建的经验

灾后恢复重建三年任务两年基本完成,灾后重建工作取得了重大胜利,创造了人间奇迹,其中也有许多值得学习和借鉴的宝贵经验。

(一)国家重视,统筹推进

一是各级政府非常重视,无论是科学规划,或是资金投入,还是法制保障,各级党委政府都给予了最大重视。坚持以人为本,把医院、城乡居民住房、学校重建放到优先位置。把医院、学校等公共服务设施建成最安全、最牢固、群众最放心的建筑。二是坚持统筹兼顾,将恢复重建与促进经济社会发展紧密结合。从灾区原有的医疗基础、资源禀赋出发,高起点、高标准建设,努力促进灾区医疗卫生事业全面协调可持续发展。

1. 谋划早 2008 年 9 月,国务院印发了《汶川地震灾后恢复重建总体规划》,确保了灾后恢复重建有力、有序、有效进行;之后又组织中央相关部门与受灾省人民政府陆续编制完成了汶川地震灾后恢复重建城镇体系、农村建设、城乡住房建设等 10 个专项规划,针对医疗卫生恢复重建,制定了专门章节详细论证,科学规划,进一步细化了医疗卫生恢复重建工作,明确了任务;灾区各市(州)、县(市、区)也都编制了相应的重建规划。震后 3 天,四川省委提出"及早谋划,积极准备,适时开展灾后重建";震后第 7 天,省委就开始着手谋划灾后重建规划;震后第 22 天,省委常委会(扩大)会议决定:抓紧做好灾后重建前期工作,编制灾后重建总体规划、专项规划和具体实施方案。

2. 重民生 灾后重建过程中,民生重建始终被摆在优先位置,《关于促进汶川地震重灾区群众就业的意见》《关于促进汶川地震灾区扶贫帮困的意见》等多个涉及民生的文件先后出台。卫生工作始终是恢复重建过程中民生建设的重中之重,截至 2011 年年初,灾区医疗卫生机构重建完工 90.2%;建成了一批社会福利院、社区卫生服务中心等民生设施。

3. 保障好 2008 年,在全国规划的 4 万亿元投资中,灾后恢复重建投资超过 1 万亿元;在四川省三年规划投资的 3 万亿元中,灾后恢复重建投资达到 1.7 万亿元。2008 年 6 月,国务院发布《汶川地震灾后恢复重建条例》,将灾后恢复重建工作纳入法制轨道,对重建原则、资金使用等 7 项内容作了详细规定,确保了重建工作依法有序推进。42 个受灾县乡级及以上医疗卫生机构灾后恢复重建项目达 2 298 个,规划投资 1 599 700 万元。其中,香港特别行政区政府援助项目 64 个,援助资金 181 115 万元;澳门特别行政区政府援助项目 28 个,援助资金 78 375 万元;世界银行贷款项目 60 个,资金 6 000 万美元。

(二)对口支援,开创先河

对口支援即经济发达或实力较强的一方对经济不发达或实力较弱的一方实施援助的一种政策性行为。其主要类型有:灾难援助、经济援助、医疗援助、教育援助。在汶川地震灾区恢复重建工作中,对口支援是党中央、国务院集全国之力支援汶川地震灾区恢复重建工作的重大部署,体现了社会主义制度集中力量办大事的优越性,是党的先进性和执政能力的具体体现。对口支援这一举措,在 2008 年汶川恢复重建中发挥了很大的作用。坚持举全国之力,调动社会各方力量支援灾区重建。实施"一省(市)帮一重灾县"的对口支援,引进先进医疗技术与人才。其中对口支援成为中国在恢复重建过程中独具特色的经验,值得借鉴和推广。

1. 组织协调机制日趋完善 各受援灾区卫生行政部门在地方人民政府的领导和对口支援省(市)的支持帮助下,积极主动整合当地医疗资源,统一部署,统筹规划,建立协调畅通、运转有效、责任明确的工作机制,形成上下对口、分工合作、协同推进的对口支援工作格局。

2. 基础设施建设进展顺利 对口支援省(市)主动与受援县(市)就医疗卫生机构重建项目进行接洽,积极筹措并优先安排卫生建设资金,开展基础设施建设,购置医疗设备。一是通过灾后重建,新建、再建了多个国家级、省级等重点学科,重灾县县级医院等级快速提升,实现了三甲医院零的突破,五年内重灾县县医院和中医院三乙及以上等级的比例分别增加了 15.2 和 5.4 个百分点。二是高起点建成四川省康复服务体系。为满足地震伤员长期康复的需要,在香港特别行政区政府的大力支持下,四川省在国内开创了专业康复服务工作的先河,形成高低端搭配,医学康复、社会康复和家庭康复相结合的综合康复体系。高端康复机构包括川港康复中心和八一康复中心。这两个项目引入了先进的医疗设备和康复手段、一流的管理水平、人性化的服务理念,实现了从医疗到康复、从生理服务到心理服务、从康复指导到康复培训的全方位高水平服务,极大地造福了四川人民和地震致残人员。

3. 业务支援有序进行　根据受援灾区需要,各地卫生行政部门组织选派政治素质高、业务能力强、实践经验丰富的临床医疗、疾病防控、卫生监督和卫生管理人员赶赴灾区,积极开展医疗卫生业务对口支援工作。派出省(市)不仅对派出人员的数量作出了明确规定,而且对专业结构、相关管理等方面也作出了明确规定,切实满足受援地区医疗卫生工作需要。

4. 医疗卫生服务逐步恢复　对口支援人员以高度的政治责任感和对灾区人民群众的深厚感情,努力为灾区生产生活和人民群众提供优质便捷的医疗卫生服务。一是与抗震救灾卫生紧急救援阶段的工作实现了平稳交接,迅速恢复了医疗服务秩序。二是拓宽诊疗项目,帮助当地医院开展了一批医疗新技术、新项目,及时满足了群众的医疗救治需求。三是免费培训灾区医疗、防疫、卫生执法和卫生行政管理人员,提高了当地医疗卫生人员的技术水平。四是积极开展康复医疗和心理援助工作,帮助建立和完善了灾后心理卫生服务网络,开展了大众心理康复宣传以及高危人员健康教育和心理辅导工作。五是大力开展疾病防控与卫生监督工作。工作人员深入村、组、社区、居民点,现场指导实施消杀工作,提高了应对重大突发疫情的处置能力,确保大灾之后无大疫。

本章小结

本章介绍了卫生应急恢复与重建的内涵、影响,指出了各阶段的主要任务和遵循原则。在此基础上,重点介绍了恢复与重建在应急结束与终止、调查与评估、善后处置、全面开展恢复与重建等部分的主要内容。最后,以汶川地震恢复与重建为例,介绍了灾后卫生恢复与重建的主要实践。

思考题

1. 在恢复重建阶段,调查与评估的主要内容和重点是什么?
2. 简述卫生应急恢复重建的步骤。
3. 简述卫生应急恢复重建的影响。

(张永忠)

第十二章　卫生应急管理评估

卫生应急管理评估是卫生应急管理活动不可或缺的重要环节，是对卫生应急管理实践活动效果及价值所做的判断和认识活动。通过评估，可及时发现卫生应急管理中存在的问题和不足，从而有针对性地提出建设方案，最大程度地实现有效预防和控制突发公共卫生事件的目的。

第一节　卫生应急管理评估概述

一、卫生应急管理评估的基本概念

（一）评估的概念

评估是人类社会生活中很普遍的一种实践活动，具有极其丰富的内涵。评估范围涉及多个行业部门和学科领域。根据不同的学科背景，评估所采用的方法以及结果的应用不同，对评估的界定也各有差异。但总体上来讲，评估（evaluation）是指依据一定的标准，按照一定的程序，对某一事物进行分析、研究，判断其效果和价值的一种活动。与评估密切相关的概念还有评价，评价是指评定价值的高低。一般来说，评价一词在理论研究的方法学中经常使用，如评价方法、评价指标体系等。而评估则主要与实务相关联，如项目评估、技术评估、管理评估等。

评估本质上是一个判断的处理过程，包括两个方面的含义：第一，评估是对评估对象的判断过程；第二，评估是一个数据收集、信息获取、情况调查、计算与分析的综合过程。

（二）卫生应急管理评估的概念

卫生应急管理评估（evaluation of public health emergency management）是对卫生应急管理活动的各个环节或阶段所采取的策略、措施或行动，依据一定的标准进行分析、认识和判断的过程。其目的是查找、发现常态、应急态、衔接转化态下卫生应急管理工作中存在的问题和薄弱环节，进而改进工作，促进卫生应急体系应急能力的提高。

二、卫生应急管理评估的分类

根据评估的目的、对象和内容、工作状态等不同的分类标准，可将卫生应急管理评估分为不同的类型。常见的卫生应急管理评估类型主要包括以下几种。

（一）根据卫生应急管理评估的目的分类

可将卫生应急管理评估分为形成性评估和总结性评估。形成性评估的主要目的是指导评估对象的发展或改进，辅助指导决策；而总结性评估则关注对评估对象作出整体性判断，主要目的是问责。

（二）根据卫生应急管理活动阶段分类

根据卫生应急管理活动所处的不同阶段可划分为：①卫生应急预防与准备阶段即事前评估，具体内容包括卫生应急预案评估、卫生应急物资储备评估、卫生应急培训与演练评估、突发公共卫生事件风险评估、卫生应急综合能力评估等；②卫生应急响应与处置阶段即事中（处置）评估，主要评估突发公共卫生事件的性质、类型、起因、发展、波及范围、应急需求等以及所采取的应急控制措施与效果等；③卫生应急恢复阶段即事后评估，主要包括对事后恢复、总结、善后的评估以及对突发公共卫生事件的近期和远期影响的评估。

（三）根据卫生应急状态分类

在卫生应急管理实践中，还可根据卫生应急管理状态的不同，将评估分为常态下的卫生应急预防与准备评估和应急态下的突发公共卫生事件评估两类。前者针对日常管理和应急准备水平和能力状态开展评估，而后者则是对已经发生的突发事件本身以及事件处置过程和效果开展评估。

（四）根据评估实施主体分类

根据评估实施主体可将卫生应急管理评估分为内部评估和外部评估。内部评估是指评估实施者，即由卫生应急管理机构和卫生应急工作人员组成的调查组，对卫生应急管理活动开展的内部性调查评估活动。外部评估是指邀请卫生应急管理和工作机构外部的专家，参与实施的卫生应急活动的调查评估活动。

（五）根据评估客体和内容分类

卫生应急管理评估的客体主要包括已经发生的或可能发生的各类突发公共卫生事件和风险及人们围绕其开展的各类应急预防、响应处置及管理活动的效果和影响等方面。开展的评估工作主要包括以下几个方面：①突发公共卫生事件应急准备评估。如应急预案和技术方案评估；应急队伍和人员培训评估；应急物资储备和装备评估；风险评估等。②突发公共卫生事件危害评估及灾后公共卫生状况与需求评估。如突发公共卫生事件对公众健康、环境、社会和经济的影响的评估；灾后公共卫生状况与需求评估。③突发公共卫生事件处置评估。如在突发公共卫生事件的处置过程中开展的进程评估；对事件处置的及时性、有效性进行的评估等。

第二节　卫生应急管理评估的步骤与方法

评估是一个收集评估对象相关信息并对评估对象进行规范性判断的活动。因此，评估一般要遵循一套规范的程序，通过调查获得相关的信息，并据此对评估对象进行分析判断。由于卫生应急管理的工作内容众多，因此评估的对象也相对复杂。但无论是针对哪个具体的评估对象，卫生应急管理评估一般都遵循一个基本相似的流程与步骤（图12-1）。

一、卫生应急管理评估基本流程与步骤

（一）明确评估目的与评估原则

1. 评估目的　在开展卫生应急管理评估时，应首先明确评估的主要目的。卫生应急管理评估的目的主要包括改进、问责、传播和学习等。

在常态的卫生应急管理工作中，评估的主要目的是改进性的。如通过对卫生应急风险和能力的评估，找出隐含应急风险及能力瓶颈和存在的问题，提出相应的改进建议与措施。当这类评估与卫生应急管理工作的部门考核、工作绩效优劣挂钩时，也同时具有了问责的作用。此外，这类评估还具有导向性和启发性作用，促使人们深入思考卫生应急管理的未来发展和战略方向，并在理念、理论与方法上通过对标标准和努力方向，查找短板和不足，以推动卫生应急管理效能的提高。

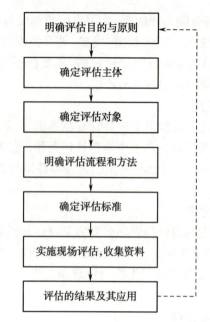

图 12-1　卫生应急管理评估的基本流程与步骤

在非常态应急管理工作中,评估的主要目的是督导和问责。具体涵盖两方面:一是有关突发公共卫生事件发生原因的评估及问责,二是有关突发公共卫生事件应急处置过程的督导、经验教训及时总结及问责。突发公共卫生事件的最终结果不仅与事件本身的性质有关,还与卫生应急处置的决策、采取的措施和处置过程是否恰当及时等有很大关系。对这些过程的评估必不可少地会涉及问责,并作为对事件领导、行政和法律相关责任问责的重要依据。此外,这类评估同时也具有督导敦促作用,并致力于通过现场督导与评估,推进经验教训的及时发现总结及处置方案的及时更新和改进。

因此,每当突发公共卫生事件发生,特别是重大突发公共卫生事件发生后,我们应该从总结经验、吸取教训的视角出发,系统总结事件发生、处置等一系列过程中的宝贵经验,吸取灾难带来的沉痛教训,及时将这些从实践中获得,甚至是用生命和鲜血换来的知识,通过评估完整、系统地记录下来,将其固化为组织系统的深刻记忆以及全社会的共同财富加以传播和学习,从而达到为类似事件的发生和处置积累经验、提供借鉴和参考的目的。

2. 评估中应遵循的原则　在卫生应急评估实践中,一般应遵循以下几个原则。

(1)客观性原则:客观性是应严格遵循的最重要的要求。在评估整个组织、流程、指标的判定、评估报告的撰写等各个环节,都应该力求做到实事求是、客观公正。

(2)科学性原则:科学性是评估活动价值的基础。在评估过程中要采用科学的评估方法,通过系统的调查研究获取相关信息,避免缺乏依据的主观判断,要在客观事实、证据和结论之间作出符合逻辑的科学论证。

(3)发展性原则:评估本身不是目的,而是一种改进和促进卫生应急管理工作的工具和手段。因此,在评估中坚持发展性原则,就是以发现问题、解决问题为主要目标。

(4)系统性原则:在卫生应急管理评估过程中,应从系统的角度去看待和分析判断评估对象。无论评估是针对不同过程、阶段或环节上的某一具体任务,还是针对特定事件的处置评估,这些都是不同部门、不同过程和环节相互关联、相互制约和影响的结果。

(二)明确评估主体

评估主体是评估活动的发起者和组织者,负责评估方法、标准和要求的制定,在评估过程中负有组织和监督的责任。

根据《突发事件应对法》《国家突发公共事件总体应急预案》《国家突发公共卫生事件应急预案》等法规和预案中对评估工作的规定,不同等级的突发公共卫生事件由事件发生所属的不同级别人民政府履行突发公共卫生事件应急处置的统一领导职责。因此不同等级的突发公共卫生事件也应由不同级别的人民政府牵头负责组织开展针对非常规状态下的突发公共卫生事件评估。常态下的日常管理和准备能力评估,多由地方政府应急管理领导机构或上级行政或专业部门牵头组织。

评估的实施者是具体开展评估活动的群体,通常称为调查组或调查评估组。评估的实施可以采取内部评估和外部评估两类模式。内部评估是由活动执行组织内部成员实施的评估,外部评估是外请专家实施的评估。内部评估由于评估者对活动比较熟悉,信息容易获得,评估结论与实际结合得比较密切,但是评估结果的客观性容易受到质疑。外部评估更易保证评估结果的客观性,但收集信息和资料的成本较大,结论也容易理想化。采取何种形式的评估主要取决于评估目的。评估组一般由3~5人的奇数成员组成。评估组组长一般由主管领导或资深专家担任或特别任命。

（三）明确评估客体

评估客体是指评估活动的内容。卫生应急管理是一个贯穿突发公共卫生事件事前、事中和事后全过程的综合性管理活动。卫生应急管理评估的对象包括了整个管理环节的全部内容。具体来讲,一方面是对常态下的应急预防准备工作的评估,包括卫生应急预案体系建设、卫生应急设备设施、物资储备、风险识别与评价、卫生应急培训演练、卫生应急队伍建设等;另一方面是非常态下的突发公共卫生事件的应对工作评估,即发生突发公共卫生事件后的监测预警、应急处置与救援、事件的恢复与重建等。因此,卫生应急评估可以是针对日常准备工作中的单一任务环节或是整体性能力的评估,也可以是针对事件发生后的事件评估,既包括了对事件本身的性质和发生发展的评估,也包括了对事件处置过程和效果的评估。因此,卫生应急管理评估必须在清晰界定评估目的的基础上,进一步明确评估对象和具体评估内容,这是实施应急评估非常重要的环节。

（四）明确评估流程

评估流程是卫生应急管理评估活动顺利开展的制度保证。具体内容包括:实施评估活动的持续时间(周期)、评估的具体程序、评估采用的方法、评估报告反馈等。评估的流程设计直接影响到评估结果的客观性和公正性,也影响到评估结果的应用。按照评估流程是否具有规范性,可分为正式评估和非正式评估。

正式评估是指评估主体按照评估方案,根据一定的评估标准,采取特定形式,通过既定的程序,最终以规定的报告格式和内容汇总评估结论,提交至规定的组织或机构的评估形式。正式评估具有方法科学、过程规范、结论客观的优点。但是其需要预设严密的评估方案,遵循严格的评估程序,需要高素质的评估专家、充足的评估活动经费等,因此需要一定评估制度和权威授权才能开展,有关卫生应急能力和卫生应急管理的综合性评估多采用正式评估。非正式评估是指不对评估主体、评估标准、方法和程序等作出特别限制,评估者根据所掌握的正式或非正式信息和资料,对评估对象作出的相对主观的综合判断评估。非正式评估具有灵活、易行、成本低等特点,容易在实践中实施,也可作为正式评估的一种辅助与补充。

（五）明确评估标准与方法

为了规范卫生应急管理评估活动,一般需要事先确定一个评估的依据标准,即评估的指标体系。如在涉及卫生应急能力评估、卫生应急管理工作综合性评估时,由于涉及抽象的概念和多目标的综合评价,需要对评估对象事先建立起一套标准的指标体系,包括指标的含义、计算说明、数据收集方法和分析过程等。

评估是依据一定的标准对评估对象作出客观判断的过程,因此,在评估中选择的评估标准和评估方法对评估实践活动都是非常重要的,也是判断评估是否科学的一个重要方面。目前,国内外学者在卫生应急评估指标体系构建方面开展了许多研究,取得了一定进展。在评估方法上,常用的评估方法有定性方法、定量方法以及定性与定量相结合的方法。在卫生应急评估中,应根据不同的评估目的和评估对象与内容,选择适合的评估方法开展评估活动。

(六)实施现场评估活动,收集评估数据与资料

当明确了评估的实施主体、评估对象、标准与方法之后,评估组根据事先制定的评估计划与工作流程,进入现场,系统收集数据与资料。定量资料主要从被评估机构的工作记录、问卷调查、文件档案中获取,定性资料主要通过与关键知情人进行访谈等获取。

(七)评估结果及其应用

卫生应急管理评估结果一般包括两类,一类是直接成果,即评估报告;另一类是间接成果,即根据评估结果所采取的改进措施和行动或问责结果等。

评估组根据收集到的数据和信息,经过系统分析和综合,形成结论性的评估报告。评估报告一般分为三个部分:第一部分是导言,主要包括评估背景、目的和评估方法、过程的介绍。第二部分是评估报告的主体部分,即根据评估标准,对评估对象的具体评估结果作出描述和说明,给出综合性的分析判断。根据评估对象和目的的不同,评估报告的主体部分各有侧重和不同。如针对应急准备能力评估,报告的主体是根据评估指标体系,对能力的各个维度和评分结果给出描述和说明。如果是针对事件处置的评估,主体部分重点说明事件的性质、造成的损失与影响、责任追究等的分析论证,对事件的应急处置不同环节和不同措施以及整体效果给出描述、分析和整体总结判断。第三部分是改进措施和工作建议,主要针对评估结果,总结经验,吸取教训,并提出解决问题的方案和建议。

卫生应急评估结果的应用包括以下几个方面:①评估报告应首先提交给评估组织者,并进行系统备案。评估组织者对评估报告中提出的改进措施和建议,以规定的形式进行明确的回复。评估结果应成为卫生应急管理重要的决策依据,以及改进和提高卫生应急系统建设和能力的重要工具和手段,这是评估结果最重要的应用之一。②评估结果纳入卫生应急管理工作奖惩考评等绩效考核体系,通过建立常规的定期评估机制,系统提高和改进卫生应急管理绩效。③评估报告可适时采取分别或汇总的方式向社会公众公开,这是政府向社会公众履行公共管理职能的一种问责形式。

二、卫生应急管理评估的常用方法

评估方法是针对评估目的,依据确定的评价指标体系对评估对象进行测度的方法。常用的评估方法包括三类:定性方法、定量方法和定性与定量相结合的综合评估方法。

(一)定性方法

定性评估是不采用数量值,而是根据确定各种因素内在特征来得出基本判断的一种评估方法。定性评估方法主要用于难以量化的评价问题或具有重大决策意义的问题。常用的定性评估方法主要是专家调查法,它是出现较早、应用较为广泛的一种定性评价方法。专家调查法是综合专家们分散的个人经验和知识,对评估对象作出主观的判断、描述和评价。专家调查法的方式有很多种,较为常用的有专家个人判断法、专家会议法和德尔菲法。

1. 专家个人判断法 即征求专家个人意见的方法。专家个人判断法简单易行,专家的判断不受外界因素的干扰,可以最大限度地发挥专家的能力;但是这种方法由于受专家个人的知识水平和资料占有的影响,评估结果带有一定的片面性。

2. 专家会议法 是指根据规定的原则选出一定数量的专家,按照一定的方式组织专家会议,发挥专家集体的智慧,对评估对象依据一定的标准和原则,作出评估结论的方法。专家会议

有助于与会专家们相互启发、相互交流，求同存异，克服专家个人判断导致的片面性，有助于得出正确的结论。这种方法的缺点是容易使专家在面对面讨论时受到心理压力的影响，屈从于权威和大多数人的意见，影响评估结果的正确性。

3. 德尔菲法　德尔菲（Delphi）法是在专家个人判断法和专家会议法的基础上发展起来的一种专家调查法，是采用匿名的方式广泛征求专家的意见，经过反复多次背对背的信息交流和有控制的反馈修正，使专家的意见趋向一致，最后根据专家的综合意见，对评估对象作出评估的一种定性评估方法。

（二）定量方法

定量方法是指利用一切可获取的信息或统计资料，通过客观和准确的计算或度量，对结果得出一定判断的评估方法。与定性方法相比，定量方法更多是基于对评估对象的统计数据分析的客观评价。通常根据对评估对象设定的评价指标，收集相关的数据，进行数据的统计分析，得出最终的评估结论。常用定量评估方法包括各类统计分析技术，既有单因素统计描述和推断，也有多元统计分析方法，如聚类分析、主成分分析、因子分析等，这些方法主要用于评估指标的降维，简化数据分析过程，从复杂数据中提取关键信息，为卫生应急评估提供更有力的支持。

1. 聚类分析　聚类是对大量未知标注的数据集，按数据的内在相似性将数据集划分为多个类别，使类别内的数据相似度较大而类别间的数据相似度较小。聚类分析主要应用于探索性研究，其不必拘泥于分类标准。聚类分析能够从样本数据出发自动进行分类，集中观察不同类之间的特点和差别，方便研究人员更加科学地观察每一类数据的特征，集中对特定的聚类集合做进一步的分析。由于聚类分析所使用的方法不同会导致结论不同，不同研究者对同一组数据进行聚类分析时，所得聚类数未必一致。

2. 主成分分析　主成分分析法是一种对高维变量空间降维的技术，实质是将多维坐标系按方差最大的原则进行旋转、翻转及平移变换，把多个变量划分为少数几个综合指标的多元统计方法。该方法不仅可以减少选取指标过程中的工作量，还可以消除评估变量之间的相互影响，从而使分析结果更为准确。

3. 因子分析法　因子分析法是一种从变量群中提取共性因子的统计技术，以原始数据的相关性为基础，通过分析相关矩阵或协方差矩阵，用少数几个相互独立的公共因子最大程度地概括和解释原有的观测信息，从而建立起简洁的概念系统，揭示出事物之间本质的联系。该方法不仅减少了需要分析的变量数目，同时也降低了分析的复杂性。

在卫生应急评估中，这些定量方法有着广泛的应用。例如，主成分分析可用于对地方公共卫生应急管理能力的评估，通过提取关键主成分概括评估指标的信息，从而对不同地区的应急管理能力进行评分、划类和排序；聚类分析可将不同地区或不同时期的卫生应急数据进行分类，探索不同类别之间的差异和特点，为针对性地制定应急策略提供依据；因子分析则能找出影响卫生应急的关键因子，揭示出如资源保障、组织协调等方面的潜在因素，助力更深入地理解和优化卫生应急管理体系。

（三）定性与定量相结合的综合评估方法

在具体评估活动中，如果评估对象是一个包含多个方面和多个属性的复杂对象，很难用单一的方法对评价对象作出客观全面的评价时，则需要建立一套能综合反映评估对象多维特征的全面、系统的评价指标体系。因此，整合定性与定量方法的综合评估方法是目前国内外通常使用的方法。常用的综合评价方法主要有层次分析法、模糊综合评价法、TOPSIS法、数据包络分析法、人工神经网络评价法、灰色综合评价法等。详细内容可参见第六章卫生应急管理研究的常用方法。

第三节　卫生应急能力评估

卫生应急管理评估涉及卫生应急活动的各个环节或阶段。针对不同环节和阶段的评估目的、评估内容和评估方法各有不同。本书选择最常见的两类评估加以介绍,即本章第三节的卫生应急能力评估和第四节的卫生应急演练评估。

卫生应急能力评估通过系统诊断、分析应急预防与准备过程中存在的问题与不足,敦促政府管理部门和专业机构常备不懈,不断提升应急能力,以有效保持应对突发公共卫生事件的工作状态。正是由于卫生应急能力评估在卫生应急管理中的重要作用,应急能力评估的理论研究和实践探索已成为世界各国卫生应急常态管理工作的重点。

一、卫生应急能力相关概念

(一)卫生应急能力的概念

卫生应急有广义和狭义之分,与此对应,卫生应急能力(public health emergency capability)也包括广义和狭义两方面的内涵。广义的卫生应急能力是指能够有效预防突发公共卫生事件的发生,控制、减轻和消除突发公共卫生事件和其他突发公共事件引起的危害的能力。狭义的卫生应急能力则是个人、组织或系统能够有效采取行动以应对突发公共卫生事件的能力。

(二)卫生应急能力评估的概念

卫生应急能力评估(evaluation of public health emergency capability)是对个人、组织或系统在应对突发公共卫生事件时所拥有的人力、组织、机构、手段和资源等应急关键要素的完备性、协调性,以及应对能力的现状、水平、结构、问题的系统检测和分析过程。能力评估的目的在于发现个体、组织或系统存在的能力缺陷,为制订更好的能力建设策略和计划提供依据。根据能力评估对象层次的不同,能力评估可分为个人能力评估、组织能力评估和系统能力评估等。

卫生应急核心能力(public health emergency core capability)是指个人、组织或系统为实现应急反应绩效目标,所必须具备的关键知识、经验、技能的集成。它是确保应急反应系统有效运转的关键要素和领域,是确保组织能够有效激活人、财、物、信息资源要素并妥善协调和处理其相互关系,保障卫生应急目标顺利实现所必备的关键要素集合。

卫生应急核心能力评估(evaluation of public health emergency core capability)是指在卫生应急能力评价中,针对卫生应急处置、反应绩效的关键能力环节和核心资源要素的评估。

二、卫生应急能力评估常用理论模型

卫生应急能力评估是一项非常复杂的管理实践活动。如何设计、选择和确定能力评估的指标体系和评估标准一直是卫生应急能力评估理论和实践中的研究热点。目前卫生应急能力评估指标体系构建所依据的几个常用理论模型如下。

(一)按照应急管理生命周期构建的评价模型

该模型主要依据应急管理的生命周期阶段理论,针对突发公共卫生事件发生发展过程的不同阶段构建模型,以事件阶段为一级评价维度指标,并在此维度下,设置各阶段内的二级三级等维度评价指标。

(二)基于多纳比蒂安(Donabedian)的结构 - 过程 - 结果模型

该模型由美国学者多纳比蒂安首先提出,最初用于对医疗服务质量的评价,他主张运用结构

（structure）、过程（process）和结果（outcome）三个维度来评价医疗服务。该模型由于其三维逻辑框架具有对各种评估情景的广泛适用性，目前已成为评估指标体系构建中最为常用的理论模型之一。

（三）联合国开发计划署（United Nations Development Programme，UNDP）构建的能力评价模型

该模型首先界定了能力的个人、组织、系统三个层次，每个层次都有基本的要求和核心的职能。不同层次的能力之间有着密切的联系，因而在开展能力评估的时候要考虑不同层次的能力状况，对其核心内容和功能、技术能力展开评估。

（四）依据关键绩效指标（key performance indicator，KPI）法构建能力评价模型

KPI 是指衡量一项管理工作成效最重要和最关键的测量指标。卫生应急管理能力的评估应优先选择至关重要的过程、阶段、环节中少数几个直接影响绩效结果的关键指标进行评估。

（五）基于卫生应急系统核心功能构建的评价模型

该模型主要依据卫生应急体系各构成要素的系统功能来开发设计指标体系框架。

三、卫生应急能力评估常用评价工具

21 世纪以来，国内外在卫生应急能力评估工具研究开发和实践应用方面都取得了快速发展。2000 年，联合国开发计划署（United Nations Development Programme，UNDP）和 WHO 陆续制订了开展系统评估的指导性文件，并建议各成员国在此基础上制订适合本国的评估工具。此后，欧盟、美国等国家、地区或组织陆续开发了应急管理能力评估工具；中国针对卫生应急管理能力评估开展了大量研究，形成了针对个体、机构和系统等不同层面的评估体系。以下简要介绍几个国内外目前已经比较成熟的评估工具。

（一）国外常用的应急能力评价工具

根据能力评估针对的层级和对象的不同，评估可分为系统、组织和个人三个不同层次。WHO 组织开发了针对卫生系统的应急能力评估指标体系。FEMA 研究开发了针对州政府和地方政府的基于主要应急管理职能的应急准备能力评价指标体系。另外，美国 CDC、美国夏威夷卫生管理协会分别主持研发了针对公共卫生机构和医院等组织的能力评估指标体系等。

1. 区域和系统层面

（1）联合外部评估（Joint External Evaluation，JEE）：2016 年，WHO 将《国际卫生条例（2005）》监测和评估框架与"全球卫生安全议程"（Global Health Security Agenda，GHSA）外部评估工具进行整合并标准化，形成了 JEE。该评估工具内容由预防、预警、应对、其他《国际卫生条例（2005）》相关危险事件及入境口岸 4 部分组成，涵盖《国际卫生条例（2005）》的 19 个领域 48 个指标，每个指标分为 5 个不同的水平等级，分别对应 1~5 分。（表 12-1）

表 12-1　联合外部评估的主要内容

主要组成部分	领域
预防	国家立法、政策和筹资；《国际卫生条例（2005）》协调、沟通和倡导；耐药性问题；人兽共患病；食品安全；生物安全；预防接种
预警	国家实验室系统；实时监测；报告；人力资源
应对	准备；紧急行动中心；公共卫生和安全部门联系；医疗对策和人员安排；风险沟通
其他《国际卫生条例（2005）》相关危险事件及入境口岸	入境口岸；化学事件；辐射突发事件

JEE 以客观、自愿、多部门参与为原则，遵循标准化评估流程，对自愿进行的国家进行评估，以提高其应对突发公共卫生事件的能力。评估采用标准化流程，包括自我评估和外部评估。首先，进行自我评估，由被评估国利用 JEE 中的各种指标，完成自评报告。自评小组由来自国家各个部门的代表组成，包括卫生、农业、环境、交通等。然后，将资料提交给由被评估国和国际专家组成的外部评估小组，通过对自评数据的审查，小组成员基本了解该国的卫生应急管理能力水平。随后，进行实地访问和会议，完成评估报告并进行公示。与此同时，WHO 为保证评估质量，为各国提供了线下和线上各种指导培训，包括国家自评指导、外部评估小组成员培训和 JEE 工具指南等。

（2）卫生系统危机管理能力评估工具（toolkit for assessing health-system capacity for crisis management）：2008 年，为提高欧洲地区各国应对突发公共卫生事件的能力，欧洲委员会卫生和消费者总局及 WHO 欧洲办事处联合制订了一套评估卫生系统危机管理能力的标准工具，在多个国家进行试用，并不断修改和完善，形成了 2012 年的最终版本。该评估工具适用于应对突发公共卫生事件的各个阶段，主要通过评估各国卫生系统应对包括突发公共卫生事件在内的危机的能力，明确差距，帮助各国最大限度地减少突发危机的影响。

该评估工具的评估框架主要根据 WHO 卫生系统框架中的 6 大功能构建，整体评估了成员国的领导与管理，卫生人力，医疗产品、疫苗和技术，卫生信息系统，卫生筹资系统和服务提供的能力，由 16 个主要部分组成（表 12-2），涵盖了卫生部门的 51 个基本属性。每个属性由若干个评估指标组成。

表 12-2　卫生系统危机管理能力评估框架的主要组成部分

功能	主要组成部分
领导与管理	国家多部门应急管理的法律框架；卫生部门应急管理的法律框架；多部门应急管理的国家多部门体制框架；卫生部门应急管理体制框架；卫生部门应急管理方案组成部分
卫生人力	卫生部门应急管理的人力资源
医疗产品、疫苗和技术	应急行动的医疗用品和设备
卫生信息系统	用于减少风险和应急准备方案的信息管理系统；用于应急响应和恢复的信息管理系统；风险沟通
卫生筹资系统	为卫生部门应急管理筹资的国家和国家以下各级战略
服务提供	响应能力；紧急医疗服务系统和大规模伤亡管理；医院在重大伤亡事件中的管理；基本保健方案和服务的连续性；紧急情况下的后勤和运行保障职能

（3）其他区域和系统层面应急能力评估工具

1）卫生应急准备能力评估指南：2011 年，美国 CDC 发布了针对突发公共卫生事件应急准备，州和地方应具备的 15 项核心能力的评估指南，内容包括：社区防范、社区恢复、应急管理协调、应急公共信息和预警、死亡事件管理、信息共享、群体性事件处置、医学防控用品分发、医疗物品管理和分发、医疗需求激增、非药物干预、公共卫生实验室检测、公共卫生监测和流行病学调查、应对者安全和健康、志愿者管理。

2）日本《厚生劳动省健康危机管理基本指南》应急能力评估工具：日本在政府危机管理组织体系框架下，针对地方自治及相关灾害制定了《厚生劳动省健康危机管理基本指南》，进行应急能力评估，主要内容包括人才储备、资金物资保障、掌握和评估特定危机、灾害情况假设、减灾对策、整顿系统、信息通信系统、设备与储备粮食管理、活动过程计划、居民间信息流、教育培训 11 个方面。

3）欧盟标准化评估工具和卫生应急准备自我评估工具：欧盟国家在欧盟委员会的支持下，

由 WHO 欧洲区办公室制定标准化评估工具，对欧盟成员国及周边国家的卫生应急能力进行评估。相较于美国，欧盟通过对国家级卫生应急机构开展评估，明确有关部门的责任，以达到整合资源、减少突发事件影响的目的。欧洲疾病预防控制中心于 2018 年开发了卫生应急准备自我评估工具，针对欧盟全体成员国，从事前准备与管理、能力建设与维护、检测、风险评估、事件响应管理、事后评估、总结经验教训和改建等 7 个领域对成员国的卫生应急工作进行全面评估，根据评分标准对指标完成情况打分，致力于找出卫生应急工作中存在的问题，为持续改进卫生应急工作提供支持。该评估工具对中国应对跨境公共卫生风险，提高整体应急水平具有参考意义。

4）突发事件应对能力评价工具（Capability Assessment for Readiness，CAR）：由 FEMA 与国家应急管理协会（National Emergency Management Association，NEMA）共同提出了这套适用于州政府的突发事件应对能力自评工具。该指标体系包括 13 个管理功能的一级指标以及 104 个二级指标和 451 个三级指标。这 13 项一级指标包括：立法与授权、灾害识别与风险评价、灾害管理、资源管理、预案、指挥控制与协调、沟通与预警、实施与程序、后勤与设施、培训、演练、公共教育与信息传播、资金与管理。

2. 组织层面

（1）公共卫生准备和应对能力量表（Public Health Preparedness and Response Capacity Inventory）：2001 年，该量表由美国 CDC 主持研发，它提供了一个快速评价州和地方的公共卫生机构应对公共卫生威胁和处理突发事件能力的工具，包含 6 个重点关注领域：①应急预案和准备状况评价：指挥、评价和协作；恐怖袭击准备和应急预案。②监测和流行病学能力：公共卫生监测和诊断、流行病学调查和反应。③实验室能力。④预警网络 / 通信与信息技术。⑤风险沟通和健康信息发布、传播能力。⑥教育和培训能力。

目前主要有五个突发公共卫生事件应急能力评价问卷：①州突发事件应急能力评价问卷：由美国国家突发事件管理协会和联邦突发事件管理局联合研制；②州和地方公共卫生准备和应急能力评价问卷：是由美国 CDC 为评价"生物恐怖的公共卫生准备和响应"项目的进展情况专门研制的一套快速评价工具；③公共卫生绩效评估——突发事件准备评价问卷：是美国 CDC 在国家公共卫生绩效标准项目工作基础上，结合突发事件的特点而制定的一份评价问卷；④流行病学能力评价问卷：根据 10 项基本公共卫生服务编制；⑤医院应对能力评价问卷：由夏威夷卫生管理协会编制。

（2）医院应对能力评价工具（Hospital Capability Assessment for Readiness）：该工具由美国夏威夷卫生管理协会编制，主要包括 12 项针对医院的应急管理功能：领导能力、风险评估、应急预案制定、指挥协调、医院自身的特点、信息交流、实施程序、物资管理、后勤保障、公共信息、人员培训与演练、功能改进。

3. 个人层面　公共卫生人员的生物恐怖和突发事件应急准备能力（bioterrorism&emergency readiness competencies for all public health workers）是美国哥伦比亚大学护理学院卫生政策中心在美国 CDC 的资助下，提出的一套适用于所有公共卫生人员的能力以及相应人员的具体能力要求，9 项核心能力包括：①描述公共卫生角色；②描述指挥流程；③识别应急预案；④描述自身功能角色；⑤演示正确使用沟通工具；⑥描述沟通角色；⑦判断自身知识 / 技术的不足以及可以动用的关键资源；⑧识别潜在的应急事件并描述适宜的行动；⑨采用创新性解决办法并评估行动的效果。

（二）国内开发应用的卫生应急能力评价工具

中国针对突发公共卫生事件应急管理能力评估开展了大量的研究，形成了针对个体、机构和系统等不同层面的评估体系。有基于文献分析和理论研究并结合德尔菲法构建的医护人员传染病突发事件核心应急能力指标体系；还有机构层面针对疾病预防控制机构的应急管理能力评估体系；系统层面如 2012 年国家卫生计生委发布的针对省、市、县卫生行政部门卫生应急能力的

《卫生应急能力评估调查问卷》。

1. 疾病预防控制工作绩效评估标准　2008 年 12 月，卫生部印发《疾病预防控制工作绩效评估标准》，开始在全国开展绩效考核工作。该标准包括疾病预防控制区域和机构两类绩效评估指标。其中，机构工作绩效评估涉及 8 大类，分别是疾病预防与控制、突发公共卫生事件处置、信息管理、健康危险因素监测与控制、实验室检验、健康教育与促进、技术指导与应用研究、综合指标。考虑到中国疾病预防控制机构分级设置与管理的现实情况，《疾病预防控制工作绩效评估标准》分别构建了省、市、县三级疾病预防控制机构评估指标体系。作为 7 项职能之一的突发公共卫生事件处置，在原卫生部颁布实施的《各级疾病预防控制机构基本职责》中位列于总类别的第二位，突显出应急处置工作对于疾病预防控制机构的重要作用。《疾病预防控制工作绩效评估标准》在突发公共卫生事件应急处置类别中从应急预案、应急准备、应急处置三个方面共 7 项指标进行考核评估（表 12-3）。

表 12-3　疾病预防控制机构绩效评估指标

项目	指标	指标要求
应急预案	预案体系完整率	100%
应急准备	模拟演练指数	≥90%
	应急物品储备齐全率	100%
应急处置	规范处置指数	省级≥0.85，市县级≥0.70
	事件原因查明率（省；市级）	省级≥80%，市级≥70%
	事件报告及时率（县级）	100%
	相关信息网络直报率（县级）	100%

《疾病预防控制工作绩效评估标准》是目前中国检验疾病预防控制机构工作成绩的国家标准，是全面综合反映疾病预防控制工作相关机构组织履行职能的效果，提高疾病预防控制机构履行公共职能的能力水平和效能的工具。但就突发公共卫生事件应急能力评价而言，《疾病预防控制工作绩效评估标准》在反映疾病预防控制机构在突发公共卫生事件应急处置中职责和能力方面的内容有待进一步完善。根据《各级疾病预防控制机构基本职责》规定，疾病预防控制机构应急能力基本职责包括应急准备、报告与预警、应急处置、事件评估四项工作任务，分别涵盖应急机制、应急储备、报告与核实、事件预警、事件调查处置、事件危害评估、事件处置评估等 7 个项目及相应的 25 项具体内容。

2. 卫生应急能力评估标准　原国家卫生计生委卫生应急管理办公室组织开发的卫生应急能力评估标准是目前比较系统、权威的卫生应急体系能力评估工具。主要从 8 个方面对卫生应急能力开展评估：①应急体系建设；②应急队伍；③装备储备；④培训演练；⑤宣教科研；⑥监测预警；⑦应急处置；⑧善后评估。具体内容见表 12-4。

表 12-4　卫生应急能力评估指标体系框架

卫生应急能力评估维度	主要项目	评估的主要内容
体系建设	政策保障；预案制定；法治建设；体制建设；机制建设；指挥决策	包括卫生应急体系建设纳入政府和卫生部门规划情况，卫生应急经费保障、预案建设、体制机制完善和指挥与决策系统建设等情况
应急队伍	专家库；应急队伍	包括卫生应急专家咨询委员会、专家库、卫生应急专业队伍建设等情况

续表

卫生应急能力评估维度	主要项目	评估的主要内容
装备储备	装备;储备	包括卫生应急装备目录和标准制订、物资调用机制建设、卫生应急物资储备建立和管理制度健全等情况
培训演练	培训;演练	包括卫生应急培训中长期规划制订、综合培训演练中心建立和培训演练活动组织等情况
宣教科研	宣传教育;科学研究	包括卫生应急宣传教育材料编印、公众知识宣传、志愿者培训、媒体沟通和科研合作等情况
监测预警	监测分析;风险评估;预警发布	包括突发公共卫生事件监测系统完善、事件报告和监测工作开展、风险评估机制健全、信息发布等情况
应急处置	组织指挥;现场调查;医疗救治;防控措施;桌面演练	包括突发公共事件发生后,应急响应启动、事件信息报送、队伍调派、物资调运和事件处置等情况
善后评估	善后处理;总结评估	包括卫生应急处置纳入政府奖惩、补助、抚恤和补偿等制度保障情况,以及卫生应急工作总结和评估制度建立情况

总之,卫生应急能力评估最终要服务于卫生应急能力建设。因此,一方面,评估结果应尽可能多地提供信息,不仅要包括对卫生应急能力的总体评价,还要包括对不同部门、不同阶段、不同类型应急能力的评价,为应急能力建设提供有针对性的依据;另一方面,还要将评估结果纳入政府绩效考核框架,使评估结果能够反映应急管理投入的差异,并在此基础上建立奖惩机制,应急能力评估才能真正成为助推卫生应急管理的重要动力和提升应急处置能力的有效工具。

第四节 卫生应急演练评估

卫生应急演练评估是通过观察、记录卫生应急演练活动,比较演练实际效果与目标之间的差异,总结演练成效和不足的过程。科学的评估可以帮助组织确定演练是否已经实现了目标;应急程序或计划、应急管理系统是否需要改进;同时为培训和锻炼应急队伍,加强应急设备设施准备,后续计划改进和提高应急管理功能提供依据。

一、演练评估概念

演练评估(exercise evaluation)是指观察和记录应急演练活动,在全面分析演练观察记录等相关资料基础上,对比参演人员表现与演练目标要求,对演练活动及其组织过程作出客观评价,并编写演练评估报告的过程。所有应急演练活动都应进行演练评估。演练评估是贯穿演练前、演练中和演练后三个阶段的全程工作。在演练准备阶段,需要选择评估组长、开发评估技术方案和评估工具、选择和组织评估组、培训评估员;在演练过程中要开展评估观察与记录工作;演练结束后,要评价演练取得的成效、参加演练总结会、准备评估报告、参与跟踪改进活动等。

二、演练评估过程

整个演练评估过程主要包括评估的计划和评估人员的组织、开发评估技术方案和工具、观察演练与收集资料、分析资料、完成评估报告等几个基本步骤。

（一）评估的计划和评估人员的组织

1. 评估的计划 评估的计划是对演练评估过程作出的整体性安排，内容主要包括对演练目标、评估准则与指标、评估工具及资料、评估程序、评估方法、评估组组成以及评估人员在演练准备、实施和总结阶段的职责和任务的详细说明。

2. 评估人员的组织

（1）任命评估负责人：在演练策划早期，演练策划小组组长负责任命一名评估组负责人。评估组负责人应是对演练计划、演练目标和程序、突发事件指挥系统、演练决策制定过程以及相关部门协调问题等比较熟悉的专家。

（2）组织、分配、训练评估人员：一旦评估需求确定，评估组负责人指导评估人员的组织、分配和培训工作，包括：组织多少名评估人员参加；确定这些评估人员必须拥有的专业技术；在演练中的任务分配；演练前的培训和指导。

1）组织评估人员：评估人员可以由应急管理机构、应急处置机构、地方或者国家相关机构以及高校或研究所的专家组成。挑选的评估人员应该具有应急管理、演练评估等方面的工作经验和专业技术。

评估组应该有足够的规模，从而能对全部目标、组织和个人的表现作出评估。在小规模的演练中，由于参与组织的数量少，需要展示的目标和观察位置的数目也有限，一个简单的评估组就足够了，一般包括一名负责人和一定数量的评估员，这些评估员直接向负责人报告。在大规模演练中，参与的组织相对较多，需要展示的目标较多，通常需要一个复杂的评估组。一种典型的结构包括一名评估组主管和多名小组负责人。评估组主管指导评估小组负责人以及下属评估员完成评估。

2）分配评估人员：根据评估人员所具有的专业技术把他们分配到不同的演练区域。例如，当一个演练中用到化学模拟时，具有危险材料专业知识的评估人员被分配到该区域，在那里他们能观察排除污染的情况以及个人保护装备的使用情况。评估人员的分配应该在演练之前完成，分配到每一个演练区域的评估人员的数量主要由被评估目标的数量、所要完成的任务数量等决定。

3）培训评估组成员：评估人员的培训在演练开始前进行。培训需要的资料包括前期设计开发的评估技术指南和相关的评估工具表格。培训涉及演练的所有方面，包括：对演练目的的了解；对演练模拟事件的了解；对参演人员的了解；对评估人员的角色、职责和分配任务的了解等。评估人员的培训也包括观察技巧的培训，如需要观察什么、记录什么，怎样使用演练评估指导、评估表格工具等。为了提高观察的有效性，评估人员的培训要做到以下几点：第一，当参演者到达时，评估员要提前到达指定位置；第二，选择比较容易观察参演者活动的位置，但要避免影响他们的活动；第三，重点观察与演练评估指导相关的活动和任务，以确保演练目标完成；第四，做清晰并且详细的记录；第五，避免提示参演者或者回答参演者问题。

（二）开发评估技术方案和工具

评估技术方案是对演练评估的标准、方法和评估资料收集工具等的设计与开发。

1. 评估标准 演练评估应以演练目标为基础。每项演练目标都要设计合理的评估项目、方法和标准。在演练设计之初，演练的总体目标就已明确。在演练场景开发过程中，总体目标被分解成更小的单元和预期的应对行动。从预期的应急反应行动中，具体的观测点及其评价措施就被相应地开发出来。演练目标要求必须陈述得清楚简洁，描述的应急行动必须是可被观察和测量的。使用 SMART 原则将确保演练目标是简单、可测量、可实现、真实、以任务为导向的。演练评估的标准可以有多种来源，可依据已制定的相关法律法规和应急预案作为参考标准。

2. 评估内容 在卫生应急演练评估中，经常评估的内容包括：①对卫生应急预案的评估：预案是否考虑到所有关键需求，例如空间、通信设备以及物资供应等；是否考虑到所有需要的角色。②评价卫生机构如何执行预案：如预案实际应用时发生了什么？工作人员是否到达了他们所应到达的地点？是否遵照了角色分工？是否达到了预期结果？③评价预案响应速度：如通告时间、响应速度、行动方案中涉及的其他细节的时间。④评价预案实施效率：如完成时间，是否有重复信息、指令冲突、资源浪费等。⑤评价卫生人员特定功能角色的执行能力：如角色需要事先设定、职责说明以及任务分工等。表12-5列出了一般卫生应急演练的评估内容。

表12-5 应急演练评估内容的基本构成及要点

序号	评估的内容	演练评估的要点
1	应急预案的质量	应急预案是否考虑到了大部分的应急需求，如通信、物资供给、应急区域的划分等 应急救援是否对应急过程中可能涉及的应急组织、人员的功能角色、职责和行动进行了描述，协作关系与机制是否有效 应急预案对紧急状况的处理是否达到社会的期望
2	参演应急人员对应急预案的履行情况	各应急组织的参演人员是否按照应急预案的要求及时就位 在演练过程中，各应急组织的演练人员是否按照应急预案的规定进行分工协作 应急预案演练中的整体实施效果如何
3	参演应急人员完成特定应急行动的速度	从事件被发现到应急中心接报之间的时间是否达到应急预案的要求 从接报到应急人员赶赴事发地点之间的时间是否达到应急预案的要求 应急预案中对其他应急行动的时间要求
4	参演应急人员对预案的执行效率	演练过程中是否出现因故障导致主要应急设备停止运转的情况 演练过程中信息的传递效率如何，在信息发布中是否出现内容矛盾和错误的情况 演练过程中是否出现资源紧缺或者浪费的情况
5	参演应急人员的技能评述	参演人员在演练过程中的心理状态是否能胜任本人所肩负职责 参演人员能否正确地使用各种应急装备与设备及使用的熟练程度如何

3. 评估方法 卫生应急演练的评估方法可采用外部评估和内部评估两种方式，每种方式又分为主观评价和客观评价。外部评估是组织专门的评估组，由外请的评估成员对演练进行的评价。内部评估是参演者自己对演练效果作出的评价。客观评价一般是指用事先开发好的各种评估表格根据评价标准进行量化的评分，以此作出的客观量化评价。主观评价主要是用文字进行的描述和评述等。

4. 开发评估技术指南和数据记录工具 为便于演练评估操作，通常应事先设计开发好具体的评估技术指南，包括演练目标、评估标准、方法、内容、数据收集计划、观测要点、核查记录表以及其他评估记录工具表格等。这些工具可以是非常简单的用于观察记录的问卷、核查表、评分表等。这些工具不需要很复杂，但一定要客观、简单、具有针对性。根据演练目标的不同，可以用选择项（如：是/否判断，多项选择）、主观评分（如：1—差、3—合格、5—优秀）、定量测量（如：响应时间）等方法进行评估记录。数据可以采用多种方式进行收集，例如表格、现场笔记、录音机或视频录像等。每种手段都各有其优缺点，在准备演练评估时应充分考虑到每种记录方式的特点。

（三）观察演练与收集资料

在演练实施过程中，评估员利用所提供的评估技术指南和专用的评估表格等资料，观察演练和收集数据。桌面演练和实战演练在观察和收集资料上有所不同。

1. 桌面演练 是指参演人员利用地图、沙盘、流程图、计算机模拟、视频会议等辅助手段，针对事先假定的演练情景，讨论和推演应急决策及现场处置的过程，从而促进相关人员掌握应急预案所规定的职责和程序，提高指挥决策和协同配合能力的演练。桌面演练从演练设计上覆盖各种可能的风险，模拟各种可能的情况，实现演练的网络化、无纸化、可快速反应，有效降低演练成本，提高演练效率。桌面演练通常在室内采用分组会议的方式进行。分组会议的方式便于构建情景并且提出讨论问题。在这样的桌面演练中，每个小组都必须有评估人员或笔记记录员参加，以便评估人员能集中选择和演练目标相关的问题,而笔记记录员能集中记录常规的讨论问题。

在各小组会议进行之后,整个组织通常重新集合来讨论所有主要问题、交叉问题或者在分开的小组讨论期间有冲突的建议。虽然独立的评估人员被分配到一个选定的小组内来记录讨论的内容,但是所有评估人员都应该获取关于相互交叉问题的信息。

2. 实战演练 是指参演人员利用应急处置涉及的设备和物资,针对事先设置的突发事件情景及其后续的发展情景,通过实际决策、行动和操作,完成真实应急响应的过程,从而检验和提高相关人员的临场组织指挥、队伍调动、应急处置技能和后勤保障等应急能力的演练。实战演练通常要在特定场所完成。在实战演练中,评估者要提前到达收集观察数据的位置,小心地跟踪和记录参演者的行动。在演练以后,根据评估者记录的信息,分析活动和任务是否顺利执行,目标是否顺利实现。在观察演练期间,评估人员必须对所观察到的内容作出准确的记录。为此,应该考虑通过使用适合他们特点的方式来记录数据,如笔记或录音机、摄像机等。因为很多事件是同时发生的,评估人员不可能记录到所有的行动,所以需要知道哪些事件是重要的,排除不必要的信息,为演练评估提供最有用的数据。因此,演练前的培训必须使评估人员清楚评估的主要行动和次要行动。最后,在演练结束后,可通过组织评估会议、组织参演人员填写演练评价表和对参演人员进行访谈等方式,进一步收集演练组织实施的情况,也可要求参演单位提供自我评估总结材料,补充和完善评估资料。

(四)分析资料

评估人员对演练期间收集的资料以及演练前后收集的其他相关资料进行分析,并将其转换成包括演练过程、演练中表现出的优势、改善的建议等叙述性摘要。

每个演练目标和相关的活动都应该有一个叙述性摘要。合格的叙述性摘要必须满足以下几项要求:第一,要对目标是如何被实现的进行详述;第二,客观地陈述事实和观察结果;第三,突出积极的方面,同时发现任何可能存在的问题;第四,避免主观意见;第五,记录存在的问题并且推荐改正问题的方法等。通过叙述性摘要可以更加容易地识别演练的每个目标的完成程度和需要加强的地方。叙述性摘要的报告格式可参见表12-6。

表12-6　叙述性摘要模板

观察目标数量:_____	标准数量:_____
评估者:_____	评估地点:_____

问题: 对观察的问题、计划、程序等具体地陈述
分析: 对问题以及操作能力的具体影响
改进行动建议: 改善绩效或解决问题以提高响应能力的行动建议
主要责任单位: 负责实施改进行动的部门、机构和组织 部门、机构和组织的名称: _____ 责任人:_____ 职务:_____ 开始日期:_____ /_____ /_____　结束日期:_____ /_____ /_____

（五）完成评估报告

所有的桌面演练和实战演练最终都要有一份评估报告，这个评估报告要包含评估过程中所使用的评估方法、具体的评估表格、最后的评估结论等。评估组负责人负责演练评估报告的完成。通常情况下，评估组长先准备一份演练评估报告初稿，在报告最终发布之前，报告初稿需要通过演练策划人员、评估人员、地方及其他参与组织的审查。在报告初稿被充分地审查之后，评估组长出具一份最终的演练评估报告。演练评估报告的主要内容一般包括演练概述（演练参与部门、机构、范围、演练日期、位置等）、演练目标和具体目标、事件的情景介绍、演练执行和目标实现情况（包括：预案的合理性与可操作性、应急指挥人员的指挥协调能力、参演人员的处置能力、演练所用设备装备的适用性、演练的成本效益分析以及对完善预案的建议和改进计划等）。

本章小结

本章系统介绍了卫生应急管理评估的一些基本概念和分类，重点介绍了卫生应急管理评估的主要分类，卫生应急管理评估的基本流程、步骤与方法，卫生应急能力评估的概念、内容、常用工具和评估方式，结合国内外卫生应急能力评估领域的理论研究与实践进展，对卫生应急能力评估的常用工具进行了介绍，为卫生应急能力评估提供了相关的工具框架。最后详细介绍了卫生应急演练评估的具体过程。

卫生应急评估作为重要的管理工具和手段，受到越来越多研究者和实践者的重视，在这一领域还有很多值得研究和探索的问题。本章为学生提供了卫生应急管理评估相关的基本概念、工具与方法，同时引导学生对卫生应急评估的理论研究与实践进展进行更深入的思考。

思考题

请查阅相关资料，对香港因 SARS 疫情先后开展的两次评估活动进行比较分析，系统总结评估活动的特点，以深入理解和掌握卫生应急管理评估的过程与方法。

（王春平）

第十三章　卫生应急治理与协同创新

在全球风险社会的时代背景之下，突发公共卫生事件日益表现出系统性、复杂性、连锁性等特征，对卫生应急治理提出了新的要求和挑战。推进卫生应急治理体系的健全优化和有效运行，是保障公共卫生安全的关键。卫生应急治理体系是一个整体性的有机系统，由主体、功能和结构等要素相互作用所构成。协同机制是治理主体之间的协调与合作方式，关涉卫生应急治理体系的运行效能。卫生应急治理体系的运转，便是政府、市场、社会等多元治理主体通力合作、互动互补，通过跨国家、跨领域、跨层级、跨区域、跨部门的协同机制，形成有效的治理结构，发挥统筹指挥、协同整合、规制约束、问责考评等治理功能，保障公共卫生安全，既防范社会系统由有序滑向失序，又推动社会系统从失序回归有序的过程。

第一节　卫生应急治理与协同的理论基础

卫生应急治理的系列理论，诸如治理、整体性治理、包容性风险治理，倡导多元共治的治理理念，主张多元主体共同参与应急治理过程。卫生应急协同的系列理论，诸如综合应急管理、应急管理网络结构、应急响应集中化协同，重在阐明治理主体之间的协调与合作关系，以及这些关系对应急治理体系的影响。学习和掌握这些理论，能够帮助我们理解理论内涵，夯实理论基础，增进对卫生应急治理现实的认知，从而更好地指导和推动卫生应急治理实践的优化。

一、卫生应急治理的理论基础

卫生应急治理的内核是多元治理主体立足共建共治共享的价值理念，通过多样化的治理机制和方式，最终有效应对潜在风险与突发事件的过程，其核心理论包括治理、整体性治理、包容性风险治理。这三种理论从不同角度、各有侧重地揭示出当代应急治理的重要特征。治理意味着从"管理"到"治理"的范式转换，揭示出治理主体趋向多元化、治理方式趋向协同合作的转向；整体性治理在认同治理多元化的基础上，强调通过信息技术和资源整合实现政府的整体性运作，以解决治理的碎片化、空心化问题；包容性风险治理清晰地勾勒出现代应急治理的多元主体及其互动方式，即政府系统、专家系统、经济系统和社会公众通过协商对话与合作，对政治合法性、专业知识、资源使用效率以及社会价值进行有效整合。

（一）治理

人类步入风险社会以来，突发公共卫生事件的不确定性和复杂性显著提升，成为仅靠政府力量难以应对的"棘手问题"。如果说"统治""管理"是政府依靠权威和强制力开展的管理活动，治理（governance）则是政府、市场和社会通过持续的协同行动共同解决公共问题和管理公共事务的过程。不同的治理主体有着差异性的能力与资源优势，多元共治是卫生应急治理的应有之义。因此，互动方式从命令控制走向协同合作亦是卫生应急治理的必由之路。卫生应急治理强调政府、市场和社会等多元主体的通力合作、优势互补，表现出以下特征。

1. 治理主体从单一到多元　在卫生应急治理的过程中，打破政府作为单一治理主体的局面,政府之外的治理主体参与到治理体系之中,政府与市场、社会的合作共治和联合行动成为常态。

2. 治理手段从强制到柔性　开展卫生应急治理的工具手段,不再局限于依赖制度和权力的强制力,也不再仅使用管制手段进行约束和规范,而是走向柔性治理,通过灵活运用市场合约、建立信任关系、价值共创等柔性手段来推动一致性行动。

3. 治理机制从控制到协同　应急治理主体之间的关系实现了变革,市场、社会主体的主动性和积极性得到了激发,与政府之间不再是基于制度规则的管理与被管理关系,而是转向彼此协商、协同行动的合作过程。

(二)整体性治理

治理理论勾勒出政府、市场、社会三方力量协同共治的理论图景,但三方力量的资源和责任并非均等,政府仍是治理的核心主体。政府在卫生应急治理中并非铁板一块,常常表现出"碎片化"的特征,具体表现为政府部门之间利益分割、沟通不顺、协调不畅,常常使得协同行动无法达成或效率低下。整体性治理(holistic governance)强调了政府整体性运作的重要性,针对政府应急治理中存在的碎片化问题提出了一种整体合作方案,即倡导以信息技术为手段,通过协调和整合机制,促进治理主体和资源从分散走向集中、从部分走向整体、从破碎走向聚合,进而提高应急治理体系的运行效能。协调机制和整合机制是整体性治理的核心要义。

1. 协调机制　协调机制指的是政府部门之间为形成整体运作和联合行动而开展的活动过程。主要包括:①价值目标的协调:协调机制致力于缓解部门间的利益冲突,通过塑造与强化共同目标,增强政府部门间的联动性和整体性,以应急治理任务为核心,追求应急治理效能的最大化;②信息的协调:信息的连通和共享也是协调机制中的重要组成部分,通过建立联合信息系统,加强政府部门间的对话和沟通;③行动的协调:动员政府部门共同参与治理过程,共同制定行动方案,各司其职、优势互补,达到总体大于部分之和的协同效应。

2. 整合机制　整合机制是治理结构整合、重塑并实施联合一致性行动的过程,主要包含三种整合方式:①治理层级的整合:通过信息技术的连接,打破条块分割的弊端,统筹跨层级的合作来应对日益增多的跨界治理问题;②治理功能的整合:既可以对政府部门内部的相似功能进行整合,也可以合并功能相近或重合的多个部门,以此降低合作成本,提升合作效率;③公私部门的整合:围绕应急治理任务,弥合公共部门、私营企业和社会组织之间的合作"缝隙",从而推动公私部门伙伴关系的发展。

(三)包容性风险治理

包容性风险治理(inclusive risk governance)由国际风险治理委员会(International Risk Governance Council, IRGC)和雷恩(Ortwin Renn)提出,强调应急治理体系的开放性、包容性和兼容性。该理论在多元共治理念的基础上融合了风险的新兴特征,认为应急治理的高效性和合法性主要取决于多元治理主体协同应对复杂性、不确定性和模糊性的能力。包容性风险治理认为,应当吸纳多元治理主体参与到应急治理过程中,并对其进行赋权,使其供给差异性的知识贡献与价值理念,增强应急治理体系的包容性与适应性。

包容性风险治理倡导多元治理主体的参与和协作,将现代社会的四类治理主体清晰地勾勒出来,分别是政府系统(political system)、专家系统(expert system)、经济系统(economic system)和社会公众(social system)。每个系统在治理过程中具有不同的治理目标和资源,通过互相对话与合作,发展信任关系,达成对政治合法性、专业知识、资源利用效率以及社会价值的有效整合,最大限度地形成合法、科学、经济、公平且符合道德规范的应急治理方案。

1. 政府系统　通过法律法规、公共政策和伦理审查等手段进行风险规制,落实对风险的制约、规范和监管,提升应急治理行动的合法性。

2. 专家系统　开展风险评估,根据科学方法论和因果关系分析,利用专业知识和科学方法论证应急治理行动的科学性与合理性。

3. 经济系统 在经济效率最优原则的指导下，为应急治理过程提供最具效率的工具、方式和路径，从而保障应急治理的经济性和高效性。

4. 社会公众 公众根据其日常经验和价值观，表达对应急治理的社会价值偏好和需求，这些社会价值偏好和需求既是风险决策的重要参考，也是应急治理的关键目标。

二、卫生应急协同的理论基础

应急协同（emergency collaboration）是指应急治理体系中的治理主体间配合协作、协调一致的过程，其核心理论包括综合应急管理、应急管理网络结构和应急响应集中化协同。这三个理论逐次递进地揭示出应急协同的本质特征和运行过程。综合应急管理从对象、过程、结构三个维度揭示了应急治理的基本原则，主张多主体参与和开展协同行动；应急管理网络结构进一步刻画出应急治理多主体协同形成的网络组织形态的生成与运行过程；应急响应集中化协同关注协同网络的运行效率，探讨如何将命令-控制机制适度嵌入网络组织结构及其协同行动过程之中，从而提升应急治理体系的运行效能。

（一）综合应急管理

随着不同类型突发公共卫生事件之间的关联性和耦合性不断增强，单灾种、分部门的管理模式日益捉襟见肘。卫生应急治理不只是卫生行政部门的事务，应急治理的综合性呼唤跨部门的应急协同。自 20 世纪 80 年代起，FEMA 在实践中发展出以"全灾害、全过程、多主体"为主要特征的综合应急管理（comprehensive emergency management），为其他国家借鉴和仿效，成为应急管理实践的主流制度模式。

2003 年"非典"疫情之后，中国启动了综合应急管理体系的建设，通常的表述是"一案三制"——应急预案、应急体制、应急机制和应急法制。相较于"非典"疫情之前，我国应急管理体系的最大变化就是实现了一定程度的综合化，将自然灾害、事故灾难、公共卫生事件、社会安全事件统一按照预防与准备、预警与监测、救援与处置、善后与恢复四个阶段来进行全灾害管理和全过程管理。同时，应急管理由各级政府主导，企业、社会组织和公众共同参与，推进多主体协同。因此，综合应急管理在总体上是一个由"对象-过程-结构"所构成的"三角模型"。

1. 对象：全灾害管理 全灾害管理的理论预设是全危险方法（all hazards approach），其认为无论是自然灾害、事故灾难、公共卫生事件，还是恐怖袭击等社会安全事件，不同灾种作为管理的对象具有共性。只有强调全灾害管理，发掘各类灾害之间的共性特征，才有可能进行综合管理。

2. 过程：全过程管理 全过程管理强调应急治理要贯穿应急生命周期（emergency life circle）的各个阶段——减缓（mitigation）、准备（preparedness）、响应（response）和恢复（recovery）。卫生应急治理不仅要重视准备和响应两个阶段，更应将应急治理的重心进一步向前扩展到减缓阶段，向后延伸至恢复阶段。

3. 结构：多主体管理 多主体管理重视调动多元治理主体的积极性，包括所有的利益相关者，在强化政府主体应急治理职责的同时，重视推进应急治理实现跨层级、跨部门等跨界协作，同时动员企业、社会组织和公众参与到应急协同与合作之中。

（二）应急管理网络结构

卫生应急管理网络是指多个治理主体之间在信息、资源、知识或行动上相互联结所形成的组织结构形态，共同完成单个治理主体无法完成或无法高效完成的目标。康佛特（Louise K.Comfort）指出，只有网络结构才有足够的弹性，能够容纳并促进多元主体相互协同以达成集体行动效能，网络结构已成为描述应急治理过程中主体间组织形态的贴切概念。原因有二：①随着应急治理参与主体规模的扩大与异质性的增强，应急治理主体之间的关系已经超越了科层组织形式和市场组织形式的传统范围；②由于突发事件具有事态紧急性与难预测性等多种特点，有效的应急治理需要多个部门、多类组织间的合作与配合，在应急治理的减缓、准备、响应与恢复各个环节中，推进治理主体间的目标与信息共享、责权利分配、资源调配、行动协调与责任落实。

基于网络结构特征，普罗文（Keith G. Provan）和凯尼斯（Patrick Kenis）归纳了三种网络治理模式：共享治理网络（shared participant-governed network）、领导组织网络（lead organization-governed network）、网络管理组织（network administrative organization）。三种模式适用于不同的情境，并对应不同的网络绩效，也可能依据情境形成不同的组合模式。

1. 共享治理网络　共享治理网络是最为简单和常见的网络结构，具有较强的灵活性，但在实践中常常由于结构分散而使得治理效率较低。在此类网络中，治理主体在治理过程中平等地进行互动，网络的运行依赖于所有治理主体的共同参与、承诺和信任，网络结构表现出分散化的特征。只有让所有治理主体平等地参与网络，并且共同致力于治理目标，才能提升协同网络的绩效。

2. 领导组织网络　为提升治理网络的运行效率，可通过治理网络中高权威性或资源丰富的领导性治理主体开展网络治理。在此类网络治理结构中，占据领导地位的治理主体发挥牵头主导作用，管理和协调主要的网络活动和关键决策，并促进其他网络主体努力实现网络目标。因此，应急治理网络呈现权力分布不均衡的状态，结构变得较为集中。

3. 网络管理组织　此类网络结构是指专门设立一个网络外部的治理主体来管理治理网络。尽管治理主体在这一网络中仍然可以进行自由互动，但由于该网络主要由一个外部治理主体进行协调和控制，因此呈现出集中化的结构特征。这一网络结构适宜应对复杂的应急治理环境，结合了集中命令指挥和自组织治理的双重优势。

（三）应急响应集中化协同

卫生应急治理体系的组织支撑有赖于多元治理主体协同行动形成的网络结构。纯粹的网络结构能够实现自组织，满足多样化的需求，具有更强的适应性与灵活性。然而，随着突发公共卫生事件规模扩大和复杂性增加，应急治理网络的规模和异质性也随之扩展。当网络中的组织数量不断增多，网络成员在知识背景、价值理念和利益需求上的异质性会更强，协调负担也将加大，责任分散和效率低下等问题亦随之而来。因此，应急治理面临的挑战是如何通过适度的集中化（centralization）保障应急治理网络的高效运转，使得应急治理主体之间实现有效率的协同。

1. 核心理念　应急响应集中化协同主张在应急治理网络结构中实现一定程度的集中化，提升应急协同效率，增强应急治理效能。莫尼汉（Donald Moynihan）强调了命令 - 控制机制的重要性，认为命令 - 控制机制的缺乏将降低应急协同效率，而高效的应急协同需要集中化结构。在应急治理网络结构中，网络主体的自组织和应急指挥的集中化之间的冲突并非不可调和，它们可以通过有机融合以达到应急治理体系的包容性和效率之间的平衡。美国在加利福尼亚森林大火之后发展的事故指挥系统（Incident Command System，ICS）实际上就是用集中化的方式来兼顾应急治理网络结构的包容性和效率。

2. 运作原理　应急治理的有效结构在总体上是包含层级特征的网络结构，通过集中化协同保证网络结构的运行效率。集中化协同旨在采用一种类似于层级制的治理方法，将命令 - 控制机制融入应急治理网络中，提供正式的规则和权威，通过上级指令来管理冲突、协调行动，虽然一定程度上减少了网络治理主体的自主灵活性，但有助于指挥协调不同治理主体来降低协作的不确定性，解决应急治理网络中权力分散、职责不清、效率降低等问题。因此，在卫生应急治理体系的运行中，既需要层级结构的命令 - 控制机制以协调网络主体的一致性行动，又需要促进治理主体间的自主合作和灵活适应，而集中化协同可以将治理主体间统一协调和自主协同的需要相结合。

第二节　卫生应急治理体系的主体、功能与结构

卫生应急治理体系包含主体、功能、结构等关键要素。治理主体回答"由谁治理"的问题，涉及国际、政府、市场、社会四大领域的多元主体；治理功能回答"如何治理"的问题，为弥合突发公共卫生事件带来的超额需求，以任务为导向的治理功能提供目标指向和协同秩序，为治理结构的形成提供指引和支撑；治理结构回答"以怎样的组织形式开展治理"的问题，常规结构体现计划性，突生结构展现适应性，应急治理体系运行往往是兼具计划性和适应性的过程，形成混合结构。本节相关内容可结合本书第八章巩固深化学习。

一、卫生应急治理体系主体

卫生应急治理体系的运行依托多元的治理主体齐心协力、共同协作。一方面，突发公共卫生事件连锁性强、影响广泛，各类主体共同参与到应急治理过程中十分必要；另一方面，不同治理主体各有优势，能够在信息、资源、知识等方面互为补充、形成合力。全球卫生应急治理的主体主要包括主权国家、政府间国际组织、非政府组织、民间社会组织等行为体；在中国情境下，政府领域的行动主体主要是党委、人民政府及其职能部门、群团组织、卫生应急专家咨询委员会和专业技术机构、军队等；市场领域的行动主体则以企业为主，可分为国有企业与私营企业；社会领域的行动主体主要包括社会组织、社区以及社会公众。此外，媒体也是卫生应急治理体系的重要行动主体，包括传统媒体和新媒体等，发挥着信息传播、价值引领、舆情回应等功能，详细内容参见本书第四章，在此不再赘述。

（一）国际主体

在全球化的背景下，国家间的联系和依赖程度加深，公共卫生的重大风险与挑战常常超越单一国家边界，关系到多个国家乃至全人类的命运。主权国家和国际组织是参与全球卫生应急治理的重要主体。主权国家主要是指各个国家的政府及其组成部门；国际组织则分为政府间国际组织和非政府组织等，前者如联合国、世界卫生组织、世界动物卫生组织、世界银行，后者通常是非政府的社会组织等，如红十字国际委员会、无国界医生组织。更多详细内容请参见本书第十五章。

（二）政府主体

卫生应急治理在本质上是一种公共安全服务，政府主体是主要的承担者和响应者，是卫生应急治理体系中的核心力量。在中国情境下，卫生应急治理的政府主体包括党委、人民政府及其职能部门、群团组织、卫生应急专家咨询委员会和专业技术机构等。此外，在应对重大突发公共卫生事件时，军队也会参与到卫生应急治理体系之中。

在卫生应急治理体系中，党委负责主持突发公共卫生事件的重大决策，指挥、动员与协调多元主体参与应急响应。政府行政系统按照《突发事件应对法》确立的"统一领导、综合协调、分类管理、分级负责、属地管理为主"的原则展开应对。其中，由各级人民政府履行统一领导职责；由卫生行政部门牵头负责突发公共卫生事件的响应与处置；由事发地人民政府履行属地管理为主的职责。此外，财政、交通、教育、应急、公安、出入境检验检疫机构等与卫生应急相关的职能部门在党委和政府的统一领导指挥下，各负其责，协同合作，共同构成卫生应急治理的坚实力量。工会、共青团、妇联等群团组织拥有大量的人力物力资源，尤其是共青团对青年志愿者负有动员和管理职责，成为卫生应急治理的补充力量。

为增强卫生应急的智力支持，卫生行政部门牵头组建专家咨询委员会，为应急响应和处置提

供专业知识、分析研判和技术支持。卫生行政部门领导下的专业技术机构主要包括医疗卫生机构、疾病预防控制机构、卫生监督机构，这些专业技术机构能够在医疗救治、疾病防控与调查、卫生监管等方面发挥专业优势，为卫生应急治理提供专业的医疗支援与管理支持。

（三）市场主体

突发公共卫生事件会破坏社会结构和功能，短期内产生激增的医疗物资、生活服务和物流运输等需求。市场主体在资源调配上具有显著优势，成为卫生应急治理体系中不可或缺的重要力量。卫生应急治理体系的市场主体主要是各类企业。企业根据经营性质的不同，可分为国有企业和私营企业。国有企业掌握电力、通信、能源、交通、金融等关键基础设施，能够快速调配重要的应急资源；私营企业数量众多，掌握资金、技术、人力、生产设备等资源，能够提供高效优质的应急产品和服务。

在突发公共卫生事件发生后，企业积极承担社会责任，发挥业务专长，为卫生应急治理提供资源支持和技术保障：①大量的企业在第一时间为受灾地区捐助资金和物资；②建筑工程类企业：能够迅速完成方舱医院等基础设施的建设；③物流类企业：保障应急物资的运输和配送，及时满足应急治理的物资需求，如专业医疗防护用品和日常生活用品的配送等；④商超类企业：全力保障公众基本生活物资的稳定供给；⑤医疗物资生产、制药等医药类企业：一方面生产医护用品、医疗器械、疫苗等医药产品，另一方面发挥专业优势开展科研应急攻关；⑥通信类企业：提供应急通信设施支持和技术服务，保障应急通信稳定畅通，提供信令信息协助开展流行病学调查、批量发送预警信息等；⑦互联网企业等科技类企业：利用大数据、云计算、人工智能等先进技术提升卫生应急治理的信息化、数字化和智能化水平，包括研发智能问诊等信息系统和工具，实现风险数据的感知、汇集和分析，为卫生应急治理的精准性和高效性提供技术支撑。

（四）社会主体

社会主体是卫生应急治理体系中不可或缺的重要力量，主要包括社会组织、社区以及社会公众。

社会组织又被称为第三部门或非营利组织，包括慈善组织、专业救援组织、枢纽型社会组织等不同类型，其参与突发公共卫生事件治理具有独特的优势：①机动灵活：相较于政府主体，社会组织扁平化的结构特点使其运作程序更为快捷、行动更为灵活，能够迅速地介入救灾过程、开展救援活动；②服务精准：社会组织掌握医学、心理学等专业知识和技能，能够及时回应社会个体的差异性需求；③快速动员：在短时间内动员和影响周边人群，汇集各类资源，建立社交网络和交际圈，凝聚人心、减少恐慌，为应急行动提供支持和保障。不同类型的社会组织各有优势：①慈善组织在募集、接收、分配社会援助的钱款和物资等方面发挥了重要作用；②专业救援组织积极参与应急处置和救援，并且有效组织动员志愿者，发挥公益性价值；③枢纽型社会组织发挥中介作用，在治理主体间架起沟通联络的桥梁，构建交流合作网络，促进协同行动的开展。

社区是构成社会系统的基本单元，是突发公共卫生事件应对的前沿阵地和主要战场，在解决卫生应急治理"最后一公里"难题上发挥关键作用：①感知力：社区是突发公共卫生事件防控的"前哨"，能够在第一时间觉察征兆、感知风险、掌握现场情况，并且及时报告和发出预警，迅速精准地采取处置措施，最大程度上遏制风险蔓延，阻断事态扩大化；②行动力：社区是应急处置和政策落实的坚强堡垒，发挥社区与社会公众联系紧密、掌握属地信息的优势，通过网格化管理等治理方式，将人员、资源和措施下沉到治理终端和末梢，在收集和获取信息、落实管控措施、提供基本医疗与物资保障、回应居民关切与需求等方面发挥积极作用；③凝聚力：社区基于沟通网络与信任关系，集结和组织下沉干部、医疗机构、驻区单位、楼栋长、志愿者等共同参与到卫生应急治理中,通过宣教等手段动员社会公众开展群防群治,实现信息、决策、服务的整合协调,显著提升社区的韧性。卫生应急治理离不开社会公众的配合和参与,公众通过遵守防控政策、做好个人防护、提供有效信息、开展志愿服务等举措为应急治理体系提供必要的辅助和支持。

尽管社会主体在卫生应急治理中扮演着不可替代的重要角色,但在具体实践中仍存在一些不足。从治理结构来看,社会主体在卫生应急治理体系中定位模糊,在政府统筹的防控体系中嵌入性不够;从治理能力来看,社会主体掌握的资源相对缺乏,总体实力仍相对较弱,存在专业性不强、组织松散和问责困难等缺陷。因此,必须采取有效措施对社会力量加以规范与引导,加强社会力量的应急能力建设。

二、卫生应急治理体系功能

衡量卫生应急治理体系是否建立和有效运行,需要检视其能否发挥相应的治理功能。卫生应急治理体系的功能发挥包含两个层次:一是作为治理系统所具备的基础功能;二是以任务为导向的应急支持功能。前者是整个体系运转和维持的底层核心功能,后者则是满足应急任务需求的具体处置功能,前者是后者得以施展和落实的支撑和保障。卫生应急治理体系的功能除了能够弥合危机冲击带来的资源需求,还可以作为连接机制驱动应急治理结构的重组和优化。

基于《中华人民共和国传染病防治法》《国家突发公共卫生事件应急预案》等政策文件并结合相关实践经验,可以总结梳理出卫生应急治理体系所具备的基础功能,包括统筹指挥、协同整合、规制约束和问责考评四大模块;以任务为导向的应急支持功能则涉及指挥协调、监测预警、医疗救治、疫情控制、交通卫生检疫、追踪管理、信息发布、监督管理等十余项具体功能。

(一)作为治理系统所具备的基础功能

1. 统筹指挥功能 从全局出发,及时全面地掌握风险态势及资源信息,综合筹划应急治理体系的顶层设计、运转与变革,高效决策、全面统筹、集中指挥,明确和统一价值目标,在信息流动、资源分配、知识共享等方面作出有效部署,协调多元治理主体的一致性行动,最大程度地减少危机造成的危害。

2. 协同整合功能 遵循共建共治共享的核心治理理念,通过推进治理主体间在应急决策、管理和服务上的权责划分、协商对话、联防联控、群防群治,促进多领域、多层次、多维度的应急协同与整合,形成多元力量紧密联结的治理合力。

3. 规制约束功能 通过法律法规、政策制度等手段发挥规范化的规制功能,对应急治理过程中的各项举措和行动等进行规范和约束,纠正不当的治理行为,促使治理主体合法合规地履行职责、完成任务,保障卫生应急治理体系的有序运行。

4. 问责考评功能 在应急治理过程中,对多元治理主体进行全环节的问责和绩效考评,督查各项应急治理举措的落实情况,综合运用多样化的奖惩激励措施来达到警示和引导作用,激发应急治理主体的责任感和荣誉感,提高卫生应急治理系统的执行力。

(二)以任务为导向的应急支持功能

以任务为导向的应急功能通常在应急预案中被界定为应急支持功能(emergency support function, ESF)。明确应急支持功能,对提升卫生应急治理体系的适应性至关重要。应急支持功能的确定主要是基于应急预案和危机冲击所产生的任务需求。在危机应对过程中,核心应急支持功能也会随着危机发展阶段和外部环境而不断变化。同时,应急支持功能为应急治理结构的生成和演化提供了指引和支撑。表 13-1 展示了各项卫生应急支持功能与任务释义。

表13-1　卫生应急支持功能与任务释义

应急支持功能	功能与任务释义
指挥协调	在掌握信息和分析评估的基础上，统一指挥开展应急处置；组织协调有关机构和组织参与应急处置
监测预警	开展风险监测，分析监测信息，及时发现突发事态并报告；进行科学研判，评估突发事件发展趋势与潜在危害程度；及时发布预警信息，以便相关组织及潜在影响人群及时反应
医疗救治	进行患者的接诊、收治和转运，做好定点医院准备、医疗救治队伍的组建、医护人员储备、医疗援助、医院感染管理以及医疗保障等工作
疫情控制	根据调查情况划定危险区域，对被污染的场所进行卫生处理，对密切接触者进行医学观察和采取其他必要的预防措施；疫情暴发和流行时，政府组织动员相关力量，按照防控预案进行防治，切断传播途径，必要时限制或停止人群聚集的活动，如停工、停业、停课等
交通卫生检疫	组织交通管理相关部门进行检疫查验
追踪管理	涉及病例追踪、资源追踪与调配、信息追踪与更新、流程监控与优化等
信息发布	统一、准确、及时地向社会发布突发事件的相关信息；开展风险沟通，进行健康卫生知识的宣教
监督管理	对应急处置中的做法和行为进行调查、监督、指导、评估
科学研究	开展应对突发公共卫生事件的科学研究与交流，包括对病毒发生和演化规律的研究、流行病学调查方法、实验室病原检测技术、药物治疗、疫苗和应急响应装备、中医药及中西医结合防治等
稳定社会秩序	稳定市场价格，依法严惩扰乱市场秩序的行为；维护社会稳定，打击扰乱社会秩序的行为
社区防控	以社区为阵地和堡垒，组织和动员社区多元力量联合防控
社会动员	在各级政府的统一领导和组织下，动员社会力量广泛参与突发公共卫生事件的预防、控制和处置，开展群防群治
社会援助	社会力量开展的慈善捐赠、人力支援、技术支持等行动
物资保障	应急物资的生产、储备、调拨、配送，既包括对于医护、患者等一线人员的应急物资保障，也包括对于社区居民的生活物资供给
后勤保障	制定医护人员等卫生应急人员的后勤保障方案，落实其后勤资金、装备和物资等
恢复重建	恢复重建社会秩序和设施，包括支持企业恢复生产秩序、恢复农村农业生产秩序等所采取的相关行动
危机学习	深入调查、反思突发事件发生的根源，总结应对过程中的经验教训，在技术、管理乃至组织结构和文化上进行必要的改进和变革，并进行必要的组织变革，从而改进风险预防和应急准备
涉外事务	国际层面围绕全球公共卫生安全共同开展的合作行动

三、卫生应急治理体系结构

　　应急治理体系的结构重组和优化是应急功能得以有效发挥的支撑和保障。在应急情境下，基于分工的科层制结构无法有效应对复杂多变的突发状况，卫生应急治理体系依托于能够容纳多元主体协同的网络结构。应急治理体系是复杂适应系统，应急治理网络的形成可被视为治理主体之间相互联结以完成治理目标的过程。戴恩斯（Russell R. Dynes）和阿吉雷（Benigno E. Aguirre）提出应急治理主体合作的开展可能是依据应急预案（by plan），也可能是依据外界反馈（by feedback），而实际的应急治理结构则是二者的混合。因此，卫生应急治理体系的结构通常可分为三类：一是常规网络结构，基于命令 - 控制机制，通常由规则和制度所规定，具有计划性；二是突生网络结构，基于自愿原则形成，反映治理主体对外部环境的适应过程，具有适应性；三是混合网络结构，由常规网络和突生网络共同构成。

（一）常规网络结构

卫生应急治理体系的常规网络结构（planned network structure）依据事先规定的制度安排而生成和运行。应急管理制度最终都要落实于应急预案，通过应急预案来事先界定对应急响应负有法定职责的治理主体及其相互关系，为突发事件发生后应急响应的实际运行提供指引。治理主体之间可基于预案开展合作，根据预先制定的响应流程和方案来指导和规范应急治理网络的运作。在常规网络结构中，对治理主体的控制与规范主要依靠奖惩机制。

常规网络结构的基本形态是政府部门间网络，同时存在着跨层级的政府间网络，在特定情况下还可以扩展至由军队组织和政府部门互动构成的协同网络。政府通过应急预案建设，划定并阐明不同治理主体的职责权限、任务安排和资源分配，进而建立起基于计划的制度化常规网络。中国情境下，常规网络结构由各级党委、政府、国有企业、事业单位与群团组织构成（图 13-1），在应急治理体系中发挥主导作用。

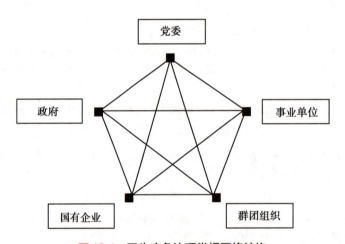

图13-1　卫生应急治理常规网络结构

（二）突生网络结构

突生（emergence）是一种组织适应机制，在卫生应急治理的语境中，相对于事前规划和预案规定的常规网络，凡是未被纳入的治理主体和关系都是突生的。突生源自突发事件发生后某些重要的社会功能无法得到满足而形成的需求缺口，它不仅可以催生突生个体组织，同时也推动了突生网络结构（emergent network structure）的形成。两者的生成过程相似，一旦有突发事件发生，尤其是在常规网络未能满足现有需求的情况下，在"必须做些什么"（something must be done）这一规范的激励下，一些不在常规制度网络覆盖范围内的治理主体便会达成一致目标，共同执行某些应急治理功能，由此便形成了突生网络结构。

突生网络结构的功能具有两面性：一方面，它可以提供信息、物资和知识等资源，从而提升卫生应急治理体系的适应能力；另一方面，它增加了实际治理网络的规模和异质性，从而增加了应急协同的负担，影响了应急协同的效率。在中国，私营企业和社会组织对应急响应不负有法定职责，通常也不在常规制度网络覆盖的范围内，因此这二者构成了突生网络结构的主体。引导突生网络有序参与卫生应急治理，有助于弥合资源缺口，满足灾后不同群体差异性、个性化的功能需求，为应急治理常规网络提供强有力的补充。

（三）混合网络结构

混合网络结构（hybrid network structure）是一种由常规网络和突生网络混合形成的网络结

构，它能够根据外部环境实时适应治理需求。混合网络结构能够结合常规网络和突生网络的优势：一方面具有常规网络的权威性和稳定性，基于应急预案掌握主要的应急治理主体、政策法规、资源分布和已知风险；另一方面，又能在应急环境中进行动态调整，寻找能够满足紧急需求的突生性资源、人员和知识等，展示出灵活适应的能力。混合网络结构的运行是一个持续的沟通、反馈和适应过程，不同领域、层级、部门的多个治理主体协同行动，以实现共同的治理目标。

在卫生应急治理的实践中，纯粹的常规网络和突生网络都较少出现，实际的应急治理结构通常是混合网络。突发公共卫生事件的影响往往超出预期，尤其是资源需求的峰值往往超出常规制度化网络的资源和能力，这便催生了突生网络的涌现和参与，通过增加信息和资源冗余的方式提升卫生应急治理体系的韧性。一般而言，突发公共卫生事件的规模越大、损失越严重，突生网络所占的比重就越大、功能就越重要，然而，这也会增加应急协同的负担。因此，提升混合网络效能的关键，在于促进常规网络与突生网络的有机融合，兼顾网络运行的包容性和效率。对此，一个可行的思路是通过灾前规划或预案，将潜在突生网络的核心组织纳入灾前常规网络，并且在这些突生网络的核心组织和常规网络的核心组织之间建立合作联络关系。

第三节　卫生应急治理体系的协同创新

相较于常态管理以基于法定职责的分工为主，应急治理通常以基于任务需求的协同为主。当有序社会系统转入失序状态后，治理的计划性、预期性和确定性被打破，科层制下的分工难以为继，在失序社会系统回归有序的过程中，一致性的功能目标涌现，驱动各个治理主体开展协同行动。协同机制是多元主体之间的协调与合作方式，关系到卫生应急治理体系的运行效能。卫生应急治理体系中的协同机制可总结为五种类型，分别是跨国家协同、跨领域协同、跨层级协同、跨区域协同和跨部门协同，实现跨越国家界限、公私属性界限、纵向层级界限、横向地理区域界限、横向部门界限的联结与合作。

中国情境中，当面临重大突发公共卫生事件，尤其是非常态重大突发事件的挑战时，在党的集中统一领导体制下，卫生应急协同的广度、深度和方式都呈现出新的特点和优势，形成诸多协同创新的机制与方法。一方面，通过党的统一领导，实现了党政军企民全方位的动员，激发了全社会的快速反应和高效联动，形成大规模的集体协同；另一方面，党的统一领导能够破解应急协同中的目标分化、条块分割、部门利益等难题，打通应急治理主体间的协同障碍，促进创新性应急协同的开展。

在党的领导和组织下，也产生了诸多卫生应急协同的创新实践：在跨领域协同方面，社区网格化管理能够将政府、社区、医疗机构、社会力量和居民等多方力量进行连接与整合；在跨层级协同方面，中央派出指导组到前线督导，指导地方动态完善应对措施，有利于发挥中央、地方两个积极性；在跨区域协同方面，开展对口支援，协调医护力量和应急物资；在跨部门协同方面，建立联防联控机制，促进部门间的信息沟通和行动协调。

一、卫生应急治理体系的跨国家协同

在全球风险社会的时代背景下，各个国家之间联系密切、命运相连。面对全球肆虐的新冠肺炎疫情等突发公共卫生事件，只有秉持人类卫生健康共同体的理念，齐心协力、合作应对，才能守护全世界人民的健康安宁。跨国家协同（international collaboration）包含多种形式，既包括国际社会的物资捐赠和贷款支持，也包括高层对话、疫情信息和防控经验分享、科研交流合作

等。中国在维护全球公共卫生安全事业上，始终秉承人类命运共同体理念，积极参与并推动卫生健康的国际合作和交流，为维护人类健康福祉贡献中国智慧和中国力量。更多内容详见本书第十五章。

二、卫生应急治理体系的跨领域协同

突发公共卫生事件的系统性、连锁性和破坏性日益增强，仅靠政府的力量已无力处置，必须汇聚政府、市场、社会的合力才能加以应对。跨领域协同（intersectoral collaboration）是指政府（第一部门）、市场（第二部门）与社会（第三部门）三类组织之间的协同合作。虽然卫生应急治理主要是政府的职责，但企业和社会的参与和协助也不可或缺，市场与社会的参与能够在供给物资和满足公众需求等方面提供有益的补充。在卫生应急治理中，应当在坚持政府主导的基础上，真正发挥市场和社会的作用，促进政企协同和政社协同，推动应急治理体系成为更加开放的系统。

中国情境下，卫生应急治理体系的跨领域协同主要体现在以政府为代表的制度网络与以私营企业和社会组织为代表的突生网络之间的合作。这主要涉及五类主体之间的协同：政府及其部门、国有企业、事业单位、私营企业、社会组织。从整体协同效能来看，"中心‑外围"（core‑peripheral）特征的治理结构是平衡网络稳定性和弹性的现实选择。政府及各职能部门在应急治理中占据核心地位，国有企业和事业单位仍然可被视为"准政府"主体，掌握重要资源，政府对其具有协调的权威和能力。因此，政府、国有企业、事业单位处于协同结构的中心，保持网络稳定；私营企业和社会组织作为坚实有力的补充力量，处于协同结构的外围，提升网络弹性。在面临重大突发公共卫生事件时，军队也会加入协同网络之中。

在应急治理实践中，政企、政社的互动不足制约着跨领域协同的效能。在政企协同方面，企业主体具有逐利的特性，必须做好市场行为与应急过程的有序衔接，既要协同强化对各类市场急需防疫物资的快速生产、流通和及时供应，又要避免危机应对期间的哄抬物价、牟取暴利等失序行为。在政社协同方面，须靶向解决政府与社会组织合作不紧密等问题，不断探索出权责共担、更为高效的协同行动模式并建立与之相适应的协调机制，促进制度网络与突生网络的良性互动。

三、卫生应急治理体系的跨层级协同

应急治理通常需要多个层级的政府共同应对，尤其当发生非常规突发公共卫生事件时，需要举国一致、共渡难关，应急治理体系的跨层级协同（vertical intergovernmental collaboration）便显得尤为重要。在纵向上，中国的卫生应急治理主要涉及六个层级之间的协同：国家、省、市、区（县）、街道和乡镇、社区和村，《突发事件应对法》将应急管理权责在纵向上赋予前四级政府。国务院办公厅曾发布《国务院办公厅关于加强基层应急管理工作的意见》（国办发〔2007〕52 号），将应急管理涉及的权责主体下沉至街道和乡镇、社区和村。

中国实行突发事件分级响应制度，《突发事件应对法》将突发事件分为特别重大、重大、较大、一般四个级别。由此可见，只要发生较大以上级别的突发事件，开展应急治理就需要涉及跨层级的协同。突发事件越严重，应急协同涉及行政层级就越多，指挥权限也不断上移，直至中央政府。应急治理跨层级协同的重点在于厘清中央与地方的职责和能力优势，充分发挥中央和地方两个积极性。在中国现有的应急治理体系下，中央掌握更多资源，主要承担资源调配和赋能的职责，发挥信息汇集和统筹协调的能力优势；地方处于突发事件的第一线，负责应急救援和处置，具有态势感知和行动灵活的能力优势。

虽然中央的介入可以在全国范围内快速调动各种治理主体和应急资源，但却不利于地方政府自主意识的培育，也容易导致指挥权限的模糊不清。近年来，中国突发公共卫生事件的应急治理模式已经从"中央动员"转变为"地方为主"，明确了"中央指导＋属地管理"的跨层级协同模式，中央的角色适度"退后"，有利于强化事发地政府的属地责任。但是当面对非常规的重大突发公共卫生事件时，则需要中央的强力介入和统一领导，从全局出发进行统筹协调，发挥"全国一盘棋"、集中力量办大事的制度优势，充分发挥中央和地方两个积极性。

四、卫生应急治理体系的跨区域协同

卫生应急治理体系的跨区域协同（inter-regional collaboration）主要是指横向不同区域政府之间的协作和联动，也可称为横向府际协同。中国卫生应急治理体系的跨区域协同具有丰富的实践内涵，可分为两种模式：一是面向区域一体化发展的主动探索；二是基于对口支援对重大突发事件应对需求的被动适应。前者通常表现为相邻区域的政府之间通过签订卫生应急治理合作协议，在信息互通、协调处置、联合演练、流行病学调查、共享实验室、医疗设备、应急队伍、专家资源等方面实现互联互通；后者则表现为地域相隔的政府之间的资源输入、知识转移、利益互惠等互动过程。比较来看，二者在参与主体、动力机制、实施过程等方面存在明显差异（表13-2）。

表13-2　应急治理中跨区域协同两种模式的比较

模式	特征		
	参与主体	动力机制	实施过程
面向区域一体化	地域相近	外生需求	对等合作
基于对口支援	地域相隔	内生需求	不对等合作

1. 参与主体　面向区域一体化的应急治理跨区域协同都是来自地域相近的地区，基于不同地域之间的共性情况，推动信息、资源、知识的共享与交流；基于对口支援的应急治理跨区域协同则通常来自地域相隔的地区，不同区域之间在资源、能力等方面存在差异，有利于在应急响应或灾后恢复阶段分担损失。

2. 动力机制　面向区域一体化的应急治理跨区域协同通常是由外生需求所驱动，将其作为实现区域一体化发展的重要路径之一，重点在于满足区域协同发展的需要；基于对口支援的应急治理跨区域协同则是由内生需求所驱动，目的是尽快控制危机事态以及快速恢复。

3. 实施过程　面向区域一体化的应急治理跨区域协同是一种对等合作，参与主体之间是平等关系，秉持自愿参与的原则；基于对口支援的应急治理跨区域协同则是非对等合作，援助方和被援助方地位不等、以强扶弱，强调同舟共济的原则。

实践证明，这两种模式都是行之有效的应急治理跨区域协同机制，二者并非对立的，而是可以相互补充、相辅相成，充分发挥中国卫生应急治理体系的特色和优势，共同提升卫生应急治理体系的运行效能。然而，目前与之相配套的法律体系和制度建设尚不健全。在未来，有必要将应急治理跨区域协同纳入制度化建设的轨道，推动其不断优化完善。

五、卫生应急治理体系的跨部门协同

卫生应急治理体系的跨部门协同（inter-departmental collaboration in government）是指同一层级政府内部不同职能部门之间的协同机制。突发公共卫生事件带来的非预期性和失序状态，对政府科层结构具有"破拆"作用，政府部门难以按照预设的规则来开展行动，而是依据临机决策和信息交互来相互适应。由此，政府部门关系从常态下各司其职的分工，转向应急状态下任务导向的协同。随着社会系统交互性的增强，突发事件的处置需求远远超出单个政府部门的认知和能力范围,需要多部门加强合作和沟通,及时应对外部环境的不确定性。在面对非常规突发事件时,参与应急治理的政府部门数量更多,跨部门协同的作用也更加重要。

同一层级政府的不同部门在应急治理中的分工和责任是不同的,部门协同至少涉及三类主体:一是领导机构,即政府;二是主责机构,即政府中对应急治理负有主要责任的部门,又称"牵头机构";三是支持机构,即政府中与应急治理相关的部门。卫生应急治理是典型的跨部门事务,以卫生行政部门为牵头机构,协同交通、公安、应急、财政、民政、住建等职能部门,实现信息共享、资源互补,形成跨部门协同网络,共同完成复杂应急任务。然而,政府部门间有效的应急协同并非天然形成的,需要通过保障牵头部门的权威、协调部门利益和目标、搭建信息交流平台、培育信任关系等措施加以促进。联防联控是政府部门间合作的典型形式,是一种基于协商关系的平等参与模式,通过厘清职责边界,建立信任关系,减少合作冲突,降低沟通和合作的成本,从而提升协同效能。

本章小结

本章首先介绍了卫生应急治理与协同的理论基础。卫生应急治理的理论基础包含治理、整体性治理和包容性风险治理;卫生应急协同的理论基础包括综合应急管理、应急管理网络结构和应急响应集中化协同。其次,重点介绍了卫生应急治理体系的主体、功能与结构,分别回应了"谁来治理""如何治理""以怎样的组织形式开展治理"的问题。治理主体涉及国际、政府、市场、社会四大领域的多元主体;治理功能既包含卫生应急治理体系作为治理系统所具备的基础功能,又包含以任务为导向的应急支持功能;治理结构可以分为常规网络结构、突生网络结构和混合网络结构。最后,着重介绍了卫生应急治理体系的协同创新,包括卫生应急治理体系的跨国家协同、跨领域协同、跨层级协同、跨区域协同和跨部门协同,并结合协同创新的实践案例进行了论述。

思考题

1. 卫生应急治理与协同的理论基础有哪些?
2. 联系实际谈谈你对应急响应集中化协同的理解。
3. 卫生应急治理体系的功能有哪些?
4. 卫生应急治理体系的结构包括哪几种类型?
5. 尝试比较应急治理中两种跨区域协同模式的差异。

(张海波)

第十四章　大数据与信息技术在卫生应急中的应用

　　大数据与信息技术在卫生应急中发挥着越来越重要的作用。突发公共卫生事件信息的收集、处理和分析需要借助大数据技术实现高效处理。卫生应急的建模技术也有助于预测疫情发展趋势和制定有效的应对策略。未来，随着数据和信息技术的不断发展，卫生应急将更加依赖于大数据与信息技术。

　　在卫生应急处置中，大数据与信息技术具有多重功能。首先，大数据与信息技术在传染病疫情防控中发挥着重要作用，有助于及时发现疫情、预测疫情发展趋势和评估防控效果。其次，大数据技术在应急物资生产、调配和管理中也有广泛应用，可以提高物资调配效率和管理水平。最后，大数据智慧医疗在疫情防控中的探索也将为未来卫生应急处置提供新的思路和方法。

第一节　大数据与信息技术概述

　　在 21 世纪初期，随着互联网的普及和智能手机的发展，产生了大量的各类数据，如文本、音频、视频、图像等。这些数据的规模和种类呈现爆炸式增长，传统的数据处理方法已难以应对这一变化，因此大数据处理技术应运而生。信息技术狭义的定义是信息采集、整理、加工、储存、传输和利用过程中采用的技术和方法。本节主要介绍大数据技术和信息技术的概念和发展，以及两者的关系，并介绍其如何应用到健康医疗领域中。

一、大数据的起源及发展

（一）数据

　　数据是人类认知活动的产物，是对客观事物的主观反映，是对事物现象进行表征的一种逻辑语言。英语中数据（data）一词出现在 13 世纪，来源于拉丁语，是在人类意识中衡量多与少的"数"的概念基础上进一步扩展而来的。对数据的理性认识是从古希腊哲学家开始的，他们认为数据是事物现象的表征，只有通过数据才能获知事物的现象。毕达哥拉斯学派提出了万物源于数的本体论思想，还创立了以数作为研究对象之一的数学学科，为近代科学以数据为基础的数理研究方法奠定了基础。弗朗西斯·培根对技术的高度评价以及倡导的实验观察—分析—归纳和笛卡尔倡导的数理演绎的科学方法都将数据的使用提高到了科学方法论的地位，收集数据成为归纳、演绎和验证科学理论的基础。

　　在计算机领域，数据是能够客观反映事实的数字和资料。其内涵包括：①数据是对客观事物的符号表示；②数据是通过物理观察得来的事实和概念，是关于现实世界中的地方、事件、其他对象或概念的描述；③数据是客观对象的表示，是信息的表达，而信息则是数据内涵的意义，是数据的内容和解释；④数据的格式往往与计算机系统有关，并随载荷它的物理设备的形式而改变。

　　科学数据是在科学研究活动中通过观察和测量获得的，以此为依据推导自然界和人类自身的变化规律，或用以验证已有理论的数据。科学数据可以分为原始数据、衍生数据和知识数据。原始数据是指在科学研究的初级阶段，直接或借助于仪器设备获得的尚未进行加工的数据。衍生数据是在已有理论和各类数据的基础上形成的数据。知识数据是在一个理论体系形成之后，经过验证的供科学共同体继续研究的基础性数据，如真空光速、普朗克常数等。

（二）大数据的出现与特点

自20世纪中期，生物学领域基因组测序技术飞速发展，积累了大量的生物学数据，数据的规模和复杂度高，如何挖掘潜在的生物学知识成为一个新的挑战。数据问题也蔓延到各个学科领域，大到宇宙观的天文学研究，小到微观的基本粒子研究，以及复杂系统的研究，如气象学、社会学研究等。

1966年，国际科技数据委员会（CODATA）成立，旨在促进全球科技数据的共享。1998年，《科学》上刊登的计算机文章《大数据的处理程序》（"A Handler for Big Data"）第一次使用了大数据（big data）一词。2008年9月《自然》杂志出版 *Big Data* 专刊，使"大数据"在学术界得到认可和广泛使用。图灵奖得主、关系型数据库的鼻祖 Jim Gray 在2007年加州召开的一个计算机与通信会议上提出了"第四类范式为密集型数据科学研究"的理念。其中的"数据密集型"就是现在我们所称的"大数据"。计算机领域的大数据被定义为数据量巨大、来源多样、结构复杂、需要高效处理、分析和管理的数据。通常情况下，大数据的数据量至少为TB级别。我们可以理解：大数据是指数据集合，其大小已经超出了典型数据库获取、存储、管理和分析的能力。2001年，道格·莱尼（Doug Laney）指出大数据的特点：①数据容量（volume）；②高速（velocity，数据输入输出的速度）；③多样性（variety）；④价值密度（value），合称"4V"或"4Vs"。后来人们加入真实性（veracity）并形成大数据最新的"5V"特点。

现代社会中，大数据拥有越来越高的应用价值，其中重要的应用之一在于服务管理决策。大数据不仅需要帮助决策者和管理者回答"发生了什么""为什么发生"以及"将发生什么"等问题，而且需要在业务层面了解业务运行状态、业务间的联系以及业务的未来发展等问题。虽然在技术层面，数据本身是中性的，但当与管理决策结合之后，数据涉及人的价值观判定，涉及场景和具体问题，在对数据的利用上也就变得不那么中性了。和其他科技一样，大数据也可能成为一把双刃剑，用得好可以服务人类，用得不好很有可能会有副作用。因此，大数据不仅要有应用价值，而且应符合数据伦理、隐私保护、安全便捷等多重要求。

相较于传统数据，大数据为科学研究及其应用领域带来深刻变革和影响：大数据技术突破传统抽样分析的局限性，实现海量全量数据的整体性处理而非有限样本的局部观测；其核心特征并非对数据精度的追求，而是对数据规模的突破，研究维度向预测分析、模式识别、机制建模、复杂网络关系等多层次拓展；通过构建数据驱动的智能决策体系，助力人类社会实现从数据洞察到智能决策的闭环优化，最终形成具有自适应、自演进特性的全局智慧化系统，例如智慧城市综合管理系统等典型应用场景。

二、信息技术的概念及发展

（一）信息的概念与特点

信息和数据既有联系又有区别。数据是客观存在的符号，是信息的具体表现形式，是信息的载体；信息是对数据进行加工处理而抽象出来的逻辑意义。数据经过加工处理后成为信息，信息必须通过数据才能传播。两者的关系是相辅相成的。

信息论的创始人香农（Shannon）对信息的定义是：信息是我们适应外部世界、感知外部世界的过程中，同外部世界进行交换的内容。信息是通过符号（如文字、图像、声音等）、信号（如某种含义的动作、光电信号）等具体形式所表达出来的信息、情报等内容。一般而言，信息主要有以下几个方面的特点。

1.普遍存在性 信息在现实生活中无处不在，如网络、书本上的内容，电视上的画面等都是信息。人们生活在充满信息的环境中，并有意或无意地接收和传递各种信息。

2. 时效性　人们获取信息的目的在于利用，只有那些被及时传递并符合用户需求的信息才能利用。信息的价值在于能够被及时地传递给更多的需求者，从而创造出更多的物质财富。所以，信息必须具有新内容、新知识，"新"和"快"是信息的重要特征。

3. 无限性　人类生活所接触到的一切空间都不断产生着信息。随着时间的推移，信息又在无限地发展，客观世界是无限的，因而信息也是无限的。

4. 可传递性　传输是信息的一个要素，也是信息的明显特征。应高效传递的信息没有及时传递，就失去了信息的有效性，而信息传递的快慢，对信息的效用影响极大。

5. 可开发性　从信息所载的内容看，由于客观事物的复杂性和事物之间的相互关联性，反映事物本质和非本质的信息常常交织在一起，加上它们难免受到时代和人们认识能力的局限，因而需要开发。从信息的价值看，利用信息，可以开发出新材料和新能源，而后两者的充分和有效利用也更依赖于信息。

6. 载体依附性　任何信息都要依附于某个载体才能存在、传递、储存。

7. 价值性　信息是经过加工的、有意义的数据，是一种宝贵的资源，因此具有价值性。

（二）信息技术

信息技术（information technology，IT）也常被称为信息和通信技术（ICT）。计算机技术、感测技术、通信技术和控制技术等是它的核心和支撑技术。目前，人们将通信技术、计算机技术和控制技术合称 3C 技术。

1. 计算机技术　是信息技术的核心，负责信息的存储、处理、分析和应用。它主要包括硬件技术和软件技术。计算机技术的发展极大地提升了信息处理的速度和效率，使海量数据的计算、存储和检索成为可能。

2. 感测技术　包括传感技术和测量技术。目前科学家已经研制出许多应用现代感测技术的装置，如温、湿、气、压、电等各种传感器，不仅能替代人的感觉器官捕捉各种信息，而且能捕获人的感觉器官所不能感知的信息。

3. 通信技术　其功能是传递信息，可以看作是传导神经系统功能的延伸，它能传递人们想要传递的信息。信息只有通过传递和交流才能发挥效益，并影响人类的生活和社会的发展。

4. 控制技术　是根据指令信息对外部事物的运动状态和运动方式实施控制的技术，它可以看作是效应器功能的扩展和延长，并能控制生产和生活中的状态。

三、大数据与信息技术在健康医疗领域中的应用与发展

（一）生物医学大数据

首先，生物医学大数据具有样本量大、高维度等特点，需要对多维数据进行叠加、索引、学习。其次，生物医学研究目标和过程的复杂性特征需要基于大数据进行数据建模并归纳生物学规律。另外，生物医学研究中样本在来源、处理方法、存储格式上的差异性特征也需要智能化的数据模型来加以深入分析。大数据时代的一个重要发展趋势就是由假设驱动向数据驱动的转变。数十年来分子生物学领域的实验目的是获得结论或者是提出一种新的假设，而现在基于海量生物医学大数据，使我们能够探索海量数据中的规律。

生物医学相关的大数据技术和相关应用主要包括：基于高通量测序的个性化基因组、转录组和蛋白组研究，单细胞水平基因型和表型研究，人类健康相关微生物群落研究，生物医学图像研究等，相关生物医学大数据分析任务均具有数据密集和计算密集的双重密集性特点。

（二）健康医疗大数据

健康医疗大数据是指在健康和医疗领域中，通过各种技术手段采集、存储、管理和分析的海

量、复杂、多源异构的健康和医疗数据资源体系，通过大数据挖掘和分析，能够为疾病预防、诊断、治疗、健康管理及医疗决策和服务等提供全方位的循证支持。相关的数据包括电子病历数据、医学影像数据、用药记录等。它的产生有以下几个渠道：医疗诊断记录、疾病与健康风险监测数据、医疗资源与管理数据以及医学研究等。健康医疗大数据除具有大数据的"5V"特征外，还具有时序性、隐私性、不完整性等医疗领域特有的特征。

健康医疗大数据又可进一步划分为健康大数据和医疗大数据两种。健康大数据的整理方式目前有电子健康档案和电子病历两种，未来将会有更多的方式为人们所运用。健康大数据催生了众多以"采集数据"为目的的可穿戴设备，包括手环、手表、眼镜等众多品类。如何建立健康分析模型，如何对这些数据展开专业分析，并从中发现数据之间的关联性，再建立起可持续的商业模式才是发展健康大数据的根本。相对于健康大数据，医疗大数据则主要集中在医院和社区卫生服务机构等医疗机构，通过医院信息系统、电子病历、医学影像系统等采集到的患者诊疗、手术信息，分类储存在对应的数据库中。目前一些卫生管理部门尝试以患者为中心建设居民健康医疗一卡通系统，让患者在任何一家医疗机构都可以方便地查询其本人产生的就医诊疗、电子病历和医学影像等信息。医疗大数据的应用不仅仅是促进信息共享，更重要的是能够利用诊疗大数据分析出潜在的流行病风险，甚至可以利用互联网上公众对症状、药物等文字信息的检索频度等互动交流信息，挖掘分析出疾病疫情的传播情况。

（三）健康医疗大数据政策支持

"十二五"期间原国家卫生计生委明确了国家人口健康信息化顶层设计，中国人口健康信息化建设加快发展，为健康医疗大数据发展奠定了基础。2015 年 8 月，国务院发布了《促进大数据发展行动纲要》，提出要大力发展健康医疗服务大数据，构建综合健康服务应用。2016 年 6 月，国务院办公厅发布《关于促进和规范健康医疗大数据应用发展的指导意见》（国办发〔2016〕47 号），认为健康医疗大数据是国家重要的基础性战略资源。《中华人民共和国数据安全法》已于 2021 年 6 月 10 日由中华人民共和国第十三届全国人民代表大会常务委员会第二十九次会议通过。公布后，已于 2021 年 9 月 1 日正式施行。这项法律的实施，在一定意义上为大数据的使用提供了法律上的安全保障。

第二节　卫生应急中的大数据与信息技术

广义上，卫生应急信息是指与突发公共卫生事件直接或间接关联的信息，包括法律法规、政策文件、应急预案、工作指南、培训演练信息、预警预测信息、事件信息、疾病与公共卫生监测信息、临床诊疗信息、应急处理信息等。狭义上，卫生应急信息是指与突发公共卫生事件及其处置直接相关的信息。对这些事件发生、发展及处置全过程信息收集、报告、分析和利用的信息管理，称为卫生应急信息管理。本节从卫生应急信息的狭义定义角度，以重大传染病疫情为例，介绍中国卫生应急信息平台的发展历程、突发公共卫生事件信息来源、分类及卫生应急中的大数据、模型技术以及未来发展趋势。

一、中国卫生应急信息平台的发展历史

中国疾病监测系统始建于 20 世纪 50 年代，至 80 年代中期，监测内容仅限于传染病，各类医院对其发现的法定传染病病例，填报传染病卡上报到属地的卫生防疫站，各级防疫站汇总后逐级上报至中国预防医学科学院（现为中国疾病预防控制中心），最后形成全国统一汇总报表上报国家卫生部（现为国家卫生健康委员会），所有环节的上报均通过邮寄方式完成，

并且均为月报告。1985 年后计算机技术应用到法定传染病监测，超过 200 个网络节点实现了国家法定传染病月报的电子化交付，部分省份采用了更高效的电子邮件自主上报方式，极大地缩短了疫情从基层到中央的报告用时。但它并没有改变按月报告、缺乏个案数据的基本特性，经常造成信息延迟，而且不能对疫情暴发及突发公共卫生事件进行及时预警和实时监测。

2003 年严重急性呼吸综合征（SARS）的暴发推动了中国网络直报信息平台的建立，中央政府通过构建国家 - 省 - 地市 - 县 - 镇五级疾病预防控制网络，在国家、省及地市级的疾病预防控制中心建立起三级局域网，从县到乡镇建立起各级计算机工作站，进行疾病的报告与管理。2004 年 1 月 1 日，基于网络的全国法定传染病报告信息系统（National Notifiable Infectious Diseases Reporting Information System，NIDRIS）正式启用。其子系统之一的突发公共卫生事件监测系统也正式启动，并提供实时在线报告平台来监测突发公共卫生事件，将病例诊断和病例报告的时间间隔平均缩短到一天以内，实现了病例数据采集、及时上报、数据电子化管理和信息集中存储，为各级疾控中心实时分析和处理监测数据、及早发现传染病疫情奠定了基础。

中国疾病预防控制中心基于 NIDRIS 又开发了中国传染病自动预警响应系统（China Infectious Disease Automated-alert and Response System，CIDARS），进一步促进了全国公共卫生部门所需的数据分析、异常信号检测、信号传播、信号响应和信息交流的发展，利用互联网、计算机和手机，实现信号的快速生成和传播，及时报告和审查信号响应结果。2008 年以来，CIDARS 在全国范围内使用，并不断改进预警模型，在自动化预警甲型 H1N1 流感流行、手足口病流行中起到了重要作用。目前，CIDARS 已覆盖国家、省、市、县四级，实现了 30 种法定传染病异常的自动化监测和快速响应。

二、突发公共卫生事件信息

（一）信息来源

目前，中国的突发公共卫生事件信息（information of public health emergencies），主要来自医疗卫生机构内部和外部，由于其产生信息的来源不同，其对信息分析处理的方式也不同。

1. 内部信息　来源于医疗卫生机构内部的突发公共卫生事件信息分为以下两种。

（1）各类疾病与公共卫生监测信息系统：中国目前的监测系统主要分为两大类，一类是疾病监测，另一类是健康危害因素监测。疾病监测系统又分为"甲、乙类法定传染病报告监测系统""甲、乙、丙类传染病综合监测系统""各专病管理监测系统"。通过这些常规的监测活动，可以监测已知和未知的疾病（健康危害因素）在一定范围、一定时间、一定人群内的异常情况或聚集性情况，并在其达到突发公共卫生事件预警标准时进行报告。该类报告信息是中国突发公共卫生事件报告信息的主体。

（2）行政部门领导指示与部门信息交流：该类报告信息的方式往往由发现突发公共卫生事件的地区，通过行政报告渠道，由基层直报到最高行政部门或其他部门，然后通过领导批示的方式逐级反馈到卫生部门。其优点是报告信息快速，响应及时；缺点是突发公共卫生事件具体处理部门工作较为被动。

2. 外部信息　来源于医疗卫生机构外部的突发公共卫生事件信息分为以下三种。

（1）社会举报：通过卫生监测部门设立的报告专线或举报电话报告的突发公共卫生事件信息。该报告事件的初次报告信息大多局限于城区或县（区）范围，该类信息由于报告人主要来源于大众，因此须由突发公共卫生事件专门监测机构进行报告事件的识别，确认后方能正式进行报告。

（2）媒体检索：通过广播、电视、互联网等新闻宣传媒体报道的突发公共卫生事件信息。该报告事件属于媒体对"社会举报"信息进行主动采访调查的结果报道。由于该类报告信息具有报告人非专业主观判断因素，因此也须由突发公共卫生事件专门监测机构对报告事件进一步识别、确认后，方能正式进行报告。

（3）国际通报：该类信息主要来源于国与国之间对旅游目的地疫情或突发公共卫生事件的公告或通报。该类信息主要通过外交渠道交流，也存在单方面对本国或他国进行疫情通报的情况。

（二）信息的分类

卫生应急信息涵盖应急事件信息、风险与健康威胁信息、环境与影响信息、资源与响应处置信息、公众应急知识与信息、沟通反馈与舆情管控等核心信息。应急信息资源管理就是要逐步建设满足应急处置和管理要求、可供各级政府应急平台和其他相关应急平台远程运用、具备实时更新能力的信息库和知识库，同时完善各地区和各有关部门应急平台间的信息共享机制。

1. 应急事件信息　是指关于突发公共卫生事件本身的基本情况，包括事件的性质、类型、时间、地点、事件损失、人员伤亡、事件发生原因及发展趋势等方面信息。其中需要基于事件类型对导致各类事件发生原因方面的详细信息进行收集。信息可根据事件发生原因分类如下：

（1）传染病暴发流行：可分为原发性、输入性、继发性、医院感染、外环境污染等。

（2）食物中毒事件发生原因：可分为原料污染或变质、加热温度不够、生熟交叉污染、熟食储存（温度或时间）不当、误用有毒品种、加工人员污染、用具容器污染、投毒、不明原因及其他。

（3）环境卫生事件发生原因：①工业污染：如工业三废、设备故障、违规操作等；②生物性污染：如污水排放、下水堵塞、无消毒措施等；③公共场所污染：如室内装修、违规操作、设备故障等；④室内污染：如煤气中毒、室内养殖等。

（4）职业中毒事件发生原因：可分为无"三同时"（"三同时"原则是指卫生工程防护措施应与建设项目主体工程同时设计、同时施工、同时投入使用）、无卫生防护设备或效果不好、设备跑冒滴漏、无个人卫生防护用品或使用不当、无或违反安全操作规程、违章指挥或违规操作、无职业卫生教育和危害告知、产品包装或作业岗位无警示标志、首次使用未报送毒性鉴定等。

（5）学校卫生事件发生原因：可分为传染病、中毒、意外事故、自杀、他杀、不明原因等。

（6）放射卫生事件发生原因：可分为放射性物质丢失、泄漏、被盗、流散、不明原因等。

（7）免疫接种事件发生原因：可分为心因性反应、不良反应等。

2. 风险与健康威胁信息　包括风险源、风险威胁程度、风险演变趋势等风险信息；疾病健康威胁信息包括感染人数、确诊病例数、疑似病例数、重症病例数、死亡人数等病例信息，以及疫情感染人群及波及范围、疾病传播途径、易感人群特征及心理危机和群体恐慌播散等方面信息。

3. 环境与影响信息　包括社会公众动态、地理环境变动、外界异常动向等背景情况信息。采用国家有关部门发布的人口基础信息、社会经济信息、自然资源信息、基础空间地理信息等数据，同时还要掌握事发地的数字地图、遥感影像、主要路网管网、避难场所分布图等空间信息数据。

除关注健康影响信息外，还应关注事件引发的连锁危机可能带来的社会放大影响信息。如在医疗浪涌冲击下的服务中断与系统瘫痪，疫情管控对交通物流与公共服务的影响，以及对旅游、贸易不同行业和人群生活与出行等方面的影响数据。

4. 资源与响应处置信息　包括人员保障信息、资金保障资源、物资保障资源、设施保障资源、技术保障资源等状态信息。动态掌握主要救援队伍、应急储备物资和救援装备、应急通信系统、医疗急救机构、医务人员及药品、交通运输工具、应急资金储备等信息，提供对应急资源的协调管理，保障应对过程中所需资源及时到位。

此外，还应收集包括国家、省、市等应急响应级别，应急指挥部、协调小组的组织结构和职责，传染源追踪、传播途径阻断、隔离措施、疾病治疗、疫苗接种、环境消杀等防控措施等应急处置行动等方面的信息。

5. 公众应急知识与信息　包括风险防范、应急案例、应急措施、自救互救等知识。掌握应急风险防范和自救互助知识是提高突发事件处置能力的基础性工作，广大公众是应对突发事件的行为主体。因此，应对突发事件必须充分发动公众、依靠公众。首先要做到的就是引导公众掌握应急风险防范与自我保护知识，学会保障自身生命和财产安全的基本技能。同时还要提高公众的自救、互救能力和应急处置能力，最大限度地减少社会灾害损失。应急知识包括学习应急案例、掌握应急措施、开展自救互救等。

此外，还应确保公众能够通过权威、可靠的渠道获取准确的应急信息，使公众掌握如何辨别谣言和虚假信息的信息识别技巧，了解发现谣言后的举报途径，满足公众对疫情发展演化及政府处置行动的公开、透明、及时信息。

6. 沟通反馈与舆情管控　通过信息发布、舆情监测、谣言辟谣、互动反馈、心理支持等多种措施，形成一个高效、科学、可持续的沟通与舆论引导体系，为卫生应急管理提供坚实的社会支持。需要对应急处置全过程，涉及政府政策、医疗服务、健康管理、药品疫苗等方面的各种言论、意见、讨论、评议等进行及时收集、整理和反馈，对舆情泛滥导致的信息疫情进行及时干预。建立起全方位的舆情监测体系。可以通过新闻媒体、社交媒体等多个监测渠道，定期收集和整理卫生健康领域的相关舆情信息。此外，可利用舆情监测系统，实时跟踪并预警异常信息，及时为相关部门提供风险提示和处置建议。

三、卫生应急中的大数据

卫生应急中的大数据建设首先考虑其可用性，例如现有监测系统收集的数据。其次考虑数据的及时性，如果无法访问实时数据，预警的价值就会大大降低。此外纳入多源和开源数据，因为不同来源的数据从不同的角度反映事件特征，对此类数据进行综合分析能显著提高预警系统的灵敏度。目前传染病监测系统所使用的大数据主要基于病例、事件和症状等，病原体和易感人群的报告也很重要，而来自新闻媒体、网络舆论的信息则作为监测数据的重要补充，它们在未知突发公共卫生事件早期预警中具有重要作用，有助于应急预警管理者全面掌握和系统评价突发公共卫生事件的风险。

（一）疾病与相关因素的监测数据

中国监测系统的监测内容不断扩展，报告范围从传染病扩展到慢性病，再扩展到健康危害因素。中国对重要传染病如艾滋病、结核病、流感等建立了专门的监测系统。此外，监测系统不仅提供了疾病的发病信息，还提供了出生信息、死亡信息、健康相关因素信息，对预警管理具有重要价值。

其中，症状监测直报系统收集病例的临床诊断前症状信息（如发热、咳嗽、腹泻、出血等），旨在通过早期迹象发现疾病暴发，它提供了在将确诊病例报告给公共卫生机构之前及时采取措施控制疾病暴发的机会。另外，它还综合利用了其他信息来源，如药品销售、实验室检查、体检、救护车响应记录、学校或工厂缺勤记录等。因此，精心设计的症状监测系统将在预警方面发挥良好的作用。

（二）舆情监测数据

舆情监测是大数据技术的一个重要应用领域，也可以作为预警疫情的重要手段。数字化的社交媒体和网络搜索数据源，有助于弥补传统病例报告数据的不足，可提供即时数据和信息用于探测突发公共卫生事件的早期信号，为实现接近于实时的疫情监测与预警提供了可能。例如，有关部门可以在互联网上实时监控"发热""高烧""咳嗽""流感""传染"等词汇的出现频率,如果在一段时期内,与疾病相关的词汇在某个地区的出现频率快速增加,那么这个地区暴发大规模传染病疫情的风险也会增大。有关部门通过互联网热词的增加频率,可以大致判断潜在传染病疫情的种类,进而及时制定疫情防控和诊疗措施。

在过去的二十年里,基于在线新闻网站、新闻聚合服务、社交网络和网络搜索的数据,全球已经开发了新发疾病监测计划(The Program for Monitoring Emerging Diseases,ProMED-mail)、全球公共卫生情报网络(The Global Public Health Intelligence Network,GPHIN)和开源流行病情报(The Epidemic Intelligence from Open Sources,EIOS)等数据聚合系统,它们使用自然语言处理和机器学习来处理和过滤在线数据,跟踪疾病暴发、受污染的食物和水、生物恐怖主义、化学品暴露、自然灾害以及与产品、药品和医疗设备及放射性物质安全有关的问题,用于早期发现、分析、评估人类健康的潜在威胁。

(三)实验室监测

及时、可靠、可访问的实验室监测是卫生应急信息平台建设的重要组成部分。当散发病例与实验室监测病原体具有内在联系(相同的基因指纹)时,可以确定存在共同的传染源,这往往是传染病暴发的早期迹象。它还有助于验证疫情、跟踪传染源和确定传播路径,指导开展流行病学调查,追踪和控制传染源。目前的早期预警实验室监测包括以下内容。

1. 病原体监测 包括病原体的抗原性、毒性或耐药性变化,提示传染病暴发或风险增加。例如,WHO 高度重视的 H5N1 毒株实验室监测情况,由于 H5N1 感染者的早期症状与一般呼吸道感染的症状相似,单纯的症状监测并不利于 H5N1 的早期发现,而实验室监测提供了 H5N1 毒株流行的有力证据。

2. 宿主动物监测 关注宿主动物是否携带病原体。

3. 易感性监测 特定传染性疾病的暴发与人群易感性密切相关。因此,定期监测高危人群的抗体水平可以反映其易感程度。人群免疫水平低下可能预示传染病暴发风险升高。

鉴于实验室监测成本高、耗时长、技术要求高,仅依靠实验室监测预警往往难以满足及时性的要求。

(四)环境和气象数据

突发公共卫生事件的发生和流行与环境因素、气象因素及人口因素等有着密切的关系。如持续高温多雨、蚊蝇肆虐容易引发登革热、流行性乙型脑炎、疟疾等传染性疾病;高温条件下肠道致病菌容易繁殖,食物中毒、感染性腹泻时有发生;季节变化和高空大气环流导致的候鸟迁飞与人感染高致病性禽流感的传播有关。在社会经济发展水平较低的国家或历史阶段,大灾之后必有大疫成为一种规律,突发公共卫生事件本身虽然不属于气象灾害,但由特定气象条件诱发的公共卫生事件也可以看成是气象灾害的衍生灾害。现代社会人类生产和制造的有毒有害物质种类繁多,加上人类活动对生态系统的破坏,使得突发公共卫生事件的发生更加复杂和多样。基于对历史各类突发公共卫生事件的研究,环境和气象监测提供了健康危险因素数据,有助于综合分析、预报及防治相关突发公共卫生事件。

(五)人口流动数据

人口流动是很多传染病快速传播的主要因素。及时、准确定位感染者、密切接触者或易感人群的流动,构建传染病时空风险预测模型,对及时评估风险、发出预警、减缓疫情蔓延十分必要。目前常见的人口流动和定位数据包括客运大数据(铁路、航空等)、互联网开源大数据、地图数据和移动定位大数据(手机信令或定位数据)等。基于这些数据,不同国家或地区开发相关手机应用软件,对高风险地区的人群进行预警,有助于及时开展高风险人群的筛查、追踪和隔离等防控工作。在保护个人隐私和数据安全的基础上,采用集合的人口流动大数据和流行病学参数,构建传染病传播、扩散风险的预警系统，可对具有较高疫情输出和输入风险的地区以及高风险人群进行精准预警。

四、卫生应急的模型技术

从技术方面来看，大数据技术在处理卫生应急数据方面包括五个步骤，即大数据采集、大数据预处理、大数据存储、大数据分析和大数据应用：①大数据采集是对数据进行提取、转换、加载，挖掘数据的潜在价值；②大数据预处理主要完成对已接收数据的辨析、抽取、清洗，提取出结构便于分析的、有价值的数据；③大数据存储是将采集到的数据存储起来，建立相应的数据库，并进行管理和调用；④大数据分析通过整合大量数据建立合适的数学模型和算法，进行预测性分析，实现对突发公共卫生事件的识别和趋势的预测；⑤大数据应用通过挖掘和分析隐藏于海量数据中的信息和知识，为卫生应急防控提供依据，并利用可视化技术及时进行有效信息的传递。

公共卫生疾病预测模型参见表14-1，这里我们主要介绍突发公共卫生事件在早期预警和应急响应中应用的大数据挖掘技术。

表14-1　公共卫生疾病预测模型

模型名称	模型类型	模型描述
仓室模型（SEIR）	传播动力学模型（时间序列维度）	Susceptible-exposed-infective-removed 模型，在 SIR 模型考虑易感人群（S）、感染人群（I）和康复人群（R）的基础上，纳入暴露者（E），即接触过感染者但是处于潜伏期的人群。适用于单一时间序列数据的预测
整合移动平均自回归模型（ARIMA）	回归模型（时间序列维度）	Auto regressive integrate moving average 模型对差分处理后的时间序列采用 ARMA 方法进行处理
地理加权回归（GWR）	回归模型（空间维度预测）	Geographically weighted regression 通过建立空间范围内每个点处的局部回归方程，来探索研究对象在某一尺度下的空间变化及相关驱动因素，并可用于对未来结果的预测。由于它考虑到了空间对象的局部效应，因此其优势是具有更高的准确性
随机森林（RF）	基于树的模型（时空预测）	Random forest 模型每次有放回地从训练集中取出 n 个训练样本，组成新的训练集；训练得到 M 个子模型；采用简单的平均方法得到预测值。随机森林以分类树或回归树为基本单元，采用集成学习的 Bagging 思想，通过并行集成大量的决策树构成随机森林
梯度提升决策树（GBDT）	基于树的模型（时空预测）	Gradient boosting decision tree 由多棵决策回归树串行组成，所有树的结论累加起来做最终答案。GBDT 使用了前向分布算法，但是弱学习器限定了只能使用 CART（分类与回归树）模型
卷积神经网络（CNN）	深度学习模型（大数据时空预测）	Convolutional neural network 利用卷积层、池化层和全连接层等组件来提取数据中的特征，通过多个卷积层的堆叠，CNN 能够逐渐提取高级特征，从而实现分类或者回归预测，适用于处理规则结构的数据
循环神经网络（RNN）	深度学习模型（大数据时空预测）	Recurrent neural network 相比于传统的前馈神经网络（BP），引入了循环连接，并具有一种记忆性，可以处理变长的序列输入。核心思想是将当前时刻的输入与前一时刻的隐藏状态进行联合，以此来捕捉时间序列中的依赖关系
长短期记忆网络（LSTM）	深度学习模型（大数据时空预测）	Long short-term memory 是一种特殊类型的递归神经网络，引入了细胞状态和门控机制，能够更好地捕捉长期依赖性。通过引入记忆单元、输入门、遗忘门和输出门等机制，有效地控制信息的流动，并能够捕捉长期依赖关系，解决梯度消失和梯度爆炸的问题

续表

模型名称	模型类型	模型描述
图神经网络（GCNs）	深度学习模型（大数据时空预测）	Graph convolutional networks 可以看作是 CNN 在图数据上的推广和改进，是一种用于处理图数据的神经网络模型，专门用于处理非规则结构的数据，如传染病传播网络。其核心思想是将图结构中的节点和邻居节点进行信息交互和聚合。通过逐层更新节点的特征表示，捕捉图中的局部和全局关系，并对节点进行有效的分类、回归或生成
注意力机制（Transformer）	深度学习模型（大数据时空预测）	Transformer 是一种基于自注意力机制的神经网络模型，采用了自注意力机制和位置编码，使其能够并行计算，更好地捕捉序列中的长距离依赖关系，相比于 RNN 和 LSTM 在处理长序列上更具优势。其能够有效地建模传染病数据的动态变化和依赖关系，捕获感染人数的趋势、传播速度的关联以及其他重要的传染病特征；也可以处理不同的传染病数据集和任务需求

（一）基于时间维度的预警模型

时间预警模型关注特定区域内突发公共卫生事件相关监测指标的时间分布或变化特征，以此来反映突发公共卫生事件发生或流行的风险是否显著增高。经典的时间序列分析方法侧重于分解序列变化和建立预测模型。代表性的方法包括应用于平稳时间序列的移动平均和加权移动平均模型、应用于特定趋势的时间回归模型、应用于随机时间序列的自回归模型（autoregressive models，AR）和整合移动平均自回归模型（autoregressive integrated moving average models，ARIMA）。近年来，经典时间序列模型与机器学习模型相结合，通过时间序列分析方法进行特征转换，再结合复杂的、非线性的机器学习模型（如梯度提升树），构建混合模型，在保留趋势预测的情况下大大提升了预测的准确度。

对于卫生应急信息平台中的时间序列数据，应用最广泛的突发公共卫生事件识别技术是控制图法（control chart），也称统计过程控制（statistical process control，SPC）。该技术解析时间序列波动特征，并与设定的阈值（如历史同期基线的第 90 百分位数或过去 7 天平均病例数加 2 倍标准差）相比较，若当前的事件数达到或超过阈值，则发出预警。中国 CIDARS 主要应用移动百分位数（moving percentile）控制图法预警甲型肝炎、流行性出血热、流行性乙型脑炎等 18 种传染病，后增加累积和控制图法（cumulative sum control chart method）用于手足口病的预警，并逐步根据及时性、灵敏度和错误预警率等指标，对预警模型和参数进行不断优化。

上述仅基于时间维度的预警模型存在一些局限性：模型预测结果依赖于监测数据报告的及时性和准确性；预警范围限于已设定阈值的疾病或危险因素；由于缺乏具体的空间位置信息，不便于对某一局部区域的聚集性事件进行精准预警。

（二）基于空间维度的预警模型

使用空间预警模型的前提是地理空间位置在监测数据中是可用的，例如报告病例的经纬度、地址或工作单位，以及突发公共卫生事件相关风险因素的地理分布。地理信息系统（GIS）和遥感（remote sensing，RS）的发展使我们获得了非常有价值的健康相关因素的地理特征信息，并将其应用于突发公共卫生事件的流行病学调查和分析。这些技术可以探索流行病学模式和环境因素之间的相关性，并回答有关突发公共卫生事件的空间分布问题。这些技术已频繁应用于预测呼吸道传染病、环境和地方病、媒介传播的传染病等。

在空间预警模型中，用于识别空间集群的空间扫描统计量（space scan statistic）是公共卫生监测领域应用广泛的经典方法。该方法将地理空间划分为几个小区域，以识别报告病例数或风险因素明显高于常规水平的区域。这种集群性探测检验不仅可探测某事件或风险因素在一定区域范围内的聚集，亦可对集群进行精确定位与规模判定。中国 CIDARS 也应用该方法在试点县区中，以县区为扫描范围，乡镇为扫描单元，分病种探测可能存在病例空间聚集的乡镇，并以手机短信的方式发送预警信号，为暴发空间早期预警提供了可行方法。

此外，空间回归模型也用于探讨具有空间特征的公共卫生相关因素和公共卫生事件的空间异质性。由于传统统计模型通常要求变量具有独立性，不考虑空间依赖性，其对传染病等具有空间自相关性问题的研究有很大局限性。而空间回归模型体现了数据的空间多维特征和时空相关的假设，更能揭示疾病的影响因素及其空间分布。常用的空间回归模型包括空间滞后模型（spatial lag model）、空间误差模型（spatial error model）、空间杜宾模型（spatial Durbin model）、地理加权回归模型（geographical weighted regression）等。

（三）基于时空维度的探测模型

利用时间、空间和人群三个维度的监测数据建立探测模型，识别突发公共卫生事件的暴发或流行，并对聚集性事件同时进行时间和空间定位，实现精准预警和及时响应。

时空扫描统计量是在疾病监测、早期预警等公共卫生领域应用较多的时空探测方法。1998年以来，研究者相继提出了回顾性时空扫描统计量、前瞻性时空扫描统计量和时空重排扫描统计量等时空探测方法。该类方法原理基本相同，采用动态变化的圆柱形扫描窗口进行传染病聚集性探测，其中圆柱底面代表空间，圆柱高度代表时间，计算每个圆柱形窗口内外的实际发病数和理论发病数，构造检验统计量对数似然比，用蒙特卡罗法进行随机化检验，避免多重窗口的假阳性问题。CIDARS 应用该方法克服了时间或空间单一维度聚集性探测的局限，识别疾病的时空交互效应，提高了早期预警的及时性、有效性。

（四）基于机器学习的时空大数据分析

时空序列预测与机器学习方法中的回归分析之间存在着紧密的联系，决策树（decision tree，DT）、支持向量机（support vector machine，SVM）和隐马尔可夫模型等传统机器学习方法在时空序列预测中应用广泛。相比传统参数模型，它们均能较好地解决非线性、高维度的问题。在应用过程中，根据不同的需求，人们还对基础模型进行了多种改进使其更适用于特定的时空序列分析，并取得了很好的预测效果。

随着数据量的爆炸式增长，依赖传统模型的数据处理表现出一定的局限性，以数据驱动的深度学习模型使海量数据得到更有效的利用。经典的深度学习方法包括：循环神经网络（recurrent neural network，RNN）及其改进后的长短期记忆网络（long short-term memory，LSTM）能够处理时间序列数据以学习时间依赖性，适用于时间序列预测；卷积神经网络（convolutional neural network，CNN）能够很好地捕获空间特征并用于轨迹数据预测。为了同时捕获时空地图的时间和空间相关性，人们也扩展了融合的神经网络（如卷积 LSTM 模型），有效解决了时空大数据的预测问题。深度学习中的其他技术，如注意力机制、迁移学习、图神经网络、多任务学习等在时空序列预测问题中也取得了较好的效果。与传统参数模型和传统机器学习模型相比，深度学习模型具有强大的特征学习的能力，几乎不需要经验知识，可以自动捕获数据间的相关性；面对多尺度高维数据时，可以有效捕获长短期时间依赖、局部以及全局的空间依赖，预测准确率大大提高。然而，目前深度学习模型被视为一个黑箱，在可解释性方面远不如传统参数模型和传统机器学习模型，如何解释深度学习模型仍待研究。

五、未来卫生应急中数据与信息技术的发展趋势

中国的卫生应急信息系统建设尚处于初建和不断完善阶段，现代信息技术在卫生应急信息收集、数据管理、模型构建中的应用有限，要实现应急数据的多元化、集成化和预警模型的智能化，我们仍须做出一些努力。比如，在数据收集和整合方面，政府部门间的信息孤岛有待打通，现有医疗大数据有待进一步整合。可用于卫生应急的信息来源于医疗机构、学校、社区、交通、

农业、气象、环境等各个机构和部门，由于机构、部门间的信息壁垒，这些数据尚未实现便捷、标准化的共享，极大地限制了卫生应急信息平台的建设。在数据分析和早期预警方面，准确的早期预警依赖于高效的预警算法，卫生应急信息平台需要融入机器学习、深度学习、无监督学习等人工智能算法技术，并需要借助云技术、分布式计算技术来解决智能计算结果的集成。在数据可视化和分享方面，需要在安全协议下向各参与方开放区块链构架下的去中心化数据与组件共享，用户端可以享受预警模型、算法的参数等预警成果，并可按照自己的需要进行成果应用开发，最终实现智能化预警平台的高准确性。

第三节　大数据与信息技术在卫生应急处置中的作用

一、大数据与信息技术在传染病疫情防控中的作用

回溯新冠肺炎疫情防控全过程，从疫情研判到情况处置，从专家建议到管理决策，从传染源控制到智能诊断，从药物筛选到疫苗研制，从防疫物资生产到紧急调度等，无一不印证了"大数据"技术在其中发挥出的快速、精准、智能、便利、真实的巨大优势和作用。

（一）助力疫情预警

大数据助力疫情预警主要基于平台用户的关键词搜索，其基本逻辑为：通过监测并提取用户搜索关键词信息（如症状、地域等），初步识别疫情初发地、主要症状与高危区域，再结合历史数据库比对分析，评估疾病的潜在传染性或流行性。例如，北京市海淀区上线的"城市大脑疫情预警系统"，通过对互联网搜索信息、社区和医院等重点区域视频监控信息、市民热线的百姓诉求信息等进行大数据分析，从而找出关键事件并进行定位，及时发出预警信号。

但目前大数据库首先面临的就是整合优化问题，涉及如何将全国医疗和公共卫生机构对于相关传染性疾病的病理、病征、诊疗数据信息进行上线整合（上线整合是指将分散、零散的信息等进行合并、统一并搭建系统发布的过程，有助于实现数据共享、流程优化和决策支持等目标，对于组织、企业和个人都具有重要意义）；将历次呈规模性暴发的疫情资料进行上线整合；将医疗机构在日常诊疗过程中出现的新型特殊病例进行实时上线整合。其次，应切实做好专业的医疗机构和公共卫生组织、专业的数据服务提供商以及政府三者的实质联动，确保病案、病例、海关等各项信息筛查对比足够专业、数据提炼使用足够高效、进入决策程序足够及时。最后，需要推动预警单元下沉，以社区或工作单位为单元的预警才具有足够的敏感性，以城市、省份甚至国家为单位的预警时间成本过高，因此大力发展社区和工作单位预警是实现疫情尽快发现和尽早预警的关键措施。

（二）优化防疫物资配置

新冠肺炎疫情扩散初期，每日确诊病例不断攀升，承担救治任务的定点医院的医疗物资库存不足，多家定点医院在不同平台上向社会发布了关于防护物资需求的信息。目前大数据参与医疗资源调配的主要应用是供需对接和大数据智能供应链管理。借助网络爬虫、网络捕手等数据收集程序，可以批量抓取医院发布的物资需求信息及相关数据，汇总之后再经由数据可视化技术整合展现，发布于统一平台上，能够让全社会精确、迅速地了解物资缺口所在，有效对接供需双方，将医疗防护物资及时送往所需医院。

对于一座特大型城市乃至全国性应急物资调配管理体系而言，还有一些工作需要持续推进：一是应急期间的物资需求汇总归口。特别是在疫情严重、物资紧缺的情况下，这一点显得尤为重要。在一个理想的大数据物资管理系统中，需求的确定应是权威的、及时的、按紧急程度分层的，并且应当动态更新，这些需求应当在大数据平台上直接分配对接生产线。二是应急期间的仓

储和产能管理。医用物资的生产主要是轻工业，大多数生产企业是民企，在重大应急事件面前，国家采购是物资调配和产能管理的主要方式。应急管理和工信等部门通过大数据平台掌握和管理应急物资储备及产能，是提高资源调配精准性的关键前提。三是应急期间的智能供应链体系。这一服务在当前电商物流一侧发展速度较快，将来的重点工作将是政府牵头进行的资源整合以及合作机制的建立和完善。最终目的是实现更及时准确的物资调运，以最快的速度把最紧俏的物资运送到最需要的地方去。

（三）助力药物筛选与疫苗研制

新冠肺炎疫情初期，没有特效药用于治疗，在临床上主要采用老药新用，重新检验过去治疗艾滋病、流感的药物，看它们是否对新冠肺炎有效。老药新用与传统的新药研发相比，推进快、耗时短，药物的稳定性和安全性已经通过多重试验验证。然而，已经上市的和临床试验的药物有近万种，逐一筛选将耗费大量时间，通过大数据技术对各大医药公司生产药物的原始数据及临床数据进行智能分析筛选，发现临床候选药物，将起到事半功倍的效果。同样，新药和疫苗的研制过程也耗时很久，主要包括药物的筛选、活性的评价、药理的分析、安全评价等，人工智能药物研究平台以大数据为技术手段，进行靶点筛选和化合物筛选，为新药及疫苗研制奠定基础。

（四）优化诊疗效果

大数据在智能诊断中实现了从直觉判断到数据推导的转变，为疫情防控赢得了宝贵的时间。大数据技术还可以将患者的影像数据、病历数据、检验检查结果、诊疗费用等各种数据录入大数据系统，通过机器学习和数据挖掘方法，临床医师即可获得类似症状患者的疾病机制、病因以及治疗方案，从而优化诊疗决策。此外，通过大数据支撑和网络托管，实现覆盖全社区和偏远乡村的远程医疗，可以网上挂号、预约、咨询、检查、就诊、会诊、支付和探视，开展多方位、全时制、零距离便捷服务，使人们足不出户就享受到大医院的优质诊疗，既能预防交叉感染，又能减轻交通压力、缓解紧缺的医疗资源。

二、大数据技术在应急物资生产、调配和管理中的应用

（一）中国应急物资信息化管理的现状

应急物资按照用途可划分为三类：一是生活物资，主要指粮油食品、食宿照明用具等；二是工作物资，主要指突发事件中使用的专业性物资，包括防护用品、救援运载、动力燃料、工程设备、器材工具、通信广播、工程材料等；三是特殊物资，主要指针对少数特殊事故处置所需的物资，如爆破装置、特殊药品等。应急物资采购、储备、运送过程形成应急物流，应急物流不同于一般的物流活动，它具有突发性、需求随机性、时间紧迫性、峰值性、弱经济性等特点。

目前应急物资储备大多由政府职能部门自行组织开展，但是从灾后需求及应急物流所要达到的目标看来，应急物资储备在基础设施、快速反应、信息沟通、合理库存、社会参与等方面还需要进一步加强。

（二）大数据环境下应急物流物资储备供应模式的构建

1. 依托大数据建设应急物流信息平台　应急物资的特点要求快速传递信息、快速响应、及时准确配送物资。大数据分析可以从大量、多样、繁杂、价值密度低和动态性的数据中提取有价值的信息。应用大数据技术建立一套先进的、技术领先的应急物资信息化软件平台，将各级基层政府储备、委托管理、协议单位的物资整合建立应急物资储备数据库，实行动态管理，加强信息共享。运用互联网、卫星定位、物联网等高新技术，应急指挥部门可以随时与物资储备单位建立联系，即时掌握库存数据、车辆设备位置，实时、准确地监控救援物资去向，根据需要优化救援物资的运输路线。

2. 基于大数据分析科学管理物资　应急物资的品种多、形态差异大，大量采购存储将导致占用资金巨大，因此采购方案必须对常用的普通物资和非常用的特殊物资采用不同库存方案。运用大数据技术分析应急物资的使用时间、数量、批次等特点，建立各种类型的突发事件中各类应急物资的需求模型，包括应急物资种类、数量、时点，突发事件早期阶段的需要，后续需求，物资调集速度。结合物资的采购提前期或生产周期，设定各类物资的库存数量、存放位置、交通预案等，编制应急物资储备计划。

3. 建立主体多元化的采购与储备模式　中国应急物资储备往往注重应急物资的实物储备，形式简单，而利用生产储备和市场储备不足，因此，建立政府部门、企业、社会共同合作的应急物资储备模式，调度各种社会力量和资源，全民参与，降低储备成本、提高应急效率，是应急物资管理的发展方向。主体多元化的采购与储备模式除了政府部门专门储备和第三方委托储备外，应急职能管理部门还可以通过协议储备的方式，不实质性采购实物，而是与生产、经营、储存应急物资的单位签订协议，并利用互联网、物联网和人工智能等技术，随时掌握库存实时数据，当突发事件发生时，企业能够快速响应、遵从指挥，保证物资的调拨、运输。

三、大数据＋智慧医疗在疫情防控中的探索

（一）大数据与信息技术支持精准医疗

新冠肺炎疫情暴发后，各级政府、医疗卫生系统和医疗专家团队充分利用大数据来辅助疾病临床认知、创新诊疗模式、提升救治效率，全力以赴地救治感染患者。通过大量临床治疗实践及效果方面的数据分析和多方专家论证，不断完善临床诊疗规范，中国先后修订并发布了十版新型冠状病毒感染诊疗方案，指导并提升了全国新型冠状病毒感染疫情诊疗和救治的效率和效果。

此外，一方面，临床患者病情轻重不一、基础性疾病不同，临床特征复杂、病原学特点不明确等因素给临床医务工作者如何科学用药、精准救治带来困难；另一方面，全国有上市药品约20万种，通用名8 000多种，医生也难以依靠经验熟知全部药品。而基于大数据及人工智能的合理用药系统能为医生提供用药决策辅助，通过病患治疗用药和效果的大数据分析，不断调整治疗方案，使治疗方案更加科学有效。依据患者的病情状况数据，合理地调整用药方案，采用更为经济、有效的用药决策。

（二）大数据与信息技术助力远程医疗

重大流行病的发生将导致大规模的病患救治和社会医疗咨询需求激增。而有限的医疗资源与服务和巨大的诊疗需求之间的供需鸿沟易引发严重的社会矛盾，尤其是高水平感染科、呼吸科、重症医学科专家短缺，医护人员服务也不能满足社会需求。而借助于互联网、大数据支撑的医疗机构网上远程会诊、在线咨询、居家医学观察指导、诊疗救治培训等服务，形成了"线上线下"多空间、多维度、全方位的感染患者救治，并极大缓解了医院有限物理空间内的医疗挤兑和矛盾冲突。

四、大数据与信息技术在卫生应急中面临的挑战与对策

健康大数据是医疗卫生领域中非常重要的资源，在医药研发、疾病诊疗、健康危险因素分析、卫生应急管理、居民健康管理和精准医疗等方面发挥着不可替代的作用。但大数据技术并不是万能解药，如何借助大数据技术更好地发挥健康大数据的作用还存在许多风险及挑战。

（一）大数据在卫生应急中面临的挑战

1. 隐私数据保护　公共卫生大数据的采集工作不可避免地会涉及患者的隐私问题和公众的基本信息，包括患者的行程轨迹、病情、部分家庭成员的基本情况甚至基因等遗传数据。公共卫

生大数据的所有权、管理权、控制权和运营权分别由患者、政府、医院和第三方机构掌握。目前电子病历及其他医院信息系统、医用软件和器材在安全隐私的保护方面依旧缺少具体可操作的有效标准。用于科学研究的公共卫生大数据，尽管都经过了匿名化的加工处理，但是仍然存在身份被重新识别和确认的风险，在法规政策上也尚未形成健全的制度体系，各合作机构在独自占有数据的前提下，也没有去有效地解决由共享产生的数据安全和数据隐私的问题。

2. 数据共享和数据整合　公共卫生大数据依赖多领域的合作，数据来源丰富，包括患者在治疗时的临床数据、实验室检查数据、医学影像数据、基因组学数据以及当地的公共卫生数据等。在交通、媒体领域产生的数据也是公共卫生大数据的潜在数据来源。中国万亿 GB 级别的数据每年都在以超过 50% 的速度呈现爆炸式增长，这已经成为医疗卫生领域大数据应用的优势。但是，如何进行有效的数据融合？如何将有效的融合数据提供给科研协作单位？如何实现跨机构的协作机制？如何促进产学研合作？上述问题的解决都需要相关部门打通不同业界健康数据的共享渠道，实现数据技术应用的有机融合，为医疗大数据的共享提供一个有利的环境，在制度机制层面实现联动协同。

3. 信息技术和分析方法改进　大数据时代数据资源呈爆炸式增长，对信息数据的压缩技术、信息技术的储存能力、网络传输能力等都是一次巨大的挑战。尽管近年来压缩技术、存储技术得到了快速发展，但与大数据的存储要求还有一定差距。此外，公共卫生大数据的应用依赖于数据挖掘技术，不是所有的数据信息都是有价值的，只有深入分析、探索和挖掘之后才可能获得有用的数据信息。大数据具有密度低而体量大的特点，使得从大数据中挖掘有价值的信息成为技术难点，只有尽快探索出适合大数据特点的数据挖掘和数据加工技术，才能不断满足大数据应用的需要。

（二）解决方案

为应对上述挑战，只有制定更加健全的卫生应急大数据的顶层制度设计规划与技术标准体系（包括依法依规科学完善联防联控机制，加强应急 - 预警 - 指挥 - 响应的分级标准化制度化建设，明确中央与地方权责等），并不断革新底层技术，才能让大数据与信息技术良性地服务于国家卫生应急的大政方针中。可以从以下五点出发，构建完善的卫生应急方案。

1. 规划实施国家卫生应急综合监测预警体系与平台建设　应从维护国家公共健康安全的战略高度来规划建设全球生物监测预警体系整合平台，统筹多部门、多渠道资源，建设覆盖全球、全危害、全因素、全过程的公共卫生、生物安全及危险因素信息监测系统；推进跨部门应急核心信息共享，提高应急监测的时效性和真实性，及时发出预警信息。

2. 完善和修订智慧化卫生应急相关的法律法规　完善与修订相关应急法律法规，重点考虑智慧应急系统运行过程中所涉及的生物安全、公共健康安全、数据安全、个人隐私、公众健康信息等内容，为智慧应急发展提供完备的法律保障。

3. 夯实应急管理数据融通机制，确保可持续发展　注重加强与公安、海关、地质气象、环境生态、交通运输、信息通信等部门的信息融合和对接，支持智慧应急新技术的一体化、同质化发展，完善各类数据衔接、融通与整合机制，以确保各类业务、数据、技术的真正衔接和融合，实现跨层级、跨地域、跨系统、跨部门、跨业务的协同管控与服务。

4. 促进智慧化卫生应急产业发展　围绕应急准备、监测、预警、指挥、辅助决策等关键环节的迫切需求，加快智慧应急系统技术、产品、器械设备、5G、人工智能、区块链、物联网等基础设施建设和融合发展，为全社会和相关行业提供个性化、多元化、高质量的公共服务，促进关联产业的快速高效发展。

5. 推动行业人才队伍医防融合　将公共卫生、人群健康等理念融入医学教育、日常诊疗活动；优化公共卫生管理与实践，尽快实现医防融合，使医生群体成为社会健康生活方式的实践者、推广者。鼓励县、乡、村共建医共体，以县聘乡用、乡聘村用的方式留住人才，促进医疗技术能力提升,完善医疗服务体系,筑牢公共卫生安全网。在基层进一步强化全科医生培养,不仅需要懂"医",也需要懂"防",强化人才队伍建设,留得住人才,为基层群众提供更好的健康服务,帮助解决慢性病医防融合的"最后一公里"问题。

本章小结

　　大数据与信息技术在卫生应急中的应用是当前健康医疗领域的重要发展方向。通过处理巨量无限的数据,大数据提供了疫情预警、防疫物资配置优化、药物筛选和疫苗研制加速以及诊疗效果优化等功能和作用。然而,这一应用也面临着数据隐私和安全保护、数据质量和准确性以及数据共享和合作机制等挑战。因此,在推动大数据与信息技术在卫生应急中的应用时,需要加强相关保护措施并建立健全的合作机制,以确保其有效性和可持续发展。

思考题

1. 大数据如何在卫生应急响应中提供决策支持?
2. 大数据在卫生应急中的挑战是什么?
3. 大数据在卫生应急中的未来发展方向有哪些?

(许　磊)

第十五章　国外卫生应急体系建设与中国卫生应急国际合作

　　由于国情不同，各国的卫生应急体系都有着各自鲜明的特点。本章将主要介绍日本、俄罗斯、美国的卫生应急体系及其相关的法律、法规和机制建设情况。此外，全球化背景下的卫生危机治理已呈现多边化发展态势，跨区域的卫生问题需要各方行为体共同合作治理。本章将聚焦全球卫生视角下的卫生应急管理及国际合作，重点介绍世界卫生组织等国际组织在卫生应急中的作用和职能，并对中国既往开展的对外卫生应急合作进行概述。

第一节　日本卫生应急体系介绍

　　日本地处亚欧板块与太平洋板块的交界，是世界上地震、火山等自然灾害发生较频繁的国家之一，故较早建立起了相对完善的灾害应急体系。其应急体系以《灾害对策基本法》和《灾害救助法》为基石，以中央防灾会议为核心，以内阁为指挥与信息枢纽，在中央 - 都道府县 - 市（町、村）三级垂直管理体系上进行灾害防控与应对。在卫生应急上，日本以《传染病预防与传染病患者医疗法》为基本法，依托"三级政府两大系统"进行传染病的预警与防控。日本应急法律往往会紧跟着重大灾害事件的应急与评估，而进行快速及时的立法或修正，从而保证了其对国家应急体系建设指导的时效性，并在长期的实践与反馈中形成其独具特色的做法。

一、法律法规

（一）灾害应急相关法律

　　日本灾害救助的基本制度是以中央和地方各自立法的方式建立的，中央政府的母法是《灾害对策基本法》和《灾害救助法》。现行《灾害救助法》是 1946 年南海地震后的立法，它取代了早期散乱的灾害救助规定，形成了由都道府县与市町村两级行政单位为主体的灾害救助实施体系。1961 年日本政府又颁布了《灾害对策基本法》，规定灾害预防、应急、重建等相关对策，对灾害救助的责任进行了明确划分，以内阁为主管机关，构建以防灾会议为中心的防灾组织体系。该法于2007 年修订后将部分非政府机构纳入防灾减灾的法律主体，明确指定这些公共事业单位须无条件积极配合抗震救援。截至目前，包括新型冠状病毒感染疫情开始后的几轮修订在内，这两部法案分别经历了数十次修订，形成了一套较为完善的防灾救灾法律体系。另外，在以《灾害对策基本法》为主体的基础框架下，日本政府为应对不同的灾害类别制定了更为具体的法案。如针对地震灾害，日本政府于 1971 年制定了《大都市震灾对策推进纲要》，1978 年制定了《大规模地震对策特别措施法》，1995 年制定了《地震防灾对策特别措施法》和针对 8 级地震应急措施的《大规模地震对策特别措施法》等。此外还有《河川法》《海岸法》《防沙法》等相关法案，完善的法律法规使救援行动有法可依。

（二）传染病防控相关法律

　　日本是世界上较早对传染病实施立法管理的国家之一，早在 1897 年就制定了《传染病预防法》。1998 年新修订的《传染病预防与传染病患者医疗法》（简称《感染症法》）取代了原法案，并成为现今日本进行传染病防控措施所依据的基本法案。该法案对传染病的类别划分、传染病信息的收集与公布、防控与诊疗的具体措施以及各部门的具体责任与费用承担作出了详细规定。防控输入方面，日本于1951年出台《检疫法》，该法旨在防止输入性传染病病原体通过船舶、航空器侵入国内。此外，还有《自来水法》《预防接种法》《狂犬病预防法》等对传染病防控的具体环节作出各项规定。以上法案共同组成了日本较为完备的传染病防控法律体系。

二、卫生应急体制和机制

日本政府建立了专门的自然灾害应急管理决策和协调机构，以及以首相为危机管理最高指挥官的危机管理体系，负责全国的灾害应对与危机管理。日本政府在内阁设立了"内阁管理总监"，在首相官邸建立了全国"危机管理中心"，并建设了完备的通信系统，以指挥应对所有危机。一旦发生紧急事态，一般都要根据内阁会议决议成立对策本部；如果是比较重大的问题或事态，还要由首相亲任部长，坐镇指挥。在这一危机管理体系中，政府会根据不同的危机类别，设立不同的危机管理部门（图15-1）。

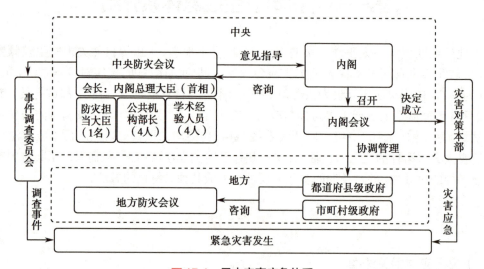

图15-1　日本灾害应急体系

（一）以中央防灾会议为核心的灾害管理组织体系

以首相（内阁总理大臣）为会长的中央防灾会议（Central Disaster Management Council）负责应对全国的日常自然灾害，它是一个由防灾担当大臣（1名）、指定的公共机构部长（4名）和学术经验人员（4名）组成的委员会，并由首相担任会长。日本中央防灾会议是综合防灾工作的最高决策机关，也是灾害管理组织体系的核心，下设专家委员会和事务局。专家委员会还可挑选成员成立事件调查委员会，具有对重大事件行使调查评估的权力，由此便于实现经验对现行法律与应急体系的转化和影响。各都道府县也由地方最高行政长官挂帅，成立地方防灾会议，由地方政府的防灾局等相应行政机关来推进自然灾害对策的实施。

当遇到相对重大的紧急事态时，日本政府会根据事态的大小成立相应的"灾害对策本部"。出现不构成重大灾害的紧急情况，但对日本国民的人身安全造成威胁时，首相会根据相关法规，在内阁办公室成立"特定灾害对策本部"。如遇重大灾害，例如2016年熊本7.3级地震以及2020年7月日本特大暴雨时，则会成立"非常灾害对策本部"，由防灾担当大臣担任本部长。如遇异常严重的紧急灾害，例如2011年9.0级东日本大地震或核灾害时，日本政府会成立"紧急灾害对策本部"，并由首相担任本部长，统筹政府各个机关进行全国动员。不同等级的"灾害对策本部"用于应对不同程度的紧急情况，使得日本政府能够合理调集资源应对灾害。

日本的自然灾害应急管理是由中央 - 都道府县 - 市（町、村）三个层次组成的垂直管理体系。在灾害应急管理过程中每个层级都有明确的职责，中央层级的灾害应急管理机构主要负责制定基本的防灾计划、应急管理基本方案等，同时对各个地方的工作提出指导性的建议。都道府县一级负责依据中央基本规划制定本地区的防灾计划，准确传达中央灾害应急管理的相关任务，督促各基层组织做好各项灾害应急工作。基层的市（町、村）的工作对象是基础的灾害应急设施建设与维护、群众灾害应急知识宣传与培训，保证上级机关决议的有效贯彻和实施。

（二）以召开防灾工作会议为中心的应急管理工作机制

日本的自然灾害日常应急工作主要通过平时定期召开的防灾工作会议来部署。在灾害发生时，所在地政府部门根据灾害的危害程度以及本地区的抗灾能力决定是否向上级部门汇报。如属于重大灾害，内阁总理负责提议内阁设置"灾害对策本部"来调集全国资源进行灾害应急处理工作，中央防灾会议则作为主要的方案制定机构提供各种灾害应急处理意见，具体的救灾措施一般由总务省下的消防厅执行。该应急工作机制具有指挥统一、部门之间协调调度能力强的优势，在抢险救灾实践中表现良好，但是也存在一些弊端。例如在重大自然灾害发生时，需要受灾地区政府向上报送受灾情况，以及中央政府充分收集受灾信息并咨询中央防灾会议意见之后，才能由首相提议设置专门管理机构，具体的救灾方案还要等该提议在内阁会议通过以后才能实施，这使灾害应急管理体制在响应时间和信息传递上都变得缓慢。为了解决这一问题，日本在灾害较为频繁的地区成立了灾害管理室，专门负责应急管理工作，灾害管理室具有更大的灾害应急决策权，可在不经上级批准的情况下紧急征用灾害救援物资、救援设施等。总体而言，灾害管理室的设置是对高度集权的灾害应急管理体系所作的一种补充。

（三）以厚生劳动省为主体的卫生应急管理体系

日本的突发公共卫生事件应急管理体系由主管健康、卫生、福利、劳保的厚生劳动省负责建立并以之为核心。这一系统同时被纳入整个国家危机管理体系。日本突发公共卫生事件应急管理体系覆盖面很广，包括由厚生劳动省、派驻地区分局、检疫所、国立大学医学系和附属医院、国立医院、国立疗养所、国立研究所构成的独立的国家突发公共卫生事件应急管理系统，以及由都道府县卫生健康局、卫生试验所、保健所、县立医院和市村町级保健中心组成的地方管理系统，统称为"三级政府两大系统"。该系统通过纵向行业系统管理和分地区管理的衔接，形成全国的突发公共卫生事件应急管理网络，其中市村町的保健中心作为应急管理网络的网点，是地方防疫的基层单位，类似于中国的社区卫生服务中心。

当出现传染病时，日本厚生劳动省立即公布疫情和流行区域，发布病原体检测、诊断和治疗方法以及患者典型症状和预防感染方法等相关信息，根据传染病的病原体种类与特征进行类别划分并实施分类管理。传染病在日本共被划分为五个类别，每类应对都制定了详细的行为规范与防控措施指南，日本政府将依据划分类别启动不同程度的应急体系。此外，根据地方自治制度及传染病新法和《健康保险法》的相关规定，国家、地方政府及国民在应对突发公共卫生事件时有明确的义务和责任，传染病防控责任可最终推及至个人。相关法案也针对不同程度的恶意播散病原体、传播感染者个人信息、瞒报虚报疫情信息、抵制防控管理措施等行为规定了详细且明确的处罚标准，以确保卫生应急管理体系的顺利运行。

（四）非政府组织参与救援

日本的救灾体系是行政、居民、企业、非政府组织、非营利团体、志愿者相互合作的"公救""共救""自救"体系。民间力量与国家应急管理体系互为补充，亦是救灾体系内的重要组成部分，主要参与救灾的非政府组织包括日本医师协会、红十字会、灾害管理志愿者组织等机构。日本非政府组织参与救灾的范围比较广泛，一是参与组织多，二是救援项目广。日本各级政府都有专门的灾害应急管理预算。除此之外，公共机构也普遍设立了所属范围的防灾救灾事项的预算，进行日常灾害防备的管理。

第二节　俄罗斯卫生应急体系介绍

俄罗斯的卫生应急体系源自苏联以备战为目的的应急管理体系,但 20 世纪 80 年代的切尔诺贝利事故以及一系列的应急事件促使俄罗斯对应急管理体系实行改革,使之能更好地应对各种突发事件或自然灾害。目前俄罗斯施行以总统为核心,以负责国家安全战略的联邦安全会议为决策中枢,以紧急情况部为主要实施单位的应急体系,并由俄罗斯联邦卫生部及消费者权益保护和卫生监督局负责卫生应急工作。

一、法 律 法 规

俄罗斯的卫生应急立法体系,特别是自然灾害和恐怖事件法律较为健全。其中,以《联邦应急法》和《联邦紧急状态法》作为灾害管理的首要准则。特别指出,当俄罗斯总理宣布紧急状态时,宪法会为了确保人民的安全而限制他们的某些权利和自由,但这些规定都要以使救灾计划得以施行为主要前提。《俄罗斯联邦公共卫生流行病防疫法》是卫生领域应对突发公共卫生事件时的主要法律依据。俄罗斯的主要应急法案介绍如图 15-2 所示。

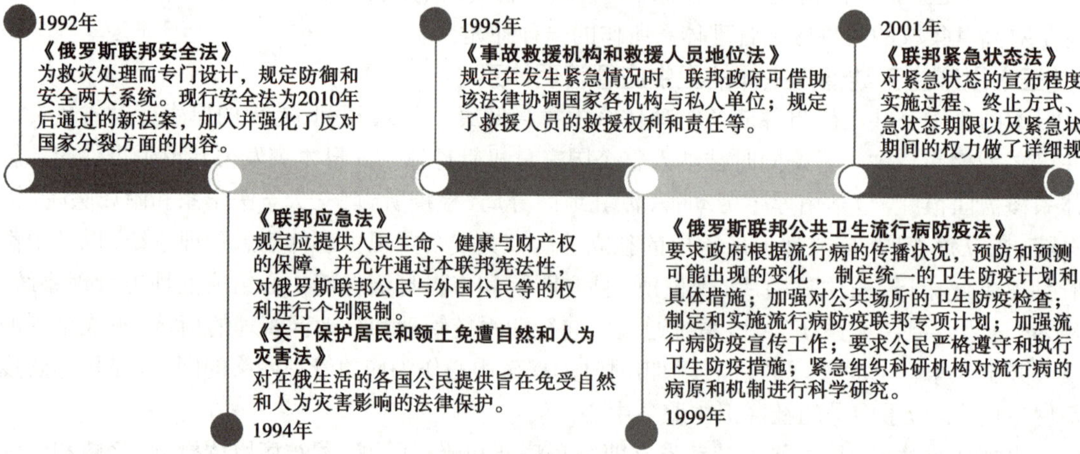

1992年
《俄罗斯联邦安全法》
为救灾处理而专门设计,规定防御和安全两大系统。现行安全法为2010年后通过的新法案,加入并强化了反对国家分裂方面的内容。

1995年
《事故救援机构和救援人员地位法》
规定在发生紧急情况时,联邦政府可借助该法律协调国家各机构与私人单位;规定了救援人员的救援权利和责任等。

2001年
《联邦紧急状态法》
对紧急状态的宣布程度、实施过程、终止方式、紧急状态期限以及紧急状态期间的权力做了详细规定。

《联邦应急法》
规定应提供人民生命、健康与财产权的保障,并允许通过本联邦宪法性,对俄罗斯联邦公民与外国公民等的权利进行个别限制。
《关于保护居民和领土免遭自然和人为灾害法》
对在俄生活的各国公民提供旨在免受自然和人为灾害影响的法律保护。
1994年

《俄罗斯联邦公共卫生流行病防疫法》
要求政府根据流行病的传播状况,预防和预测可能出现的变化,制定统一的卫生防疫计划和具体措施;加强对公共场所的卫生防疫检查;制定和实施流行病防疫联邦专项计划;加强流行病防疫宣传工作;要求公民严格遵守和执行卫生防疫措施;紧急组织科研机构对流行病的病原和机制进行科学研究。
1999年

图 15-2　俄罗斯主要应急法案及出台时间分布

随着法案与卫生应急体系的逐步完善,俄罗斯在 21 世纪初没有针对卫生应急作出重大调整,但鉴于 2022 年后的严峻国际形势,俄罗斯的应急重心逐渐转向维持国内外社会安全与稳定。新出台的 2021 年版《俄罗斯联邦国家安全战略》强调了维持国内和平和谐,保护俄罗斯公民安全,反对外部势力、宗教势力与极端主义等内容,强化了对国家安全、社会安全的重视。

俄罗斯各项相关法案的提出,目的是进行应急管理政策原理、架构和方向的整合。整体来看,俄罗斯《联邦应急法》和灾害法规在制定上仍存在规划不够详尽的问题,同时对危险因素识别、灾害对社会与环境的影响评估以及社区在自然灾害应对中的作用等方面内容重视不足。

二、卫生应急体制和机制

（一）总统在决策中起主导作用

俄罗斯突发事件应急管理系统的特点是总统在指挥决策中起主导作用,即所谓的"大总统、大安全"体制。1991年，苏联政府成立了"国家紧急状态委员会"，之后这个委员会被移交到俄罗斯政府部门，并改名为俄罗斯联邦民防、紧急情况及消除自然灾害后果部（简称"紧急情况部"）。俄罗斯的应急管理侧重联合应急协调管理，1994年，俄罗斯联邦立法机关通过了联邦共同体应急管理法案，组成了预防和消除紧急情况的统一国家体系——紧急状态预防和响应统一国家体系。该响应体系作为一个联邦层级的组织系统，负责国家社会平时对灾害的预防、应急以及灾后的复原工作。该机构能完全涵盖有关紧急应急政策的决策、功能、执行与相关单位等各个方面，而且其组织架构中的各部门由上至下依据法律规定实施配合，以贯彻执行灾害处理的各种决议。

（二）俄罗斯紧急情况部

俄罗斯紧急情况部的主要职责是制定和实施民防政策，保护人民和领土免受灾害紧急情况威胁，提供消防、水利和紧急人道主义等领域的安全保护。下属包括国家消防队、民防部队、搜救队、水下设施事故救援队在内的多支应对紧急情况的专业力量。该部的主要职能是协调各级指挥机构的活动，为建立俄罗斯紧急情况的预警和指挥系统提供保障；制定和落实国家有关民防的专项计划；协调建立国家储备、保险基金等工作；组织居民进行民防训练；实施国家监督，进行国际合作。在发生自然灾害、重大事故和各种灾害时，该部负责领导救灾工作并保障其处于常备状态。俄罗斯紧急情况部下辖有民防力量，由部队和非军人组织组成，民防力量在执行任务时，也吸收武装力量兵团、部队和分队、政府部门所属的专业救援组织以及医疗卫生、交通等有关部门力量。

（三）紧急状态预防和响应统一国家体系

紧急状态预防和响应统一国家体系分为5个层次，每个层次都有其特定的协调单位，具有预警、医疗、保护居民、财政与物资分配以及信息支持等功能，每个层次也都有自身相应的应急职责和功能。按所处环境的不同，所承担功能分三种情况：①日常准备阶段：制定一般性紧急事件处理预案、监测周围环境、监控危险设施及进行应急教育培训等；②预警阶段：为应对可能发生的紧急事件做准备，如提前准备好随时应急救援服务的化学药品和救援物资；③应急阶段：启动疏散、搜寻、营救和提供医疗服务等紧急事务功能，执行各项应急任务。

（四）俄罗斯联邦卫生部及消费者权益保护和卫生监督局

《俄罗斯联邦公共卫生流行病防疫法》规定，在平时防范和处理自然灾害中大规模流行病所涉及的管理体制职能中，俄罗斯联邦卫生部以及由联邦政府直接领导的俄罗斯联邦消费者权益保护和卫生监督局是最主要的两个机构。其中，俄罗斯联邦卫生部主要负责在宏观层面上制定疾病预防及相关的医疗科研等方面的政策法规，消费者权益保护和卫生监督局则是俄罗斯传染病防控的主要职能部门，拥有高度强化的传染病防控职能。该联邦局在常备状态下负责制定预防、防疫计划并实施，加强流行病的检查和组织宣传工作，组织研究流行病的起源和病理机制；在卫生应急状态下负责联合与协调政府不同部门和组织行动以防止疾病流行，通过监测数据开展疾病流行的风险评估，并由联邦首席卫生医师（联邦消费者权益保护和卫生监督局负责人）对大规模疾病流行及时提出警告，对流行病造成的人体健康危害、不良工作环境和自然环境提出预警。

此外，在发生大规模传染病、中毒等卫生应急情况时，联邦政府还会组建由总理或者副总理直接领导的卫生应急协调委员会。该委员会旨在协调卫生应急状态下的跨部门合作，其主要任务是在自然灾害、大规模传染病、中毒、公民卫生防疫方面制定保障国家政策执行的医学措施，研究解决协调工作中出现的问题，对已有的法律、法规提出修改建议，组织科研计划的鉴定和项目的投资，对联邦境内的流行病传播状况作出总结评价。

（五）俄罗斯联邦政府协调中心

突发公共卫生事件应对需要政府在指挥决策层面构建涵盖经济、社会、政治、医疗等多部门、多领域的协调机制，进而能在公共卫生危机期间充分调动资源，以更高的效率和精确度作出反应。在新冠肺炎疫情应对期间,俄罗斯联邦政府进一步完善了政府各部门职能协调和信息共享机制,设置了常态化的专门机构来强制打破应急状态下的部门壁垒。这一应急体系在后续转化成了一个综合性中央协调机构,用于处理其他区域、地方性紧急事件,在军事上也发挥一定作用。

第三节　美国卫生应急体系介绍

美国是应急管理领域探索较早、应急管理体系较为完善的国家。在经历了"9·11"事件、甲型 H1N1 流感疫情等突发事件的挑战后,美国在每一次事件的处理中不断建设和完善突发公共卫生事件的应对系统,进而形成了全方位、立体化、多层次和综合性的应急管理网络,逐步建立起以美国应急管理署为核心、以联邦-州-地方三级结构为纽带的应急管理体系。

一、法律法规

1803 年,美国新罕布什尔州的朴次茅斯地区发生大火,由此美国制定了最早的灾难应急法案。1944 年颁布的《公共卫生服务法》是美国应对突发公共卫生事件的基本法。美国政府具有地方高度自治的特色,1974 年美国通过《灾害救助法》(后更名为《斯坦福法》),该法案是各州分别制定地方特色法规的基础。1976 年,美国制定了《全国紧急状态法》,各部门根据《全国紧急状态法》针对不同性质的危机制定具体应对计划,如针对恐怖主义、地震、洪灾、建筑物安全等相关问题的专项法案。2000 年,克林顿政府出台了具有里程碑意义的《公共卫生威胁和突发事件法》,这是美国第一部阐述公共卫生系统应对传染病暴发和生物恐怖主义的联邦法律,标志着美国突发公共卫生事件应对体系开始形成。随后美国政府又通过了《公共卫生安全与预防和应对生物恐怖法案》《使用军事力量授权法》《航空运输安全法》《国土安全法》等一系列法律文件。自此,美国形成了较为完备的应急法律体系。美国卫生应急法案的建设历程参见图15-3。

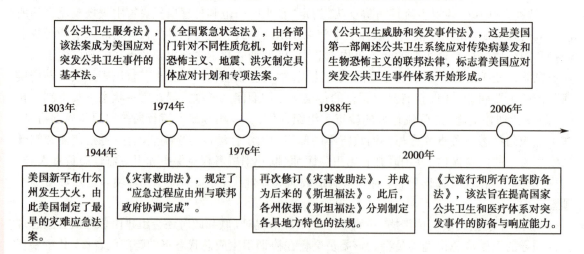

图15-3　美国卫生应急法案逐步建设完善的历程

除了法律法规外,美国政府也制定了相应战略,为提升政府应急能力提供了发展蓝图。2009年奥巴马政府首次发布《国家卫生安全战略》,该战略每四年更新一次,其主要目标是准备、动员和协调整个政府,以便在发生突发公共卫生事件、灾难或袭击时,提供全方位的联邦医疗和公共卫生服务,支持州和地方政府,保护国家免受新发和大流行性传染病以及化生放核威胁带来的健康影响。2020 年新冠肺炎疫情后，美国紧急出台了《突发公共卫生事件带薪病假和个人及家庭护理法案》《防备和应对冠状病毒补充拨款法》等一系列针对疫情的特殊法案，用于卫生应急的法律补充。

二、卫生应急体制和机制

（一）联邦应急管理署

美国的自然灾害救援体系是以国土安全部及下属的 FEMA 为中央主要领导机关的管理体系。FEMA 总部设在华盛顿，在全国设有 10 个分局作为 FEMA 在各地的派驻机构，其应急机制由联邦（FEMA）- 州（FEMA 分支机构）- 地方三级构成，呈垂直的决策运作模式。当某地区发生重大灾害时，总统会直接指派一位联邦协调官，以整合所有联邦救助资源；在灾区成立临时灾害救助中心，以协调州与地方政府共同处理灾害。所在地方政府的"紧急营救中心"为救灾第一线的指挥中心，内部设有完善的通信设备。"紧急营救中心"的组织机构包括医学、工程、警察、消防、水电等单位，因此能各司其职、分工合作（图 15-4）。

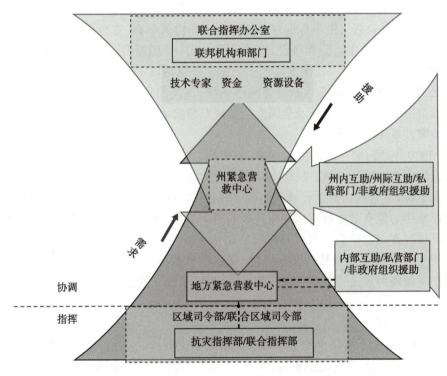

图 15-4　美国应对突发事件的应急管理示意图

（二）国家紧急事件处理系统

"9·11"事件之后，美国对反恐紧急事件处理极为重视，在全国自上而下建立了紧急救援组织机构——国家紧急事件处理系统（National Incident Management System，NIMS），进一步加强了灾害事件应对能力。根据国家紧急事件处理系统，美国政府建立了国家响应框架（National Response Framework，NRF），指导国家应对各种类型的灾难和紧急情况。紧急事件支持功能单元（Emergency Support Functions，ESF）是 NIMS 的重要保障环节，包括交通、通信、建筑工程、消防、FEMA 信息和预案中心、美国红十字会、物资储备、卫生应急服务、FEMA 搜救中心、危险品处理部门、食品保障、能源部门共 12 个职能部门，共同保障灾害救援的顺利完成。

（三）军民应急医院系统——国家灾害医学系统

美国国防部于1980年建立军民应急医院系统（Civilian Military Contingency Hospital System，CMCHS），由较大的军队医院作为联邦协调中心进行协调指挥，并负责招募民间综合医院加入该系统。1985年美国国家卫生部和FEMA提出以CMCHS为基础建立全国医疗反应系统，即国家灾害医学系统（National Disaster Medicine System，NDMS）。NDMS是军民一体化的系统，其指导思想是当对外发生常规战争或国内发生重大自然灾害时，现有的医学救援机构有能力对大批伤员进行救治。平时NDMS的救援准备工作包括灾害卫生救援计划的维持和发展、人员的训练和演习、特殊事件的处理、年度会议的召开等。发生重大灾害事故时，州、地方或联邦政府通过FEMA所属的全国紧急协调中心与NDMS取得联系，NDMS下属的各个救灾救援队根据救灾机构的请求作出反应，救援队可利用军队医疗单位和特种救灾队（主要指放射性、生化灾害）等医疗资源。

（四）突发公共卫生事件应对体系

美国的突发公共卫生事件应对体系是"国家-州-地方"三级体系，这一体系自上而下包括联邦疾病预防与控制中心（The United States Centers for Disease Control and Prevention，U. S. CDC）、卫生资源和服务管理局（Health Resources and Services Administration，HRSA）和地方大都市医疗应急系统（Metropolitan Medical Response System，MMRS）三个子系统。

CDC是整个突发公共卫生事件应对系统的核心和协调中心，主要职能包括制定全国性疾病控制和预防战略、公共卫生监测和预警、突发事件应对、资源整合、公共卫生领域管理者及工作人员的培养以及国际合作等。在国家层面上，CDC还包括以下几个子系统：全国公共卫生信息系统、全国公共卫生实验室快速诊断应急网络系统、现场流行病学调查控制机动队伍和网络系统、全国大都市医学应急网络系统及全国医药器械应急物品救援快速反应系统，这些系统有效配合，协同完成突发事件应对任务。

但是在2020年新冠肺炎疫情的应对中，美国的卫生应急体系呈现出明显的结构性缺陷。首先，美国的卫生应急管理系统目前呈现出复合多元的特点，从联邦到地方的垂直管理系统与包含政府职员、志愿者、私营部门的平行管理体系同时存在。这种多元的管理结构使得权力与资源分散，往往难以集中力量有效处理重大卫生应急事件。其次，美国实行联邦制，地方州政府具有极高的自主自治权，在卫生应急时与联邦政府联动协调缓慢，甚至存在违抗联邦政府指令的行为。另外，美国卫生体系重度依赖私营医疗机构，美国私营医疗机构在卫生应急过程中为了保证收益，无视医疗资源极为紧张的事实而进行裁员，这也是美国在新冠肺炎疫情中应对不力的重要原因之一。

（五）防灾型社区

社区是人群生活中不可缺少的一个综合的群众基础机构，它对居住在一个固定区域的居民和群体范围内的居民间的交流，起媒介桥梁作用。美国联邦政府积极推动建立"防灾型社区"，以提高社区成员对于社区事务的参与意识，增强公共部门和私人间的共识，为营造较好的防灾环境发挥了重要作用。

第四节　全球卫生应急合作

全球危机与全球化紧密相连，随着全球化的扩展，各类危机的广度、深度、速度、强度、密度不断加大。全球化时代的国际危机不再仅是地缘的国际关系问题或地区性矛盾冲突，而是日益上升为席卷整个世界、覆盖各个领域的全球危机。全球危机需要包含国家、政府间国际组织、国际非政府组织、跨国公司等在内的所有行为体联合进行应对。在卫生领域，卫生问题往往涉及民众的切身利益，相应的全球性危机更容易导致人道主义灾难，全球卫生问题在某些特定环境下的突然暴发，可能造成严重的社会危害和健康影响，使之与卫生应急紧密相关，并赋予卫生应急新的任务和使命。

一、全球卫生与卫生应急

（一）全球卫生

全球卫生（global health）是指跨越国家边界的卫生问题，需要调动对健康起决定作用的全球各种力量、采取集体行动加以解决。全球卫生的宗旨在于追求和维护全人类的健康，其显著特点在于强调所有促进人类健康议题的跨学科性、跨境性、交互性和对公共政策的普遍渗透性。全球卫生是全球化背景下的产物，有着鲜明的时代特征，是公共卫生（public health）、国际卫生（international health）的延伸概念（表 15-1）。进入 21 世纪，愈发突显的全球卫生问题需要通过具有约束力的国际规则和有效的国际合作进行治理，在卫生层面尤为重要。全球卫生治理是国家、政府组织、非国家行为体等为解决通过跨境集体行动才可有效应对的卫生挑战，而采用的正式、非正式的制度、规则和程序。应对突发公共卫生事件、维护全球卫生安全是全球卫生治理的一大议题，WHO 在 2019 年发布的《2019—2023 年第十三个工作总规划》中提出的三大战略重点即包括应对突发公共卫生事件，充分体现了卫生应急管理国际合作的重要性。

表 15-1　全球卫生、国际卫生和公共卫生的比较

	全球卫生	国际卫生	公共卫生
地区范围	关注能在国与国之间传播的直接或间接威胁健康的问题	相较于本国更关注其他国家的卫生问题，特别关注中低收入国家	关注一个特定国家或地区的卫生问题
合作水平	全球性合作，对卫生问题需要跨国思维，从源头抓起，强调协同合作	通常是两国间的合作，应对卫生问题强调国家主权至上，以国境为防线，采取自主行动	通常没有国际合作
群体特征	既有群体预防，又包括个体诊疗	既有群体预防，又包括个体诊疗	主要是群体预防
健康目标	以全球范围内的健康公平性为主要目标	以促进其他国家的人民健康为目标	以某个特定国家或地区的健康公平为目标
行为主体	国家依然重要，但非国家行为体的作用突显	以国家为主要行为体，非国家行为体作用有限	一般不强调国际上的行为主体

（二）全球卫生视角下的卫生应急管理

全球卫生应急管理是全球卫生治理在应对突发公共卫生事件、维护全球卫生安全方面的具体行动和体现，其主要内容包含全球卫生应急管理的价值、规制、主体、对象以及结果。

全球卫生应急管理的价值是指在全球范围内卫生治理所要达到的理想目标，这些目标应该超越个体、超越国家并成为全球和全人类的共同精神追求，是各国应对突发事件开展国际合作的基础。全球化背景下，公共卫生安全是一种集体的愿望，也是一种共同的责任，推动所有国家开展协调一致的合作并采取预见性和反应性行动，是有效应对全球突发公共卫生事件的必然要求。

全球卫生应急管理的规制是指各方认同并执行的国际卫生规章制度，在国际合作应急管理中处于核心地位。各国通过谈判达成共识，形成一致的行动准则和约束，实现以解决卫生问题为目的的国际合作。目前全球范围内存在诸多针对卫生问题而形成的共同规章准则，如《国际卫生

条例（2005）》《大流行性流感防范框架》等。这些规章准则在指导各方行为体处理突发公共卫生事件，敦促各国进行应急能力建设方面发挥重要作用。

全球卫生应急管理的主体是指参与全球卫生治理的行为主体，目前呈现多元化的特点。大体而言，可分为国际组织、主权国家、政府间区域国际组织、非政府组织、民间社会组织等行为体。权威国际组织和主权国家是卫生应急管理的主体力量，其他行为体在其中发挥协调与支持的作用。在应对突发公共卫生事件方面，WHO 是唯一由《世界卫生组织组织法》赋予的具有国际卫生立法职能的联合国机构。近年来，还涌现出了一批新兴行为体，如全球疫苗免疫联盟、全球基金，在协助 WHO 应对突发公共卫生事件、为主权国家提供应急资源支持方面扮演重要角色。

全球卫生应急管理的对象是指所要解决的卫生问题。在卫生应急领域，区域性问题主要是危及全球健康的重大突发风险和挑战，包括流行疾病（原有和新发传染病）、食源性疾病和自然灾害等。具体如 2003 年非典疫情、2009 年甲型 H1N1 流感疫情、2014 年西非埃博拉出血热疫情与 2020 年新冠肺炎疫情等。

全球卫生应急管理的结果是指历史上数次突发公共卫生事件治理后的效果、相关国际规制的执行程度和卫生应急能力建设的实际成效。在 2009 年甲型 H1N1 流感全球大流行以及 2014 年西非埃博拉出血热疫情结束后，WHO 针对这两起突发公共卫生事件分别建立了独立专家审查组，对卫生事件的应对进行了回顾与评价。针对《国际卫生条例（2005）》的执行情况，WHO 制定并使用了缔约国自评年度报告工具（State Party Self-assessment Annual Reporting Tool，SPAR）作为 IHR 的监测问卷，WHO 将 SPAR 发送给缔约国 IHR 协调中心，对其应对国际疾病威胁和其他健康风险的能力进行自我评估，并收集结果进行分析研判。

二、全球卫生国际合作职能

在全球化背景下，突发公共卫生事件也呈现出新的发展演化特征，表现为突发性、复杂性、无界性和破坏性。为了合作应对未来的挑战，所有致力于解决全球卫生问题的领导者与参与者都需要关注全球卫生系统中的核心功能：领导与管理、提供公共产品、外部性管理、国际援助，卫生应急管理视角下的国际合作职能及示例参见表 15-2。

表 15-2　卫生应急管理视角下的国际合作职能及示例

国际合作职能	示例
领导与管理	召开谈判和达成共识；建立政策共识；跨部门倡导（如贸易和健康）；成立难民机构；倡导可持续发展和环境保护
提供公共产品	新的健康工具的研究、开发和供给；实施的成本 - 效果分析，研究能够设定优先研发次序的工具和调查方法；知识的形成和共享；共享知识产权（如药物专利、技术转让）；统一的规范、标准和指导方针（如药品的质量保证、WHO 的疫苗立场文件）；市场塑造（如集中采购以降低药品价格）
外部性管理	应对全球性威胁（如流感大流行、抗生素耐药性、假药）；监测和信息共享
国际援助	国家层面的技术合作；卫生发展援助；紧急人道主义援助

1. 领导与管理职能　是指各国家和国际组织为了合作解决卫生问题、保护健康脆弱人群，提出议题并发挥领导管理作用。如 WHO 每年召开世界卫生大会，组织成员国讨论 WHO 治理和卫生相关议题。

2. 提供公共产品职能　公共产品是指具有消费或使用上的非竞争性和受益上的非排他性的

产品。提供公共产品职能是指各国家和国际组织为卫生问题的解决提供知识和具体方案，以确保公共产品的充足供给。在全球化背景下，公共产品是实现社会公平的重要工具。如在新冠肺炎疫情中，为了实现新型冠状病毒疫苗的快速研发和公平分配，WHO 启动了新型冠状病毒疫苗实施计划（COVAX），为疫苗研发与公平分配筹集资金，以促进健康公平。

3. 外部性管理职能　是指各国家和国际组织为了确保及时响应全球性危机和控制健康风险的国际传播，针对共同的外部性问题成立联动合作组织。如泛美卫生组织、欧盟疾控中心、非洲疾控中心等。

4. 国际援助职能　是指各国家和国际组织为了合作解决卫生问题，向卫生事件利益攸关方提供直接援助。如在 2014 年西非埃博拉出血热疫情中，WHO 向当地受灾国家提供了资金与人力援助；各国政府提供了紧急人道主义援助，中国也援助了医疗物资并派出了医疗专家队奔赴灾区，并为塞拉利昂援建实验室；民间社会组织，如红十字会、无国界医生组织等也提供了疫情监测、人力物力援助等服务，这些行动体现了各方行为体的国际援助职能。

三、参与卫生应急合作的国际组织

参与卫生应急全球合作的行为体中，各国政府尤其是大国政府，由于其拥有的资源丰富、权威性高，在危机应对中负主要责任。而危机全球化的普遍危害性、广泛破坏性和难以解决性，使得单个国家很难独善其身，紧密合作、密切配合是解决全球性问题的必要途径，因此国际组织被赋予了日益重要的角色职能（表 15-3）。本节将分别介绍几个有代表性的国际组织在卫生应急工作中所发挥的作用。

表15-3　国际组织在卫生应急中的作用

国际组织分类	在卫生应急中的主要作用	举例
政府间组织	领导与协调；就共同应对危机达成共识，形成规章制度；为受灾地区提供技术和财政支持	世界卫生组织、世界动物卫生组织
非政府组织	协助官方机构进行应急能力建设；为受灾地区提供人力和技术支持	红十字国际委员会、无国界医生组织、全球卫生工作组
公私合作伙伴关系	提供技术和财政支持	全球基金、全球疫苗免疫联盟
慈善基金会	提供技术和财政支持	洛克菲勒基金会
其他	协助进行风险评估，提供智力支持；提供技术和财政支持	学术机构、私营部门

（一）世界卫生组织

世界卫生组织（World Health Organization，WHO）成立于 1948 年 4 月 7 日，总部位于瑞士日内瓦，在全球现有 194 个成员国，并设有六个区域办事处，分别是：非洲区域、美洲区域、东南亚区域、欧洲区域、东地中海区域、西太平洋区域。WHO 属于联合国系统，其宗旨是使全世界人民获得尽可能高水平的健康，是国际最大的政府间卫生组织，也是全球卫生问题的指导和协调机构。WHO 通过其最高决策机构——世界卫生大会，以及执行世界卫生大会的决定和政策的执行委员会来进行管理。WHO 的首长为总干事，由卫生大会根据执行委员会提名任命。WHO 负责在对健康至关重要的问题上发挥领导作用，并参与各种联合行动，致力于制定研究议程，制定规范和标准，阐明基于道德和证据的政策选择，为世界各个国家和地区提供技术支持，在全球范围内持续监测卫生状况并评估健康趋势。

在卫生应急方面，WHO 制定了《国际卫生条例（2005）》，并于 2007 年 6 月 15 日生效。它的目的和范围是，以针对公共卫生风险但同时又避免对国际交通和贸易造成不必要干扰的适当方式，预防、抵御和控制疾病的国际传播，并提供公共卫生应对措施。针对传染病疫情，WHO 开发了一个综合"事件管理系统"，以管理关于疾病暴发的关键信息，并确保重点国际公共卫生专业人员之间准确和及时的交流；建立全球疫情警报和反应网络，集中人力和技术资源以便快速鉴别、确认和应对国际上重要的疾病暴发。WHO 还建立了由国际专家组成的"突发事件委员会"与"大流行防范和应对常设委员会"，前者就"国际关注的突发公共卫生事件"情况向 WHO 总干事提供技术建议，后者是 WHO 秘书处与各成员国在大流行暴发时的协商与沟通平台。疫情扩大趋势下，WHO 在必要时发出警报，分享技术专长，并根据疫情类别开展有针对性的应对工作。

2019 年 WHO 确立了"三个十亿"的战略重点目标，其中第二项目标就聚焦卫生应急：面对突发卫生事件，要让受到更好保护的人口新增 10 亿人。在"三个十亿"战略重点目标中，第二项目标为提升全球应对突发公共卫生事件的能力，该目标所涵盖的领域主要包括两个方面：一是建立和维持国家、区域和全球所需的抵御能力，使世界能够抵御流行病和其他突发公共卫生事件；二是确保受到严重和长期紧急情况影响的人群能够迅速获得包括健康促进和疾病预防在内的基本医疗卫生服务。此外，WHO 还意识到突发公共卫生事件与全民健康覆盖紧密相连，通过全民健康覆盖增强社区和国家的抵御能力，为管理突发公共卫生事件风险奠定基础。

（二）红十字国际委员会

红十字国际委员会（International Committee of the Red Cross，ICRC）是国际非政府组织的代表，它成立于 1863 年，是一个中立且独立的组织，它的职责和使命是在世界各地努力为受冲突和武装暴力影响的人提供人道主义援助，并积极推广保护战争受难者的法律。在冲突和灾害之后，ICRC 的工作内容涉及保障居民的经济安全、保证水和环境卫生、提供基本医疗服务以及重建联系等若干方面。

ICRC 通过改善人们对基本医疗服务的有效获取来对冲突和暴力的受害者进行援助，目的是降低医疗服务匮乏所导致的死亡、残疾、患病和痛苦。在危机前或紧急危机局势中，当进入医疗机构和提供医疗服务面临危险时，ICRC 帮助确保基本医疗服务、急救、紧急运输和紧急医疗服务的持续性。在长期危机和危机后局势下，ICRC 还将提供更加多样化的支持来确保初级卫生保健的持续性，包括开展更广泛的人群免疫以及卫生宣传工作。

（三）世界动物卫生组织

世界动物卫生组织（法语 Office International des Epizooties，OIE），又称为国际兽疫局，是一个国际性政府间组织。1924 年 1 月 25 日，28 个国家的代表签署协议，OIE 正式宣告成立。截至 2024 年 4 月，OIE 已拥有 183 个成员国，总部在法国巴黎。OIE 成立后，一方面不断完善自身机构，先后颁布了《世界动物卫生组织组织条例》和《世界动物卫生组织通则》等纲领性文件，成立了 OIE 国际委员会，且发展了数十个参考实验室和协作中心；另一方面，OIE 又紧紧围绕自身主要任务，不断拓宽疫病服务范围，从最初的牛瘟、口蹄疫、牛传染性胸膜肺炎等 9 种动物疫病，发展到现在的 15 种 A 类动物疫病和几十种 B 类动物疫病。OIE 的主要任务包括：①收集并向各国通报全世界动物疫病的发生发展情况，以及相应的控制措施；②促进并协调各成员国加强对动物疫病监测和控制的研究；③协调各成员国之间动物及动物产品贸易的规定；④提供国际兽医资源服务，制定国际贸易法定构架；⑤提供良好的动物性食品安全指导，科学地提高动物福利水平。

当今世界，动物的高密度集约化饲养、贸易的全球化等因素，均增大了人兽共患病发生与流行的风险，也导致了各种人兽共患病在全球迅速流行并扩大传播范围，因此，OIE 在突发公共卫生事件应急过程中发挥着越来越重要的作用。

（四）世界银行

世界银行（The World Bank）是联合国的一个专门机构，其使命是帮助发展中国家消除贫困，促进可持续发展。作为全球卫生领域的重要组织，世界银行不断增加其在全球健康领域的资金支持，曾是国际卫生项目最大的资助方之一。鉴于目前加强全球卫生安全的紧迫性，以及帮助发展中国家更好地应对突发性疾病的必要性，世界银行成立了卫生应急准备和响应计划（Health Emergency Preparedness and Response Program，HEPRP）以提高各国对突发公共卫生事件的应对能力，使疾病产生的影响最小化。该项目主要旨在为低收入及低卫生应急能力国家提供资金支持，尤其在新冠肺炎等传染病疫情的相关救助与支援工作中发挥了重要作用。

（五）联合国开发计划署

联合国开发计划署（United Nations Development Programme，UNDP）是联合国从事全球发展计划的全球化网络。作为联合国系统内最大的多边援助机构以及世界上最大的负责进行技术援助的多边机构，UNDP及其广泛的合作伙伴一起帮助各国进行自身的能力建设，已在超过170个国家开展发展援助，通过与这些国家的合作，帮助各国应对全球和各国国内面临的发展挑战。针对卫生应急，UNDP通过为各国应对危机建设提供项目资金，与WHO等国际组织一道致力于建设和提高全球卫生危机应对能力。

在卫生危机全球化背景下，单个国家面对区域性突发公共卫生事件时往往面临信息、资源、技术等多方面限制，且由于主权国家立场，在决策和行动时难以做到统筹兼顾。国际组织的全球立场使其更容易发挥协调作用，协助相关国家进行卫生应急能力建设，并在出现突发公共卫生事件时提供资金、技术、人力支持。

第五节　中国的卫生应急国际合作

一、中国参与全球卫生应急合作的主体机构

自中华人民共和国成立以来，中国在致力于自身发展的同时，始终坚持向其他有困难的发展中国家提供力所能及的援助，承担相应的国际义务。医疗卫生是中国对外援助的重点领域之一。中国于1963年向急需医疗救助的阿尔及利亚派遣了医疗队，开展多发病、流行病相关的诊疗工作，这是中国首次参与全球卫生合作。在此时期，国家层面参与全球卫生合作的主管部门为原对外文化联络委员会，具体实施部门为原卫生部。1968年，对外文委撤销，对外卫生援助的管理工作转交至外交部。1978年，因援外工作耗费大量人力财力，援助工作被划入经济援助项目进行管理，此后，卫生援外工作由对外贸易经济合作部归口管理，外交部领导方针政策，卫生部负责具体实施和管理。1985年，为了减少管理层级、提高行动效率，卫生援外工作由卫生部进行主管实施，主要是派出援外医疗队。2014年西非埃博拉出血热疫情期间，中国开展了大规模公共卫生援外行动，实验室建设和相关技术援助项目由商务部管理，国家卫生计生委负责实施。2018年中国实行国务院机构改革，并成立了国家国际发展合作署，统领并主管中国的援外工作，援外的具体执行工作仍由相关部门按分工承担。当前中国的多个部门均有参与全球卫生应急合作，如国际发展合作署、卫生健康委、商务部、外交部、财政部、军委联合参谋部等。这些部门的职能存在一定程度交叉，为此中国成立了专门的紧急人道主义援助部际联系机制，以实现在他国发生突发灾害事件时的快速反应。

行政部门是目前卫生应急合作的主体执行机构。此外，专业机构、企事业单位、部分非政府部门也参与了中国的卫生应急国际合作，如部分疾病预防控制机构、医疗机构、高校及科研院校等，作为医疗与救援队、援外专家及学术机构，提供全球卫生和医疗与应急救援服务、现场处置专家技术指导与政策建议。国内一些国企和私营企业与基金会也会对外捐赠一定数量的应急物资，或直接参与其他亚非拉国家的卫生体系基础设施建设。

二、中国参与全球卫生应急合作的发展历程

自中华人民共和国成立以来，中国一直秉承"互利共赢"的理念，对广大亚非拉发展中国家开展卫生发展援助工作，从早期的援外医疗队派遣、物资援助，到后来的技术交流合作、提供公共产品并参与国际磋商。中国的全球卫生合作实现了从双边到多边、从援助形式单一到多元、从受援国到援助国的角色转变，成为全球卫生应急治理中不可或缺的重要力量。

（一）新中国成立之初以医疗援外为主的全球卫生合作

新中国成立后，中国考虑到第三世界国家需要相互支持，早期的卫生合作以对非洲国家的医疗援助为主。1963 年中国向阿尔及利亚派遣首支援外医疗队，随后向老挝（1964 年）、索马里（1965 年）、也门（1966 年）、刚果（布）（1967 年）、马里（1968 年）、毛里塔尼亚（1968 年）、越南（1968 年）和几内亚（1968 年）先后派遣了医疗队。截至 2023 年 4 月，中国已累计向全球 76 个国家和地区派遣医疗队员 3 万人次，诊治患者 2.9 亿人次，为受援国培养各类医疗人员 2 万余人次。

（二）20 世纪 70 年代：开始迈入世界体系的卫生合作

随着 1971 年中国恢复联合国合法席位，中国开始重返国际社会并与国际组织开展了积极的合作。1972 年中国恢复在 WHO 的合法席位，并参与了 1973 年的世界卫生大会。中国还与世界银行、联合国儿童基金会等开展合作，并在 HIV、禽流感等传染病防控上获得了大量资金援助与技术支持。与此同时，中国开始与美国、日本等国外交关系正常化，随后与这些国家开展了多个双边卫生合作项目。

（三）2003—2014 年：非典疫情促进中国卫生应急国际合作高速发展

2003 年非典疫情暴发，中国政府意识到自身在卫生应急领域的薄弱，开始着重加强卫生应急体系的建设。同期，WHO 进行了应急体系改革与《国际卫生条例（2005）》的修订，在此背景下中国的卫生应急国际合作进入高速发展阶段。

2003—2014 年，中国的卫生应急国际合作以参与国际卫生应急体系改革、与国际组织或他国建立疾病监测系统和信息共享机制、通过国际资金和技术合作建设中国卫生应急体系等方面为主。非典疫情结束后，中国意识到了全球卫生应急合作的重要性，与 WHO 强化合作关系，签署合作战略，建立监测与信息共享机制，并将卫生应急合作领域扩大至狂犬病、季节性流感等。中国还启动了与全球基金等在卫生领域的合作，2003—2014 年，全球基金拨付了 8.03 亿美元用于支持中国艾滋病、疟疾、结核三大传染病防控体系的建设。此外，中国也深化了与其他国家的卫生合作，在传染病监测、疫苗研发、实验室检测等领域加强信息分享与技术交流。

（四）2014 年至今：埃博拉出血热疫情拉开中国卫生应急合作新篇章

2014 年西非地区暴发了高致死性的埃博拉出血热疫情。面对此次疫情，中国开展了史上首次大规模卫生应急外交活动，先后提供了四批价值约 7.5 亿元人民币的人道主义援助，开展了医疗援助、实验室建设、卫生人员防疫培训等多项工作，中国广大医疗人员更是不避艰险，与非洲人民共同抗疫，以实际行动彰显了中国负责任的大国形象，赢得了非洲及国际社会的广泛赞誉，同时也实现了中国防疫端口前移的战略目标，为全国人民筑起了牢固的生命防线。

西非埃博拉出血热疫情暴露出全球卫生应急体系的缺陷，国际社会开始认识到在全球化背景下增强发展中国家卫生应急体系建设的重要性，中国开始着力增加发展中国家的卫生应急能力提升与社区疫情防控的建设，中国的卫生应急国际合作也由此进入新的篇章。2014 年以来，中国通过技术援助项目支持西非国家塞拉利昂加强公共卫生能力、建设传染病病原学监测体系。2017 年非洲联盟成立了非洲疾病预防控制中心，中国积极支持非洲疾控中心建设，援建了总部大楼和实验室等基础设施，一期工程于 2023 年 1 月竣工，并通过公共卫生技术合作项目与非方联合防控新发再发传染病。

中国也提出了多项具有中国价值特色的全球卫生合作理念。在"一带一路"倡议中，中国特别加入了沿线国家重大传染病防控、公共卫生危机能力建设、危机紧急医疗援助等项目，并重点加强了其基层卫生防控体系的建设。2020年新冠肺炎疫情后，中国提出了"共建人类卫生健康共同体"的命题，为全球抗击疫情以及解决其他全球卫生问题贡献了中国方案。人类卫生健康共同体的内涵，强调人类健康与地球上的生物和环境健康存在着休戚相关、安危与共的关系；倡导各国政府、国际组织、非国家行为体以及社区和个人通力合作，坚持共商共建共享原则和创新合作，才能实现全球卫生安全，改善人类健康福祉，减少健康不公平，促进健康与经济社会、生态环境的可持续协调发展。2022年党的二十大进一步强调：把保障人民健康放在优先发展的战略位置；提出完善国家应急管理体系，提高防灾减灾救灾和急难险重突发公共事件处置保障能力；构建人类命运共同体是世界各国人民前途所在；中国提出了全球发展倡议、全球安全倡议，愿同国际社会一道努力落实。

三、中国参与全球卫生应急合作的现状

（一）直接参与应对国际突发公共卫生事件

21世纪以来，全球范围内多次暴发卫生应急危机事件（其中 WHO 宣布的"国际关注的突发公共卫生事件"共有7次），以及多次由地震、海啸等自然灾害引发的卫生相关次生灾害。中国多次以派遣医疗队或公共卫生专家的形式，直接参与全球卫生应急与自然灾害卫生应急活动。据2018年发布的中国对外援助白皮书，仅2013—2018年的5年间，中国对外紧急人道主义援助便多达200次。以下列举部分中国卫生援外的行动（表15-4）。

表15-4　近年来中国参与全球卫生应急合作的部分行动

时间	事件	援助形式
2005年	印度尼西亚海啸	派出医疗卫生专家组参与国际救援
2012年	柬埔寨手足口病疫情	派出公共卫生专家组协助当地开展疫情防控工作
2013年	菲律宾海燕台风灾害	派出"和平方舟"号医院船与医疗队
2014年	西非埃博拉出血热疫情	派出1 200人次的医疗和公共卫生专家，援建塞拉利昂生物安全实验室，提供物资援助
2015年	尼泊尔地震	派出公共卫生专家组开展灾后防疫工作
2016年	安哥拉、圭亚那黄热病	派遣专家组，提供现汇援助当地采购疫苗
2017年	圭亚那寨卡疫情	派出公共卫生专家组，捐赠物资
2017年	马达加斯加鼠疫	派遣专家组，赠送医疗物资
2018年	赞比亚霍乱	捐赠200万元人民币援助款
2018—2019年	刚果（金）埃博拉出血热疫情	派出公共卫生专家赴 WHO 刚果（金）代表处协助当地开展疫情防控工作，先后派出疾控专家组赴其邻国乌干达、布隆迪、南苏丹协助疫情应急准备
2020年	新冠肺炎疫情	派遣防控专家组，捐赠疫苗与防疫物资，加入 WHO 领导的 COVAX，将中国疫苗作为全球公共产品

（二）积极利用国际平台开展多边外交活动

随着综合国力的提升，中国在全球卫生外交中逐渐发挥重要作用。在国际舞台上，中国积极派遣人员进入国际组织担任要职，为全球卫生合作提供中国智慧。中国深化与区域性组织的

卫生应急合作，进一步加强突发事件卫生应急方面的联防联控。中国在国际合作论坛上发出声音，如在 2022 年首次 G20 财政和卫生部长联合会议上，中国支持以金融中介基金（Financial Intermediary Funds，FIFs）的形式在世界银行新设疫情大流行防范、准备和应对基金，共同守护人类生命健康的大局。在金砖国家峰会上，中国强调加强政府间信息共享，增加流行病监测与疫苗研发的技术交流与合作发展，表达对卫生应急事件的关切与态度。中国也在积极探索符合自身实际的卫生合作理念，如 2016 年中国提出"健康丝绸之路"倡议，推动丝绸之路沿线国家基层医疗设施建设和全民医疗覆盖。

（三）帮助发展中国家进行卫生应急体系建设

中国在援助其他发展中国家的工作中更加注重公共卫生体系的建设，重视提升相关国家的突发公共卫生事件应对能力。在非洲地区，中国帮助非盟建设非洲疾病预防控制中心，帮助当地建设生物安全实验室与医院等；进行卫生人力资源开发合作，组织非洲卫生官员与技术人员来华研修、实习，以及开展援外医疗队现场培训；直接提供卫生应急储备物资与药物，用于提升当地卫生应急的硬件能力。如 2014 年中国在塞拉利昂援建西非首个生物安全防护三级实验室；2020年帮助埃及、缅甸等国建立本地新型冠状病毒疫苗生产线等。

四、中国参与全球卫生应急合作的案例

（一）2014 年西非埃博拉出血热疫情

2014 年西非埃博拉出血热疫情首先于 2013 年年底在几内亚发现，疫情早期并未引起国际重视，在 2014 年上半年蔓延到周围的塞内加尔与利比里亚等国。但是由于西非各国长期以来处于战乱状态，经济条件不发达，卫生设施与基层防控体系脆弱不堪，难以独立组织起有效的埃博拉出血热疫情应对机制。2014 年 8 月 8 日，WHO 宣布西非埃博拉出血热疫情成为"国际关注的突发公共卫生事件"，并呼吁国际社会提供卫生应急援助。中国政府秉承倡导"人类命运共同体"的理念，党中央、国务院高度重视，由原国家卫生计生委统一部署，国家发展和改革委员会、外交部等多个部门建立联防联控工作机制，在保证"内防输入"的基础上，建立对外卫生援助机制，开启了中华人民共和国成立以来最大规模的"援非抗埃"公共卫生援外活动。截至 2016 年 1 月 WHO 宣布西非埃博拉出血热疫情结束，中国总共向西非各国提供了 5 轮援助，受援国包括几内亚、尼日利亚、塞拉利昂等 13 个国家，直接派遣医疗卫生人员 1 200 余人次，检测埃博拉样本 8 000 余份，培训当地医疗卫生人员 1.3 万人，前四轮提供价值 7.5 亿元人民币的防疫物资、设备、现汇、粮食等，在第 5 轮援助中用 87 天在塞拉利昂援建西非首个生物安全防护三级实验室。与此同时，国内也在原国家食品药品监督管理总局的部署下开展紧锣密鼓的诊断试剂、疫苗与特效药的研发工作，其产品在西非埃博拉出血热疫情中均陆续投入使用。

在多边合作领域，中国向 WHO、非盟等国际组织提供了大量捐款或援助物资，并向后来成立的联合国应对埃博拉出血热疫情多方信托基金捐款达 1 100 万美元，在世界各国中位列第四位。同时中国参与了 2014 年 9 月的联合国埃博拉出血热疫情防控高级别会议、2015 年第 68 届世界卫生大会及埃博拉出血热疫情技术边会，在国际会议上分享了中国参与埃博拉疫情防控的成就与经验，推动了国际卫生应急队伍的建设。此外，中国也在 2015 年 APEC、G20 领导人峰会和金砖国家会议等重要国际场合呼吁国际社会共同应对埃博拉出血热疫情，同时继续加强与 WHO、非洲疾病预防控制中心、美国 CDC 在信息共享、技术交流、疫苗研发等方面的持续合作。

（二）新冠肺炎疫情

2020 年，新冠肺炎疫情暴发，攻陷了全球几乎所有国家，并造成了一系列政治、军事、农业、经济等各领域的全球性严重危机。中国在全力以赴控制国内疫情的同时，积极开展为其他国家提供疫情防护物资、检测试剂、疫苗并积极分享疫情防控与诊治经验等活动，从多个层面贡献于

全球新型冠状病毒感染应对，有效维护了中国良好的国家形象，获得了卫生领域国际话语权，并在疫情防控上取得了良好效果。

在国内，中国组织了规模庞大的武汉疫情防控保卫战，并以高强度的响应控制住了国内的新冠肺炎疫情蔓延。在此期间，中国保持与全球的信息共享，确保信息的及时性与有效性，2019年12月27日湖北省中西医结合医院向武汉市江汉区疾控中心报告了不明原因肺炎病例，2020年1月3日中国首次以官方形式向WHO提供了有关"不明原因的病毒性肺炎"的信息。1月8日，国家卫生健康委专家评估组初步判断病原体为新型冠状病毒，11日起中国每日向WHO等通报疫情信息，并于12日向WHO提交新型冠状病毒基因组序列信息，在全球流感共享数据库（GISAID）发布，全球均可共享。1月31日，WHO宣布新型冠状病毒感染的肺炎疫情为"国际关注的突发公共卫生事件"。其间中国及时主动向WHO及各国政府通报疫情信息，向世界宣布病毒基因组数据。

中国也与国际保持密切的疫情防控技术合作。2020年2月16日，来自中国、日本、德国等国的25名专家组成联合考察组，开始实地考察北京、广州、成都和武汉等地，对新型冠状病毒的严重性、传播动力学因素和中国的防控措施进行评估，并于29日印发联合调查报告以供其他国家参考。在技术交流层面，国家卫生健康委牵头，与WHO等机构和有关国家开展科学合作。中国开展了最大规模的"云上"抗疫交流，中国政府和部分非国家行为体组织了上百场跨国视频专家会议，向其他国际组织与科研机构提供抗疫经验。国家卫生健康委、科技部等共同搭建了"新型冠状病毒肺炎科研成果学术交流平台"，中国科学院建立了"中国科学院新型冠状病毒肺炎科研文献共享平台"，为全球科研工作者发布科研成果，并提供参与研讨的平台。

2020年5月18日，第73届世界卫生大会首次以视频会议形式召开，130多个国家共同呼吁世界团结起来，共抗疫情。中国践行"人类卫生健康共同体"理念，与国际组织、区域组织和主权国家开展了立体化、多元化的国际合作，有效参与和维护了全球卫生安全。疫情期间中国开展了大规模的人道主义援助，中国与东盟、非盟、中东欧地区、拉美和加勒比地区形成抗疫合作，向这些地区提供各类防疫物资。截至2022年5月，中国累计向153个国家和15个国际组织提供了46亿件防护服、180亿人份检测试剂、4 300余亿个口罩等大批防疫物资，向34个国家派出37个医疗专家组；为120个国家与国际组织提供了22亿剂新型冠状病毒疫苗，并帮助埃及等国建立本地化疫苗生产线，促进了全球发展中国家的疫苗公平获取。中国也积极参与全球抗疫和区域多边合作，先后两次向WHO捐赠现款5 000万美元，配合WHO的溯源工作，分享中国防治新型冠状病毒感染的经验，参与COVAX，并一同联合对抗"信息疫情"。中国在G20峰会、金砖国家会议等国际协调机制上强调，要加强政府间信息共享，增加流行病监测与疫苗研发的技术交流与合作，促进健康公平，以保障发展中国家获得健康的权利，有效推动全球卫生治理体系的完善。

在抗击新冠疫情的过程中，联合国秘书长古特雷斯表示，感谢中国为世界各国抗击疫情提供的宝贵援助。中国一直以来秉承大国担当，尽己所能援助其他发展中国家。近年来，随着国家综合实力的不断提升，中国在国际维和、紧急人道主义救助、卫生援外等维护国际和平方面的贡献越发突出。中国将更加致力于构建人类卫生健康共同体，共同守护人类健康的美好未来。

本章小结

本章围绕卫生应急法制、机制和体制建设等，对卫生应急工作开展较早、体系建设较完善的日本、俄罗斯和美国三国的卫生应急体系做了简单梳理和描述。介绍了全球卫生治理体系下的卫生应急管理要素，全球卫生合作中的行为体职能，以及中国参与全球卫生应急合作的体系和途径。

思考题

1. 国外卫生应急体系建设现状对完善和加强中国的卫生应急体系建设有哪些启示？
2. 全球化进程中，突发传染病疫情的暴发和蔓延可能对世界各国造成哪些影响？
3. 在应对全球卫生危机的过程中，中国可以发挥怎样的作用？
4. 全球卫生合作各行为体在国际合作中可以行使哪些职能？有哪些具体做法？试举例说明。

（黄旸木）

第十六章　卫生应急管理技术

技术是人类为了满足特定需求，而创造和使用的工具、方法、技能、程序和系统的总称，它在卫生应急管理中发挥着关键作用。以技术属性为划分原则，卫生应急工作者需要掌握个人防护技术、现场流行病学调查技术、隔离技术等卫生应急处置专业技术，同时，需要掌握风险沟通技术、现场指挥技术、社会动员技术等卫生应急管理技术。本章在解析卫生应急管理技术相关概念、分类、特点等内容的基础上，以流程化和可操作化的形式详细阐述卫生应急管理预防与准备阶段的关键技术：预案编制技术、桌面演练技术。通过编制预案、演练预案、设计桌面演练方案以及实施桌面演练等基本技能的训练，实现卫生应急管理基本理论知识向操作性技能的转化实践。

第一节　卫生应急管理技术概述

一、基 本 概 念

（一）技术

"技术"一词最早源于希腊文"techne"，译为工艺、技能。狄德罗在《百科全书》中对技术做了一个简明的定义："技术是为某一目的共同协作组成的各种工具和规则体系。"广义的技术概念包括产品、知识、人员、组织、规章制度和社会结构在内的整个系统。基于不同的视角和需要，技术的定义不尽相同，但其内涵万变不离其宗，可以概括为以下几个方面：源于人类改造客观世界的过程中，具有科学属性的问题解决方式；技术是知识面向应用转化而形成的一系列手段，应用性是其核心价值；技术的表现形式为"工具"（硬件）和"规则"（软件）；技术是科学理论向应用知识转化过程中形成的工具性知识体系。

（二）管理技术

管理技术是管理方法和管理手段的总称。任何社会实践都存在着为解决管理问题而出现的管理活动，而人类社会活动、社会问题和管理活动的复杂性决定了管理技术的特殊性、综合性、重要性和需求的迫切性。现代管理技术随着科学技术的进步，已形成一个日臻完善的科学体系。它不仅涉及一般管理方法的特点、结构、形成和发展，更关注各种方法和手段在不同管理活动中的应用及其特殊作用、地位及其相互关系。

（三）应急管理技术

应急管理技术是指根据应急实践经验以及自然科学和社会科学原理而发展形成的各种管理操作方法、工具、程序、技能手段的总称。在应急管理的实际运用中，应急管理技术与方法是实现应急管理的重要推进手段，往往决定了应急管理执行的效率和效果。在紧急情况下，技术对管理计划的有效性起着至关重要的作用。在应急规划、预警、响应、恢复和重建管理工作中利用管理技术，有助于增强风险防控与规划能力、提升应急响应速度和处置效率、优化协同联动效果、推动应急管理的系统性、专业性、创新性和进化发展能力。

（四）卫生应急管理技术

卫生应急管理技术是为预防和控制突发公共卫生事件，在卫生应急的预防与准备、监测与预警、现场处置与救援、事后恢复与重建等各个阶段实践和运用的一系列应急管理操作方法、工具、标准、流程及规范等技术手段的总称。管理技术在卫生应急管理的全过程、关键阶段和关键环节中都发挥着重要的中枢作用，熟练掌握和运用相应技术和手段对于完善卫生应急指挥、协调、转运及决策等具有重要意义。

二、分　类

卫生应急管理技术可以根据突发事件应急管理的生命周期、管理主体、事件类别分为多种类型。

（一）根据突发事件应急管理生命周期分类

按照应急管理四阶段理论，突发事件应急管理的生命周期包括预防与准备、监测与预警、应急处置与救援以及事后恢复与重建四个阶段，依据应急管理各阶段所采取的策略、措施和工作重点，卫生应急管理技术通常包括以下技术。

1. 预防与准备阶段　应急预案编制技术、培训技术、应急演练技术、风险评估技术、宣传教育技术、组织建设技术、资源储备管理技术、能力评估技术等。

2. 监测与预警阶段　决策支持技术、风险沟通技术、监测技术、大数据预警分析技术、快速评估技术、态势感知与研判预测技术、不确定性情境风险决策技术等。

3. 应急处置与救援阶段　事件报告与接报处理技术、现场健康教育技术、现场组织指挥技术、资源调配技术、社会动员技术、信息沟通技术、心理危机干预技术、协调联动技术、监管执法技术等。

4. 事后恢复与重建阶段　综合影响评价技术、损伤评估技术、恢复重建技术、调查评估技术、经验总结技术、系统恢复与改进优化技术等。

（二）根据管理主体分类

中国卫生应急管理的主体主要包括卫生行政主管部门、各级人民政府、医疗卫生机构等，按照公共卫生事件波及范围的不同履行各自的职责并应用不同的管理技术。按照应急管理主体的不同，卫生应急管理技术还包括社区防控管理技术、医疗卫生机构应急能力评估技术、机构人才队伍建设技术、政府媒体沟通技术等。

（三）根据事件类别分类

根据公共卫生事件发生原因的不同，可以将卫生应急管理技术分为：突发公共卫生事件类应急管理技术、自然灾害类应急管理技术、事故灾害类应急管理技术、社会安全事件类应急管理技术、其他影响公众健康事件的应急管理技术等。

三、特点与作用

（一）特点

卫生应急管理技术作为一类技术，既具有一般技术的特点，同时又兼有卫生应急管理领域的专业特点，具体表现为以下几个方面。

1. 科学性　即卫生应急管理技术应符合科学原理与规律，是对人类应急管理实践经验的科学反映和系统总结；同时，应急管理技术需要以科学理论作为指导，确保其操作的正确性和可靠性。

2. 系统性 卫生应急工作涉及多个部门,过程复杂,影响管理效果的因素众多,管理技术在设计、实施过程中应从整体、系统的方向考虑,全景式涵盖应急管理的多元主体、突发事件的多类别以及多阶段要素等。

3. 专业性 卫生应急管理技术需要学习和掌握跨学科及专业的管理知识,它是在应急管理实践中系统提炼和总结的一系列行之有效的管理工具、流程和操作方法,并通过科学化、标准化、规范化、系统化加工和提炼而成,因此具有鲜明的专业特色。

4. 实用性 技术的核心体现为实用性,即卫生应急管理技术不能停留在理论层面,应更强调在实践中得到应用。技术的主要目标是解决应急管理中的实际问题,强调实践中解决卫生应急管理问题的实际效果。

5. 标准化 紧紧围绕卫生应急管理中心任务,制定一系列的标准和规范,实现技术标准化与应急管理的全面融合。标准化技术支撑是应急管理体系和能力现代化的重要战略举措。

6. 灵活性 随着突发事件发生发展和所处状态的转化,相应的管理技术需要根据具体情况调整和改进,表现出不同时段应急管理技术的动态连接性、平稳转化性、弹性适应性和动态发展性。

(二)作用

1. 有利于卫生应急管理体系的规范化高效运作 各种卫生应急管理技术的应用对于健全突发公共卫生事件监测预警机制、应急响应机制,建立集中运行高效的卫生应急管理体系具有重要作用。健全国家卫生应急管理体系,需要能够有效预防、控制、化解、消除突发公共卫生事件的管理技术,使整体的应急管理与防控工作能够在这一体系的指导和运转下有效推进和开展。有利于实现卫生应急平时准备和突发事件应急处置的制度化、程序化、标准化,逐步形成科学规范、运转高效、保障有力的卫生应急体系并规范化运行,最终助力提升卫生应急系统的处置效率和效果。

2. 有利于提高卫生应急全过程、关键处置环节管理能力和系统优化能力 卫生应急管理技术是靶向卫生应急关键问题、关键处置流程和关键处置环节提供管理解决技巧的一整套工具方法体系。因此,全面掌握卫生应急管理技术是提升和促进卫生应急全生命周期行动链条管理和处置能力的关键,它所具备的系统性、专业性、实践性、价值性及适应性等特性为不断优化卫生应急的体制机制、能力建设、应急处置提供了关键工具和实现手段的支撑。只有系统构建以应对重大突发公共卫生事件的关键管理技术和专业处置技术为核心的应急能力建设和提升体系,才能更好地推进新形势下卫生应急体系建设的科学化、专业化、智能化、现代化创新发展,实现从高度赋能的个人、组织、系统能力发展与进化到卫生应急体系的持续迭代优化。

3. 有利于加强卫生应急管理人才队伍建设 卫生管理相关人员作为主体实施卫生应急管理技术,技术应用的过程有利于培养卫生应急管理人员的管理技术专业素养,对于培养公共卫生专业应急管理人才、推动建立卫生系统突发公共卫生事件应急管理专家库有重要作用,有利于进一步加强卫生应急队伍建设。

四、卫生应急管理技术发展趋势

新一代信息科技为应急管理技术建设提供了历史机遇。新一轮科技革命和产业变革加速演进,以智能化为核心的人类第四次工业革命,正以前所未有的态势席卷而来。全球信息化发展将进入全面渗透、跨界融合、加速创新、引领发展的新阶段,信息技术创新代际周期大幅缩短,创新活力、集聚效应和应用潜能裂变式释放,速度更快、范围更广、程度更深地引发新一轮科技革命和产业变革。物联网、云计算、大数据、人工智能、机器深度学习、区块链、5G 通信等新技术驱动万物互联，数字化、网络化、智能化服务将无处不在，为推进卫生应急管理技术信息化建设带来了难得的历史机遇。

智慧应急管理技术是提升卫生应急管理能力的重要载体。智慧应急管理技术是现代信息网络技术与传统应急管理技术深度融合后形成的新技术形态。通过应急管理技术信息化建设和智能化升级改造，推进现代信息网络技术与应急管理技术深度融合，以信息化推动应急管理现代化，有利于促进应急管理体制机制创新、应急处置流程再造和处置模式创新，逐步改变传统经验式、粗放化的应急管理方式，向科学化、精准化和智能化转变，实现智慧化应急管理。

智能管理技术在推进卫生应急管理工作中的作用：
（1）强化智能研判，提升监测预警能力。
（2）推进智能创新，提升监管执法能力。
（3）强化数据驱动，提升指挥决策能力。
（4）优化扁平高效，提升救援实战能力。
（5）深化全面精准，提升社会动员能力。
（6）推进全链条智能，提升智慧化应急管理能力。

第二节　卫生应急预案编制技术

一、组建核心编制团队

突发公共卫生事件的发生、发展、演变过程及其产生的后果和一系列影响往往涉及众多方面，通过学习和掌握预案编制技术可以起到强化风险防控、优化资源配置、规划应急管理、提高协同处置效率、增强实战能力等重要功能。因此，预案编制技术是卫生应急管理中的一项最基础和核心的技术。了解和掌握预案编制技术本身及其管理至关重要。预案的编制需要多个领域的专业知识技能支持。由多个领域的管理者和专家组成的编制团队，可以克服单一领域专家知识和技能不足、视野不宽带来的诸多问题。

（一）明确预案编制团队的管理者

应急预案编制团队的管理者主要负责组织、编写、实施和更新应急预案，承担监督预案编制团队的职责并尽力协调。一般情况下，团队组织管理者为应急管理机构指挥系统的主要领导或者是熟悉应急管理计划的有行政级别的人员，负责协调与处理其他政府部门或机构在预案开发过程中存在相互重叠交叉的工作。

（二）组建预案编制团队

预案编制团队成员应该由了解应急管理机制的专家们组成，可包括如下相关领域：应急管理、法律、消防、公共卫生、医院和其他医疗部门、教育、农业、社会服务、国家安全、私立部门等。

二、开展预案实施环境分析

了解预案的实施环境是开发编制预案的前期工作，有助于预案开发编制工作团队看清可能面对的实际环境，理清各种环境因素及其之间的关系，分析利弊。因此，该阶段需要进行全面的分析和评估。

（一）确定编制预案的职责和需求

在预案编制团队获得明确的授权和工作方向后，通过审查法律法规和现有的各级各类应急管理计划，确定拟编制预案应承担的法律义务和应满足的应急预案需求。

1. 审查现有的法律和政策 检查、回顾到预案编制当前为止的全部相关法律法规和政策。预案的开发编制应该在相应的国家法律与政策范围内，并与之有效衔接匹配。国家出台的卫生应急管理方面的法律、法规和政策信息列表模板见表 16-1。

表 16-1 国家现有卫生应急管理的法律、法规和政策信息列表模板

序号	国家现有的法律、法规和政策	发布时间	发布方	发布目的	实际差距	……

2. 审查现有的应急管理计划 检查、回顾到预案编制当前为止的应急管理计划、指南或其他适用的文件。预案编制涉及的所有合作部门 / 机构都应该参与这项审查，以便能够全面、完整地收集应急管理计划的各方面信息。每个承担这项任务的相关应急支持机构都应该在审查后明确列出计划文件目录。国家现有应急管理计划信息列表模板见表 16-2。

表 16-2 国家现有应急管理计划信息列表模板

序号	现有应急管理计划	发布时间	发布方	发布目的	实际差距	……

（二）了解预案实施环境

全面系统地分析预案实施环境目的在于了解应急管理机构的操作环境可能会受到什么影响，如何被影响，以及如何影响机构和事件应对。这是一个收集和分析信息的过程，通常需要考虑实施环境的内部和外部因素。

1. 评估内部环境 预案编制前充分了解内部环境是确保风险评估方法能够满足未来预案实施者和其内部利益相关者的需求的重要步骤。开发编制的预案应确保在内部环境中能够实现预案目标，同时通过影响内部环境来管理风险。内部环境包括以下几点。

（1）应急能力，即对资源和相关知识的了解（如资金、时间、人员、流程、系统、技术），也包括不断提升能力的过程。

（2）信息系统、信息流和决策流程。

（3）内部利益相关者。

（4）政策、目标和实现目标的战略。

（5）认知、价值观和文化。

（6）评估机构所采用的标准。

（7）内部结构（如治理、角色和职责）。

2. 评估外部环境 预案编制前了解外部环境可以确保满足外部利益相关者的目标和需要。预案编制团队以此帮助未来预案实施者通过外部环境寻求实现其目标的途径，外部环境分析要素如下（表 16-3）。

（1）国际、国家、地区和当地的文化、政治、法律、监管、金融、科技、经济、自然和竞争环境。

（2）影响机构目标实现的关键驱动要素和趋势。

（3）外部利益相关者的观点和价值观。

表16-3　外部环境分析要素举例

要素	具体举例
政治	◆ 地方政府 ◆ 地方政府和中央政府的协调 ◆ 政府救灾资金
经济	◆ 稳定的经济 ◆ 社会经济的组成 ◆ 最近的亏损情况
社会	◆ 人口结构 ◆ 流动人口 ◆ 人口规模
文化	◆ 种族构成 ◆ 历史问题 ◆ 民众支持
利益相关者	◆ 观点 ◆ 价值观
其他驱动要素	未归入上述分类的外部环境要素

3. 识别未满足现有计划和评估的法律与制度需求缺口　预案编制团队需要梳理现有应急管理计划或应急预案的详细目录和相关的评估、分析记录，确认所有文件，分析需求与实际的差距，以便确认目前的情况是否满足上文提到的预案编制规定的职责和需求。确定差距后，预案编制团队应该将其收集整理并体现在应急预案编制的前期规划框架中，进而确认应急战略管理的优先级。

4. 识别和评估利益相关者的地位、问题和影响　利益相关者是在宏观法律与政策环境内影响预案编制与实施的执行方。预案编制团队需要对利益相关者的影响力和工作能力进行全面审查和分析，制定评估文档、报告。

（三）更新关键资源和服务能力列表

在确认实施环境后，预案编制团队应该对可利用的卫生应急事件应对处置方面的资源进行识别、整理、评价和优化。这些资源包括有形的和无形的，有形资源如基础设施、资金、卫生人员、合作机构与部门等；无形资源如预案实施者的能力、利益相关者的影响力及工作能力等。预案编制团队可以根据资源的需求相关性、重要性、自身价值和敏感性进行评估。

需要特别注意的是形成信息列表。在进行完本环节预案实施环境分析后，预案编制团队必须将上述提到的法律法规及政策、应急管理计划、内外部环境因素、利益相关者信息、关键资源与服务能力等步骤中的信息整理形成表单，以备后续工作查阅、使用。

三、实施风险分析

（一）识别突发公共卫生事件风险与威胁

预案编制团队应该通过分析研究行政区域范围内可能发生的突发公共卫生事件，考虑到其存在的威胁或危害，并根据风险特殊性实施预案编制。

1. 识别与收集信息　预案编制团队在风险识别研究中的第一步是收集行政区域内可引发应急行动的有关风险信息，如公共卫生的潜在风险、基础资源、人口结构以及地理特征等，并将相关信息填入表16-4。

表16-4　危害/风险事件识别和描述

序号	风险描述	风险源分析	确定风险事件

2. 整理信息　在识别出可能发生的威胁或危害后，预案编制团队下一步应将收集到的信息组织成预案编制团队可用的表单。表单内容包括以下几点。

（1）发生的概率或频率。

（2）幅度（相关的危险或威胁）。

（3）强度/严重程度（预期的影响或损害）。

（4）事件发生的位置（一个区域或一个特定的或不确定的场地或设施）。

（5）受灾地区的潜在规模。

（6）速度（可能会影响公众的灾害或威胁的进展速度）。

（7）持续时间（危害或威胁需要多长时间被激活）。

（8）连锁效应。

（9）避免风险造成的后果进一步恶化的时间窗口。

3. 脆弱性分析　脆弱性分析着重于找到保障措施中的差距和不足，包括资源设计、实施与运行，预案开发编制团队应该识别这些规划的约束性和机构的局限性。

（二）风险评估

风险评估是应急预案或者应急操作计划的基础。风险评估环节必须整理分析方法列表，因为合适的分析方法有助于对事件应急响应和恢复阶段的整理、评估并提供关键资源的损失估计。

编制团队在进行风险分析时，必须比较风险的优先次序，以确定哪些威胁或危害在编制过程中是值得重点关注的。可以通过突发公共卫生事件风险矩阵表来确定哪些风险事件需要优先关注并编制预案，风险评估的具体流程和步骤参见本书第三章第三节风险评价方法。

四、确定预案目的与目标

预案编制者必须精心考虑预案设计的重点和具体目标，以确保预案有针对性，目标本身能够支持完成预案中的任务内容和重点，使涉及部门、机构和活动参与者在执行该预案的过程中保持目标高度一致性。

（一）确定预案实施重点

确定预案实施重点旨在使应急管理机构对突发公共卫生事件的处理最终达到一个理想的状态。

（二）明确预案具体目标

不同预案的目的各有不同，这取决于上一步确定的实施重点。通常预案编制者会在实施重点的基础上拟定针对性解决方案。预案目标是指在应对过程中更加具体和明确的响应任务。

预案目的既指导预案目标，也决定了参与者在活动中必须完成的工作。将这些目标落实到具体活动和实施流程中是预案编制的一部分。预案编制团队须将目的转化成行动目标、执行程序，随着目标和任务的设定，编制者不断确认新的应急响应需求以满足活动进程发展和能力估计的要求（详见预案设计）。

五、开展预案设计

本环节提供了一种在编写预案前使用的构思方法，需要编制团队的通盘设计，从假定事件情境（预案实施的源头）开始，按照事件发展进程考虑可能的人员、事件、资源、行动路线等各方面设计预案。

（一）分析实施过程

为了实现预案目的中确定的实施重点与目标，预案编制团队需要根据由经验得出的情境假设和相应的要求，开发可供选择的几个应急响应方案。预案编制团队需要科学、专业地进行情境规划，确定有多少个解决方案或替代方案可以考虑，但始终保持至少两个方案以供选择。具体的实施过程遵循以下步骤。

1. 建立事件时间轴 在假设情境中，编制者需要考虑预案实施过程中可能发生的事件（决策点）。这些事件涉及不同响应主体的行动和使用资源，即使是相同的主体，双方在不同阶段也可能对预案产生不同影响。所以需要编制者设置时间轴，将可能发生的事件（决策点）按时间先后顺序预先安排在预案规划中，以便合理分配资源、处理问题。

2. 描述情境 按照时间轴，编制者按顺序确认事件，尽可能详细地描绘其所处情况。随着事件的逐步展开，决策者会作出预期决策行动。情境信息能够帮助他们指出何时何处需要决策，以获得实现阶段目标或最终目标的最佳时间。另外，描述事件情境有助于策划者确定完成事件的一系列行动有多少可用的时间或需要多长时间。

3. 识别和描述实施任务 在确认与描绘事件所处情境后，针对每个事件安排实施任务。每一个实施任务都需要一些基本信息，开发此信息有助于编制者把任务纳入他们正在编写的预案，预案实施相关部门各阶段任务规划详见表16-5。编制人员可以通过回答以下问题正确识别一个处置任务。

（1）行动是什么？

（2）谁负责行动？

（3）什么时候应该行动？

（4）行动耗时以及实际可用时间？

（5）行动前会发生什么？

（6）行动之后会发生什么？

（7）需要什么资源来执行行动？

表16-5 预案实施相关部门各阶段任务规划

预案实施相关部门	预案实施过程各阶段职责				
	预防	准备	响应	恢复	……
行政部门					
疾病预防控制中心					
食品监督部门					
医院					
文化、教育部门					
经济部门					
环境部门					
法律部门					
……					

4. 选择行动路线　行动路线是解决预案范围内突发公共卫生事件的行动路径。选择行动路线要求考虑预案实施需要和实施能力的问题。这里说的能力包含两个方面：第一，完成一系列行动的能力；第二，行动可用的资源。明确资源的限制对行动过程也具有相当的影响力，相关描述将在下面的"明确资源"中介绍。

（二）明确资源

资源的可用程度、调度方便与否以及存在的限制等方面都会影响预案实施者实现任务的能力。所以需要预案编制者在设计时，将各方的资源能力评估与分配编入预案中。编制者可以向上级政府递交资源短缺报告，确定可用资源的最终状态。

这一环节需要考虑的关键问题包括以下2个。

（1）我们有所需的资源和能力来应对突发公共卫生事件吗？

（2）需要的外部资源能够迅速响应满足需求，还是会优先服务于其他领域？

如果答案是否定的，那么需要通过其他方法纠正这个问题。可以使用以下方法。

（1）调整已开发的策略。

（2）开发额外的应急程序。

（3）通过商业计划过程获取资源。

（4）进行更多的培训。

（5）获取额外的设备。

（6）建立互助协议。

（三）识别信息与需求

在开发编制行动路线的过程中应定期检查，做阶段性回顾。编制者在预案编制时应该考虑对实施进程的考核，以预案实施重点为核心，以实施目标为方向，不断更新内部信息、外部环境信息、其他情报信息和需求，解决已出现的问题和未来可能发生的问题，将这些内容纳入计划信息收集矩阵，最终找到新的合适的实施出发点。

编制团队应该将以下几点引入预案中。

1. 确定过程最终状态，包括目标和目标方面取得的进展，满足新的需求或要求。

2. 确定未能完成任务的环节。

3. 检查是否有遗漏或空白。

4. 检查组织机构间的关系与矛盾。

5. 检查国家与行政区域之间、各行政区域之间相关计划间的不匹配。

六、预案编制、审查与批准

（一）预案编制的基本要求

1. 符合法律、法规、规章和标准等规定。

2. 符合本地区、本部门、本单位的卫生应急工作实际情况。

3. 基本要素齐全、内容完整。

4. 卫生应急组织指挥体系与职责、任务及分工明确。

5. 突发事件预警分级和响应分级科学、合理。

6. 突发事件应急响应措施合理、有效、可行。

7. 突发事件应急处置流程具体、清晰，与相应级别的突发事件预防和处置需要相适应。

8. 突发事件应急保障措施明确，能满足本地区、本部门、本单位的卫生应急工作需要。

9. 预案内容与上一级或同一层面相关卫生应急预案之间相互衔接。

（二）预案编制原则

1. 科学性原则 预案编制的指导思想、编制程序和规范组织形式、工作方法及实施措施等都必须遵循科学规律，按照应急行动的特点和要求、事态发展的阶段性、相关专业科学技术的规律性组织与实施。只有在科学理论指导下，密切结合实际，以科学的态度进行编制的应急预案，才能在实际应用中合理地发挥作用。

2. 系统性原则 应急预案的编制涉及多个部门的相关工作，包括卫生处置、医学救援和管理应对的方方面面，必须全面考虑、系统设计。一方面，每个预案本身要有系统性，应当完整覆盖突发事件公共卫生应对工作的各个部门、各项业务和各个环节。另一方面，各个预案之间要有系统性，既要有总体（综合）预案，又要有不同类型事件的专项预案，还要有不同层次、不同部门、不同卫生机构（组织）的应急预案，形成一个完整的预案体系。

3. 动态性原则 各种突发事件都是在不断发展变化的，因此各种应对行动也应是相应变化的。在预案编制过程中，编制者必须考虑到所要应对的突发事件的发展进程和所采取的应对措施的动态变化。应急预案并非一成不变，应当定期调整完善。

4. 可操作性原则 应急预案用于指导实际行动和规范处置救援行为，这就要求应急预案的编制必须注重实用性和可操作性。应急预案所规定的职能任务、协同关系、工作程序、工作方法，均应尽量符合当前中国及各地方的客观实际情况，使其在特定情况下能够有条件做、能够做、做得到。

5. 预见性原则 突发事件与其应对行动是千变万化、难以全面把握的，只有建立在科学预见的基础上，编制的预案才能切实指导应急处置工作，有利于实现应急处置的最佳效果。预案的编制以已有经验和充分的预见估计为基础，必须对可能发生的情况进行预设、规划和设计。预测越科学且具体，实际应用价值就越高。

6. 参与性原则 作为积极有效应对突发事件的重要保障，应急预案的应用与实践过程亦是政府、部门、机构与公民共同参与的过程。在编制过程中编制者收集与整合各方提供的信息，对收集到的意见和建议运用科学的方法整理分析，才能形成合理有效的预案。

（三）预案编制的基本内容和结构

结合《国家突发公共卫生事件应急预案》与其他国家预案的基本框架内容，本书制定了预案编制的基本内容，对整个预案编制过程作出操作性的指导，具体包括以下基本内容。

1. 预案的目的和目标 是指在预案付诸行动后、事件应对之中及后期建设中预期的或追求的结果。

2. 预案的适用范围 是指该预案将要应对的突发公共卫生事件、保护和恢复的资源或地理范围及人员限定。

3. 确认预案范围基于的假设条件 是指从自然地理条件、资源、技术、有相关经验的工作人员、政府支持和相关配套计划等现有条件着手出发制定预案，并随着情境假设条件的变化调整预案。

4. 预案的执行策略 目的是描述如何快速有效地响应突发公共卫生事件以及如何减轻或者控制突发事件的影响程度所需采取的核心策略手段。其中包括指挥各类应急管理机构与专业技术机构等组织、应急响应和终止的指挥与管理策略的明确，以及对突发公共卫生事件发生、发展情况、患者救治情况、所采取措施的效果评价、应急处理过程等的具体应对处置策略的细化。

5. 启动预案的条件和程序 是指对确立在事件发生之后何时、由谁负责启动响应预案及对等的权力和责任等详细说明。其制定要确保简洁明了、易于判断及执行。

6. 预案维护 包含预案的定期维护、动态发展及修订，须阐述在什么情况下进行维护并制定预案维护日程安排表，同时关注环境条件和自身技术与物资储备的变化发展，做好随时动态调整的准备及工作。

7. 预案评估说明 阐述从哪些方面着手对预案进行评估及如何对预案进行评估，明确评估的目的及方法。

8. 预案团队与人员分工 确立预案编制和执行过程中的任务分工与职责内容，例如专家负责提供专业意见与指导,预案编制员负责预案编写及其更新与维护,预案中涉及的工作人员在应急响应中的工作分配等内容。

结合应急预案的主要内容可确立应急预案的总体结构。通常情况下,完整的应急预案应包括以下六个核心要素:方针与原则,应急策划,应急准备,应急响应,现场恢复,预案管理与评审改进。在整体架构上一般包括总则、应急组织指挥体系与职责、预防与预警机制、应急处置、后期处置、应急处置的监督管理、附则及附件。

（四）编写预案

1. 介绍　预案应提供关于应急管理机构的主要职责、任务和阶段目标的主要信息,包括计划的主要目标和达到目标的方法;还应该提供与预案对应的法律情况、限制条件和行政当局的所有情况的概述。

2. 风险环境　突显出环境分析和风险分析步骤的结果,包括环境分析、临界或威胁或脆弱性评估,所有灾难的风险评估和应急管理机构的反应能力。

3. 操作的流程　是形成预案的主要部分,以"预案设计"的设计思路为主线,提供应急预案结构的框架、细节并为应急预案实施过程的每个阶段分配具体任务。

4. 角色和职责　确定应急管理机构内部和外部、其他组织、政府部门,以及已预先确定支持应急预案编制的行政区域的功能角色和职责。

5. 后勤支持和资源需求　例如经费管理和行政要求,重要设施、人员等支持预案实施的各方面需求(可按要求扩大)。

6. 预案测试、检查和维护　遵循演练和审查原则,描述编制应急预案后如何在行动中更新报告和能力改进的过程。

这里需要特别注意两点:第一,编写应急预案时,要多次进行内部和外部利益相关者的沟通协调,以便得到一个综合的预案开发方法。第二,一旦与利益相关者商谈有结论,应急预案的最终草案交由行政区域最高领导部门审查。

编制预案这一步是将上述所有环节开发成为一个可操作的预案计划。预案编制团队根据预想设计开发一个粗略的基础预案草案和其功能附件、特定危害列表附件,以及其他适用的预案范例附件等;再通过编制团队连续的修订,添加必要的图表和其他内容,最终形成完整的应急预案编制文本。

（五）审查预案

1. 审查程序　根据国家的相关法律法规以及有关文件规定,对应急预案的基本要素和内容进行审查。

2. 审查内容与要求　预案实施者应咨询相关政府部门有关该预案的审查周期。在自身积累的经验基础上评估预案,允许其他机构提供紧急预案并提出改进建议。使用充分性、可行性和可接受性等常用标准帮助行政区域决策者确定预案的有效性和效率。

（六）批准与发布预案

预案一旦被确认,策划者应向相关部门和领导提交预案,并获得预案正式颁布的批准。颁布出台预案的过程应该遵循特定的法律、法规或相关条例。一项正式颁布的预案文档应取得上级部门的批准,尽可能获得最广泛的认可。明确预案责任的同时,也应明确预案具有的权力。

七、预案执行与维护

国务院和地方各级政府的卫生行政主管部门负责突发事件公共卫生应急预案实施的培训和演练工作,以熟悉各项行动计划、工作流程,不断检验和完善应急预案。同时,各相关机构根据工作需要,对应急预案编制修订团队的人员进行业务技术培训。

（一）预案培训

应急预案的开发期间，应该指派人员负责制定和推进培训计划或时间表。培训计划应考虑到在编制应急预案过程中每个角色的培训和信息需求。培训计划应解决以下问题。

1. 培训的内容和目标是什么？
2. 谁将被培训？
3. 谁来做培训？
4. 将开展什么培训活动？
5. 每一部分在何时何地发生？
6. 每一部分将被如何评估和记录？

一项预案在制定后一定要传达至相关的部门和人员，并对其他的相关人员进行培训，使这些机构和人员按规定掌握执行预案中确定的各项任务流程所需的知识、技能和能力。

（二）预案演练

应急管理机构应定期进行演练以测试预案计划的有效性。演练是一个集中的练习活动，要求参与者在一个模拟的情况下表现出在真实的事件中期望表现的能力。通过演练，组织可以：①测试和评估预案、政策和程序；②发现预案的缺点；③确认缺少的资源；④改善组织内外的协调和沟通；⑤明确角色和职责；⑥提高个人绩效；⑦满足监管要求。

（三）预案评价、修订与维护

预案成型后需要持续改进，不断地演练、评价效果，再修订维护。这一步的目的主要是演练预案具备的功能，减少问题的出现。

促进这一步骤的因素包括：①应急管理预案的批准；②预案循环周期；③更新过的环境描述；④更新过的所有环境评估；⑤更新过的所有风险评估；⑥执行后报告和事件后报告；⑦经验教训和最佳实践方案。

这一步骤是预案规划循环过程的最后一环。通过开展预案演练，着重收集信息以继续进行环境分析和风险分析，并开始新一轮的预案规划周期。应当记住的是，预案规划是一个连续的过程，发布预案并不意味着预案编制的停止。应随着经验的积累，获得新的信息、见解和体会，并按优先等级不断更新预案。

预案规划团队应建立审查修订机制，定期审查和修改预案。预案评价应是一个经常性的活动。工作团队还应该考虑在以下事件发生后审查和更新预案。

1. 发生重大事故。
2. 运行的资源发生变化（例如政策、人员、组织结构、管理流程、设施、设备等）。
3. 每次启动激活。
4. 重大演练。

从理论上讲，应急预案的评价、修订与维护需要每两年进行一次，应急预案编制单位可根据实际情况调节维护周期的长度。

第三节　卫生应急桌面演练技术

桌面演练（table-top exercise，TTX）是应急管理中最常见的演练形式，国内也叫桌面推演（图16-1）。是一种在室内通过模拟场景，以讨论和推演方式开展的应急演练技术。参演人员围绕特定突发公共卫生事件场景，在桌面上进行角色扮演和互动讨论，检验应急预案的可行性和完整性。桌面演练是在非正式、无压力的环境中对突发事件的模拟应对。从形式上讲，在会议室里，演练参演人员围着一张桌子坐下，基于一个模拟的突发事件场景，讨论在这种紧急事态中可能出现的问题以及根据应急预案应该采取的应对程序。因此,桌面演练具有模拟性、互动性、检验性、评估改进性等特征,桌面演练的主要内容范式和要求参见表16-6。

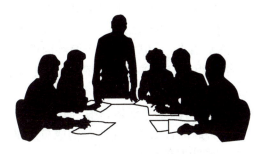

图 16-1　桌面演练示意图

表 16-6　桌面演练的主要内容范式及要求

桌面演练的主要内容范式及要求	
形式	演练始于简短的假设应急场景叙述,主持人可从两方面引发讨论: ■ 直接"提问" ■ 输入"事件进展信息"
目的	通过讨论对参练人员进行培训并使其熟悉各自的角色、职责或程序 基于现有预案尝试解决问题,找出预案中需要完善的部分
应用	桌面演练具有以下几项重要应用: ■ 在压力较小的环境下讨论有关协调和政策的问题 ■ 为解决问题提供良好的环境 ■ 为关键机构和利益相关部门的应急管理者提供一个熟悉彼此、了解其相互关系及各自职责的机会 ■ 是回顾和检验预案、实施预案的有效方式 ■ 是有效的培训手段,为功能演练提供健全的准备
场所	会议室或会谈场所,以便参演人员集中到会议桌周围
时长	一般为1~4小时,也可持续更长时间 讨论时间是开放的,同时鼓励参练人员在没有时间压力的情况下进入深层决策。时间到,演练即停止。尽管主持人须注意不同领域的时间分配,但为使演练顺利进行,小组无须完成每一项演练单元
准备	一般需要一个月的准备时间。准备过程中通常需要至少一次研讨会,有时需要一次或多次的操练
参演人员	控制人员:主持人负责全程引导、协调和调度整个讨论过程 参练人员:深入讨论并作出决策 评估人员:1~2名,全程观察并记录演练

桌面演练以讨论会的形式进行情景仿真,其在时间、成本和资源方面仅需要较小的付出,因此,在讨论应急演练计划、行动程序和政策过程中不失为一种非常有用的方法,是应急工作人员明确其应急职责、行动程序和相互熟悉的一个有效途径。本节将基于中国疾病预防控制中心发布的《卫生应急演练技术指南》,提供全面细化的桌面演练设计、实施程序和规范。

一、桌面演练设计

桌面演练设计一般包括通用的五个主要步骤:①成立桌面演练工作组;②评估演练需求;③确定演练要素;④设计并形成桌面演练方案;⑤设计桌面演练评估计划。

（一）成立桌面演练工作组

组织一次桌面演练，一般需要提前 1~3 个月成立演练工作组，负责演练的组织工作。演练组织机构通常下设策划部（策划部下设总策划组、文案组、协调组、控制组和宣传组）、保障部和评估组，桌面演练工作组的构成可以适当简化，除了组长之外，一般可以分为策划、保障、评估三个小组。

1. 组长　即演练准备工作的负责人，不但负责整个演练的设计过程，还负责考虑所有的管理和后勤事宜。当涉及多个机构和组织参加的桌面演练时，负责人须配备来自每个参演机构或组织的助手，以协调具体事务。

2. 策划组　负责制定演练计划、开展需求评估、确定演练要素、进行演练方案设计、制定评估方案，以及图表、演示文档等材料的准备工作。策划组的成员建议具有一定的专业背景，同时鼓励纳入多学科人员，有助于协调和激发创造性。

3. 保障组　负责演练准备与实施过程中所需物资的配置，演练中所需模型、道具的制作、调试和维护以及必要的协调工作。

4. 评估组　负责设计评估内容、标准和表单，开展具体评估活动以及对桌面演练进行总结等工作。

（二）评估演练需求

《卫生应急演练技术指南》建议通过总体的需求评估形成长期性演练规划，各部门或机构依据规划有计划、有组织地设计和实施桌面演练，而针对单次桌面演练的需求评估更侧重于对首要突发事件的危险性分析，并基于此明确演练的目的和意义，进一步确定演练的要素，卫生部门流感大流行桌面演练需求评估示例参见图16-2。

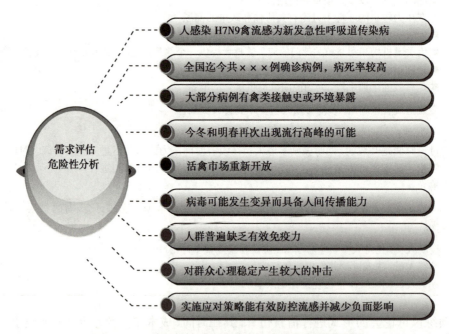

需求评估危险性分析

- 人感染 H7N9 禽流感为新发急性呼吸道传染病
- 全国迄今共×××例确诊病例，病死率较高
- 大部分病例有禽类接触史或环境暴露
- 今冬和明春再次出现流行高峰的可能
- 活禽市场重新开放
- 病毒可能发生变异而具备人间传播能力
- 人群普遍缺乏有效免疫力
- 对群众心理稳定产生较大的冲击
- 实施应对策略能有效防控流感并减少负面影响

图16-2　卫生部门流感大流行桌面演练需求评估示例

（三）确定演练要素

综合考虑需求评估的结果与现实条件，确定演练的规模以及演练内容、参演人员、演练地点等演练要素。为具体详细阐述，本节将各要素以及演练目的、目标以"5W1H"的编写逻辑融入下述演练方案的具体设计过程。

（四）设计并形成桌面演练方案

桌面演练取得实效的关键在于演练方案的设计与编制，即"场景剧本创作"。这个剧本设计的好坏直接关系到桌面演练的成败。开展桌面演练前,需要由工作组成员设计演练方案,通常一个完善的桌面演练方案应根据需求评估确定演练目的,对演练内容、演练时间和地点、参演人员、评估等进行总体设计。概括为"5W1H",即 why(为什么演练)、who(谁去演练)、when(何时演练)、where(何地演练)、what(演练什么)、how(怎么演练)。

1. why——演练目的和目标 说明为什么要举行本次桌面演练,通过本次桌面演练希望达到什么样的预期目标。桌面演练的目的主要集中在:①通过讨论培训参演人员并使其熟悉各自的角色、职责或程序;②基于现有预案尝试解决问题,找出预案中需要完善的部分。在制定演练方案时,设计人员一定要明确通过本次桌面演练拟优先实现的目标,演练目标是整个演练设计工作的立足点。

2. who——参演人员 桌面演练的组成人员主要是各应急组织的指挥与协调人员,也可以包括一些其他人员。方案中需要有参演人员的姓名及分工情况。桌面演练的参演人员包括控制人员、参练人员和评估人员三类(表16-7),演练过程很大程度上依赖于控制人员(通常为1名,有时需2名)的引导。桌面演练不使用模拟人员,也不用耗费精力去准备复杂的模拟用具和通信设备。

表16-7 桌面演练参演人员主要职责表

人员	职责
控制人员(主持人)	负责展示信息,引导和协调讨论的进行
参练人员	是实施演练活动的主体,置身于模拟场景之中,依据各自职责,按照真实事件发生时应履行的职能而采取行动
评估人员	负责观察和记录演练进展情况,对演练进行评估总结

(1)控制人员(主持人):桌面演练属于讨论型演练,其控制人员也称为主持人。主持人是桌面演练的领导者,负责全程引导、协调和调度整个讨论过程,控制桌面演练的进程和确保目标实现。桌面演练提供了以团队形式解决问题的轻松环境。主持人确定向谁提出问题或发送事件进展信息以及顺序,并要求其他参练人员参与讨论。在这个过程中,主持人的主要职责是引导参练人员进行讨论,而非诱导参练人员作出决定。主持人应承担以下职责。

1)设置演练阶段(如介绍演练说明)。

2)适时发布信息。

3)激励每一位参练人员参与讨论,从小组中提取问题的答案和解决方法。

4)促进深层次问题的解决。

5)控制桌面演练的速度和进程。

桌面演练主持人必须具备优秀的沟通技巧,能够很好地掌握演练的应急预案、熟知应急组织职责。桌面演练的特色是抽象的逻辑推算(因此常被人称为"桌面推演"),而不是要传达面对各种状况时的标准作业流程。在特定的情境压力下,只要反应的方式能符合基本的要求及原则,如可行、迅速、节省资源、有效、无重大错误等,主持人基本上都应加以鼓励。

(2)参练人员:参练人员是实施演练活动的主体,置身于模拟场景之中,依据各自职责,按照真实事件发生时应履行的职能而采取行动。桌面演练参练人员的具体选择范围主要依据演练的目的来确定,可以来源于与预案或方案制定及应急响应有关的所有单位。

(3)评估人员:桌面演练需1~2名评估人员全程观察并记录演练的过程。

3. when——演练时间 方案中需要明确演练的具体日期,以及演练的日程表。桌面演练虽然没有一定的时间限制,常持续1~4h,根据实际需求也可持续更长时间,但是主持人应清晰地认识到每个主题的时间分配,以便于桌面演练的整体推进。

4. where——演练场所 桌面演练形式简单，几乎不需要模拟场景。基于这个特点，在设置与桌面演练相匹配的设备和材料方面，核心的问题是桌面演练场地的设计与选择。方案中应明确实施演练的详细地址。

桌面演练的场所通常是一间可容纳所有参演人员的会议室，最好还有几间可以进行通信联络的小房间，并按照演练方案要求进行桌椅的摆放、演练设备或材料的布置等。WHO 推荐使用应急指挥中心或其他真实的应急行动场所作为桌面演练的首选地，一是可以为桌面演练提供真实的设备设施；二是具备桌面演练所需的基本配置，即应急预案、演练计划、投影仪、显示屏及地图等。当然，任何一间可以容纳预期数目演练参加者的会议室都可以作为桌面演练场地，使参演者可以面对面地交流、讨论。

桌面演练中，所用桌子的数量和布置取决于参演人数及演练说明等。可以将参练人员分成多个小组，围坐在不同桌子旁，开展桌面演练；也可以采取 U 字形会场布置，开展桌面演练。如果可能的话，将参练人员所需要的桌子摆放在场地中间。这种布局便于主持人观察参练人员的反应并推进演练进度；便于评估人员评价参演人员的行为以及进行相应的记录。

5. what——演练内容 桌面演练的主要形式是基于事件的场景仿真模拟应对，讨论事件应对过程中可能出现的问题，演练的内容取决于场景的设计，通常场景设计的主要内容包括背景故事、主要事件和细节事件、预期行动、事件进展信息等。背景故事以及问题陈述或事件进展信息的设计对于桌面演练的顺利实施至关重要，桌面演练的问题陈述或信息应致力于解决"需要做什么、谁来做"，而不是"具体怎么做"。WHO 的应急演练教科书中推荐了两种桌面演练内容的设计方法，即场景设置法（scenario development）和信息说明法（single narrative with messages，伴随信息的单个背景故事）。

（1）设计背景故事（narrative）：背景故事是在模拟真实事件的场景或情境中对事件的描述，背景故事不仅可以为演练提供氛围，吸引参练人员的注意力，同时还可以向参练人员提供演练中所需要的背景信息，为随后的讨论奠定基础。桌面演练的背景故事一般以打印材料或播放幻灯片的形式提供给参练人员，也可用电视或电台展示。当桌面演练是为了讨论一般性响应时，可分部分展示背景故事，分阶段展开讨论。

（2）撰写主要事件和细节事件（events）：主要事件和细节事件是背景故事中描述的突发事件所引发的或大或小的事件，为参练人员采取预期行动建立了一个纽带，与演练目标紧密相关。大部分桌面演练仅需少量主要事件和细节事件，这些事件可以转化为问题陈述。

（3）列出预期行动（expected actions）：列出预期行动将有助于编写问题和事件进展信息，也有助于设计团队明确希望参练人员作出哪方面的贡献。在桌面演练中，预期行动往往不是行动，而是最终达成一致的讨论或思维的转变。

（4）准备事件进展信息（messages）：桌面演练的成功关键在于精心编制事件进展信息或问题陈述。事件进展信息应与演练目标、主要事件和细节事件紧密联系并仔细编排，目的是使所有参演人员均有机会参与讨论。

6. how——演练支持 为确保桌面演练的顺利实施，在桌面演练方案设计阶段，方案中除了应明确列出演练实施所需要的物资和技术保障项目以外，更为重要的一点是要列出桌面演练方案核查表（表 16-8）。核查表涵盖从计划到设计、实施、评估和总结的全流程各关键环节，拟开始日期、结束日期及相应负责人。在不同阶段，请各环节关键点负责人签字并注明状态。桌面演练方案核查表是确保演练顺利实施的重要工具。

后勤保障也是桌面演练的重要环节。方案中应安排好人员座位，准备必要的辅助设备，如投影仪、计算机、地图（纸质或电子地图）等；同时提供桌面演练所需的其他参考材料，包括应急预案和演练方案文本、各种信息卡、记录表、评估表、文具等。

　　在演练时间和地点确定后，以书面的形式邀请所有预设的参演人员。邀请函中应说明演练的日期（包括开始和结束时间）、地点（附说明）、参加演练所需要携带的材料、电话号码或 E-mail等。邀请函中应询问是否可以参加演练，如果不能参演，谁将代表其所在机构等。

表 16-8　桌面演练方案核查表

1. 演练计划				
	开始时间	结束时间	负责人	状态
演练需求判定				
确定计划工作组的成员组成				
制订工作计划和日程				
2. 演练设计				
	开始时间	结束时间	负责人	状态
确定演练目标				
明确范围和规模				
明确演练的具体目的				
设计演练场景				
制作演练方案				
确定演练场所				
订购演练所需材料				
确定参练人员、评估人员和观察者				
邀请参演人员				
茶歇的安排				
3. 演练的实施				
	开始时间	结束时间	负责人	状态
主持人、评估人员和参练人员培训				
演练的实施				
4. 演练的评估				
	开始时间	结束时间	负责人	状态
专家现场点评				
参练人员简报				
发放和收集参演人员调查表				
收集评估人员调查表				
评估结果				
5. 演练后				
	开始时间	结束时间	负责人	状态
演练后总结报告				
设计改进计划				
持续改进				

（五）设计桌面演练评估计划

桌面演练设计准备中应包括对演练评估的设计内容，这是演练设计准备中不可缺少的一个重要组成部分。在桌面演练工作组成立后，应任命工作组中一人为评估负责人，由评估负责人和策划组协商形成评估计划，评估负责人根据确定的评估计划，组织、分配评估人员，设计演练评估指南。

二、桌面演练实施

桌面演练一般由一位主持人（控制人员）负责整个演练实施的过程。演练持续时间在 2 小时比较适宜。演练开始前先请所有参演人员签到，并按照指定座位坐好，确保在每一位参演人员的桌面上已经摆放好演练所需材料。

（一）演练简介与动员

实施桌面演练前，可以简要介绍演练基本背景、目标、规则及注意事项等内容，使参演人员熟悉演练情况与要求。桌面演练的动员阶段可以依据以下步骤开展。

1. 欢迎参演人员 以真诚的态度让他们感到轻松自在。演练相关人员进行自我介绍，包括主持人、评估人员以及参练人员，介绍所在机构以及在本次演练中的角色安排。

2. 演练说明 主持人当众宣读（或指定人宣读）演练说明，启动桌面演练，并介绍事件最初的一些问题或信息。

3. 简要说明 向参演人员做关于即将发生事件的基本情况介绍，包括清晰阐述演练目的、演练目标、基本规则和程序。

（二）演练开始

主持人通过叙述演练情景，并辅以演示材料（地图、图片、视频、软件模拟、沙盘等），将参练人员带入虚构的事件场景。

主持人向参练人员提出第一个问题，打破沉默。随后，陆续将剩余的问题、信息提供给其他个人或部门，桌面演练进入执行阶段。

（三）演练执行

桌面演练的执行主要以讨论的形式展开。讨论过程中，控制人员（主持人）、参练人员和评估人员三类人员按照方案中对于人员的角色要求进行互动。

1. 桌面演练讨论的形式 WHO 应急演练教科书中推荐了两种讨论方式，以供借鉴。

（1）主持人口头介绍全部问题，小组逐一进行讨论；或者可以先将问题口头通知到个人，再进行小组公开讨论；把详细事件（问题）及相关的讨论问题写下来，每个参练人员从所属单位和角色的角度回答，然后再进行小组讨论。

（2）向参练人员发送指令信息：即主持人向参练人员逐一介绍这些指令信息，然后小组以应急预案或其他行动预案作为指导，讨论由这些指令信息生成的问题。如果需要其他补充信息，可以要求引入信息，小组确认，并提出恰当的响应行动。

可以将上述两种方法结合使用。演练开始前，主持人将全部问题分配给参练人员，然后将一些信息逐一分发给其他演练参加人员。

2. 各类参演人员的行动 在演练执行过程中，主持人、参练人员和评估人员三类人员应各司其职，依据演练方案开展问题的深入探讨。主持人一般以口头或书面信息的形式，一次引入一个或若干个问题。参练人员根据应急预案或有关规定，针对要处理的问题讨论所应采取的行动。行动可以是口头叙述，或者是在图上标注，或者使用道具模拟。在参练人员对主持人所提出的问题进行讨论时，评估人员应就参练人员的讨论情况、采取的行动以及在演练过程中出现的任何问题，做适当的记录。下文将对执行过程中三类人员的主要行动进行阐述。

（1）控制人员（主持人）的行动：主持人根据主持人指南中的关键指令或问题推动讨论的进展。主持人是桌面演练控制和推进情景进展的主要人员，在组织演练执行过程中需要注意以下几点。

1）激发所有参练人员：对主持人来说，激发所有参练人员都参与讨论是桌面演练成功的关键。让所有参练人员都参与讨论的技巧推荐如下：①组织所有信息，以便所有小组都致力于应对一个问题。②在参练人员激烈争论时，不要提供标准答案或引入诱惑信息平息讨论，应该尽可能从参练人员的讨论中获取答案。当参练人员感到自己的声音得到重视和关注时，他们参与演练的积极性会更高。③鼓励积极的交流态度和方式。

2）解决深层次问题：桌面演练的目的是以小组的形式解决实际问题或制订方案。真正深入地解决问题，不做表面文章。应当记住的是，应积极鼓励并推动参练人员突破传统的肤浅认识和解决问题的方案，探求应急处置中的核心问题、实质性问题。

3）现场控制：为保持参练人员的高度热情，使其积极参与到桌面演练讨论中，主持人应该努力控制和维持桌面演练活动的进行过程。为此，应该做到以下几点：①营造轻松良好的氛围：主持人应鼓励参练人员在没有时间压力的情况下进行深入讨论，待讨论结束后得出结论。②设置多个事件阶段：以多个阶段性事件设置演练说明（例如，最初演练说明是关于预警的，接着可能是关于搜索和救援的）。然后，在前一个问题的讨论接近尾声时，开始引入下一部分。③调节演练活动的速度：通过增加或删减问题说明和信息，以改变演练活动的速度。需要时也可以同时提供两条信息来加快进度和提高参练人员的兴趣。④保持演练进程的平衡：在对问题讨论过慢、花费时间过长与讨论进度太快、什么也没有解决的两种情况之间寻求平衡。应该严格把握和控制演练进度，主持人既要时刻清醒地认识讨论中每个主题的时间分配，也要避免为刻意追求演练成功而强制性完成所有的预设主题。主持人将监督参练人员的讨论，在必要时帮助引导他们的讨论。每一个问题都有一个建议的限定时间，供演练人员采取行动。如果主持人认为已经超过设定的时间，可以选择中止该问题的讨论或者延长时间。⑤时刻关注演练活动中的挫折与冲突：桌面演练只是一种基础训练，而非实战检测。很多参练人员都缺乏演练经验，不容易把握分寸。一些参练人员可能性格较脆弱，经受不起言语交锋，往往因表达方式产生争执。如果觉察到演练受阻或引发了冲突，主持人应该中止演练。

（2）参练人员的行动：参练人员是实施演练活动的主体，演练的成功很大程度上依赖于所有参练人员的参与。因此，除非有特殊原因，参练人员不得在演练期间离席，并且要确保手机关机或者处于振动状态。

在主持人提出待讨论问题时，参练人员应尽可能将自己置身于模拟情景之中，依据各自职责，积极配合主持人，针对问题进行头脑风暴、深入讨论。

（3）评估人员的行动：在参练人员进行讨论时，评估人员同时开展评估工作。一般由评估人员处理与演练目标有关的问题，记录人员专注于捕捉所有的讨论问题。

1）观察记录方式：可以采用笔记、录音机、摄像机等方式记录数据，以确保准确记录所观察到的内容。在演练结束后，可根据评估人员记录的信息，分析演练活动和任务是否顺利执行，目标是否顺利实现。

2）观察记录要点：评估人员通常根据演练人员的讨论记录如下几类信息（表16-9）。

表16-9　评估人员观察记录要点

序号	收集信息
1	参练人员将实施哪些计划、政策和程序,来预防、抵御、应对或恢复演练假设情景中描述的突发事件
2	是否明确界定了政府和私人组织等参与者的角色和职责;演练过程中各类角色协作配合如何
3	如何作出各种决定;谁有权作出决定;决定过程是否存在问题
4	收集哪些与假设情景、危险源、受害人以及参练人员和公众所面临风险有关的信息;由谁收集,又如何处置这些信息
5	演练关键问题是如何解决的;小组提出了哪些有价值的改进建议
6	哪些问题还没有得到解决或需要进一步跟踪
7	演练人员计划采取什么行动来解决突出问题;行动的科学性、可行性如何
8	演练脚本设计如何;是否有演练目标和效果的评价标准;演练有哪些不足和需改进的地方;参与者的能力和素质如何

（四）演练终止

桌面演练的各项演练问题全部结束后,由主持人宣布演练结束。

如在桌面演练中某些问题在参练人员之间引发冲突,当局面不好控制或后续讨论无法进行时,主持人应及时暂停或终止演练。

三、桌面演练评估和总结

（一）演练后评估

在主持人宣布桌面演练结束后,应开展相关的评估、总结和改进工作。评估和总结是检验本次演练成效、评判本次演练是否达到预期目标的重要举措。

1. 专家现场点评　专业人员在对本次桌面演练的实施全程进行观摩后,现场进行有针对性的点评和总结。桌面演练的点评重点主要是演练方案的设计、参练人员熟悉应急预案的程度、参练人员的反应与决策情况、参练人员相互配合与沟通的默契程度等。

2. 参练人员简报　主持人在评估人员的协助下向参练人员汇报演练的执行情况,参练人员进行自我评价或对本次演练的评价,其目的是提供及时的反馈,以及评判演练是否达到了预期的目标。依照以下步骤汇报。

（1）重申演练的目标。

（2）提问参练人员:是否达到了预期目标,是否有其他方面的评论、建议以及经验教训,可以改进的地方以及解决方法。

（3）评估人员提供他们对本次演练的评价、反馈。

（4）针对目标相关的领域提供改进建议反馈,确保积极的讨论。

（5）容许参练人员评论评估人员和主持人的反馈,形成互动。

最后,向所有人员分发参演人员反馈表,用于收集主持人、参练人员和评估人员对本次演练的总体评价和反馈信息。

3. 分析评估资料　在参练人员简报结束后,评估小组应进行意见交换和资料的相互补充。大约一周后召开正式的评估团队会议,分析评估人员在演练期间收集的资料以及演练后收集的其他相关资料。资料分析的目的是明确本次演练的成功经验以及需要改进的地方,讨论的重点是执行任务的能力和演练展示的能力。

（二）演练总结与改进跟踪

1. 桌面演练的总结 在桌面演练现场讲评后，由演练工作组根据应急预案、演练记录、演练评估报告，对演练进行较为系统的总结，召开演练后总结会议，按照桌面演练讨论的时间顺序对每一项活动进行评述，并形成演练总结报告。

演练总结报告中应包含演练事件回顾（演练名称、时间、地点）、演练设计摘要（目的和目标、演练前准备、参演人员、机构和组织）、演练能力分析（组织能力、协调能力、专业知识）、演练过程、经验总结（问题发现与纠正措施建议、应急预案和有关程序的执行）等部分。

2. 演练改进跟踪 在演练总结阶段，经过对演练资料的系统分析，针对没有完成的目标和任务，评估人员可以利用根本原因分析法寻找问题产生的根源，并针对根本原因提出改进措施。为了揭示根本原因，评估人员应努力跟踪每一个事件，追溯较早的事件，并分析产生的原因。

一般来说，改进多集中在以下几点。

（1）程序响应是否合理。

（2）资源是否足以支持该程序。

（3）人员是否训练充足以及遵循程序。

（4）使用资料情况等方面。

改进跟踪计划的执行是对应急准备循环的推动，在后续的演练或现实事件中予以实施、检验。改进建议、行动事项、责任归属和截止日期确定后，桌面演练的组织机构应帮助和监督参演单位完成改进跟踪。针对改进跟踪报告中需要改进之处与建议采取具体的行动，根据实际情况制定完成时间表。

四、桌面演练关键点解析

20 世纪 60 年代以来，桌面演练引起了国内外卫生应急管理领域的极大关注，理论层面的介绍与讨论、实践层面的运用与创新逐渐成为学术热点。依据桌面演练的理论介绍，提炼总结桌面演练方案从设计到实施、评估全程的关键点，以期为桌面演练的设计与实施人员提供参考。

1. 演练的设计一定要围绕明确的、具体的目标 首次设计桌面演练方案时，设计者通常试图通过一次简单的演练实现多重目标，包括培训、沟通协调和评估。尽管这些目标密切相关，并可以在一次演练中同时实现，但是确定演练的优先目标非常重要，因为这涉及演练方案的设计。如果演练的目标是培训，当演练过程中参演人员对问题作出了错误的反应，主持人即可以停止进一步的讨论并帮助参演人员重新思考现有问题。如果演练的目标是评估，主持人的参与并重新引导就会导致评估结果出现偏倚。进一步来讲，如果演练旨在增进参演机构之间的关系，主持人的干预可能会降低人们之间的信任感。

2. 演练的场景设计尽量真实 在场景设计中，假想中的事故或灾难必须具有现实发生的可能性，还必须注意事故发展的合理性，尽可能设想合乎情理的事故触发条件，使场景的发展演化具有真实可信性。同时，应该考虑到事故场景设计的典型代表性，这样设计的场景进行桌面推演才会具有普遍指导意义。切忌牵强附会、生搬硬套，否则不仅不能达到验证应急预案可行性的目的，还会导致参演人员不能认真对待演练。

理想的桌面演练设计是在演练目标与资源的可及性之间找到平衡点。理想的平衡点是，确保演练真实性的同时尽量减少由虚拟演练场景带来的注意力分散。如果场景设置未能充分考虑当地的实际情况，将会迫使参演人员回避正常程序。即使是一个很小的设计错误，比如使用过往的医院名字或者某一疾病发生的时间进程与流行病学不相符，也会降低演练的可信度，同时干扰演练的正常进行。

3. 桌面演练的设计应围绕问题，而不是场景 一个切实可行的演练场景有助于桌面演练的顺利实施，但是这并不能确保参演人员解决地方应急需求以及很多重要问题。卫生应急演练的场景设计需要涵盖流行病学或环境调查、干预、部门内以及部门之间的沟通、与政府官员和大众的沟通，将这一系列的任务引入演练的场景中，会出现待检验的演练能力与演练目标不一致的情况。另外，不同利益相关者期望通过演练解决不同的问题。因此，非常有必要在利益相关者之间就优先问题领域达成一致，并围绕问题领域设计场景。

例如以往设计的人禽流感应急演练中，不可能在一次演练的一个单一场景中演练所有的人禽流感应对计划，在演练设计的首次碰头会上，工作组人员与地方的相关卫生人员共同商讨演练中需要解决的问题领域。这些问题领域包括：疾病监测、医疗救援能力、非药物性疾病控制以及抗病毒治疗。随后，依据这些问题领域设计演练场景和待决策的讨论点，并基于具体的演练目标设计主持人指南。

4. 在有限的时间内依据问题讨论点作出决策　如果一项演练未能充分设计和实施围绕问题讨论点的决策选择，将会导致演练缺乏焦点，参演人员质疑演练实施的目标。因此，演练设计需充分考虑关键问题领域并在某一时间点设计讨论点，让参与人员作出具体决策，相关演练设计是非常重要的。例如，在一次模拟天花暴发的桌面演练中，向参演人员提出问题"学校在此时是否需要关闭"，在有限的时间内，参演人员需要讨论并作出决策。主持人要确保随着演练场景的展开，所有问题点都得到深入讨论，并收集参演人员的决策信息。

5. 桌面演练参演人员的选择　依据演练的目的和目标，桌面演练可以邀请相关人员参演。尽管邀请人员越多，演练越具有真实性，但是仍需要权衡管理大量人员的成本以及潜在的负面影响。例如：参演人员是否能充分讨论并提供对于问题的真实想法取决于参演人员的组成。这种限制可能会阻碍演练的进程及演练目标的实现。

本章小结

本章在系统阐述卫生应急管理技术的相关概念、分类、特点、作用以及全球信息化背景下突发事件公共卫生应急管理技术发展趋势的基础上，以流程化和可操作化的形式详细阐述了卫生应急管理预防与准备阶段的关键技术——突发事件卫生应急预案编制工作的通用程序以及如何设计、实施、评估桌面演练，解析开展桌面演练的关键点，推动实现卫生应急管理基本理论知识向操作性技能的转化。

思考题

1. 简述卫生应急预案编制工作的程序。
2. 简述预案实施环境分析的流程和内容。
3. 如何设计并形成桌面演练方案？
4. 请同学们分成四组，任选以下情境为你所在学校编制应急预案：①呼吸道传染性疾病暴发；②食物中毒；③校园运动会中的踩踏事故；④校园暴力事件。并基于上述预案设计演练方案、开展桌面演练。

（宁　宁）

第十七章　卫生应急处置技术

突发公共卫生事件不断涌现而进入公众视野，逐步呈现常态化趋势，因此，如何提升高效处置突发公共卫生事件的专业技术能力越来越受到各方的高度关注。应急处置技术（emergency response skills）应运而生，日益成为科学、高效应对紧急情况，掌握主动、提升应急处置效果的关键利器。

与上一章的卫生应急管理技术相似，本章讲述的卫生应急处置技术也属于应急技术范畴，二者都强调实操性，区别在于前者侧重于应急管理的计划、组织、指挥、协调、资源配置等活动，更强调运用"决策""管理"和"调配"等管理手段与技巧；后者则更强调在具体"处置""做""执行"中运用专业技术手段解决事件关键环节、情景、问题处理过程中所需的具体操作技术和实施工具。通过本章的学习，应能够掌握卫生应急处置重点技术，扎实地转化为自身能力，以胜任卫生应急事件的应对与处置要求。

第一节　卫生应急处置技术概述

根据国家突发公共卫生事件监测报告及中国卫生应急管理报告，卫生应急事件中最常见的是传染病，发生例数占报告事件数的八成以上；其次是食物中毒，也有近一成的报告占比；再次是环境因素事件，包括环境污染等。核污染事件尽管在卫生应急工作中发生频率较低，却因其一旦发生对整个经济、社会生活及人群健康会产生极为严重的破坏性影响，迫切需要关注及应对。上述卫生应急事件往往都以不明原因疾病出现，通常需要综合运用现场流行病学调查、实验室检测分析技术、临床的诊断与鉴别诊断等多种技术，才能最后明确并锁定具体的某类卫生应急事件。由于卫生应急事件具有发病急、进程快、影响大、后果严重、舆论关注度高等特点，熟悉和掌握卫生应急处置关键技术对预防、减缓、控制事件的发生、发展和转归往往具有重要甚至决定性的作用。

一、卫生应急处置技术的概念

卫生应急处置技术是指整合医学、公共卫生与预防医学等专业知识原理和实践经验，指导突发公共卫生事件科学防控与高效处置的一系列通用技术、处置流程和方法、规范工具、操作指南等方法和手段的总称。它是助力事件侦破、问题破解、快速响应、高效处置的关键技巧和手段。其核心目标是通过科学、有效的技术措施和手段，尽早控制和消除突发公共卫生事件带来的健康危害，保护公众健康，减少社会经济损失。包括现场流行病学调查技术、采样技术、事件接报处理技术、个人防护技术、事件诊断鉴别技术、预警分析报告技术、风险沟通技术、病原实验室分析与检测技术等众多通用技术和不同事件场景处置技术。

不同类别应急处置技术实际操作过程中会因各种突发公共卫生事件的特殊性而存在一些差异，比如传染病的应急处置还包括病毒分离技术、核酸检测技术、传染病监测及预警技术；核污染事件的应急处置还包括核辐射隔离技术、检伤分类技术、现场医学救援技术、受照人员剂量估算技术等。在面对各种突发公共卫生事件时，不仅需要考虑通用的应急处置技术，还需要结合事件本身发展演化的特殊性进行思考，从而更从容地应对与处置。

卫生应急处置技术不仅包括提升突发公共卫生事件总体应对的通用技术，还包括伴随公共卫生事件发生、进展及结束全生命周期核心处置场景、重点处置环节所需的关键技术。以自然灾害的卫生应急处置为例，初期阶段的灾害监测报告技术、现场流行病学调查技术、采样检验检测技术、灾害风险评估技术等，进展阶段的个人防护技术、现场控制技术、医学救援技术、灾害风险沟通技术等，终止阶段的灾后恢复技术等，均属于卫生应急处置技术。

技术的突破与发展是提高突发公共卫生事件应急水平的关键途径。随着云计算、大数据、人工智能以及物联网等技术的兴起，卫生应急处置技术的信息化、智能化已成为普遍发展趋势。比如针对传染病监测预警工作，建立起智慧化预警多点触发机制和多渠道监测预警机制。上述创新机制的实现无不需要创新技术的支撑，因此，亟待在基本通用技术发展出各种场景推荐技术的基础上，进一步挖掘和创新更多的大数据、人工智能（artificial intelligence，AI）驱动的智能化前沿技术和工具。比如基于大数据的卫生应急信息智能化预警平台（详见第十四章）、人工智能采样机器人。尽管新技术仍面临诸多风险与挑战，但以健康大数据为基础的卫生应急处置技术的发展与实践势不可挡。

二、卫生应急处置通用性技术与要点

卫生应急处置通用性技术指各类卫生应急事件的处置过程均涉及的技术，最主要的通用性技术包括调查技术、控制技术以及个人防护技术等。

（一）调查技术

主要指现场流行病学调查技术。现场流行病学调查（field epidemiological investigation，简称流调）包括个案调查与聚集性调查两种形式。个案调查往往包含在聚集性调查中，因此掌握聚集性调查是学习现场流行病学调查的主要任务。

1. 现场流行病学调查的主要技术环节 现场流行病学调查除组织准备外，还包括以下 9 个关键技术环节。

（1）诊断核实：目的在于排除误诊与实验室检测错误，主要采用访视病例、查阅医疗记录与核实实验室检测结果等方法。

（2）确定暴发或流行的存在：可以通过比较观察到的病例数量与基线数据，判断前者是否超过既往的正常水平。但需要排除导致报告增加的任何因素，包括人为原因（如报告制度改变、监测系统调整等）与医疗机构诊断方法和标准的改变等。

（3）建立病例定义：该环节的四项要素是临床和 / 或实验室信息、职业特征、地点 / 位置信息及具体时间。病例定义应坚持简单、易用与客观的原则，可以分为疑似、可能（临床诊断）与实验室确诊病例三个层次。

（4）核实病例并计算病例数：目标是努力找到所有可能病例，排除非病例。可以通过建立病例定义，利用多种信息源，进行系统搜索，列出病例清单。

（5）描述性分析：往往通过流行曲线、标点地图及患者特征分析提出假设。

（6）建立并检验假设：该环节综合分析临床、实验室及流行病学特征，假设可能的暴露因素，找出致病危险因素，旨在描述并解释相关问题。假设应包含病原学病因和流行病学病因（危险因素来源、传播方式和载体、特殊暴露因素和高危人群）。假设应具备合理性、被调查事实所支持、能解释大多数病例等特征。建立假设的过程应注意现场观察，始终保持开放思维，请教相关领域和专业的专家。

（7）实施控制措施：主要是去除暴露源、减少与暴露原因的接触、防止进一步暴露以及保护危险人群,旨在终止暴发或流行。一般现场调查过程中调查与控制处置应同时进行。

（8）完善现场调查：主要是开展补充调查,包括进一步完善调查方案、提高病例诊断的准确性以及复访。

（9）调查报告：一般包括记录调查情况、结果及建议几部分。分初步、进程与总结技术报告三类,一般包含暴发或流行的总体情况描述、引起暴发或流行的主要原因、采取的控制措施及效果评价、应吸取的经验教训以及对今后的工作建议等内容。

现场流行病学调查应注意灵活性原则,可以根据实际情况适当调整步骤。

2. 现场流行病学调查方法 现场流行病学调查方法除了常规的小组访谈、电话调查与个人访谈三种外,随着电子技术、信息技术、网络技术日新月异,产生了电子信息采集器调查法。

电子信息采集器（简称采集器）调查法基于 Android 系统,以平板电脑为载体,利用 Web 网络或基于 GIS 技术或具有全球定位系统（global position system,GPS）功能的掌上电脑（personal digital assistant,PDA）开展调查,集信息采集与统计分析于一体,实现了在无网络传输条件下,进行流行病学调查表信息的录入、汇总及统计分析。被调查者可手写电子签名,保证数据的真实可靠;可进行视频采集,结构化管理便于调阅;可将录入数据导出到 Excel 表格或者 Word 文档中,便于进一步统计分析等。采集器中还存储了常见疾病知识、案例知识、消毒知识、毒物知识、专家资料等知识,并可定期更新。

采集器甚至融合了互联网智能电话、语音识别、自然语言处理等先进的人工智能技术。互联网智能电话能够方便流调员通过电脑、耳麦进行流调访谈,解放双手,边访谈边记录。系统呼出的电话统一标识为"×× 疾控中心"来电,以短信形式提醒市民安心接听电话,提升对流调工作的配合度。把语音识别、自然语言处理等人工智能技术应用在流调访谈中,访谈内容自动生成文本,还能智能识别提取核心信息,自动填写流调表单。流调访谈完成后,系统即可基于标准化模板,自动导出个案核心信息表、重点场所一览表、密切接触者/密切接触者的密切接触者（简称密接的密接）一览表、初步流调报告。

（二）控制技术

主要是针对可疑传染源、污染源以及可能污染的食物、水源、放射源的控制。可通过系列控制技术的开发实现对各类突发事件关键控制结构、控制点、控制流程、控制工具、控制标准和控制规范的系统集成和方法学提炼,实现事件处置和应对过程的科学化、系统化、规范化、标准化和可操作化目标。针对可疑传染源,可以根据流行病的传染源、传播途径、易感人群三要素分别加以控制。可疑传染源控制结构流程图如图 17-1 所示。

针对食物中毒,除了停止食用中毒食品、采集患者标本并及时送检、对患者进行急救治疗（主要包括催吐、洗胃、清肠）、对症治疗、特殊治疗外,还包括对中毒食品的控制处理:①保护现场,封存中毒食品或疑似中毒食品;②追回售出的中毒食品或疑似中毒食品;③对中毒食品进行无害化处理或销毁;④根据中毒食品的不同,由相应技术部门对中毒场所采取相应的消毒处理。

针对水污染事件,应采取以下措施:①向供水单位下达法律文书《强制控制决定书》,在保证卫生、安全地为居民临时供水的基础上有序停止供水;②清除污染源;③在启用供水设施（如水箱、管道等）前,对其进行彻底的清洗和消毒,漂白粉投加量按水箱水量以 25~50mg/L 有效氯计算,以及做好居民卫生知识宣传,教育居民不喝生水,增强居民自我保护意识。普查疫区暴露人员,每日巡诊,及时发现新病例,对重症病例建议及时到医院就诊治疗,及时做好疫情登记和报告。

对生物性污染严重的疫区,可对易感人群开展伤寒疫苗等预防中、长潜伏期传染病的应急接种。

针对不明原因疾病,一般分为无传染性与有传染性不明原因疾病两类,现场控制方式各异,其现场控制结构流程图如图 17-2 所示。

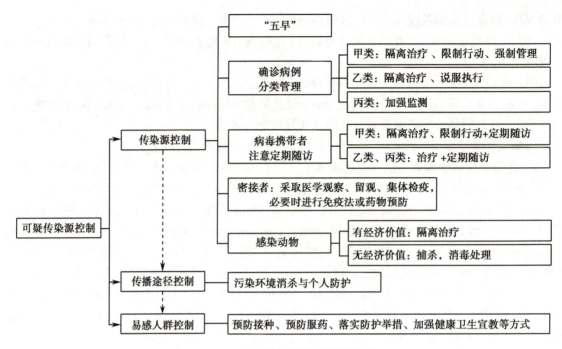

图17-1 可疑传染源控制结构流程图

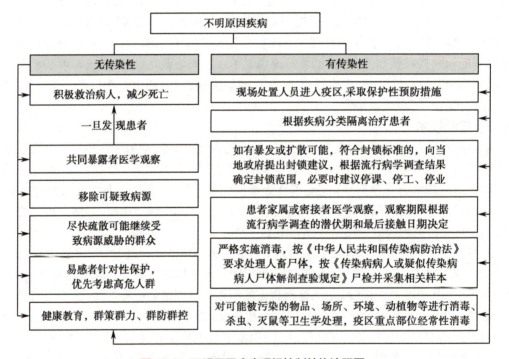

图17-2 不明原因疾病现场控制结构流程图

针对放射性污染物，其现场控制关键步骤流程如下：

1. 迅速开展检测，划定放射性污染控制区域，切断一切可能扩大污染范围的环节，严防对水源、食物及禽畜的污染。

2. 地面、台面、墙面及设备放射性污染，要迅速确定其污染的核素、活度、范围、水平，在采取有效个人防护措施的基础上清除污染，污染现场放射性活度尚未达到4Bq/cm² 以下时不得解除封锁。

3. 隔离污染区，禁止无关人员和车辆随意出入现场。使用路障或用明显线条标记出边界及污染程度。除划定污染区，还应划设缓冲区与清洁区，确保清洁区不受放射性污染。

4. 进入污染区必须穿戴个人防护用具，从污染区出来必须进行监测，凡是受到污染的必须进行去污。

5. 产生的放射性固体和液体废物不得随意排放和丢弃。

（三）个人防护技术

个人防护技术（personal protective skills）是指在面对突发公共卫生事件时，为防止自身或他人受到各类健康风险和危害影响，个人所采取的各种防护措施和技术手段的总称。风险来源不同个人防护技术也有所不同。

在群体性不明原因疾病的处置早期，需要根据疾病的临床特点、流行病学特征以及实验室检测结果，鉴别有无传染性、确定危害程度和范围等，对可能的原因进行判断，以便采取相应的防护措施。对于原因尚难判断的情况，应该由现场的疾控专家根据其可能的危害水平决定防护等级。

一般来说，在群体性不明原因疾病的处置初期，如危害因素不明或其浓度、存在方式不详，应按照类似事件最严重性质的要求选用相应防护性能等级的防护服进行防护。防护服应为衣裤连体，具有高效的液体阻隔（防化学物）性能，过滤效率高、防静电性能好。一旦明确病因，应按相应的事件性质选用性能等级相适的防护服。防护服由上衣、裤、帽等组成，按其防护性能可分为四级：A级防护能对周围环境中的气体与液体提供最完善的保护；B级防护适用于环境中的有毒气体（或蒸汽）或其他物质对皮肤危害不严重时；C级防护适用于低浓度污染环境或现场支持作业区域；D级防护适用于现场支持性作业人员。其他不同传染源、污染源、放射源等的防护可以参照执行。

针对传染源，特别是传染性疾病，个人防护技术主要是建立标准预防（standard precaution）理念。包括手卫生，根据预期可能的暴露选用手套、隔离衣、口罩、护目镜或防护面屏等，以及安全注射，也包括采取恰当的措施处理患者环境中污染的物品和医疗器械。

针对放射源，所有进入事故现场的应急响应人员必须服用稳定性碘制剂、佩戴个人剂量监测仪、穿着防护服装，尽可能地避免过量照射。此外，要对人员呼吸道和体表进行防护，当隐蔽及撤离开始时，可使用帽子、头巾、雨衣等简易用品进行防护，同时要防止将放射性污染扩散到未受污染的地区，对已受到或可能受到放射性污染的人员进行水淋浴，并将受污染的衣服、鞋、帽等脱下存放，以备专门的监测或处理。

针对有毒气体，进入现场必须使用自给式空气呼吸器（SCBA）和A级防护服，并佩戴有毒气体报警器；有毒气体泄漏周边区域，须选用可防有毒气体和至少P2级别颗粒物的全面型呼吸防护器（GB 2890—2022《呼吸防护 自吸过滤式防毒面具》），并佩戴有毒气体报警器，穿戴C级防护服、化学橡胶手套和化学防护靴；井下、池底、坑道、仓、罐内作业时，必须系好安全带（绳），并携带通信工具。

第二节　不明原因疾病应急处置技术

不明原因疾病（diseases of unknown etiology）往往因其起病急、频发、人数多、病因不明，但临床表现相似、发病人群聚集、流行病学关联以及健康损害严重的特点而备受关注，又称为群体性不明原因疾病（mass diseases outbreaks of unknown etiology）。群体性不明原因疾病是指一定时间内（通常指2周内），在某个相对集中的区域（如同一个医疗机构、自然村、社区、建筑工地、学校等集体单位）内同时或者相继出现3例及以上相同临床表现，经县级及以上医院组织专家会诊，不能诊断或解释病因，有重症病例或死亡病例发生的疾病。这类疾病可能是传染病（包括新发传染病）、中毒或其他未知因素引起的疾病。突发公共卫生事件中群体性不明原因疾病占有较大比例，甚至有不少不明原因疾病尚未查明原因就淡出了人群视野。鉴于不明原因疾病的上述特点，有必要掌握其应急处置技术，以备不时之需。

一、群体性不明原因疾病事件应急处置流程

群体性不明原因疾病事件应急处置流程如图 17-3 所示。包括事件分级、流行病学调查、现场控制、监测、信息收集和宣教等环节，其中事件分级、边调查边处置为关键控制点。

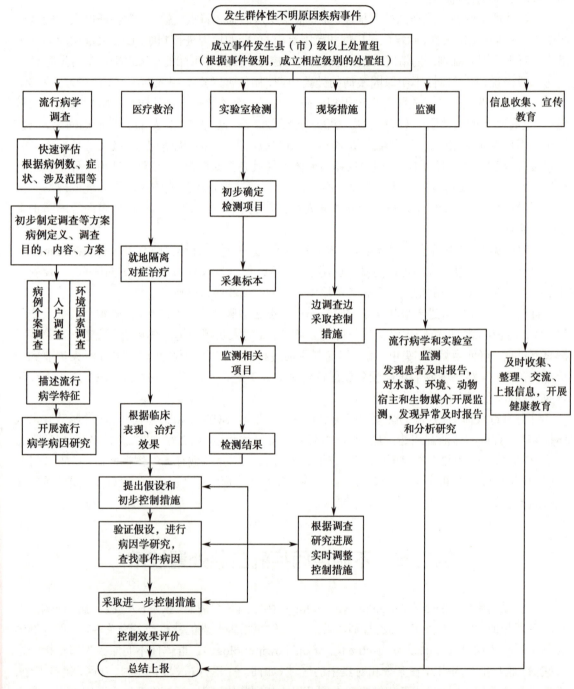

图 17-3 群体性不明原因疾病事件应急处置流程图

二、群体性不明原因疾病事件应急处置关键控制点

（一）事件分级

群体性不明原因疾病是群体性不明原因事件的重要表现形式。当发生群体性不明原因事件时，首先应对事件分级，通常根据影响范围、严重程度大小将事件分为Ⅰ、Ⅱ、Ⅲ三级，如图 17-4 所示。

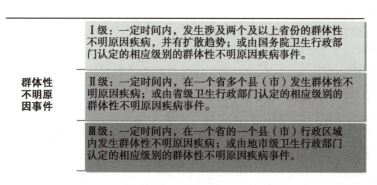

群体性不明原因事件

Ⅰ级：一定时间内，发生涉及两个及以上省份的群体性不明原因疾病，并有扩散趋势；或由国务院卫生行政部门认定的相应级别的群体性不明原因疾病事件。

Ⅱ级：一定时间内，在一个省多个县（市）发生群体性不明原因疾病；或由省级卫生行政部门认定的相应级别的群体性不明原因疾病事件。

Ⅲ级：一定时间内，在一个省的一个县（市）行政区域内发生群体性不明原因疾病；或由地市级卫生行政部门认定的相应级别的群体性不明原因疾病事件。

图17-4　群体性不明原因事件分级

（二）边调查边处置

不明原因疾病的应急处置，边调查边处置是关键。鉴于不明原因疾病病因不明但情况紧急、损害严重的特点，不允许病因明确之后再处置，而只能查找病因与应急处置同步进行。

1. 调查　调查就是查找不明原因疾病的病因，也称为查因。尽管不明原因疾病往往原因尚不明确，但查因旨在准确有效地进行处置，其出发点是正确的。群体性不明原因疾病发生后，应率先根据已经掌握的情况，尽快组织力量开展调查，分析、查找病因。

一般地，第一步是分析事件的性质，定性或假设该事件是传染性疾病还是非传染性疾病事件、是中毒还是投毒事件。基本分析思路如下：首先考虑常见病、多发病，再考虑少见病、罕见病，最后考虑新出现的疾病。还要考虑是传染性疾病还是非传染性疾病，是中毒事件还是非中毒事件。如果初步判定是化学中毒，首先考虑常见的毒物，再考虑少见毒物。然后通过流行病学调查、临床症状分析和实验室检测查因三要素来查明事件的原因。

查因流程图如图 17-5 所示。

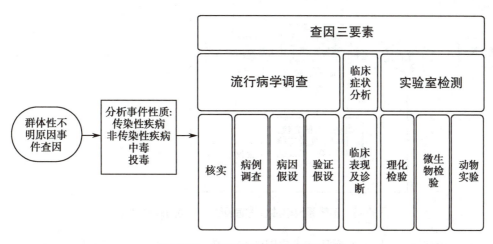

图17-5　不明原因事件查因流程图

（1）流行病学调查：参见本章第一节调查技术相关内容，但还需要考虑不明原因疾病事件的特殊性。以不明原因传染性疾病暴发事件为例，主要涉及核实、病例调查等环节。

1）核实：接到报告后应立即派出专业人员（包括流行病学或卫生学、临床、检验等专业人员）通过访谈相关人员（医生、患者、家属等）及现场查看等方式对不明原因疾病进行初步核实。必要时当地公安部门应提供协助。核实内容主要包括：病例的临床特征、诊断、治疗方法和效果；发病时间、经过和特点；发病数、死亡数及患者的生活习惯和就餐史等。

根据核实结果进行综合分析，初步判断群体性不明原因疾病是否存在，若确认疫情存在，应对群体性不明原因疾病的性质、规模、种类、严重程度、高危人群、发展阶段和趋势进行初步判断，制定初步的调查方案和控制措施。

2）病例调查

病例搜索：根据病例定义，在一定时间、范围内搜索类似病例，包括确诊病例、疑似病例、密切接触者、密接的密接等，并经当地公安部门协助，开展个案调查、入户调查和社区调查。调查表、调查内容、调查方法等由疾控部门统一设计，调查人员统一培训。必要时招募具备医学、流行病学、预防医学、公共卫生学等背景的医学生、离退休人员等充实调查队伍。

初步分析：统计病例的发病数、死亡数、病死率、病程等指标，描述病例的三间分布及特征，进行关联性分析。

不明原因事件查找病因线索与病因假设的流程如图 17-6 所示。

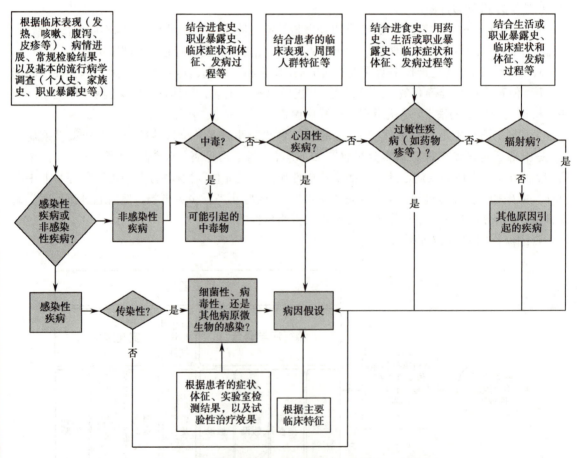

图 17-6　不明原因事件查找病因线索与病因假设流程图

（2）临床症状分析：临床表现是查找病因的重要基本资料，可通过访谈就诊医生、查看患者、接诊记录、病历档案获取。根据患者的发病时间、临床症状、体征、药物治疗效果及医生的诊断结论，作出初步判断。

（3）实验室检测：实验室检测包括理化检验、微生物检验和动物实验。囿于篇幅，可参考相关专业书籍。

2. 处置　这里的处置指的就是现场控制。需要根据疾病的传染源或危害源、传播或危害途径以及疾病的特征来确定处置措施。随着调查的深入，同时根据处置措施效果的评价结果，不断修正、补充和完善处置策略与措施，力求最大限度地降低不明原因疾病的危害。现场处置措施因不明原因疾病是否具有传染性而异，具体参见本章第一节相关内容。

一旦明确病因，即按照相关疾病的处置规范开展工作，暂时无规范可循的，应尽快组织人员制定。

第三节　食物中毒应急处置技术

食物中毒（food poisoning）指食用了被有毒有害物质污染的食品或者食用了含有毒有害物质的食品后出现的急性、亚急性疾病，属于食品安全事故范畴。食物中毒所致的疾病被称为食源性疾病。食品安全事故（food safety accidents）指源于食品，对人体健康有危害或者可能有危害的事故。食源性疾病（food-borne disease）指通过摄食而进入人体的有毒有害物质（包括生物性病原体）等致病因子所造成的疾病。一般可分为感染性和中毒性两类。引起食物中毒的食品，根据发生原因可以分为细菌性（分感染型和毒素型两类）、真菌性、动物性、植物性、化学性。

按食品安全事故的性质、危害程度高低和涉及范围大小，将食品安全事故分为Ⅰ、Ⅱ、Ⅲ、Ⅳ四级（表17-1），食物中毒可依此类推。

表17-1　食品安全事故分级

事故分级	事故情形
特别重大食品安全事故（Ⅰ级）	事故对两个以上省份造成特别严重健康损害后果或严重威胁，或经评估认为事故危害特别严重，并有进一步扩散趋势的；1起事故造成30人（含）以上死亡病例的；超出事发地省级人民政府处置能力水平的；发生跨境、跨国食品安全事故，造成特别严重社会影响的；国务院认为需要由国务院或国务院授权有关部门负责处置的；国务院认定的其他特别重大（Ⅰ级）食品安全事故
重大食品安全事故（Ⅱ级）	事故影响范围涉及省内两个以上设区市（地）级行政区且扩散性较强，造成或经评估认为可能造成社会公众健康严重损害的食物中毒或食源性疾病的；发现在中国首次出现的新的污染物引起的食源性疾病，造成严重健康损害后果，并有扩散趋势的；1起事故造成伤害人数100人（含）以上，并出现死亡病例的；造成10人（含）以上，29人（含）以下死亡病例的；省人民政府认定的其他重大（Ⅱ级）食品安全事故
较大食品安全事故（Ⅲ级）	事故影响范围涉及设区市级行政区域内2个以上县级行政区域，并有一定扩散趋势，已造成严重健康损害后果或给人民群众饮食安全带来严重危害的；1起事故造成伤害人数100人（含）以上，或者出现死亡病例的；市（地）级以上人民政府认定的其他较大（Ⅲ级）食品安全事故
一般食品安全事故（Ⅳ级）	事故影响范围涉及区级行政区域内2个以上社区或县级行政区域内2个以上乡镇，给公众饮食安全带来严重危害的；存在健康损害的污染食品，已造成严重健康损害后果的；1起事故造成伤害人数在99人（含）以下，30人（含）以上，且未出现死亡病例的；县级（或区级）以上人民政府认定的其他一般（Ⅳ级）食品安全事故

食物是包括人在内的生物个体的日常所需，食物中毒事件时有发生，因此掌握食物中毒应急处置技术显得更加必要。

一、食物中毒应急处置流程

食物中毒应急处置流程如图17-7所示。包括应急准备、信息接报、现场调查、控制处理、事件终止、食物中毒事件的评估与分析等环节，其中应急准备、现场调查、食物中毒事件的评估与分析是关键。

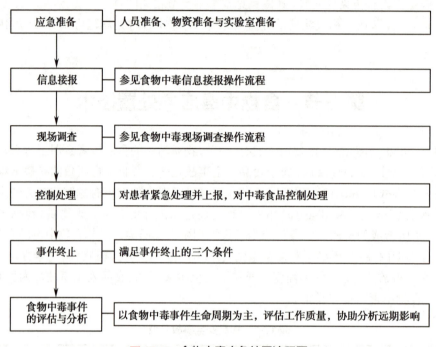

图17-7　食物中毒应急处置流程图

二、食物中毒应急处置关键控制点

一般来说，患者救治、可疑食物的推断与控制是食物中毒应急处置的关键控制点。

（一）患者救治

医疗机构是患者救治的主体。疾控人员将现场调查、初步假设得出的事故危害因素性质和现场快速检测结果提供给医疗机构，协助对患者进行救治和处置。

（二）可疑食物的推断

可疑食物的推断，即食物中毒判定与原因确定，是食物中毒应急处置的核心工作。前者判定的主要依据包括：①流行病学调查资料；②患者的潜伏期和特有的临床表现；③必要时由三名副主任医师以上，从事食品安全相关工作的专家进行判定。后者应尽可能有实验室诊断资料，由食品安全事故调查机构根据流行病学调查资料、临床表现及相关诊断标准、法规确定。

1. 流行病学结果推断　确定可疑食物与该起事故的因果关系，包括因果关系判定、危害因素分析及污染途径分析。

（1）因果关系判定：因果关系的判定标准包括确定关联的时间顺序、关联的强度以及排除混杂因素三方面。

通过统计分析，排除混杂，初步确定中毒食物。下一步结合危害因素调查和实验室检测结果进一步对可疑食物进行排查，得到结论。

（2）危害因素分析：分析引起食物中毒的原因。往往按常见原因到罕见原因的思路分析排查，即细菌性原因、化学性原因、动物性原因、植物性原因，以及真菌毒素（表17-2）。

表17-2 食物中毒的原因

食物中毒类型	引起食物中毒的原因
细菌性食物中毒	1. 生熟交叉污染。如熟食品被生的食品原料污染，或被与生的食品原料接触过的表面（如容器、手、操作台等）污染 2. 食品贮存不当。如熟食品被长时间存放在10~60℃之间的温度条件下（在此温度下的存放时间应小于2小时），或易腐原料、半成品食品在不适合的温度下长时间贮存 3. 食品未烧熟煮透。如食品烧制时间不足、烹调前未彻底解冻等原因使食品加工时中心温度未达到70℃ 4. 从业人员带菌污染食品。从业人员患有传染病或是带菌者，操作时通过手部接触等方式污染食品 5. 经长时间贮存的食品食用前未彻底加热至中心温度70℃以上 6. 进食未经加热处理的生食品
化学性食物中毒	1. 作为食品原料的食用农产品在种植养殖过程或生长环境中，受到化学性有毒有害物质污染，如蔬菜中的农药、猪肝中的瘦肉精等 2. 误食被有毒有害的化学物质污染的食品；因添加非食品级的或伪造的或禁止使用的食品添加剂、营养强化剂，以及超量使用食品添加剂而导致的食品安全事故；因贮藏等原因，造成营养素发生化学变化的食品，如油脂酸败造成中毒；食品在加工过程中受到化学性有毒有害物质的污染；误食有毒有害化学物质，如误将亚硝酸盐当作食盐使用
动物性食物中毒	将天然含有有毒成分的动物或动物的某一部分当作食品，误食引起中毒反应；食用在一定条件下产生了大量有毒成分的动物性食品
植物性食物中毒	将天然含有有毒成分的植物或其加工制品当作食品引起的食品安全事故；在食品的加工过程中，将未能破坏或除去有毒成分的植物当作食品食用；在一定条件下，不当食用含有大量有毒成分的植物性食品造成的中毒
真菌毒素中毒	中毒发生主要通过食用被真菌污染的食品，用一般的烹调方法加热处理不能破坏食品中的真菌毒素；也有通过食用有毒野生菌菇而发生的中毒；更有甚者，通过接触或吸入感染中毒，通常是接触被污染的物体表面或通过人际传播，真菌生存于人类皮肤、直肠或口腔等特定区域（这一过程被称为"无症状定植"），可能进入血液或伤口，导致严重的侵入性感染，或者以孢子的形式被吸入呼吸道进而肺部定植引起感染

（3）污染途径分析：可以对可疑食物加工制作场所、各种配料、影响污染物增加（包括病原体生长繁殖）的周围环境条件以及患者个体因素进行分析，以明确可能的污染途径，判断事故原因。

1）食品企业的卫生学分析：对食品企业可疑食物加工制作场所的分析，重点应围绕污染来源和污染方式，以及食品加工期间使食品中污染物含量增多的各种因素，通过调查应确定引起该起暴发事件的具体原因，并指出控制污染的关键环节及其控制措施，以防止今后再次发生类似事件。

2）对现场可能污染来源的分析：各种配料也可能成为污染物的最初来源，应确定每种配料中污染物的含量。

3）对影响病原体生长繁殖因素的分析：除了追查污染来源，影响食物中毒事故中污染物含量的周围环境条件也应当调查确定。通过仔细认真地询问食品加工制作人员、检测食品加工过程中的温度、检查存放食品的设备和进行某些研究，以确定食品在加工和储存期间时间 - 温度的相互关系及其作用。另外还应考虑冷冻、解冻、烹饪或加热工艺、保温和冷藏、冷却、重新加热及其他食品加工步骤所涉及的时间 - 温度的相互作用。

4）其他因素分析：分析食物中毒事故原因时，要充分考虑到患者的个体因素，从而准确地判断出事故原因。

2. 临床症状及检测结果推断　根据临床症状及出现的时间顺序绘制表 17-3 和表 17-4，以污染物特有的临床表现对患者进行确诊及治疗指导。

表 17-3　急性中毒病例的临床症状体征表

症状	例数	百分比 /%
恶心		
呕吐		
头痛		
头晕		
腹痛		
腹泻		
口唇及皮肤发绀		
呼吸困难		
乏力		
轻度意识障碍		
抽搐		
胸闷、耳鸣、手足发凉		
发热		

表 17-4　急性中毒病例发病时间表

发病时间 /min	病例数	百分比 /%
0~10		
>10~30		
>30~60		
……		

注：发病时间的间隔根据具体事件设定。

3. 推断原则　食物中毒事故的诊断标准主要以流行病学调查资料、患者的潜伏期和事故的特有表现为依据，实验室诊断是为了确定食物中毒事故的病因而进行的。

（1）食物中毒事故的患者在相近的时间内均食用过某种共同的中毒食品，未食用者不中毒。停止食用中毒食品后，发病很快停止。

（2）潜伏期较短，发病急剧，病程亦较短。

（3）所有中毒患者的临床表现基本相似。

（4）一般无人与人之间的直接传染。

（5）食物中毒事故的确定应尽可能有实验室诊断资料，由于采样不及时或已用药或其他技术、学术上的原因而未能取得实验室诊断资料时，可判定为不明原因食物中毒事故，必要时可由三名副主任医师以上的食品卫生专家进行评定。

4. 食物中毒事件的评估与分析　由卫生行政部门组织专家组及相关人员对食物中毒事件进行认真评估与分析，主要目的是：评估该起事件处置全过程的工作质量，总结经验，查找问题，提高综合技术能力；协助当地政府分析该起事件对当地人群、环境及社会其他方面的远期影响。

食物中毒事件的评估分析以食物中毒事件的生命周期为主，对事件的准备、开始、发展和结束各阶段的工作情况进行评估分析，特别是综合处置能力，如物资储备、技术储备、疫情接报、调查处置、快速检测、实验室条件等。

（三）可疑食物的控制

对可疑食物采取的控制措施可参见本章第一节相关内容，主要为封存可疑食物、原料；封存食物用工具、用具，并责令清洗消毒；查封相关生产经营场所；责令回收已售出的造成或可能造成危害的可疑食物。需要注意的是，应依法依规使用行政控制决定书，而非证据登记保存决定书或行政强制决定书。行政控制决定书应明确控制时间（一般为 15 日内）、控制物品（要写明名称、数量）、控制地点、控制方式（如封存）及控制理由（注意不能过于简单，如仅以群众举报称食用后出现食物中毒症状为理由，应写明具体年月日、具体单位人员、具体食用时间及具体症状，如 ×××× 年 ×× 月 ×× 日 ×× 单位 ×× 人食用供应的午餐后陆续出现腹泻和腹痛等症状）。具体因该食物的来源而异。

1. 与饮食服务企业或家庭加工有关 这种情况下一般从以下五个环节入手，操作时还应根据实际情况尽可能地全面实施，以提高控制效果。

（1）消费市场可疑食物的清除：对任何废弃的和被禁止销售的食物，都应进行样品采集，要求废弃或封存并停止供应可疑食物，同时保留样品以备检测，必要时可强制执行，同时明确封存期限，防止企业在调查完成之前销毁食物，并随时作好记录。

（2）清洗和消毒：确保彻底清洗和消毒相关场所，为保证效果可进行微生物学检验。

（3）食品生产制作工艺的改进：确保防止食物的进一步污染或食物中现存微生物的存活和繁殖，必要时改进工艺以降低风险，做好追踪监测，确保改进工艺得以实施并有效解决食品安全问题，特别应建立并实施危害分析与关键控制点（HACCP）系统或其他预防控制措施。

（4）菜单的修改：在控制措施落实到位之前要从菜单中消除可疑食物。

（5）有关饮食服务场所的查封：如果相关场所问题众多或业主不能或不愿立即采取纠正措施，应依法查封经营场所。只有在危险因素被根除并且检测结果表明问题已经解决时，才能重新营业。

2. 与加工者或生产者有关 这种情况下可疑食物可能分布于流通环节、零售商店或消费者家里，必要时从市场上消除可疑食物。从市场上清除可疑食物的目标是尽可能迅速而有效地清除。联系政府相关部门强制要求制造商召回相关食物，辖区内零售商主动下架问题产品，分销商主动扣留配送中的食物。注意保留产品来源和运输信息，以便溯源和跟进；确保可疑食物不再销售；落实召回食品的安全处置或销毁制度；信息公开，接受群众监督；提供必要补贴，既可以减轻召回的影响，又能够鼓励并促进召回要求的落实；实施多渠道监控，以确保食品彻底退市。对食品场所进行分类，有利于提高召回通告或其他资讯发布的针对性。

第四节 核污染应急处置技术

核污染（nuclear pollution）是核事故与放射事故的主要结果。核事故（nuclear accident）指任何或一系列来源相同的、引起核损害的事故。核事故是指涉及核设施的事故，尤其是涉及反应堆的事故，国际上把核设施内发生的有安全意义的事件分为七个等级，最低级别为 1 级，最高级别为 7 级。放射事故（radiation accident）是指放射性同位素丢失、被盗或者射线装置、放射性同位素失控而导致工作人员或者公众受到意外的、非自愿的异常照射，分为密封和非密封放射源事故。根据性质、严重程度、可控性和影响范围等因素，从重到轻分为特别重大辐射事故、重大辐射事故、较大辐射事故和一般辐射事故四个等级。放射事故的辐射源包括 X 射线装置、主要用于工业和医学的密封源[如钴-60(^{60}Co)、铯-137(^{137}Cs)、铱-192(^{192}Ir)辐射源]以及核医学和科学研究中使用的非密封源等。核事故与放射事故的类型包括辐射源、放射性材料、放射性污染严重物件的丢失或被盗、误置、遗弃;密封源或辐射装置的辐照室的进入失控;辐射源装置和辐射装置故障或误操作引起屏障丧失,或核燃料转换、浓缩过程中操作失误而发生临界事故;密封放射源或包容放射性物质的设备或容器泄漏;放射性物质从放射源与辐射技术应用设施中异常释放。核污染看似离我们很远,但核战争与核恐怖主义风险亦不能忽视。此外,随着"双碳"计划不断推进,清洁核能利用逐渐走进百姓家庭,各种自然灾害或人为操作失误引发或继发的核事故风险依然存在,而且既往历次核污染事件造成的影响也持续存在。因此,掌握核污染应急处置技术,做到未雨绸缪显得非常必要。

一、核污染应急处置流程

核污染应急处置流程(图17-8)包括应急响应启动、现场调查、现场处置、现场救援、食物和饮水检测、病史与现场样本采集、受照人员剂量估算与应急响应终止等环节,其中现场调查、现场处置、现场救援、食物和饮水检测、病史与现场样本采集以及受照人员剂量估算是关键控制点。

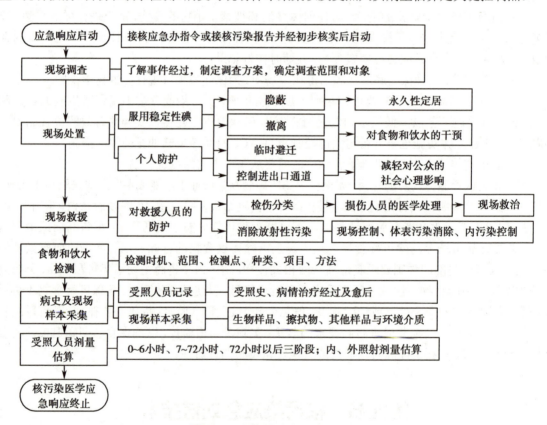

图17-8 核污染应急处置流程图

二、核污染应急处置关键控制点

结合核污染的特殊性,核污染应急处置存在特殊的关键控制点。

(一)现场调查

核污染事故发生时,应急机构相关人员赴现场了解事件经过,制定调查方案,确定调查范围和对象,实施现场调查。

在初步对受伤人员进行分类诊断和现场救护的基础上,对污染区及周围环境进行辐射监测,迅速了解污染程度及范围,以决定采取的对策;采集受照人员的血样和穿戴物件(如手表)等样品送实验室进行剂量测定,估算人员受照剂量,评价核污染事故对人员可能导致的辐射危害;采集饮用水和食品等样品,分析判定其放射性污染水平;确定干预水平、行动水平及应急照射水平;对人员采取防护措施,进行相应的医学处理。

经专家咨询、资料汇总分析,确定核污染放射性核素的种类和活度水平,估算出距事件发生中心点不同距离的辐射水平及危险程度、受照人员数量和受照剂量等,提出处置意见。

现场调查注意事项包括:听取详细汇报,要尽早安排能负责的领导、与事故有关部门的领导、对事故最清楚的人员参加会议;注意事故过程中各有关状态与报告的情况有无重大区别,如有无局部屏蔽物、受照方式、受照时间和受照人数、事故原因、目前存在的问题;落实有关受照剂量与医疗救治要解决的问题,如时间、现场配合、人员、仪器装备、样品采样等;看望受照者并进行积极救治,多倾听受照者诉说,给予安慰,适当注意科学宣传,以防造成不良影响;对报告提供的内容要随时进行科学判断,不清楚的要问清楚,必要时可提出组织调查的建议。

(二)现场处置

现场处置具体可包括以下环节。

1. 隐蔽 核污染事故发生时,在伴有持续时间较短的混合放射性核素释放到大气的早期阶段,居民有可能受到来自放射性烟羽和地面沉积的外照射,以及吸入(放射性碘和其他气溶胶)产生的内照射,需要居民进入建筑物隐蔽,隐蔽时间不超过 2 天,隐蔽效果取决于建筑物的屏蔽能力和通风换气性能。

2. 服用稳定性碘 若有放射性碘释放,当人群(所有年龄组)甲状腺可防止的待积吸收剂量可能达到 100mGy 时,采取服用稳定性碘来减少甲状腺对吸入和食入的放射性碘的吸收。在摄入放射性碘以前 6 小时到之后半小时内服用稳定性碘,成年人推荐用量为 100mg 碘化钾,儿童和婴儿用量应减少。服用稳定性碘可先于或和隐蔽、撤离同时进行。

3. 撤离 在不长于一周的时间内可防止的剂量为 50mSv 时,应要求人们从其住所、工作或休息的地方紧急撤离一段有限的时间,安置在学校及其他公共建筑物内暂住,以避免或减少短期照射。几天内撤离者可返回自己的住所,若时间超过一周,则要撤离到更好一些的居住设施内。

4. 个人防护 参见本章第一节相关内容。

5. 控制进出口通路 实施受放射性物质污染地区的人群隐蔽、撤离或避迁措施的同时,采取控制进出口通路的措施。

6. 临时避迁 在最初的 30 天内可能受到 30mSv、在随后的 30 天内可能受到 10mSv 照射时,可采用临时避迁措施。随着放射性衰变等原因,迁出地区的污染水平降低后,人员即可返回该地区。采取措施时间不长于 1 年。年辐射量在 20mSv 以上地区的居民应在一个月内撤离,其余地区应做好随时撤离的准备。

7. 永久性重新定居 对于某些地区长寿命放射性核素较多、剂量率下降较慢且剩余剂量较高的情况,当终身可防止 1Sv 照射时,应进行永久性重新定居。

8. 对食物和饮水的干预 食物和饮水中的放射性核素达到污染水平时,采取的干预措施包括:直接处理植物或土地;改用干净的饲料及对动物进行特殊处理;在出售前对食品进行处理;禁止销售受污染的食品;受污染的水,可用混凝、沉淀、过滤及离子交换等方法消除污染。

9. 减轻对公众的社会心理影响 防止或尽快减轻和消除对公众造成的社会心理影响的措施包括:加强对公众的宣传教育和有关人员的专业知识培训;重视舆论导向,各部门提供的有关信息必须一致,不可自相矛盾;认真贯彻公众参与干预措施行动的基本原则;事先做好必要的应急准备;加强与公众的沟通等,使公众了解实情,增强信心,变被动为主动。

（三）现场救援

遵循迅速有效、自救互救、先重后轻、保护抢救者和被救者的原则，参加现场救护的各类人员要穿戴防护衣具，必要时服用阻吸收和抗放药物。

1. 检伤分类 检伤分类（triage）即根据伤情对患者进行分类。遵循最大限度地挽救生命和最大限度地减少死亡的原则，追求人群的最大健康收益。首先进行辐射监测，分检有无放射性污染，快速观察伤情，询问受伤史，迅速分检出不同伤类和伤情，填写伤员登记表，然后送治。对危及生命的损伤（如外伤、出血、休克、烧伤等）进行优先处理。辨别放射性核素污染性质（内污染或/和外污染），立即进行特殊处理。早期临床症状是进行受照射人员分类和实施个体救治的重要依据之一。最重要的早期临床症状包括恶心、呕吐、腹泻、皮肤和黏膜红斑、颜面充血及腮腺肿大等。在全身或局部受照射的情况下，应根据表 17-5 所列临床症状来决定需要在哪一类医院治疗。

表 17-5　依据早期临床症状判定对辐射损伤的处理要点

临床症状		相应参考剂量/Gy		处理原则
全身	局部	全身	局部	
无呕吐	无早期红斑	<1	<10	在一般医院门诊观察 5 周（血液、皮肤）
呕吐（照后 2~3 小时），乏力、不适、食欲减退	照后 10~24 小时早期红斑或异常感觉	1~2	10~<15	在一般医院血液科或外科（或烧伤科）住院治疗
呕吐（照后 1~2 小时），头晕、乏力、食欲减退、恶心	照后 6~8 小时早期红斑或异常感觉	2~<4	15~<20	在专科医院或有放射病科/中心的医院住院治疗或转送核和辐射损伤治疗中心或救治基地
呕吐（照后 1 小时）和/或其他严重症状，如低血压、颜面充血、腮腺肿大	照后 2~5 小时或更早，皮肤和/或黏膜早期红斑并伴有水肿、疼痛	≥4	≥20	在专科医院或有放射病科/中心的医院治疗，尽快转送到核和辐射损伤治疗中心或救治基地

2. 受照与效应 无论是外照射还是内照射，放射性物质通过发出的射线照射人体，损伤细胞，从而造成两类伤害：一类叫作确定性效应，在受到较高的剂量照射时才会发生，如各种类型的放射病、脱发、呕吐、生育功能障碍等；另一类叫作随机性效应，没有剂量下限，但发生的时间至少要在受照数年或者更长时间以后，其发生的可能性与受到的照射剂量成正比，如发生各种肿瘤、遗传疾病等。受照及其效应是现场救援，甚至是制定今后可能的干预措施的主要依据。

3. 医学处理 首要任务是将受照或可能受照的人员进行分类，主要依据是估计的辐射损伤程度及所需的医疗类型和水平。一般可将受照人员分成三类，进行相应的医学处理。

（1）受到大剂量照射或可能受到大剂量照射的人员：若有危及生命的损伤症状，应进行紧急医学处理，还应同时进行特殊检验（如血细胞计数、细胞遗传学检查和 HLA 配型），以便估计损伤程度和提供最初的治疗依据。

（2）可能已经受到外照射的人员、有体表或体内污染的人员或怀疑受到某种剂量水平的照射而需要进行一定等级医学处理的人员：应预先制定行动计划，并在事故医学处理中心再分类，可再分成三个亚类，即全身受照者、身体局部受照者和受放射性核素污染者。同时应确定可供利用的地区级和/或国家级医疗设施。

（3）可能只受到低剂量照射而无其他损伤的人员：应作为门诊患者登记，并定期进行观察。

4. 现场救治

（1）救治准备：迅速做好个人防护，如穿戴防护衣具、配备剂量仪、酌情服用稳定碘和抗放药等。根据地面照射量率和规定的应急照射水平,确定在污染区内的安全停留时间。

(2) 现场抢救:若现场辐射水平较高,应首先将伤员撤离事故现场再进行相应的医学处理,抢救时先对伤员伤情进行初步分类诊断,对危重伤员应立即进行抢救,优先进行紧急处理;同时应着重实施止血、固定、包扎、抗休克、防止窒息等措施。

5. 消除放射性污染　分为现场控制、体表污染消除与内污染控制。

(1) 放射性污染现场控制:参见本章第一节相关内容。

(2) 人体体表放射性污染消除:对于皮肤上的放射性核素,应通过水洗、溶解或用可剥离的物质去除。去污的原则是避免皮肤擦伤。不应使用可能促进放射性物质穿透皮肤的去污剂。应尽一切可能防止污染扩散。应在现场进行皮肤的初步去污。在已知有放射性内污染或怀疑有内污染时,必须尽快(最好在污染后 4 小时内)开始使用促排或阻吸收措施。

对于局部表面污染,应首先用塑料布把周围未污染的部位盖好,并用胶布粘好塑料布边缘,再用肥皂水或洗涤剂清洗污染部位,最后用吸纸将污染表面吸干。不应将浴池浸泡或全身淋浴作为初始去污措施。应注意那些较难清除污染的部位,如指尖、毛发、鼻孔、耳道等。

需要注意的是,应首先重点考虑防止放射性污染扩散,并进行适当的去污。

(3) 放射性内污染的控制:旨在减少放射性核素吸收入血和加速排出。放射性核素往往从腔道开口或皮肤破损处(创口)等处进入,应使其成为放射性内污染控制的着眼点。主要措施如下。

1) 由消化道进入的放射性污染:

催吐和洗胃:在食入放射性核素的最初 1~2 小时内进行催吐和洗胃,用清洁钝器刺激咽部,或口服催吐药物,如吐根酊、硫酸铜、硫酸锌、藜芦、甜瓜蒂、胆矾,或皮下注射阿扑吗啡。

口服吸附剂、沉淀剂:对残留在胃内和肠道内的放射性物质,通过吸附剂、沉淀剂的作用将其吸附、沉淀下来。吸附剂有活性炭、磷酸钙、骨粉、硫酸钡等。不同的放射性物质有相应的沉淀剂,如海藻酸钠、磷酸铝凝胶用于锶(Sr)、钡(Ba)等元素;普鲁士蓝配成糖水服用,可减少铯 -137(^{137}Cs)的吸收率;鸡蛋清用于重金属元素;抗酸剂用于能溶于酸性液体的元素。

服用缓泻剂:放射性核素摄入后已超过 4 小时,服用缓泻剂,加速放射性核素在胃肠道内的运行,缩短停留时间,减少吸收。

2) 由呼吸道进入的放射性污染:应清洗鼻腔,在鼻咽部喷入血管收缩剂(如 1% 麻黄碱或 0.1% 的肾上腺素),然后口服祛痰剂(如氯化铵、碘化钾),促使其随痰咳出。

3) 伤口受沾染:首先应尽快用无菌生理盐水(或蒸馏水、清水)冲洗伤口,同时用消毒纱布或棉签擦拭创面后,尽早进行清创术。

4) 其他:在摄入放射性碘的同时或摄入前 24 小时内口服碘化钾片。

(四) 食物和饮水检测

1. 检测时机　对应急计划区内的食物和饮水,或在核污染可能影响食物和水源时进行放射性水平检测。

2. 检测范围和检测点　核事故检测范围为以应急计划区为圆心,半径 30km 的划定区域及落在圆周上的全部区域。重点考虑关键居民组。放射性污染事故则按事故影响的范围确定。

3. 检测种类、项目　核事故的检测种类为大米、茶叶、樱桃、葡萄、紫菜、海带、海蛎、海鱼及其他海产品、青菜及其他蔬菜、牛奶、面粉、食盐、水库水、溪水、自来水。检测项目为总 β 放射性、锶 -90(^{90}Sr)、锶 -89(^{89}Sr)、铯 -137(^{137}Cs)、铯 -134(^{134}Cs)、碘 -131(^{131}I)。放射性污染事故的检测种类与项目依据事故源及影响食物和饮水种类确定。

4. 检测方法　总 β 放射性、锶 -90(^{90}Sr)、锶 -89(^{89}Sr)、铯 -137(^{137}Cs)、铯 -134(^{134}Cs)、碘 -131(^{131}I)的检测方法参照相关国家标准。

（五）病史与现场样本采集

1. 受照人员记录 详细询问受照史，重点了解事件经过、辐射源种类、有无内外污染、污染范围和程度、受照时所处位置与辐射源的距离、停留时间、有无个人防护及是否佩戴剂量计等，以及受照人员病情经过、治疗经过及愈后。记录者要签名。使用照相机连续、多次拍摄标有日期的照片；使用音像设备记录患者的会见、谈话，以及进行事故模拟试验；所有数据计算机化。

2. 现场样本采集 包括血、尿、粪便、呕吐物、唾液、痰、牙齿、骨骼、毛发、指甲等生物样品；口腔、耳道、鼻腔及皮肤擦拭物；义齿、电子表机芯、机械手表、圆珠笔、香烟、饰品、纯棉服装、糖、环境介质（陶瓷、瓦片等）。所有样品应分类、编号、造册、封存。

（六）受照人员剂量估算

1. 估算程序 对事件中人员的受照剂量估算分三个阶段：①第一阶段：照后 0~6 小时，收集个人剂量计及可供事故剂量测量用的样品进行测量，进行物理剂量的初步估算；②第二阶段：照后 7~72 小时，对资料进行复核，进行人体受照剂量计算；③第三阶段：受照 72 小时以后，结合实验室数据及临床症状体征，给出事故受照者受照剂量的最终报告。

2. 估算方法

（1）外照射剂量估算：主要通过个人剂量监测、事件后剂量测量和生物剂量测定来进行。事件后测量除常规个人剂量监测和场所监测以外，还可通过受照人佩戴物等材料的 γ 剂量测量［热释光（TL）和电子自旋共振（ESR）波谱］获取剂量信息；通过受照人体内的感生放射性核素含量（血液、头发、尿液中的 ^{24}Na、^{32}P）估计人体平均中子剂量。生物剂量测定包括染色体畸变和微核分析。

（2）内照射剂量估算：可通过体外直接测量、生物样品检验和其他监测方法（如空气采样分析等）来估算。

3. 注意事项 需要强调的是，通过调查，分析事故发生的原因，针对原因应立即采取措施，进行事故处理，使事故的损失减到最小。比如在放射源丢失时，组织有关部门（公安、监管、监测等部门）迅速追查，但在追查中应注意个人防护；如是机械设备故障，应积极组织专业人员排除故障；如是灾害引起的事故，应在控制灾害的同时，设法防止或减少照射和控制污染的范围。处理过程应关注以下注意事项。

（1）受照剂量估算：按时间段列出可能受照的情节，如工作内容、工作位置、源状态、人与源的距离、中间有无屏蔽、时间长短、中途有无离开和与其他人的位置关系等。数据要反复核对。剂量估算应与模拟测量相结合。

（2）采集样品：采集可供剂量估算的样品，如现场或受照者物理与生物样品。生物样品应注意保存不受损失，样品要有代表性。

（3）医学处理：尊重医务人员的意见，可以提出建议以供参考。

（4）初步原因分析：设备和人为的原因都要考虑到。设备因素要看现场实物，最好要做重复验证；人为因素要得到主要责任者的认同，最好要有书面材料；违规事实要与有关规章制度相核对。

（5）善后：交代清楚要做的事，包括查清事故、总结教训、改进措施、受照者处理和恢复工作的条件等。

本章小结

本章与第十六章的管理技术相对应，从实训角度出发，重点讲述了卫生应急的专业处置技术及其在卫生应急处置关键事件中的具体应用。通过本章的学习，除了熟悉卫生应急处置技术的概念及通用性技术要点,了解卫生应急处置技术的发展趋势之外,还应掌握不明原因疾病、食物中毒、核污染等卫生应急处置关键事件的应对方法、步骤、操作流程与关键控制点等。

思考题

1. 何为群体性不明原因疾病?如何分级?有什么临床特点?
2. 为了预防食物中毒,百姓在日常生活中如何做到居家健康饮食?
3. 请简要描述核污染应急处置的操作流程。
4. 案例分析题:作为疾控中心应急处置专业人员,在面对不明原因食物中毒时,需要开展哪些工作?案例详情参见本章数字资源。

（李　军）

推 荐 阅 读

[1] 薛澜,张强,钟开斌.危机管理[M].北京:清华大学出版社,2003.

[2] 肖鹏军.公共危机管理导论[M].北京:中国人民大学出版社,2006.

[3] 吴群红,康正,焦明丽.突发事件公共卫生风险评估理论和技术指南[M].北京:人民卫生出版社,2014.

[4] 刘钧.风险管理概论[M].3版.北京:清华大学出版社,2013.

[5] 盖文妹,邓云峰.应急管理理论与实践[M].北京:机械工业出版社,2021.

[6] 国家市场监督管理总局,国家标准化管理委员会.风险管理 风险评估技术:GB/T 27921—2023[S/OL].[2024-02-01]. http://down.foodmate.net/standard/yulan.php? itemid=145007.

[7] 毛群安.突发事件卫生应急培训教材:卫生应急风险沟通[M].北京:人民卫生出版社,2013.

[8] 迈克尔·K.林德尔,卡拉·普拉特,罗纳德·W.佩里.公共危机与应急管理概论[M].王宏伟,译.北京:中国人民大学出版社,2016.

[9] 傅小兰.情绪心理学[M].上海:华东师范大学出版社,2016.

[10] 戴维·迈尔斯.社会心理学[M].侯玉波,乐国安,张智勇,译.8版.北京:人民邮电出版社,2006.

[11] 郑杭生.社会学概论新修[M].北京:中国人民大学出版社,2013.

[12] 李立明,姜庆五.中国公共卫生理论与实践[M].北京:人民卫生出版社,2016.

[13] 朱凤才,沈孝兵.公共卫生应急:理论与实践[M].南京:东南大学出版社,2017.

[14] 刘剑君.突发事件卫生应急培训教材:卫生应急物资保障[M].北京:人民卫生出版社,2013.

[15] 范从华.突发公共卫生事件理论与实践[M].昆明:云南科学技术出版社,2020.

[16] 何明珂,赵琨.突发公共卫生事件下的新技术应用与应急管理[M].北京:首都经济贸易大学出版社,2020.

[17] 郭雪松,朱正威.中国应急管理中的组织协调与联动机制研究[M].北京:中国社会科学出版社,2016.

[18] 童星,张海波.中国应急管理:理论、实践、政策[M].北京:社会科学文献出版社,2012.

[19] 斯蒂芬·戈德史密斯,威廉·D.埃格斯.网络化治理:公共部门的新形态[M].孙迎春,译.北京:北京大学出版社,2008.

[20] 吴群红,郝艳华,宁宁.卫生应急演练的理论与实践指南[M].北京:人民卫生出版社,2014.

[21] 杨超,王世平,郝艳华.应急处置技术指南[M].北京:人民卫生出版社,2014.

[22] 许国章.现场流行病学案例教程[M].北京:人民卫生出版社,2021.

[23] 詹思延.流行病学[M].8版.北京:人民卫生出版社,2017.

[24] 周茜,舒迁.公共卫生应急协同管理:理论、情境及机制分析[J].中国公共卫生,2020,36(12):1713-1716.

[25] DENNIS COON, JOHN O.MITTERER.心理学导论:思想与行为的认识之路[M].郑刚,译.11版.北京:中国轻工业出版社,2007.

[26] FREEMAN R E.Strategic management: a stakeholder approach[M].Cambridge: Cambridge University Press, 1984.

[27] DOUGLAS M, WILDAVSKY A.Risk and culture[M].Oakland: University of California Press, 1983.

[28] CROSS T，BAZRON B，DENNIS K，et al.Towards a culturally competent system of care：a monograph on effective services for minority children who are severely emotionally disturbed［S］.Washington，DC：National Technical Assistance Center for Children's Mental Health，Georgetown University Child Development Center，1989.

[29] YANG W Z.Early warning for infectious disease outbreak［M］.San Diego：Academic Press，2017.

中英文名词对照索引